恐怖に凍てつく叫び

トラウマが子どもに与える影響

レノア・テア 著
西澤 哲 訳

TOO SCARED TO CRY :
Psychic Trauma in Childhood
by
Lenore Terr

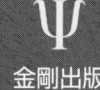
金剛出版

TOO SCARED TO CRY

by

Lenore Terr

Copyright ©1990 by Lenore Terr
Japanese translation published by arrangement with
Lenore Terr c/o The Joy Harris Literary Agency, Inc.
through The English Agency (Japan) Ltd.
Printed in Japan

チョウチラで誘拐された子どもたちに本書を捧ぐ

本書で述べた調査研究に参加してくれた子どもたちの大半は，これらの研究の成果から何らかの利益を得ることはない。その代わりに，彼らは他の子どもたちになにがしかの恩恵をもたらしてくれたのだ。

ぼく，誘拐犯みたいなの，見た。
あまりにも怖くて，叫ぶことすらできなかった。
    ビリー・エステス，13歳（1981）

本書には，文学，映画，絵画などの作品名やアメリカン・カルチャーに関わる固有名詞が多数紹介されている。これらについては可能な限り邦題を調べ，または訳注を付した。
　邦題の確認できたものは，小活字で（邦題『　　』）と記してある。
　小活字で（　　）のみ付したものは，読者の理解を促すために訳者があてた訳語である。
　前後の文脈からも作品の内容が判断できず，訳語をあてることができなかったものについては，原題のまま残した。

　　　　　　　　　　　　　　　　　　　　　　　　　　　　　　訳者記

序　　　章

　私が子どもの頃，わが家からの徒歩圏内には二つの映画館があったが，私がそのどちらかの土曜の午後のマチネー（訳注：劇場や映画館の昼興行。通常，割引料金が適用される）に行くことを母は許可してくれた。友達と一緒に行くこともあれば，1人だけのこともあった。ある土曜の午後に――この日は「1人だけ」の日だった――原爆投下後のヒロシマに合衆国陸軍の部隊が入っていくところを撮影したニュース・フィルムが映画館のスクリーンに映し出されるのを，私は見た。アメリカ兵たちは，『Green Lantern』（グリーンランタン）などの土曜の昼過ぎの連続ドラマに登場するような宇宙服みたいな衣装を身につけていた。スクリーンに映し出されたヒロシマがどんなふうであったか，私ははっきりと記憶している――今，この文章を書いているときにも，その光景がありありと目に浮かぶ。ヒロシマの街は真っ白に焦げついた焼け野原となっていた。かろうじて持ちこたえている建物もあった。しかし，私の目は，そうした建物に奪われることはなかった。私の目をとらえて離さなかったもの――それは「影」だったのだ。

　ニュース・フィルムの中の人物は，爆心地もしくは爆心地近くで「足跡の橋」を発見した。橋はもとの色を失い真っ白になっていた。そして，橋を斜めに横断する人の影がくっきりと焼きついていたのだ。ニュースでは，次のようなアナウンスが流れた。この男は，橋を渡っていたときに爆弾によって蒸発させられたのだろう，と（蒸発ですって！）。アナウンスは続いた。彼がその瞬間に橋の上にいたことは確実だ。なぜなら，強烈な爆発の瞬間にこの男の影が橋を守ったのだから，と（守ったですって！）。

　ニュース・フィルムのすべてが私の内部へと入り込んだ。そして，自分が見たものが何であったかを理解した。それは，私がこれまでに目にしたものの中でもっとも戦慄すべき光景であった。あるいは，まだ幼かったため，私はニュースが映し出す戦慄の場面に飲み込まれてしまったのかもしれない。いずれにせよ，ヒロシマは，この目を通して，影の力によって，私の内部へと入り込んだのだ。あの影は，私の心の中でいまだに生きている。

　9歳のとき，私には心理的な症状があることに気付いた。わが身に症状が起こっていたのだ。実際のところ，あれ以来，症状が起きるようになっていた。「ヒロシマ」のニュース・フィルムを見てからというもの，夜中に電灯が点されたり，ある

いは突然の騒音によって眠りの底から連れ戻されたりしたときには，私の心臓は激しく鼓動を打つようになっていた。しかも，心臓の反応は私の目覚めよりも早かった。私は息を詰まらせ，多量の汗をかき，そして呟くのだ。「ついに来た，爆弾だわ！」。そして私はその場に身を横たえ，「蒸発」を待つ——私の意識がしっかりするまでの数分間。

　今でもこうした症状はある。まあしかし，かつてほど深刻ではないと思う。症状が起こったらベッドの上を転がって夫のアブに近付き，彼の体に触れるようにしている。眠りは，以前ほど深いものではなくなった。それだけに，夜半に起こる驚愕も，かつてほどの強烈さを備えたものではなくなったのだ。しかし，症状自体はいまだに存在する——そして，少なくとも年に一度はかつてと同じ戦慄が私を襲う。「ついに来た，爆弾だ！」

　私自身が子どもの頃に診断基準を満たすようなトラウマを受けたとは思わない。しかし，精神科医としてのトレーニングを受けるようになるとただちに，私は先に述べたような類の子どもの頃のトラウマに関する研究に着手した。私がそんなにも素早くトラウマに取り組むようになったのは，私の最初の女性患者が，よちよち歩きの幼児である自分の子どもをもう少しで溺死させそうになったと語ったからであると，私は思う。しかし，おそらくそれだけではない。正直に告白するが，私がトラウマに取り組むようになったのには，私自身を，特に「ヒロシマ」以降の自分自身をより理解したいという動機が，少なくとも部分的には関与しているのだ。

　私の履歴書には2ページにわたって専門家としての経歴が綴られているが，その程度の経歴を持つ精神医学の研究者として，また，臨床精神科医として，私は本書を綴った。しかし，本書の執筆に駆り立てたのは，そういった専門家としての「私」ではなく，土曜の午後のマチネーにいた4年生の頃の「私」であった。本の中には，執筆にかなりの時間を要するものがあるが，本書はそうした1冊である。

謝　　辞

　本書の中心に位置することとなった研究プロジェクトを計画し実行するのに，多くの人々やグループの協力をいただいた。ここに感謝の意を表したい。チョウチラでは，ロムロ・ゴンザレス医学博士，ジュディ・ジョンソン，ディル・フォース副保安官，アルヴュー－デイリーランド学校区教育長のリロイ・タータム，そして検察局のデイヴィッド・ミネアの諸氏に，研究プロジェクトの開始および遂行へのご助力をいただいた。マクファーランドとポーターヴィルでは，ドナルド・ダフ医学博士，パティ・フィオモンティとトム・フィオモンティ夫妻の支援によって研究が可能になった。3人の偉大なる子ども専門の精神分析医が，チョウチラ研究の報告書の草稿に目を通し批評してくれた――マリオン・バーンズ，セルマ・フライバーグ，そして，アンナ・フロイトである。ニューヨークのロックフェラー財団のおかげで，イタリアのレイク・コマのベラージオにある財団の研究センターでチョウチラの4～5年後の追跡研究の結果をまとめることができた。また，チョウチラ，ポーターヴィル，およびマクファーランドにおける研究プロジェクト全体の研究費については，サンフランシスコのローゼンバーグ財団にご協力いただいた。

　スペースシャトル・チャレンジャーの悲劇的事故に関するフィールド研究の資金は，ニューヨークのウィリアム・T・グラント財団から提供された。メーン州ベッドフォードのミセス・スザン・マッタイアには，現地での私のアシスタントとしてご尽力いただいた。ニューハンプシャー州コンコードのジョン・ラインハート博士およびスタンフォード大学のダン・ブロック博士からは，このフィールド研究に対するさまざまなご助言をいただいた。また，ロックフェラー財団のおかげで，ベラージオで研究報告書を書き上げることができた。

　本書の完成にあたっては，2人の優秀で忍耐深い専門家――私のクリニックのスタッフであるヘレン・リースと編集者のキャロル・コーエン――に大変お世話になった。私のクリニックのスタッフの多くが研究プロジェクトを手伝ってくれたり，あるいは本書の執筆そのものを支えてくれた。ダーニー・マーティン，レズリー・チャップマン，エレン・グリース，ケイト・ハドリー，リサ・ニコラ，マーシャ・ベッシー，キャロリン・ブリストゥなどである。友人であるエヴェリン・キーテル，ジョー・キロウズ，ローズマリー・パットン，ロバート・ミッチェル，そしてわが娘ジュリアは，草稿に目を通し批評してくれた。また，生涯を通じての親友である

フィルとペギー・ワッサーストローム夫妻は，ヒルトン・ヘッド島の別荘を本書の執筆のために数度にわたり提供してくれた。わが母であるエスター・ケイガン・ライケンは本書のさまざまな場所で引用した文献の検索という膨大な作業を担ってくれた。

クリニックのオフィスと，人生と，そして今は立派に成人した2人の子どもデイヴィッド，ジュリアを，私とシェアしてくれた夫のアブに対しては，特別に感謝の意を表したい。デイヴィッドとジュリアは，ともに本書の執筆に大きく貢献してくれた。また，わが両親——1982年に没した父サム・ケイガンと私の私設司書の役割を担ってくれた母エスター・ケイガン・ライケン——も同様である。

本書には，284人の子どもや若者が登場し，その足跡を残している。うち219人は調査研究に参加してくれており，残りの65人には，司法手続きに関するコンサルテーション，精神療法，あるいは専門家としての意見聴取という目的で，私が直接面接させてもらった。これらの子どもたちの誰もがヒーローである，と私は思う。子どもたちの1人ひとりが，トラウマに関してなにがしかの「新たな発見」をもたらしてくれた。ここに名前を挙げることのできなかった子どもたち1人ひとりに，私の心からの謝辞を贈りたい。私の希望と愛を添えて。

本書では，子どもたちが体験した精神的トラウマに関しては正確に記述しているが，姓名および本人の特定につながるような詳細な情報には多少の変更を加えている。この変更には，子どもたちの物語の本旨を損なわないよう注意を払った。

目　次

序　　　章 …………………………………………………… 5
謝　　　辞 …………………………………………………… 7

第 1 章　子どものトラウマの世界の扉を開く …………13

第1部　子どもの精神的トラウマにともなう情緒　　43

第 2 章　戦　　　慄 ………………………………………45
第 3 章　憤　　　怒 ………………………………………71
第 4 章　否認と麻痺 ………………………………………99
第 5 章　未了の悲哀 ……………………………………123
第 6 章　恥　と　罪 ……………………………………136

第2部　子どもの頃の精神的トラウマの作用　　151

第 7 章　誤　　　認 ……………………………………153
第 8 章　時間は歪む ……………………………………177
第 9 章　トラウマの記憶 ………………………………202
第10章　学校の成績とファンタジーの仕事 …………227
第11章　繰り返す夢 ……………………………………248

第3部　子どもの頃の精神的トラウマと行動　　277

第12章　ポストトラウマティック・プレイ……………279
第13章　ポストトラウマ性の再現……………………310

第4部　子どもの頃の精神的トラウマの治療と伝染　　333

第14章　治　　　療………………………………335
第15章　トラウマ性の出来事との「接近遭遇」…………368

注　　釈………………………………………403
訳者あとがき……………………………………429
索　　引………………………………………433

恐怖に凍てつく叫び

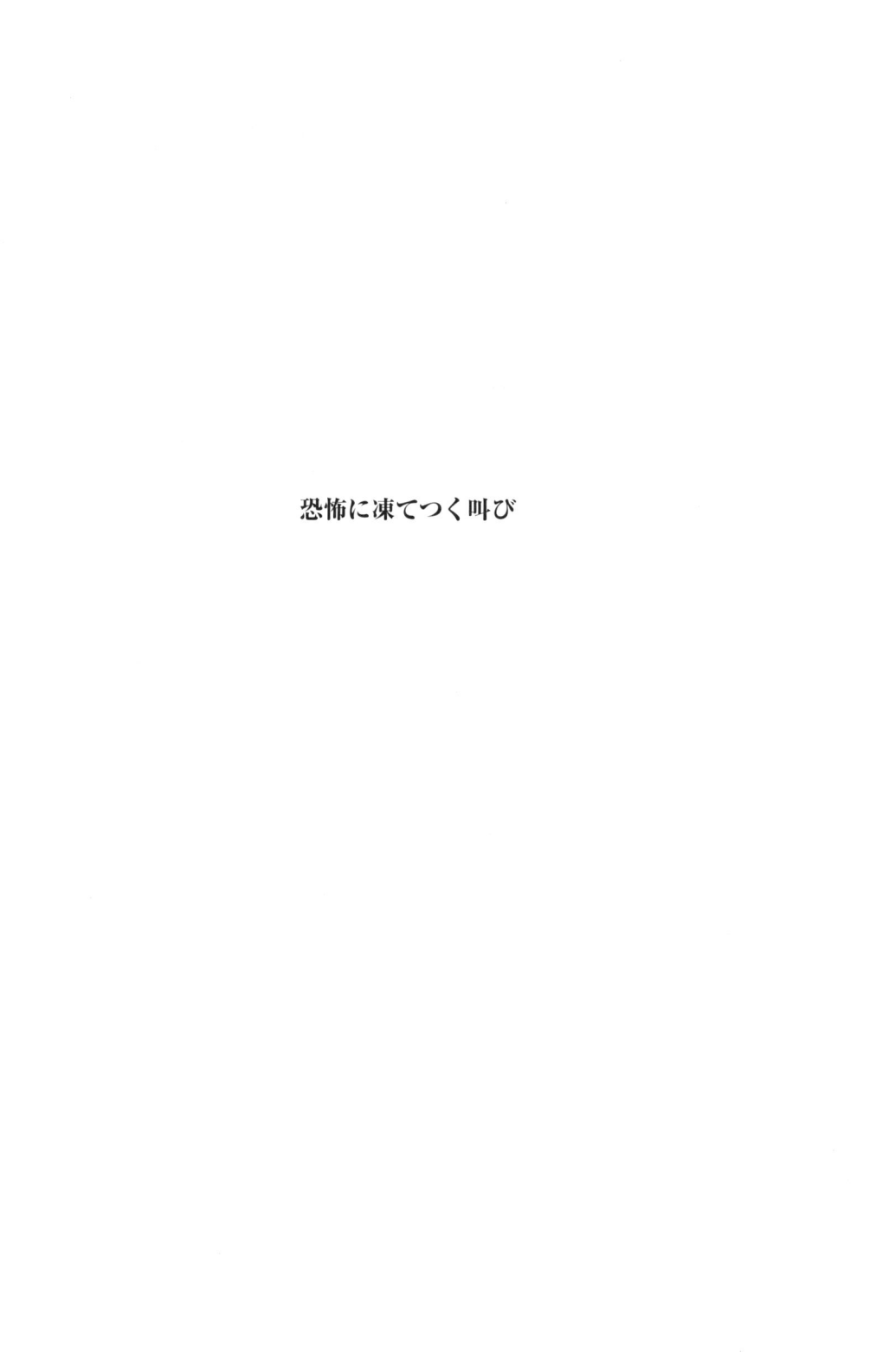

第1章

子どものトラウマの世界の扉を開く

> 何てこと。どうしてこんなことをあんたに言わなきゃいけないのよ。どうしてこんな目にあわなきゃいけないのよ。心を封じ込めてくれるようなものを私におくれでないか。
>
> シャーロット・ブレント，53歳

サンフランシスコへの訪問者で，わざわざ海岸を見に行くものなんてほとんどいない。仮にツアーバスやレンタカーで太平洋岸を走る機会があったとしても，クリフ・ハウスに寄ってシール・ロックの上で体を休めているアザラシを見て，遠くに浮かぶファラロン島を眺めるのが関の山で，すぐにバスか車にとって返して一目散に霧の中に突っ込んでいくことだろう。

しかしサンフランシスコには海岸があるのだ——少なくとも住人にとっては。1930年代にリッチモンド地区の奥深く，あるいはサンセット地区の周囲に移住した人たちは，戦後になって開発業者が海岸の砂を運び出すやいなや，その砂丘地帯に群がるようになった。しかし，今はその時代のことを話題にしているのではない。われわれは，今，1930年代の初めにいる。その頃，海岸のこのあたりには大きな建造物はたった四つしかなかった。クリフ・ハウス・レストラン，風車，プレイランドと呼ばれた遊園地，そしてフェンスで囲まれて来るべき戦争に備えているかのような沿岸警備のための小屋，である。少なくとも幼きシャーロット・ブレントにとってはこの四つが海岸のランドマークであった。

「チャーリー」——彼女は2〜3歳の頃に戻っていた——の父親は刺青師であり，母親は刺青のデザイナーを，また祖父は船長をしていた。彼女は一人っ子で，いわば「海岸の申し子」であった。ママとパパがプレイランドの近くで船員の一群に刺青を入れている間，幼いチャーリーが1人でいることも珍しくなかった。ときには，よちよち歩きで道路を横断して砂浜に行くという「大冒険」に打って出ることもあった。当時はそれくらい安全だった。いや，誰しもが「安全」だと考えていたのだ。

「私，すごく大きな部屋にいた」。9月の暖かな火曜の午後，シャーロットは言った。「壁に面して子ども用の2段ベッドがいくつか並んでいた。洗濯物がたくさん吊り下がっていたわ。私はベッドの上に立ってたの。乾してあるシャツの裾が鼻に触れたわ。周りには光線が見えた。光が点いたり消えたり。男がいた，若い男。何かしようとしていた，何かとっても怖いこと……終わったわ。くそったれ。こんなこと，いったいいつまで続くの？」と彼女は言う。

「沿岸警備のバラック小屋に入ったことはある？」と私が尋ねる。「あなたの夢に出てくる場所って、そこじゃないかって思うんだけど」

「覚えてないわ」と彼女。色褪せたブルーの瞳の鈍さが、記憶の不在を物語る。「一番はっきりしているのは光よ。点いたり消えたり。何だか……点滅してるみたいに」

サンフランシスコの太平洋側の海岸を歩いていると、ライ岬の灯台の光線に照らされる。すごく遠くの光だが、見えなくはない。もっと近くのボニータ岬にも灯台はあるが、ボニータの灯台は、かつてプレイランドがあった場所に建つマンション——1980年代に建設された——の壁を照らすことはない。

「私、クロゼットの中にいたわ。ドアが開いてた」。11月のある日、彼女はこう言った。漂うような細かな雨がオフィスを薄暗くする。「光——強い光——が点いたり消えたり——私の体を照らしていた」

「私、小さかった。クロゼットの衣服の裾が頭に触れた。私は隠れていたのよ——たぶん、クロゼットの中に——そして何かを見てた。大人が低い声で話してた。笑いながら。嫌だ。すっごく嫌だ。どうしてこんなことしなきゃいけないの？　天井の大きな明かりが突然点いた。怖かった。私、風車の中にいたのよ、たぶん。階段を上がったところ。私、隠れてたクロゼットの中から引きずり出された。女の人、男もいた。知らない人たちだったわ。その女が胸をはだけて私に見せた——小さな胸。私に吸えって言った。吸ったわ。彼ら、笑って見てた」

「それって、あなたのママ？」「違うわ、ママの胸ってもっと大きかった。違う、誰か別の人。知らない人よ。何かおかしなことが起こったのよ——とっても変なこと」

風車はゴールデン・ゲート・パークの北の端、海岸から道路を渡ったところにある。最近、ある女性が遺言で残した資金によって移築された。しかし現在では誰も住む人はない——1930年代あるいは40年代の初頭から誰も住むものはいなくなったはずである。風車の2階に灯が燈っているところなど、誰も見たことがないはずである。しかし、この古ぽけた場所にいわゆる「芸術家」や「ビーチ・ピープル」が集まって管理人——彼自身、芸術家と称していた——とビールを酌み交わしていたといった話を私は耳にしたことがある。逃げ出した幼児がそこに身を隠していた？　何かを目撃した？　何かをした？　風車の階上からであれば、ボニータ岬の灯台は確かに見えただろう。この場所で、幼いシャーロットの身に何か——「何かおかしなこと」——が起こったというのか。何が起こったのだ？　一体全体、何があったというのか？　彼女が私に打ち明けた悪夢は、いったいどの程度、彼女自身の体験なのか？　想像の産物なのだろうか？　非常に捻じ曲げられた夢の象徴化なのか？　欲求不満の現れだというのか？

「火曜日に別の夢を見たわ」。木曜日、彼女は話し始めた。11月の、同じく雨の日の午後のことである。「遊園地の乗り物を動かしたり止めたりする人がいるよね。プレイランドに、その男が住んでる小屋があった。まるでローラーコースターの下

に寮があるみたいなものね。私，そこにいた。たぶん，隠れていた。簡易ベッドの下に。男が私を探していた。そいつ，何かするつもりだ。何か悪いことを。私は脅えていた。とっても怖かった。でも，動けない。たぶんそいつに見つかった。そうよ。それから……終わったわ」

「私，これ以上夢を見ないようにって心に誓ったわ。でもだめだった。人って，悪夢をコントロールすることなんてできるのかしら。どう思う？　どうすればもうおしまいにできるの？」

どのようにして夢をコントロールするか？　わからない。ある嫌な夢を絶対に見ないようにすることができると言う子どもは確かにいる。あるいは，悪夢で目が覚めた後，すぐに同じ夢に戻って前回とは違ったふうに夢を終わらせることができると言う子どももいる。しかし，そうしたことを可能にする技法を教えることも，ましてそんな薬を処方することも，私にはできない。

「悪夢が群になって現れる」とシャーロットは続けた。「悪夢は子どもの頃からずっとあったわ。だけど，今ほどひどいことって，一度もなかった。ジムとデートするようになって以来，だんだんとひどくなってきた」。シャーロット・ブレントは53歳，バージンである。彼女はいつも，友人としては女性よりも男性を選ぶ傾向があったが，記憶にある限り，セックスのことを考えただけで嫌悪感を覚えた。学生のとき以来，少しでも恋愛の匂いがすることはすべて避けてきていた。彼女が私のところで精神療法を受けるようになってからかれこれ2年が経過していた。当時，母親が亡くなることで，彼女の希望はすべて崩れ去ったのだ。シャーロットは，ただただ，1人でどうやって生きていいのかわからなくなっていた。

彼女が人生で最初の「ボーイフレンド」を得たのは母親の死去の1年後であった。ボーイフレンドのジムは独身で，シャーロットが働いているオフィスに事務用品を配達していた。彼らが近しい友人になってから数年が経過していた。私は性に対する嫌悪感をシャーロットが何とか扱っていけるように手助けしようとしていたが，その歩みは蝸牛のごときものであった。私は彼女の治療がうまくいっているのかどうか，自信が持てなくなっていた。もしシャーロットが男性と良い関係を持てるようになれば――たとえそれがこんな年齢になってからのデートであっても――彼女の絶望感は薄れていくかもしれない。彼女は前に向かって進んでいけるかもしれない。

クリスマスを過ぎたある夕方，シャーロットは怯えていた。彼女とジムはシール・ロックのパーキングに車を停めた。ここはサンフランシスコのティーンエイジャーたちが，海岸の波を見ること以外のなにがしかの目的でよく車を停める場所である。ジムとシャーロットは，とりあえずはおしゃべりを目的に車を停めた。彼ら――53歳の未婚女性と60歳の独身のボーイフレンド――が，1台のフォードの中にいたわけである。気がつくと彼らはキスをしていた。シャーロットはキスをしながらとてもいい気持ちになった。「どうして今までキスをしなかったんだろう」と彼女は思った。その直後，「チャーリー」の身体は自然に動いてある行為を開始し

た——それはまるで，常にその行為をするようにプログラムされているかのごとくであった。彼女はジムのズボンのジッパーを下げ，ペニスをくわえた——犬と暮らす淑女のごとき53歳の未婚女性のものとはとても思えない行為——のだ。ジムは強いショックを受けた。彼は何の反応も起こさなかった。というより反応できなかったのだ。シャーロットはといえば，屈辱に叩きのめされ，家に連れて帰ってくれるよう彼に求めるのが精一杯だった。彼らはこの出来事のことを一切口にしなかった。彼らはもはや友人ではなくなった——それどころか，言葉を交わす程度の知り合いですらなくなった。すべては終わったのだ。

　「今日はもう一つあるの」と言ったシャーロットは，夢の話を切り出すのをずいぶんためらった。春のある日のこと。ジムは，突然，早期退職を願い出て遠くへ引っ越してしまっていた。「私，砂浜を走ってた。光——例の光——が私の近くを照らしたり消えたりした。私は男の人と一緒にいた。背が高くて，両親よりも若い。彼のズボン——たぶんセーラー・パンツね。どうしてわかるかって。それは，モールが入ってるからよ——の前が開いてた。彼が何か硬くて，濡れていて，大きなものを取り出して私の口に入れた。大嫌い。近くには女がいた。笑ってたわ。あの胸のちっちゃな女と同じ人だわ，たぶん。彼女の笑い声が聞こえた。私，すごく嫌な気持ちになった。くそくらえ。私，どうしてこんなこと，あなたに話さなきゃならないの？　何とかして，私の心を閉じてしまってよ」

　ベッドの下から見たセックスの夢，暗いクロゼットの中の衣類の下から見たセックスの夢，そして成人男性の足の高さから見たセックスの夢。これが53歳のバージン女性の悪夢であった。2～3歳のシャーロットの身に何があったのだろうか？誰も知る由はない。50年が経過した今，「真実」の小片をつなぎ合わせることはもはや不可能だ。私の直感は告げる。おそらく，幼児であったシャーロットは，成人——たぶん，お互いに知り合い同士の，船乗りとカーニヴァルの従業員，そして女性（たち）——とのオーラル・セックスを，ビーチで，ビーチ近くで，そしてサンフランシスコの太平洋岸の「ランドマーク」で，強いられたのだろう。しかし，この私の直感を確かめる術はない。「真実」は去ってしまった。忘却の彼方へ。残ったのは内的な現実。成人のシャーロットをとらえて離さない心の中の罠。

　シャーロットには，彼女の身に起こった厄災に関する覚醒時の記憶はない。繰り返す悪夢，セックスへの恐怖，そして例のパーキングでの一度限りの奇妙な行動が，彼女の身に何かが起こったことを暗示する唯一のサインだった。彼女が思春期の頃に——仮に彼女がもっと正常な人生を送っていたら，の話であるが——普通であればセックスを期待される立場に立ったとき，まるでオーラル・セックスこそが自分の知っている，自分が求める，これまでに存在した唯一のセックスであるかのように振舞う自分を見出しただろう。幼きチャーリーがどんな苦行を経験したのかを，われわれは知る術を持たない。われわれが目にすることができるのは，53歳の女性の心に映し出された，その苦行の歪んだ鏡像なのだ。

　成人の語る言葉から，小片をつなぎ合わせて人生のほんの初期の出来事を再構成

するという作業は，精神科医に大いなる困難をもたらす。たとえ，ある特定のテーマの悪夢が何度も繰り返したとしても，数カ月，あるいは数年が経過するうちに夢は確実に変化していくものであり，「真実」はそのたびに新たな仮面をつけて現れる。さらに，覚醒時の成人の行動が，幼少期の出来事の正確なコピーであり，古き「真実」を正確に繰り返すといったことは，まずない。したがって，精神科医が，成人の状態から忘却の彼方にある出来事を純粋な形で取り出すといったことは，きわめて稀である。精神分析医アーンスト・クライス（Ernst Kris）は1956年に次のように記している。「非常に稀な例を除いて，（子どもの頃の）性的誘惑が起こった際のある日の夕方，階段の踊り場で何があったのかを（成人の患者に）見出し得ると考えるなら，われわれは大変な間違いをおかすことになる。われわれが扱っているのは，性的誘惑が生じていた期間全体なのだ——そして，ケースによってはこの期間が非常に長期にわたっていることもある。さらに，（子どもの頃の）どの体験がトラウマ性のものとして重要性を持つようになるかを決定する上で，その後の人生が一定の役割を果たすという事実のため，事態はより複雑なものとなる」。私自身がシャーロット・ブレントのケースで経験していることを，精神科医たちは何年も前から認識していた。つまり，成人になってからの悪夢や行動からは，非常に幼い頃の一連のショックな出来事を完全に，かつ正確に「再構成」することは無理かもしれない，ということである。

　しかし，子どもそのものを対象とした場合はどうだろう？　まだ十分に幼い子どもを対象にできたとしたら，恐怖をもたらした出来事の後遺症を認識することは可能だろうか？　「真実」を見極めることはできるのか？　子どもの頃のトラウマの記憶を，まだそれが「新鮮」なうちに取り出すことができはしないか？　もしそれができたなら，その記憶をできるだけ早い段階で取り扱うことで，その傷を少しでも軽いものにできはしないだろうか？

　これまでの何世紀もの間，おそらく子どもたちはトラウマの話を口にしてきたのだろう。しかし，その子どもの話に注意を向けた大人がほとんどいなかったのだ。両親たちのほとんどは，子どもに尋ねようとすらしなかった。医者ですら，子どもが現実にどんな体験をしているのかを確かめるのを嫌がった。「この災害のことを誰も口にしなければ，子どもたちは何が起こったのかに気付くことはないだろう」「その出来事を思い出させないようにすれば，子どもは忘れてしまうだろう」と。

　しかし，恐怖に震える子どもたちのことを本当に理解しようとするなら，結局のところはその体験を見ていくしかないのである。そこで，不幸なシャーロット・ブレントの50年後の記憶と子どもの記憶とがどのように違うのかを比較し，震撼させるような現実が実際に家族を襲った時点からあまり時間が経過していないときには子どもの反応はどんなふうなのかを知るため，子どもの恐ろしい体験の記憶に耳を傾けてみよう。

　8歳のアラン・ボスコムは，身代金目当ての誘拐に巻き込まれてから5年が経過した時点で，精神医学的な検査を目的に私のところにやって来た。この誘拐事件は

アランが3歳3ヵ月のときに起こっていた。約5年の時を経て，アランの両親は，彼がその事件の何を——もし覚えているとしたら——覚えているのか，そのときにどんなことを感じ，またそのことについて今はどう感じているのかを知る必要があるとの結論に至ったのだ。アランは優秀な子どもで，級友からは人気があり，家では少々おとなしくはあるが責任感の強い子どもであった。ボスコム家の人たちは，彼に問題があるとは考えもしていなかった。

　南部の中規模の都市の模範的な市民であったアランの両親は，事件後，「すべて，そっとしておく」ほうが良いと考えた。自分たちの子どもがいまだに誘拐事件のことを考えているとは思ってもみなかった。しかし，彼らの友人の1人である精神科医が，アランを専門家に診せた方がよいとアドバイスした。「アランはいまだに覚えているのか？　今でもそのことが影響してるのか？　アランは自分の生命が危険にさらされていたという事実を知っていたのか？」。精神科医は答えて言った。アランが本当のところどう感じていたのかは誰にもわからない，と。この精神科医のアドバイスによって，ボスコム家の3人は遠くサンフランシスコに住む私のところまでやって来ることになった。彼らの2日間の滞在期間中に，私は数回のセッションを持つことにした。

　「ママはボクをお昼寝させたよ。ボク，毛布でトンネル作って，その中でお昼寝してたんだ」。アランはとてもかわいらしい，ごく普通の子どもで，落ち着いた様子で私のオフィスを見回しながら話し始めた。「そしたら，足音が聞こえたんだ。ボク，目がさめて，毛布のトンネルの中にもぐりこんだんだ。ボク，パンツをはくひまもなかったよ。男の人がリボルバーをママに向けてた。ママは床にうつぶせになった。その人がボクのこと，車に連れてったの。坂の上に来たとき，『ママのところに帰りたい』って，ボク言ったんだ。そしたらその男の人が『帰れる』って言った（このときのアランの声には，そのときの男性の声は確かにそんな感じだったんだろうと思わせるような響きがあった。彼は母親に会えなくなるのではないかと怯えていた。今はすでに過去のこととなった当時の会話の話をしているうちに，彼の情緒は次第に切迫したものとなっていった）」

　「男の人が，コークがいいか，それともセブンナップがいいかって聞いたよ。ボク，『セブンナップ』って言った。それから，その人のアパートに行ったんだ。その人に言われて，ボクは何回もママに電話をかけた。ボク，男の人のベッドの上に横になって，寝てしまったの。次の朝，その男の人と車で空港に行くの。空港に着いたとき，ボク，車から押し出されるんだよ。女の人がやって来る。FBIがボクを連れて行くんだ（話のこの時点でアランの表現は現在形に切り替わっている。おそらく，誘拐犯からの解放の瞬間の話は，アランにとって，今まさに危険が切迫しているという感情を引き起こすからだろう）。FBIの男の人がボクを車の中に乗せるの。ボク，2チャンネルのニュースを見るんだ。FBIの人が，おうちに連れて帰ってくれるの。ニュースを見たよ。パパはタバコを吸ってたよ。それから，8チャンネルのニュースを見たんだ。近所の人たちも一緒にいたよ。それから外に遊びに行

った。その後は，誰もテレビを見せてくれなかった」

　程なく，アランの顔にいつものかわいらしい表情が戻ってきた。しかし再び，私のほうに向き直り，誰に問われるでもなくもう一度話し始めた。「階段を上がってくるいつもの足音が聞こえたんだ。パパがいつもよりも早くおうちに帰って来たんだって思ったの。ボク，パパとお話ししようと思って起き上がった。でも，違ったんだ！（このとき，アランはとても驚いたようだった。彼はオフィスを見回すこともなくなった。というよりも，私すら見えていなかった。私が思うに，彼は自分の心の中を見つめていたのだ）。ボク，怖かったよ。その人，知らない人だった。何が起こっているのかわからなかった。ボク，パンツをはこうとしたんだ。その人，とっても怖かったよ。真っ黒なサングラスをかけてて，大きなコート着てた。本当に怖い人だった。髪の毛は茶色で，パパより2インチくらい背が高かった（「インチ」という表現は，アランが学校に行くようになってから彼の「物語」に付け加えられたのだろう）。銃は見えなかったよ。男の人はボクについてこいって言った。ボク，ついてった。その人，ボクがパンツはくの待ってくれなかった（下着をはいていなかったことをアランが気にしているという点は興味深い。3歳3カ月という年齢で，すでに「身だしなみ」の観念が発達していたのか）」

　「連れられて行くとき，その人の銃が見えた。ママはお部屋で昼寝してたの。男の人は廊下に出て，ボクについてこいって言った。そしたら，ママがお部屋から出て来て，男の人がママに床に伏せるように言った。ボク，そいつがママのこと撃つんだと思った。ボク，おもちゃの銃を持ってたけど，そいつの銃は本物の矢が出るやつみたいだった（この時点でアランは幼児の思考になっている。現在の彼は拳銃が弾を発射するということを理解しているが，当時のアランは銃が矢を撃つのだと考えていたのだ）」

　「ボク，男の人の車に乗った。車に乗ろうとしたとき転んだの。ひざをぶつけて，痛かったよ。階段を下りて来るときにも鼻と指をひっかいたんだ。そのときの気持ち，覚えているよ。その人，『ママに会える』って言った。ボク，その人の言ったこと信じたんだ（自分が誘拐犯の言葉を信じたことに，アランは今更ながら驚いたようであった）。それを聞いて，ボク，少しほっとした。その人がセブンナップをくれたとき，この人はコークを買うためにボクを連れ出したんだと思った（8歳になったアランは，ある男がコークを買うという目的のためだけに，銃を突きつけて自分を家から連れ出したのだという，3歳の幼児の非常に無邪気な「仮説」を思い出したのだ）。でも，その人のアパートに連れて来られたとき，ボクはまたすごく怖くなった。『ママにはもう会えない』って思った。死んじゃうことは心配じゃなかった。でも，男の人がボクの腕を痛くするのが怖かった。その人，ボクの腕を引っ張ってアパートに連れて行ったんだ。腕を持って引っ張った。ボクのこと，早く眠らせようとした。床で寝ろって言った。でも，ボクは眠りたくなかった。その人，ボクを引っ張った（アランは再び興奮してきた。彼の話す文章は次第にぶつ切れになっていった）」

「ママに電話したかった。その人，電話できるって言った。その朝，8時か8時半頃，ボクは起こされた。ボクを車に連れて行った。そのときもまだ，ボク，パンツはいてなかった。はずかしかった。でも，パンツはきたいって言わなかったんだ。その人，毛布をくれたよ。ボクを車に乗せて，どこかに連れて行くって言ったんだ」

「ボク，体に毛布をかけるの。すぐに着くの（前回と同様，物語が最後の救出劇の場面に差し掛かると，アランの言葉は現在形になった。彼にとって，これがもっとも恐ろしい瞬間であり，そのときの自分の身には致命的な危険が差し迫っていたという事実を，いまや知っているし，おそらくはその時点でも知っていたのだろう）。その男が車を止めるの。何も言わない。ボクを車から押し出すの。軽く押すの。ボク，歩くの。走るの。知ってる人は誰もいない。まだ毛布を体に巻きつけてる。女の人が2人いるよ。ボクに名前を聞くの。『ボスコム』って答える。その人，ボクを抱きかかえる。そしたらFBIがやって来るんだ」

「1日がとっても短かったよ。まるで昼寝してるときみたい。夜，ちゃんと寝るんじゃなくて。その男の人，ボクには何にもお話ししなかったよ。FBIがやって来たとき，ボク，**この人**も誘拐犯だって思ったんだ。FBIの人が最初やって来たとき，ボクを飛行機に乗せるんだ，別の誘拐犯だって思った。その人，ボクを車に乗せて，話し始めた。何て言われたか思い出せないの。その人，銃を持ってた。その銃，とっても怖かったよ。その男の人，誘拐犯を撃ったんだ，ボクの目の前で！」。彼にとっては救出劇のすべての局面が，おそらくは，誘拐そのものよりもずっと恐ろしかったのだろう。

事件が無事解決されて5年もの歳月が過ぎた今になって，8歳の男の子が大陸の半分を横断してまで精神科医に会いに行きたいと思った理由の一端が，ようやく明らかとなる。実際のところ，差し迫った理由だったのだ。「街の反対側の公園のところに男の子がいたんだ。ボクと同じ3歳だった。男の人——もしかしたら女の人かもしれない——が，その子を誘拐したんだって。どうしてかは知らない。そして，その子を殺しちゃったんだ（アランは私のデスクの上のペーパー・クリップをいじくっていた）。ボク，変だって思ったんだ。だって，その子はボクと同じアランっていう名前で，歳もおんなじ3歳だって。ボクが誘拐されたとき，『また誰か別の子が誘拐される』って思ったんだ。ボクがそう考えたから**その**アランが誘拐されたって思ってるわけじゃないよ。でも，また起こるって，ボク，知ってたんだ。そして，アランは死んじゃった。その誘拐犯は，きっとボクのこと——ボクの身に起こったこと——から誘拐を思いついたんじゃないかなって思うんだ」

「死ぬって——殺されるってどんなことか，ボクもう知ってるよ。本当に怖いんだよ。息ができないんだ。ボク，5歳か6歳のときにそのことを知ったんだ。そして，ボクを誘拐した犯人がボクを殺せてたんだって，気付いたんだ（アランのこの話から，事件が終わってかなり経ってから，アランの記憶に死への恐怖が付け加わったことがわかる。成長して初めて，誘拐犯の身長に関する記憶にインチという単

位が付け加えられたのと同じように，成長によって理解が深まるにつれ，彼の記憶に死という概念が焼き付けられたのだ）」

「3歳の，誘拐されたときのことを，今，考えるんだ。その誘拐犯とは何も話さなかった。3歳の頃のボクって，おしゃべりじゃなかった。泣き虫だったんだ。でも，そのときは泣かなかった。どうして泣かなかったか，いまだにわからないんだ」

アラン・ボスコムは，3歳の自分の身に降りかかった災厄をどう感じたかを，8歳の今になってもありありと思い出すことができた。彼はいまだに「知っている」のだ。夢を恨みながらも，覚醒時には過去の感情をもはや思い出すことができなくなっているシャーロット・ブレントとは違って，アランは，それを感じ，それに没頭し，少なくともそのことを考えようとしたときには経験することすらできるのだ。

予期せぬ強烈でショッキングな出来事は，アランが言ったとおりのことを人にもたらす――泣くことすらできないのだ。人は驚き，ただただ圧倒され，狂ったような心臓の鼓動や血管を破裂させるような血流で死んでしまわないことに幸運を感じるだろう。しかし，人間の身体のメカニズムは，こうした突然の戦慄に何とか持ちこたえることができるようになっている。フランス映画『Les Diaboliques』(邦題『悪魔のような女』)は，囚われの身にあるものを恐怖によって死に至らしめ得ることを描いているが，通常，身体は，情緒的なショックにともなうアドレナリンの大量分泌や激しい精神活動からうまく回復できるようである（最近の医学文献では，成人の場合，重大なショックをもたらす体験の結果，網膜に損傷が生じる場合のあることが示されてはいるが）。慢性的なストレス状況や，ストレスとなる外的な体験に繰り返しさらされた場合には身体的な問題が生じ得るものの，1回限りのショッキングな体験は，ほとんどの場合，身体ではなく，精神に一撃を加えることになるのだ。

自分を圧倒し去るほどの強烈な情緒的一撃を，突然予期せぬ形でこうむった場合，あるいは連打を浴びた場合，「精神的外傷」(psychic trauma) が生じることになる。トラウマ性の出来事は自分の外側で起こるものである。しかし，それはただちに心に組み込まれてしまう。また，その出来事が生じている際にその人が強烈な無力感を持たない限り，完全なトラウマ状態が生じることはないだろう。

1940年代から70年代半ばに至るまで，世間は「トラウマ」という言葉をすでに理解していると思っていた。人々は，この言葉の本当の意味を実は何も理解していないにもかかわらず，すべてわかっているといった態度で，十分な注意を払わずに使ってきた。いわく，「彼は弟が生まれたことでトラウマを受けたのさ」，いわく，「電話でボーイフレンドから別れを告げられるほど，トラウマになることって他にないよね」などなど。作家たちは競って「トラウマ」という言葉を自分の原稿のそこここに散りばめ，あるいは通俗的な「心理もの」の映画をこの言葉で締めくくったものである。たとえば，『Spellbound』(邦題『白い恐怖』)を覚えておられるだろう

か。グレゴリー・ペック演ずるジョン・バレンタインが、恋人の精神科医（イングリッド・バーグマン）の助けで、子どもの頃の封印された記憶——ジョンが9歳のときに目撃した、兄弟を襲った致命的事故の記憶——を再発見するというものであった。彼は、その出来事のある点に罪悪感を持ち、それ以来、長きにわたって苦しみ続けてきたのだ。子どもの頃のトラウマ体験と似通った経験を成人になってからした場合、再び完全なる健忘を生じてしまうのだと、アルフレッド・ヒチコックは私たちに信じ込ませようとした。グレゴリー・ペック演じる男性が抱える大きな問題とは、この「新たなる健忘」であったのだ。

しかし、子どもの頃にトラウマの被害を受けた人の身の上に、こういった状態が生じることは、まずないと言っていい。エリザベス・テイラーが、モンゴメリー・クリフト扮する精神科医に強いられて、食人的でホモセクシャルな殺人の記憶を取り戻したことをご記憶だろうか。彼女がまったく「忘れていた」この出来事は、たった1年前、つまり彼女が成人になってからのことだったのだ（テネシー・ウィリアムズ作の戯曲を原作とした映画『Suddenly Last Summer』（邦題『去年の夏突然に』）。これらの映画によると、トラウマとは、一旦記憶として登録され、その上で完全に忘却されるものだということになる。これもまた、真実ではない。成人における1回限りのショッキングな出来事の記憶は、非常に明瞭に保持されるものであり、意識から消え去ることはない。

「トラウマ」という言葉が一般に誤解され、間違った用いられ方をしている背景に存在する主たる要因として、子どもの頃の極端な体験が及ぼす影響に関して、精神医学がほとんど何も理解していなかったということが挙げられる。何らかの被害を受けた子どもを長期間にわたって追跡した精神科医はいなかったし、正常なグループと被害を受けたグループを比較するといった研究を行ったものもいなかった。したがって、グレゴリー・ペックやエリザベス・テイラーが「バカ」をやったというわけではないのだ。トラウマとはいったいどういったものなのか、誰も知らなかったのだから。

臨床家として、そして学者としてのそのキャリアの早期に、ジグムント・フロイト（Sigmund Freud）は、自分の患者たちが、子どもの頃に性的な誘惑を受けるという体験をしていたことに関心を向けた。しかし、1890年代の後半までに、フロイトは新たな観点を持つに至った。その観点とは、成人である患者が彼に語る物語の原因を、彼らの心の中に存在するファンタジー——子どもの頃からの恐ろしげな、醜い願望に端を発するファンタジー——に求めるというものであった。子どもの頃に本当にレイプされたという可能性、赤ん坊が死ぬのを目撃したという可能性、そして、棒立ちになって暴れている馬の間近に接近するという冒険をおかしたという可能性——これらの外的な「真実」は、もはやフロイトの関心を引くことはなかった。

1983年、フロイトの未発表の書簡の分析によって、フロイトが子どもの頃の性的な被害への関心を失ったのは、当時の研究者や臨床家たちに受け入れられないこ

とを恐れたがためであったとジェフリー・マッソン（Jeffrey Masson）が結論付けるに至り，学界の内外には激しい論議が巻き起こった。マッソンが正しかったかどうかは別にして，1897年以来，精神分析学の創始者であるフロイトが，彼の患者の子ども時代，あるいはその後の人生に多大なる影響を与えた外界の現実に関心を払うことはほとんどなく，あったとしても通りすがりにちょっと目を向けるといった程度であった。彼がトラウマを定義したことは二度ある。その定義とは，1920年の「刺激に対する障壁の断裂」，そして1926年の「激しい無力感」である。しかし，彼が自らの理論的枠組みにおいて「外的」世界に重要性を持たせたことは一度もなかった。

　フロイトの跡を継いだ精神科医や精神分析家たちがこの領域の関心を外的な「現実」に引き戻した，と世間では考えられているかもしれないが，実はそうではない。彼ら専門家にとって，経験の起源が心の内部にあるという考えは非常に魅力的であったため，外的な現実の影響は常に度外視される傾向にあった。第二次世界大戦下にあってさえ，子どもたちにかかわっていた精神科医の関心が，特段，精神的トラウマに向けられるということはなかった。ジグムント・フロイトの娘であり，自身がきわめて高名な精神分析医であるアンナ・フロイト（Anna Freud）は，ドイツのロンドン空爆のために疎開した幼児たちのために，英国のハムステッドに「施設」を設立した。彼女らはこうした幼い子どもたちを対象に非常にすばらしい感動的とも言える研究を実施した。しかしこの研究は，親からの分離が子どもに与える影響を扱うものであり，非常に深刻な恐怖を扱うことはなかった。確かに，母親と子どもの分離は，戦時下のロンドンにおいては非常に重大な問題であった。多くの幼い子どもたちがロンドンから疎開させられていたからである。しかし，ドイツによるロンドン大空襲もまた，深刻な問題であったのだ。しかしながら，ロンドン大空襲の影響を探る研究がハムステッドで行われることはなかった。実際のところ，第二次大戦中に行われた心理学的観察の大半は，戦時下の母親と子ども，もしくは保護者と子どもの二者関係を扱ったものであり，戦慄を引き起こすような出来事を子どもが主観的にどのように体験したかを扱うものは皆無であった。そのため，第二次大戦以来，一般の人々は「親がパニックに陥ったときに子どもがパニックを起こす」とか「悪いことがあっても子どもは忘れてしまうものだ」といった考えを持つようになった。その間，戦闘事態にさらされた子どもを直接観察するような研究はほとんどなされなかった。

　第二次大戦後，子どものトラウマについて科学的なメスを入れようとする初めての研究が1956年に実施された。ミシシッピ州ヴィックスバーグで起こった竜巻被害の心理的後遺症を国立精神保健研究所（NIMH）のグループが調査したのがそれである。土曜の午後，子どものためのマチネーでにぎわっていた映画館を，突風が持ち上げた。この事故で数名の子どもたちが亡くなり，すべての子どもが恐怖に身を震わせた。しかし，このヴィックスバーグでの研究は，それ自体は科学的な手法で行われたものの，子どもの精神的トラウマの特性に踏み込むことはほとんどなか

った。なぜなら，研究者たちが話を聞いたのは，親たちだけだったからである。彼らは子どもに会うことすらしていない。トラウマになり得るような出来事の後では，神経過敏になった親が子どもを神経過敏にしてしまうのだと，彼らは結論付けた。この結論は第二次大戦にかかわった先達たちの考えを引き継いだものであり，それ以外の論点は提出されなかった。この研究は，それにかかわった研究者たちの仮説と方法論から導き出される結論を提出したに過ぎない。そこには，ヴィックスバーグの子どもたちの現実の体験は一切含まれていなかった。

第二次大戦後，「外的現実を扱う心理学」の多くは，母親からの分離，戦争，災害などを離れ，もっと「普通」に見られる子どもの「ストレス」へとその関心を移した。1960年代から70年代にかけての「ストレス研究」——それ自体は非常に興味深くかなりすばらしいものであったが——は，日常生活で示される幼き子どもたちのすばらしい回復力に焦点を当てたものであった。精神障害を抱えた親との生活，両親の婚姻関係の破綻，子ども自身の疾病，社会的な問題などなど。子どもたちの多くはこうした問題を何とか切り抜けているかのようであった。こうした研究がもたらす結論は，あなたが子どもにどういったことをしようとも子どもは何とかそれをうまく切り抜けられる，というものであった。

しかし，日常生活で起こるストレスが心理的トラウマをもたらすことはない。ストレスは，自分を圧倒してしまうような1回の出来事，あるいはそうした破壊的出来事の連続とは異なる。ストレスは通常の生活につきものであろう。しかし，トラウマ性の出来事はそうではない。60年代から70年代にかけて活発に行われたストレス研究は，長期に及ぶ生活状況——予期されたもの，慢性的なものを含め，ほとんどが何とか対処できるもの——を切り抜けるために子どもが工夫する日常的な対処様式を報告しているに過ぎない。

20世紀半ばの数十年間は，子どもの頃の精神的なトラウマを理解したような気になり，その実，まったく何の理解もないままに無視され続けるといった状況が続いた。しかし，精神科医の中には，子どもの言葉に耳を傾け，個人的なショックな出来事を子どもたちがどのように経験しているのかを記録し始めたものが何人かいた。その1人が，マンハッタンのミッドタウンで開業していた非常に優れた精神科医であるデイヴィッド・リーヴィー（David Levy）である。1945年，彼は，外科手術後の幼い子どもの様子が，「トラウマ」のためにヨーロッパ戦線から送還されてきた兵士の様子と似ていることに気付いたのである。兵士は悪夢にさいなまれ，子どもたちもそうであった。兵士はとても怯えており，子どもたちも同じだった。手術を受けた子どもに見られるトラウマ性の反応に関するこのリーヴィーの報告は，あまりにも遅きに失したヒューマニズムを病院にもたらす結果となった。そして，こうしたリーヴィーの見解を熱心に学ぼうとする子ども専門の精神科医たちが現れた。

マリー・ボナパルト（Marie Bonaparte）とフィリス・グリーンエイカー（Phyllis Greenacre）は，ともに大戦後に成人患者を診ていたが，患者の精神生活において表

現される子どもの頃の古いトラウマが重要な意味を持っていることに気付いた。グリーンエイカーは，学術論文で，子どもの頃の現実の経験を精神分析的に「再構成」することによって，成人の人格の理解がより進むと主張した。ボナパルトは，古いトラウマを発見することで，精神分析はより好ましい結果をもたらすと考えた。しかし，彼らの主張の指し示す方向にとりたてて興味を引かれる分析医はほとんどいなかった。彼らはむしろ，現実の出来事の主観的な体験が，それまでに存在していたファンタジーに取り込まれるといった考えに興味をそそられたのである。

　子どもを専門にしていた何人かの精神科医——たとえば，エルナ・ファーマン (Erna Furman)，マリオン・バーンズ (Marion Barnes)，ハンジ・ケネディ (Hansi Kennedy) など——は，現実の出来事が実際に精神的な影響を生じ得るのだということを示そうと試みている。バーンズは，若き母親の突然の死が，娘である2人の幼い女の子たちにどのような影響をもたらしたかに関する詳細な報告で，非常にショッキングな悲劇に見舞われた後の幼い子どもの心のうちに何が起こるのかを描いて見せた。しかし，こうした一事例の研究では，精神医学界に波紋を生じさせることは不可能であった。1960年代から70年代までの子どもの精神医学は，欲動の発達の問題と子どもの頃のファンタジーにあまりにも没頭してきたがために，「現実」に重きを置くことができなくなっていたのだ。幾人かの精神科医がいくつかの症例報告を行ったぐらいでは，子どもの頃の恐るべき現実に医学界の関心を向けさせることなど，到底不可能であった。

　換言すれば，20世紀中頃の子ども専門の精神科医や精神分析医たちは，子どもの「現実」に一瞥をくれただけで足早に通り過ぎたと言えよう。それはまるで，コルターザルの短編やアントニオニの映画『Blow-up』(大写し) に登場する写真家の目から現実が消え去ったのと同じである。『Blow-up』の若き写真家は，自分のショットをどんどんと大写しにしていく。そして，最後には，自身の内的なファンタジーしか見えなくなる。彼の視野からは，実際に目の当たりにしたかもしれない (あるいはしなかったかもしれない) 現実の殺人は消え去るのだ。

　しかし，1970年代に入ってなされた二つの研究が，多くの人々の関心を子どものトラウマへと向けさせることとなった。1966年の10月にウェールズのアバーファンで起こったボタ山の崩壊事故でこの炭鉱の町の小学校が押しつぶされ，116名の子どもを含む144名が死亡したが，この事故の被害にあったものを対象にプロジェクトが組まれた。この事故の被害にあった子どもたち (もちろん彼らは，全員，英国保健機構に登録されていた) のうち，何人かが地元の子ども専門の精神科医であるゲイナー・レイシー (Gaynor Lacey) のもとを訪れた。レイシー自身には，自分が研究の一翼を担っているといった意識などはなかった。彼は単に，この大惨事からの5年間で彼のもとにやって来た56人の幼い患者たちがどのようであったかを報告したに過ぎない。自分が観察したことにとりたてて名称を与えることはしなかったものの，彼は，子どもたちに見られたこととして，恐ろしげで単調な遊び，人格の発達におけるある種の変化，そして奇妙な行動などを詳細に記述している。レ

イシーが導き出した結論は，かつての第二次大戦時のそれ，つまり「神経質な母親と神経質な子ども」の繰り返しに過ぎなかったものの，両親から離れた場所にいる子どもたちの行動に関する「新鮮」な観察と記述は，この論文を読んだ多くの精神科医に，まったく別の角度からの検討を余儀なくさせたのである。

　情況に影響を与えた二つ目の研究は，バッファロー河川ダムの決壊の後にジャネット・ニューマン（Janet Newman）によって行われたものである。1972年のある火曜日の朝，ウエスト・ヴァージニアにあるこの孤立した「盆地」は，バッファロー川渓谷のダムが決壊したことで，まるで津波のごとき激しい濁流のうねりに襲われ，地域全体が真っ黒な泥水に飲み込まれてしまったのである。この災害で125人もの死者が出た。洪水の際にこの渓谷を離れていた人々でさえ，情緒的な苦痛に悩まされたことが，後になって行われたシンシナティ大学の精神科チームの調査で明らかとなった。シンシナティ大学の教授であったニューマンは，洪水を目撃した子どもたち11人を面接した。その多くは，家族のメンバーや友人を激流で失っていた。ニューマンは，子どもたちの陰鬱な表情，永遠に続くのではないかと思えるような悲嘆，「自分は傷付けられることはない」という感覚の喪失，そして，醜く損壊された死体についての白昼夢といった現象を記録した。これは新たな情報であった。ニューマンが下した結論は，母親の不安を子どもが模倣するのだという古き概念の影響を受けたものであったが，彼女のありありとした観察記録は，他の専門家たちが進むべき新たな回廊の扉を開けることになったのである。ニューマンが記録したのは，両親から離れた場所にいた子どもたちの姿であった。子どもたちの心の奥にある心配事を探る目的で，彼女は人物画や「三つの願い」などの技法を用いている。バッファロー川の子どもたちは，人物画や願い，あるいは夢を通して，非常に混乱した存在としての自分自身を表現した。レイシーとニューマンに感謝せねばならない。トラウマを受けた子どもたちが，権利を有する1人の人間として，ついにその姿を現した。子どもに対する研究と治療が必要なのだと，ようやく認められるに至ったのだ。

　1976年の夏は，こうした状況にあった。精神的トラウマとはどのようなものかを理解しているとの自信が当時の人々にはあった。トラウマに関する「心理もの」の映画をたくさん見てきたのだから間違いないよ，と。こうした市民の自信とは裏腹に，精神医学はほとんど理解していなかった。人の存在を圧倒し去るような出来事が，さまざまな発達段階にある子どもにとってどのような体験となるのか。多種多様の文化的，社会的，人種的なバックグラウンドを持つ子どもにとって，こうした出来事はどのように経験されるのだろうか。家族あるいは地域社会といったより大きな状況において，これらの出来事はどう体験されるのだろうか。あるいは，時間の経過とともにそれはどのように変化していくのであろうか。これらすべては，謎に包まれたままであった。規模の大きな研究が望まれた。しかしそのためには，まず，そういった事件の発生を待たねばならなかった。何かとんでもなく恐ろしい事件の発生を願うという，不幸な状況が生まれてしまった。

・・・・・・・・・・・・・・・・・・・・・・・・・

　カリフォルニアのセントラル・ヴァレーを南に向かって車を飛ばすドライバーなら、チョウチラという町の名に気をとめることはまずないだろう。サン・ホーキン・ヴァレーを走る商業道路であるルート99に乗ると、イチジク農園に行き当たる。深い緑色に輝く葉が灰褐色の幹にたわわに茂り、こんもりとしたエキゾチックな森を作っている。このイチジクの木々が分岐の目印となる。ここから半マイルほど戻ると、街の入り口にたどり着く。街境にある看板には、ほほえむアメリカン・インディアンの顔と、そこに添えられた、「正直者のアメリカン・インディアン。ここには良きものがたくさんある」との文字が見られる。こうしたルートを取る以外、チョウチラを目にすることはない。

　チョウチラは人口5,000人で、農園に適した肥沃な平坦地に広がっている。街に接した農地の大半は巨大農業生産企業の所有地であり、アーモンド、桃、アプリコット、コットンを生産している。冬には移動性の濃霧が低く垂れ込めて骨を震わすほどの寒さとなるが、夏には6ヵ月にわたって太陽が輝き、日中の気温が43度を超えることもある。椰子と夾竹桃の街路樹の植わったメインストリートを走ると、数ブロックに渡って軒を並べる商店、いくつかの役所関係の建物、教会、図書館、二つの学校、そして公園を目にすることになる。それに続く家々は次第にまばらとなり、この平地の向こうには、遠くカリフォルニアの海岸線が望めるようになる。

　チョウチラは中流農家の街である。貧困の問題はなくはないが、飛びぬけて裕福な人はいない。あなたが街中で出会う人々で、農園を所有しているものは1人もいないだろう。そして、サン・ホーキン・ヴァレーでは、農園はお金を意味する。チョウチラのあるセントラル・ヴァレー地域自体が、ここから40～50マイル北部にあるターロックやパターソン——非常に肥沃な土地で乳製品やアプリコットの産地——や、40～50マイル南方の、「ヴァレー・キャピタル」と呼ばれるフレズノの近郊と比べると、やや貧しい土地柄である。それでも、チョウチラの住民は美しい顔立ちをした健康的な人々である。ここの住民は、滑らかな黒髪をしたメキシコ系アメリカ人、完璧な赤銅色の肌をしたアメリカン・インディアン、そしてオリーヴのような肌をしたポルトガル系アメリカ人からなっている。ポルトガル系アメリカ人がここセントラル・ヴァレーにやって来たのは大昔のことであるが、彼らが何の目的でやって来たかは、今となっては不明である（少なくともポルトガルの血をひく農民であるドナリオ氏は私にそう語った）。その他には、こげ茶色の肌をした、ヘアバンドを頭に巻き、ショートパンツを履いた中米アメリカ人たちがいる。公園のテーブルには、長い髪をした若者の一群が陣取り、上半身裸でだるそうにギターを爪弾きながらビールを飲み、時折ジョイント（訳注：マリファナのタバコ）を回し飲みしている。街のメインストリートである公園沿いのロバートソン・ブルバードには、ひっきりなしに車の往来がある。時折葬儀の車が通る。この通りを走る車のほとんどはこの地域のもので、街の住民なら一目見ただけで誰の車か言い当てることがで

きる。この点は大人も子どもも変わりがない。

　チョウチラの夏はただひたすら暑い。ティーンエイジャーは家業を手伝う以外に就職の術を持たない。夏の間の活動としては，地域のスイミング・プールが提供しているプログラムと，ローラースケートのリンク，そして子どもたちのための野球チームくらいである。アメリカン・インディアンの流れをくむ家族は，時折，パウワウ（訳注：アメリカン・インディアンの踊りの祭祀）に参加することもあるが，平均的なチョウチラの子どもたちにとって，夏休み中の活動の中心は何と言ってもサマースクールである。学校が，まるでデイ・キャンプを運営しているようなものであった。アルヴューーデイリーランド学校区が夏のプログラムを運営する。ほとんどの子どもたちは，9月から6月の通常の学期中はチョウチラ学校区の「街の学校」に通っているため，夏休み期間中のプログラムを提供してくれるサマースクールの教職員とは顔なじみではない（こんな小さな地域に二つの学校システムが存在すること自体，奇妙な話である）。だから子どもたちは，サマースクールの教師やスクールバスの運転手のことをほとんど知らないのだ。

　1976年7月15日，火曜日。その日は翌日がサマースクールの最終日という日で，じりじりと肌を焼くような暑さの中，午後になって次第に湿度が高くなるといった1日であった。明日はサマースクールの終了を祝ってのパーティが予定されていた。デイリーランド学校区のスクールバスが街裏の田舎道を，ところどころで子どもたちを降ろしながらゆっくり走っていた。子どもたちの中には，午後のプールで濡れた体がいまだに乾ききっていないものもおり，忙しかった1日の締めくくりとして，6年生たちが「自由に生まれついて」と呼ばれる遊びに興じていた。

　狭い田舎道を走るバスは，道を半分ふさぐ形で停まっている，一見廃棄されたものであるかのように見える白いヴァンを前にして，スピードを落とした。バスのドライバーであるジャック・ウィンはゆっくりと通り過ぎようとしてブレーキを踏んだ。その瞬間，覆面をした男がヴァンから飛び出し，ジャックに向かって銃を構え，停車を命じた。バスのドアが開いた瞬間，もう1人の男——彼はストッキングをかぶっていた——がバスの車内に飛び込んできた。彼はジャックに向かって叫び，前3列に座っていた子どもたちを後部に移動させた（これは，最年少の子どもたちを年長の子どもたちから分離させるための行為だった。チョウチラでは，最年長の子どもが最前列に座り，他の子どもたちはその後ろに座るといった習慣があった）。

　新たな「バスの支配者」は大声で「黙れ！」と命じた。仲間の1人がハンドルを握り，バスは蛇行し始めた。3人目の男が白いヴァンを運転してバスの後を追った。もちろんのこと，そのヴァンはもはや廃棄されたものには見えなかった。この2台の車からなる不運に見舞われた小さな隊列は，教会や家々，あるいは農場で作業をするトラクターやランチャーの横を通り抜けて走った。後になって，あるものはこの隊列を「見た」とは証言したが，この2台の車に特段の注意を払ったものはいなかった。誰一人として，地平線に溶け込んで行くスクールバスとその後を追う白いヴァン，といった奇妙な取り合わせに注意を向けはしなかったのである。

「つかまれ！」と銃を構えた覆面の男が大声で命じた。バスは，ベレンダ湿地（チョウチラの住民はブレンダと発音する）と名付けられた険しい渓谷の泥道に入って車体を震わせながら停まった。ドアが開けられ，男たちのリーダーが，子どもたちに1人ずつバスを降りるよう命じた。最年少の子どもたちが一列になってバスを降りた。まだバスにいる子どもたちの目には，その光景は，彼らが白いヴァンに吸い込まれていくかのように映った。突然，10歳のテリー・ソーントンの臀部に銃の台座が打ち込まれた。男は彼女に向かって「止まれ！」と叫んだ。ヴァンはすでに満員だった。ヴァンは走り出し，すぐに視野から消えた。テリーの胃はきりきり痛んだ。

　もう1台のグリーンのヴァン——おそらく渓谷のどこかにあらかじめ停められていたのだろう——が走って来てバスの横に停まった。テリーは，バス・ドライバーのウィンとともにこのヴァンに乗せられた。最後の1人が乗るやいなや，ヴァンは走り去った。後に残されたのは，空っぽのスクールバスだけだった。

　子どもたちの帰りが少し遅い。母親の中には次第に苛立ちを覚えるものが現れ始めた。1時間が経過した頃，多くの親たちが本気で心配し始めた。学校の事務所にいた教職員は誰も，今何が起こっているかを把握できないでいた。バスの消息は杳として知れなかった。その次の1時間，学校長と父親たちのグループがバスの通行路を探し回った。彼らは，自分たちの探しているのが事故で大破したバスなのか，それとも車に轢かれた子どもたちなのかわからないでいた。子どもたちがまったく消息を絶ってしまったことが明らかになるまでに，さして時間はかからなかった。保安官が駆けつけた。次にFBIが到着した。こうした状況の常として，マスメディアが後に続いた。かくして，「チョウチラ・スクールバス誘拐」という国際的にも有名になった1976年の事件が，子どもたちを満載した2台のヴァンとともに走り始めたのだ。子どもたちは狭い空間に押し込められたまま何時間も固い座席の上で過ごさねばならなかった。もう一つのグループがどうしているのか，誰にもわからなかった。ヴァンの車内は真っ暗であり，運転席と後部座席を分かつパーティションが，乗客とドライバーとのコミュニケーションを妨げていた。子どもたちはおなかをすかせていたが，誰一人として子どもたちに食べ物を与えるものはなかった。彼らはのどの渇きを訴えたが，ヴァンに飲み物はなかった。また，子どもたちの中にはトイレに行きたくってどうしようもない状況に陥っていたものがいたが，彼らには尿意をこらえるか，それとも出してしまうかの二つに一つの選択しかなかった。

　幼い子どもたちは，あまりにも狭い空間に詰め込まれたがため，ある子の汗が別の子の腕をつたって流れ落ちるといった有様であった。汗と尿のにおいが交じり合い車内に充満した。カリフォルニアの盛夏の夜半のヴァンの締切られた車内は，まるでエドガー・アラン・ポーの描く地獄の様相を呈していた。光も，食料も，水も，トイレも，自分たちを連れ行くドライバーとの会話もないままに，子どもたちのドライヴは11時間にも及んだ——子どもたちにとっては，どこへ向かうとも知れな

い果てしのないドライヴであった。グリーンのヴァンの集団には，ジャック・ウィンにしがみつくことができた「幸運」な子が2人いた。彼は，この2人の子どもに挟まれて座っていた。ジャックはほとんどしゃべらなかった。彼にしても，口にできる言葉など見当たりはしなかったのだ。年少のある子が『幸せなら手を叩こう』を口ずさんだが，手を叩くものはいなかった。むなしい歌い声とともに，ヴァンはひた走りに走った。

やがて白のヴァンは停車した。その際，車中にいた年長の子どもたちはガスの臭いを嗅いだ。彼らは，車がバックするのだと感じた。男たちは，断崖から車をまっさかさまに落とすために，車を反対に向けたのだと，3人の子どもたちはひそひそ話し合った。「即死だ」と彼らは言った。しかし，何事も起こらなかった。別の子は違ったことを考えていた。さっき嗅いだガスは，自分たちを木っ端微塵に爆破するためのものに違いない，と。こんな彼らの恐怖に満ちた考えとは無関係に，ヴァンは再び走り始めた。目的地のない旅が再び始まった。

やがてヴァンは停まった。今度はサイドブレーキが引かれ，完全な停車だった。時刻はすでに，朝の3時になっていた。「俺がそう言ったら降りるんだぞ！」と誰かが外で叫んだ。年長の子どもたちが乗った白いヴァンでは，車を降りる順番をめぐって，子どもたちの間である種の駆け引きが展開されていた。ヴァンを降りる際，先頭と最後の子どもが撃たれる，と彼らのうちの何人かが信じていたからである。あるいは，全員が一度に撃ち殺されると考えた子もいた。第二次大戦のバルジの戦いを描いた映画を見たことがある子どもなら，トラックの荷台に乗っていた米軍の兵士たちの身に何が起こったか，みんな知っていたのだ。

子どもたちはテントのように張られたキャノピーの下に集められた。マスクをして懐中電灯を肩のところから照らしている男（懐中電灯のおかげでその男は光に包まれているように見えた）が，子どもたち1人ひとりに質問をした。その間，別の男が子どもたちに銃を向けていた。近くには階段があり，その階段は地面にぽっかり口を開けた「穴」へと下っていた。光に包まれた気味の悪い例の男は，子どもにフルネームを言うように命じた後，子どもが持っているもの――おもちゃ，Tシャツ，スイミング・キャップ，ランチボックス，その他ポケットに忍ばせていたもの――を取り上げた。その後，子どもたちへの詰問を終えた男は，「この穴を下っていけ」と命じた。視覚障害者であったサミー・スミスは，メガネを取り上げられた瞬間，その男に向かって片方の靴を投げつけた。残念ながら彼はしくじった。彼の怒りの訴えは，残念ながら幸運に恵まれることはなかった。彼の投げた靴は何かにあたってこの盲目の少年の顔をめがけて跳ね返ってきた。

子どもたちの名前を聞き，その所持品を剥ぎ取った理由が何であったにしろ，この3人の男たちは，手中にした幼き捕囚たちからそのアイデンティティを奪い去ってしまった。まるで中国の洗脳の達人のごとく，チョウチラの誘拐犯は子どもたちに完全なる服従を強いることに成功したのだ。

とはいえ，すべての子どもが一矢報いることをあきらめたわけではなかった。6

歳のベンジ・バンクスは、1歳年下のガールフレンドの保護者となり、男たちに向かって「スーザンに触るな！」と警告を発した。また、11歳のジョニー・ジョンソンは、素直にテニス・シューズを渡しはしたものの、「これで、あの靴の臭いを嗅がなきゃいけないのは、ボクじゃなくてあいつらになったってわけだ」とのジョークを付け加えることを忘れなかった。

　子どもたちは階段を下って「穴」に入って行った。そこでようやく、恐ろしい11時間に及ぶドライヴの間に離れ離れになっていたきょうだいや友達と再会できたのである。全員が一緒になることで、彼らは一種の安堵を感じた。非常に長い間、彼らは自分のきょうだいや友人の身にどのようなことが起こっているのかわからないでいた。無事、全員が一緒になれたのだ。これから先、これ以上、どんな災厄が自分たちを待ち受けているのだろうか？

　こうした状況にあっても、子どもという存在は、天性の好奇心をうずかせるものである。グループの何人かが「探検」を開始した。懐中電灯の光による調査の結果、その「穴」は長方形の大きな空間であり、不十分ながらも換気扇がまわっていることが発見された。その他、ひからびたチェリオス、湿ったポテトチップス、打ち捨てられたピーナッツ・バターのビンなどの発見が相次いだ。子どもたちはこうした食べ物を試してみたが、味は「さんざん」だった。子どもたち全員が、地面に据えられていた鉄製の桶からかび臭い水を飲んでのどを潤した。朽ち果てたマットレスが積み上げられており、子どもたちはその層になったマットレスを、きわめて原始的なトイレみたいに「男の子用」と「女の子用」に分けた。子どもたちは、着替えの際にタオルを掲げて個人の尊厳を守った。ほとんどの子どもは、何とか気持ちを落ち着かせることができた。しかし、例外がいた。カール・ムリオは、彼らを捕えた男の1人が「戻って来るからな」と言ったといって譲らなかった。しかし、彼以外にその言葉を耳にしたものはなかった。幾人かの子どもは、ここは巨大なトラックの内部だと考えた。しかし、子どもたちのほとんどが最初の印象を変えることはなかった。ここは「穴」であり、それ以外の何物でもないと。

　突然、子どもたちとバスのドライバーの耳に、頭上から、ショベルの音が飛び込んできた。彼らの「穴」の上に、石や泥がかけられている。彼らは生き埋めにされようとしているのだ。殺される。殺人。数人の子どもが叫び、命乞いをしたりすすり泣くものもいた。バス・ドライバーのジャックは、止めてくれるよう、慈悲を懇願した。彼は跪き、神に祈った。しかし、彼らの頭上高くに、無情にも、土は盛られていった。ジャックは、ついに、突っ伏して泣き始めた。「全員おしまいだ」と彼は言った。

　すすり泣きを続けるものもいたが、しばらくすると穴の中は静かになった。何時間が経っただろうか。子どもたちの多くは眠りに落ちた。なかには、何をするでもなくじっと座っている子もいた。言葉を口にする子はほとんどいなかった。穴の中はほぼ完全な闇に包まれていた。誰も、懐中電灯の貴重なバッテリーを無駄にしようとはしなかった。いったいどれくらいの時間が経ったのだろう？　**本当に光が必**

要になるのはいつなのだろう？　ここの空気はどれくらいもつのだろう？　誰にもわからなかった。

　チョウチラの街では，眠れぬ夜を過ごしている子どもがいた。幼稚園に通うティミー・ドナリオである。彼は，ハイジャックされるほんの数分前に，ジャック・ウィンが運転するバスを降りたのだ。ティミーが誘拐を逃れられたのは，ちょっとした「マジック」とでも言える出来事のためだった。ミセス・ドナリオ，つまりティミーの母親は，どの子よりも家が学校に近いはずのティミーが，どうして最後にスクールバスを降りる羽目になるのかと，数週の間，不満に思っていた。それで，サマースクールも終盤に差し掛かった頃，彼女はジャック・ウィンに，小さなティミーをバスから最初に降ろしてくれるよう，恐る恐る願い出たのである。このミセス・ドナリオの要請がなされたのは，バスがハイジャックされるほんの2～3日前，サマースクールが最終週に入ってからのことであった。

　子どもたちが行方不明であることが明らかとなった時点で，デイリーランド学校区の責任者であるリロイ・タータムが，話を聞くためティムを訪ねて来た。この小さな少年は責任を感じた。**彼の**バスが行方不明になったのだ。怖い教育長が**自分の**家にやって来る。後を追って，警官もやって来た。彼らはこの5歳の少年に何時間もかけて質問をした。外では次第に蒸し暑さが増してきた。空はどんよりと暗くなり，雨粒がこぼれ始めた。今度はFBIの捜査官がドナリオ家のチャイムを鳴らしたが，遅きに失した。疲れ果てたティムには睡眠が必要だったのだ。しかし，事態の捜査にかかわる大人たちは，何としてでも何らかの答えを持って帰る**必要**があった。チョウチラの平坦地の上では雷が轟き，あちこちで閃光が走った。彼らは，ティムの話から何らかの手がかりを得ようと必死であった。しかし，この幼き少年は何も知らなかった。断じて，何一つ。

　1976年7月16日，「穴」の中では新たな危機事態が発生した。8歳になるルイス・ムリオ――内気で物覚えの悪い子どもで，スペイン語が母国語だった――は「穴」の中心にあった木製の柱にもたれかかっていたが，柱に体重をかけ過ぎたのである。おそらくこの柱は，重い天蓋を支えるためにそこに立てられていたのだろう。その仮設の支柱が突然外れ，天井が子どもたちの頭めがけて崩れ落ちてきたのだ――それはまるで，サムソンが支柱を強く押したがためにペリシテの天蓋が崩壊したという聖書の物語のようであった。この新たな脅威の持つ深刻な意味に気付いた何人かが当惑しているルイスに向かって叫び，他の子どもたちにも危険を知らせる叫び声をあげた。1人の例外を除き，すべての子どもが眠りから覚めた。

　「穴」の天井の崩壊危機は，何らかの行動を引き出す事態としては十分過ぎるものであった。何もしなければみんな死んでしまうということは，誰の目にも明らかだった。懐中電灯が灯された。幾人かの年長の少年とドライバーが懐中電灯の光を頼りに崩れかかった天井を調べた。その結果，誘拐犯たちが「穴」の入り口の部分を金属製のプレートでふさいだことが明らかとなった。奇跡的とも言い得る努力によって，少年たちとジャック・ウィンはそのプレートを横にずらすことに成功した。

年長の２人——14歳のボブ・バークレイと10歳のカール・ムリオ——が，入り口をふさぐ形でプレートの上に詰め込むように置かれていた２個のバッテリー——それぞれ100ポンド（訳注：約45kg）もの重さであった——をゆっくりと下ろし，ジャックの手に渡した。ヒスパニック系アメリカ人であるカール・ムリオが，この作業の結果新たにできた狭い「空間」によじ登り，ボブがそれに続いた。２人の少年は，まるで瓶詰めのピクルスのように体を寄せ合って，彼らを閉じ込めているこの閉鎖された「空間」の天井を何とか掘り進もうとした。ボブ・バークレイがもっとも力持ちであった。彼は，マットレスのスプリングを使えば，この土中に埋められたトラック・コンテナーの入り口部分に誘拐犯たちが打ち付けていった木材を何とか取り壊せることに気付いた。ボブとカールは，ついに，一抱えほどの土を「穴」の中へと落とすことに成功した。少しずつではあるが，彼らは確実に前進した。彼らは天井を抜け，外界への脱出を求めて天井の上に積まれた土砂を掘り進んだ。

穴掘りのほとんどはボブが担当し，カール・ムリオが手伝った。テリー・ソーントンは彼らの手元を懐中電灯で照らした——子どもの中には，女の子は働くべきではないとの意見を述べるものもいたが。12歳のジャニス・ベネットは，もっと「伝統的」な女の子の仕事を選んだ。小さい子の「ベビーシット」という役割である。カール・ムリオよりほぼ１年年長のジョニー・ジョンソンは，この「空間」をこじ開けるという作業に参加したがったが，「穴」の中の誰かが，太り過ぎているから彼には無理だと言った。彼は，ぶつぶつ言いながら，下で土砂を除けるという作業を手伝った。サミー・スミスは，視覚障害があったにもかかわらず，手伝おうとした。しかし，数分間，「空間」内の作業に参加しただけで，気を失いそうになった。ジャック・ウィンも土を掘る作業に参加したが，サミーと同様，数分間で，疲れ果てた姿で「空間」から引きずり出される羽目になった。

何時間にもわたって，ボブとカールは土砂を掘り続けた。その間，他の子どもたちは眠り，あるいはじっと座って彼らの作業を見守った。ついに彼らの手は止まった。彼らが掘ったトンネルは大人１人が十分に通り抜けることができる大きさだった。しかし，誰一人として，進んで「穴」から抜け出そうとするものはいなかった。また何か別の事態が自分たちを待ち受けている——彼らはそう考えたのだ。

ボブ・バークレイは恐る恐る頭を外に突き出した。彼は，できる限り頭を低くした。というのは，外に出るや射撃が始まると確信していたため，頭を吹き飛ばされないようにしたのである。彼は，蛇のように地面を這って進み，「穴」から数ヤード離れた茂みに飛び込んだ。もう１人の「ヒーロー」であるカールがそれに続いた。彼らの後に続き，子どもたちは１人ずつ「穴」から外に出た。疲弊状態から完全に回復していたジャック・ウィンは，小さい子どもたちを持ち上げて外に出るのを手伝ってから，電話を探しに駆け出していった。すでに16日の夕暮れどきであった。この子どもたちの一群はそのことをまだ知らないでいたが，世界は彼らを待ちわびていた。

子どもたちが姿を現したのは，フレデリック・ニューホール・ウッズ・ジュニア

氏——サンフランシスコの高名な一族の1人であり，ペニンシュラ地域の「社交界」の「常連」であった——が所有するリバモア・ヴァレー採石場であった。チョウチラからおよそ100マイル（訳注：約161km）も離れた場所であった。彼らは見知らぬ渓谷にいた。そして，自分たちの身に何が起こったのか，いまだわかっていなかった。

ジャックの電話から数分の後，アラメダ郡の副保安官たちが現場に到着した。副保安官たちは子どもたちをバスに乗せようとしたのだが，彼らはじっとしてはいなかった。何が問題なのかはすぐに明らかとなった。最年少の子どもたちがバスから逃げ回って隠れようとしていたのである。彼らはまるでオタマジャクシのように，大人の手をするりと抜け出した。誰が再びバスを信じることができようか？　副保安官は，何か奇妙なことが起きていると感じた。

何とか子どもたちをかき集めることに成功した副保安官は，疲弊しきった子どもたちを，質問，身体的な検査（1人あたり15分），ハンバーガー，アップルパイ，そして仮眠のために，アラメダ郡のサンタ・リタ刑務所へと移送した。子どもたちの診察を担当した刑務所の医師2名——小児科医と一般医——が，彼らは健康であると判断した。彼らは精神科医を呼びはしなかった——当然，ソーシャルワーカーや心理学者も呼ばれはしなかった。結局のところ，子どもたちの話はすべて筋が通っていたし，誰も変な行動を示しはしなかったのである。誰もヒステリックになっていなかったし，震えている子もいなかった。誰も気が違ったようでもなかった。誰も泣いたり，叫んだりしていなかった。医者の立場からは，何一つおかしなところは見つからなかった。

子どもたちは，「まったく問題なし」と，2人の医者は宣言した。チョウチラの子どもたちに関する新たな情報を待ち受けていた世界は，祝福の声をあげた。子どもたちは全員「まったく問題なし」だったのだと。

これほど恐ろしい目にあった子どもに対して，精神的援助どころか，精神的側面のチェックもなしに済ませたということについて，この最前線の2人の医者を責めたい気持ちになるかもしれない。しかし，1976年の状況を考慮に入れていただきたい。この時代，子どもの精神的トラウマに関して，医学はほとんど何も理解していなかったのだ。トラウマに関連して幼い子どもが示す徴候や症状について述べた医学文献はまったくなかった。医者が見る限り，この子どもたちに異常なところは一つもなかった。少なくとも，精神科による介入を必要とするような徴候は一切見られなかったのである。彼らが精神的な異常を示していなかったことは明らかであった。奇妙な行動を示している子どもすらいなかったのだ。

子どもたちは翌朝までサンタ・リタ刑務所に滞在した。1976年7月17日，土曜のことである。彼らは丸2日以上，家に戻らなかったことになる。その間，チョウチラの街でどんなことが起こっているのか，刑務所の関係者は誰一人子どもに伝えはしなかった。しかし，チョウチラは大混乱に陥っていた。ロバートソン・ブルバードと呼ばれているメインストリートは，FBIや，テレビのレポーター，キャスタ

ーなどといったよそ者で溢れかえっていた。街で唯一のファーネシ・サファリ・ホテルはこうした来訪者でいっぱいになった。それどころか，20マイル北部の町マーシッドもまたよそ者で溢れたのだ。バスが子どもたちを乗せて消防署横の駐車場に入ってくるのを，すべての人が固唾を飲んで待っていた。

　子どもたちは，困惑する両親，隣人，市関係者のもとへ戻って来た。テレビのレポーターは子どもたちの目の前にマイクを突き出し，耳慣れないアクセントの英語ばかりか，さまざまな外国語で話しかけた。テリー・ソーントンの兄は頭にきてレポーターが手にしていたマイクをぶちこわした。サンドラの父親，ポール・スタージスはFBIの捜査官に殴りかかった。テレビカメラがまわされ，何百ものカメラ・フラッシュがたかれた。「誘拐」「誘拐犯」「身代金」といった言葉がやかましく空中を飛び交った。子どもたちはこれまでこういった言葉を耳にしたことがなく，どういった意味なのだろうといぶかしく思い始めた。「誘拐」という言葉と，家に戻って来るまでの自分の体験とを結びつけたのは，子どもたちのうちで，7歳のレスリー・グリッグソンと8歳のサンドラ・スタージスの2人だけであった。その他の子どもは，自分たちの体験をどのように表せばいいのか皆目わからないでいた。

　子どもたちがコミュニティを離れていたのが38時間であり，家を離れてから少なくとも48時間が経っていた。ヴァンの真っ暗な車中に閉じ込められてのドライヴが11時間，そして，生き埋めになっていたのが17時間から18時間であった。彼らはとてつもないショックを受けた。この出来事が，後になって「チョウチラ・スクールバス誘拐事件」と呼ばれるようになることを，子どもたちは知る由もなかった。

　警察と保安官，そしてFBIの捜査官はおのれの仕事を続けた。バス・ドライバーのジャック・ウィンは，催眠状態に置かれることで，彼の進路を妨げた白いヴァンのナンバー・プレートの文字を一文字を残してすべて思い出すことができた。最後の一文字は，彼の視野から隠れていたため，どうしても思い出せなかったのだ。数日後，フレッド・ウッズ，ジェームズ・ショーエンフェルト，リチャード・ショーエンフェルトという3人の若者が逮捕された。彼らはみな，裕福な家庭の子息であった。フレッドは，フレデリック・ニューホール・ウッズ三世といい，子どもたちが生き埋めになった採石場の所有者の息子であった。また，ジェームズとリチャードは兄弟で，メンロ・パークの足の専門医の息子であった。ちょうどこの頃，合衆国のすべての警察に，催眠療法家が配置されたばかりであった。

　誘拐犯たちは，事件については一言もしゃべらなかった。彼らには優秀な弁護士がついた。彼は，容疑者が一言でもしゃべると事態はいっそう悪くなるということを熟知していた。この若者たちはたった一言も口にしなかったのである。それは法廷でも変わらなかった。

　興味深い話がいくつも持ち上がった。しかし結局のところ，誘拐犯からは何の話も聞かれず，事実は闇の中であった。ある話は，この事件の計画は，長い時間をかけて練りに練ったものであるとしていた。被害にあったチョウチラの最年少児の1

人であるスーザンの母親，サラ・ハンターは，どこかで次のような話を耳にした。誘拐劇が起こる半年ほど前，冬の終わりのこと，ウッズが所有するアラメダの採石場の監視員がウッズ家に電話をかけてきたという。電話の主は，「お宅の息子と，友人らしき若い連中２人が，巨大なトラック・トレーラーをここの地面に埋めてるんだがな」と文句を言ったらしい。年老いたミセス・ウッズはおもしろがりながら，「子どもたちの遊びを邪魔しないで」と答えたらしい，ということであった。

チョウチラの親の中には，誘拐犯は古いミステリー映画から今回の事件の着想を得たのではないかと考えたものもいた。その映画とは，ヒュウ・ペンティコースト原作の『The Day the Children Vanished』（邦題『子供たちが消えた日』）であった。また，別のものは，フレッド・ウッズとショーエンフェルト兄弟はチョウチラの近くでスピード違反を起こして捕まったことがあるのだと言った。その話は，この「若者たち」は，一種，チョウチラに対して狂気に満ちた復讐――何の目的もない馬鹿騒ぎ――を企てたのだと説明した。

加害者がしゃべらない場合，あらゆる種類の話が出てくるものである。チョウチラではまさしくそういった状況が起こった。加害者は誰もしゃべらなかった。彼らの刑事裁判は1977年10月に開始され，翌年の春に結審した。彼らは，陪審員による審理を受ける権利を放棄した。法廷では子どもたちのうち３人が証言した。しかし，誘拐犯たちはしなかった。

フレッド・ウッズとジェームズ・ショーエンフェルト，リチャード・ショーエンフェルトの３人に対して，重大な身体への傷害をともなう誘拐罪で有罪という判決が下された。カリフォルニア州では，仮釈放なしの終身刑が自動的に下される罪であった。アラメダ郡の上級裁判所の裁判官は，子どもたちの身体にはさまざまな擦過傷や痣が見られたこと，膀胱炎を起こしたこと，暑さと寒さにさらされて危険な状態にあったことなど，さまざまな証言を聞いた。しかし，子どもの精神状態に関する証言を耳にすることはなかった。子どもに対する弁護側の精神科医による面接を許可するかとの地区保安官からの問い合わせを，チョウチラの親たちは拒否した。「子どもたちは，もう十分に話した」というのがその理由であった。弁護側の精神科医が面接できない場合，検察側の精神科医による面接は行われない。これは，公正を保障するための法廷のルールであった。

1981年，カリフォルニア州最高裁判所は，「身体への傷害」の部分を削除した上級裁判所の判決を支持した。小さな擦過傷やすでに治癒した痣，あるいは軽症の膀胱炎だけでは，上級裁判所や州最高裁をして重大な「身体への傷害」であると断言せしむるには，いささか力不足であった。司法手続きの流れ全体において，カリフォルニアの司法システムに身を置く誰もが，チョウチラの子どもたちが負った**情緒的な傷**を，少なくとも「公式」には，取り扱わなかった。判決を下すにあたってその点を考慮に入れた可能性があるのは，アラメダ郡の上級裁判所だけであった。犯人たちを除くほとんどすべての人にとって不幸なことに，カリフォルニア州最高裁判所は，情緒的な傷は「身体に加えられた傷」ではないとの判断を下し，体と心を

きれいに分けてしまったのだ。

　本書執筆の段階で，3人の誘拐犯はまだ刑務所の中である。しかし，彼らは仮釈放の要求を繰り返している。これまでのところ，その請求はことごとく拒否されてきた。フレッド・ウッズとショーエンフェルト兄弟は，仮釈放のための公聴会においても，なぜあのような事件を起こしたのか，どういう理由であの子どもたちを選んだのか，あるいはどうしてチョウチラだったのかについて，一言も話していない。1983年の仮釈放請求の公聴会において，リチャード・ショーエンフェルトは，「あの犯罪については一切弁解しません。私がやったのです。金のためにやったのです」と述べている。しかし，これはあまり説明にはなっていない。確かに，警察は誘拐犯の家で350万ドルの身代金を要求するメモを発見した。しかし，この要求がチョウチラに届けられることはなかった。よしんば届けられたとしても，チョウチラにはそれだけの額を集める力などまったくなかったのだ。誘拐犯の真の目的は何だったのか，いまだに謎のままである。おそらく，彼らの心の奥深くに埋められたままなのだろう。

　スクールバスのハイジャック事件から5カ月が経過した頃，私はチョウチラの子どもたちとその家族に会いに行かないかという「お誘い」を受けた。この「お誘い」は，まったく間接的なものだった。誰も子どもたちの援助にあたっていなかった。結局のところ，市長および当局関係者は，子どもたちが問題なしであるとの宣言を発してしまっていたのだ。1976年8月に親たちが地域の精神保健センターに連絡をとり，子ども専門の精神科医に自分たちの抱える問題に対する援助を求めた。ところが，その精神科医は，今回の事件で精神的な影響を受けているのは，26名の子どものうち1人程度だろうとの見解を示したのだ。どこの親が，自分の子どもこそその「26名のうちの1人」であると考えようか？　この子ども専門の精神科医が，いったいどのような論拠を持ってこうした結論に至ったのかは理解困難である。いずれにせよ，この結論を下すことによって，精神科医は結果的に精神保健センターの扉を閉ざすことになってしまったのだ。

　1976年11月の初旬，地元のフレズノ・ビー紙の記者であるサンディ・ミラーとゲイル・トンプキンスがチョウチラを訪れ，子どもの示す恐怖反応や恐ろしい悪夢に親たちが手を焼いているという事実を知った。ミラーとトンプキンスはこれを記事にした。私の知人であるフレズノ在住の子ども専門の精神科医ロムロ・ゴンザレスは，かつて私が彼に，子どものトラウマに関するフィールド研究を実施したいと話していたことを思い出し，チョウチラの子どもたちが私の関心にもっとも合致しているのではないかと考え，その記事を私のところに送ってくれた。私はさっそく，この記事に名前の出ていたミセス・ジュディ・ジョンソン――ジャッキーとジョニー・ジョンソンの母親――に電話をかけた。私が研究プロジェクトとごく簡単な短期の精神療法の提供を申し出たのに対して，ジュディは，私を驚かせるような反応を返してきた。「あなたは神様が遣わした天使ね。きっと，毎日のお祈りが通じた

んだわ。すぐ来てちょうだい」

　そういった経緯で，1976年12月16日，私はチョウチラを訪れた。誘拐事件から157日目のことだった。私はこうした子どものトラウマに関するフィールド研究のための「適切な」機会を8年間も待ち続けた。そして，チョウチラこそがその「最適な」機会だった。

　最初の説明のためのミーティングに参加した親たちに対して，この研究のために家族の面接と子どもの面接，そして短期の精神療法が行われることを伝えた。また，私は，週に1回の親のためのグループを行うというプランも併せて提示した。こうしたことが必要となる理由として，私は親たちに正直なところを告げた。つまり，子どもたちは，ある意味，モルモット的な役割を果たすことになるのだ，なぜなら，これまでにこうした研究は一切行われておらず，私たちは一緒に頭をひねらなければならないのだから，と。戦慄すべき恐怖を経験した子どもたちにいったいどのようなことが起こるのか，私たちが自分の手で見つけなければならないのだ。

　しばらくの後，チョウチラの地区検事であるデイヴィッド・マイナーが，3人の誘拐犯に対する刑事裁判で私の証言を必要とするかもしれないという状況になった。これが，そうでなければ私の研究に参加することを躊躇していた親や子どもに，参加を促す絶好の刺激となった。事実，1977年の8月の終わりには，事件以降もチョウチラに住んでいた23人の子どもとその親たち全員が，私のところで精神科面接を受けることになった。しかし，誘拐された子どもたちの親が自分たちの子どもを「弁護側」の精神科医に面接させるのを拒否したために，地区検事は「身体に対する傷害」を生じた事件であるという主張を支持する材料として，精神科面接を証拠として法廷に提出することが残念ながらできなくなってしまった。したがって，司法手続きに関する限り，チョウチラでの私の仕事は，遅きに失した上に，早々の撤退を余儀なくされたわけである。しかし，この撤退はあくまでも司法に関するもので，研究は別である。

　第1回目の面接が一通り終わってから4年後，私は第2ラウンドを開始した。4年後を一つの目安としたのには訳があった。というのは，「子どもたちのヒーロー」であるボブ・バークレイが18歳となり，まもなく町を離れることになったからだ。このフォローアップのための面接には約1年間を要した。誘拐事件から5カ月後までに町を離れた子どもが3人いたが，このフォローアップ期間中にそのうち2人の所在を突き止めることができた（残りの1人については，転居先や転校の記録がなく，「行方不明」の状態であった）。また，誘拐発生の寸前でバスを降りたティモシー・ドナリオの所在を見つけることができた。子どもや家族の多くは，「忌まわしい出来事を再度蒸し返すのは」と，フォローアップのための面接には抵抗を示した。科学的調査の際にはありがちなこうした反応に対して，私は通常とられる手続きをとった。つまり，調査協力者に対する謝礼を申し出たわけである。面接の手続きすべてに協力してくれた子どもに対して，1人あたり100ドルの謝礼を提示したところ，1人を除く子どもたちすべてが2回の面接に参加してくれることになった

(「1人」とは，13歳のジャッキー・ジョンソンである。彼女は1回以上の面接への参加を拒否した）。

　4年後から5年後に実施された面接調査の一部として，チョウチラの子どもたちを普通の子どもたちと比較するために，マクファーランドとポーターヴィルというチョウチラの南に位置する二つの町の子どもたちを「コントロール群」とした面接を併せて行った。また，サンフランシスコにある私のクリニックのオフィスにトラウマ性のもの以外の何らかの問題を抱えてやって来る子どもたちの中で，チョウチラの子どもたちと年齢的に一致する子ども28人に対しても同様に面接を行った。かくして，チョウチラの子どもたちを，二つの異なった子どものグループ――一つは普通の子どもたちのグループ，今一つは都市部に住む，精神的トラウマ以外の何らかの精神的問題を抱えた子どものグループ――と比較することが可能となったわけである。

　チョウチラでのフィールド研究を行いながら，一方で私は，アラン・ボスコムのような子どもたちや，あるいはシャーロット・ブレントのような，子どもの頃の深刻な精神的トラウマを抱える大人たちの精神療法を多く手がけた。こうした子どもたちや大人たちは，電話でボーイフレンドから別れを宣告されたとか，暖房設備が不十分であちこちに亀裂が入ったような公営住宅に住んでいるとかいったような「トラウマ」を抱えている人たちでは決してなかった。彼らは，誘拐されたり，親権を持たない親に連れ去られたり，飛行機事故を経験したり，犬に咬まれて大怪我をしたり，交通事故の被害にあったり，レイプされたり，あるいはさまざまなタイプの虐待の被害にあったり，といったような「本当」のトラウマを体験していた。また，悪魔的な儀式の「生贄」にされたり，「子どものポルノ」のネットワークに巻き込まれるといった，信じられないような犯罪の被害を受けた乳幼児の精神医学的な診察や治療にもあたった。こうした子どもたちの中には，遠くフィリピンや中米からやって来たものもいた。こうしたトラウマを受けた私の患者の多くは，弁護士や検事などの法律家の依頼で私のオフィスにやって来た。というのは，子どもたちの「情緒的な傷害」の可能性が，司法的な手続きの上で重大な問題となったからである。ときには，激しいショックを生じるような体験に集団でさらされた数名の子どもたち――たとえば，悲惨な死亡場面を集団で目撃したといったような――のグループ面接を法律家から依頼されることもあった。こうした小規模なグループで子どもたちに会うことによって，チョウチラのような比較的大きな規模のグループの場合と同様，精神的トラウマに関する私の理解はより深まったと言える。トラウマを受けた子どもたちの中には，こうした「心理的評価」のためだけではなく治療を求めてやって来るものも少なくなかった。治療を行った子どもたちに対しては，「心理的評価」だけを行った子どもたちに比べて，より深く理解できたことは言うまでもない。私が出会った子どもたちの大半は，トラウマとなる体験をする以前は「ごく普通」の子どもであった。これまでに精神科医のもとを訪れた経験のある子どもなど，ほとんど皆無であった。こうしたトラウマの被害者の存在が，チョウチ

ラの子どもたちのことを理解する上で大いに役立った。逆に，チョウチラの子どもたちの存在が，集団ででではなく個別にトラウマを体験した子どもたちの状態の理解を助けてくれたことも，また，事実である。

　チョウチラの子どもたちとコントロール群の子どもたちのデータが集まった段階で，私は4枚の図を作ってそのデータをまとめてみた。この図は，それぞれがキッチンのテーブルを覆いつくすほど非常に大きなものであった。この図を眺めながら特徴的だと考えられる部分を赤ペンで囲っていくうちに，図のそこここにある一定のパターンが姿を現し始めた。この作業によって，チョウチラの子どもたち全員があの衝撃的な出来事によって著しい影響を受けていたことが視覚的にはっきりと見て取ることができた。それは事件後1年の段階でも，また4～5年後の段階でも同じであった。チョウチラの子どもたちは，1人残らず，かの精神科医が予言した「26名のうちの1人」だったのだ。もちろん，誰一人としてそれが自分であることを認めようとするものはいなかったが。

　1980年の調査では，コントロール群の中にも，それ以前には明らかになっていなかった出来事によって心理的に傷付いている子どもがいることが明らかとなった。マクファーランドとポーターヴィルの子どものうち10人が，深刻な心理的損傷もしくは完全なトラウマを抱えていたことがわかった。このグループが，「何らかのトラウマを受けた経験がないこと」を基準として選ばれた子どもたちで構成されたことを考えるなら，この数はあまりにも多いと言えよう。「普通」の子どもたちの世界の「あちこち」に，そうとは認識されていないものの「現実」の精神的トラウマを抱えた子どもが大勢いることになるのだ。

　さて，もう一つのコントロール群に目を向けてみよう。トラウマ以外の何らかの精神科的問題を携えて私のクリニックを訪れた子どもたちの群である。彼らの年齢は8歳から19歳の範囲にあり，1980～1981年当時のチョウチラの子どもたちの年齢範囲とほぼ一致している。この群に属する25人のうち，何らかの外的な出来事によって戦慄を体験し，その体験がいまだに強く影響していると思われる子どもが8人いた。この出現率は，マクファーランドとポーターヴィルのコントロール群のそれと非常に似通っている。

　チョウチラのフィールド研究は，コントロール群を設定し，前方視的（つまり，トラウマを生じるような出来事の直後から研究を開始し，その後の経過を追跡する）に行われ，同じ体験を共有する単一のグループを対象とし，かつ，（親ではなく）子どもに焦点を当てた子どものトラウマの研究としては精神医学史上初めてのものである。この研究は，それ以外にもさまざまな特徴を持っている。たとえば，さまざまな発達段階にある子どもを対象としていること，教育のレベルや経済的な背景が多様であること，家族のあり方が多様であることなどである。このチョウチラ研究で見出された事実は，その後のさまざまな研究テーマの扉を開くことになった。たとえば，子どもの目撃証言に関する研究，トラウマと喪失を同時に体験した子どもに関する研究，親からの身体的虐待や性的虐待に関する研究，親権を持たない親

に連れ去られた子どもに関する研究、あるいは悲惨な状態にある国からの子どもの難民に関する研究など、さまざまな領域を刺激したのだ。また、チョウチラの子どもたちに見られた徴候や症状を基準にすることで、子どもが訴える被害体験が本当のことなのか、それとも子どもたちの創作なのかを区別することもある程度可能になった。

　日常生活で生じる恐ろしい体験が子どもの心に癒し難い傷を残すのだということが徐々に明らかになってきた。トラウマをこうむりながらも、周囲からはそうとは認識されぬままに日々を送っている子どもが大勢いるのではないだろうか。朝の食卓で開いた新聞に保育所での性的虐待の事件や、子どもの目の前での射殺事件、あるいは子どもの誘拐事件の記事が一つも載っていない日など、ほとんどないだろう。もしかしたら子どもの世界には精神的トラウマがまるで伝染病のように広がっているのではないだろうかとさえ、私は思い始めている。

　これ以外にもさまざまな考えが浮かび上がってくる。チョウチラで子どもたちを面接したとき、私は誘拐被害にあった子どもたちのきょうだい数人と会う機会があった。彼らは、誘拐されたきょうだいの恐怖や行動、あるいは遊びや悪夢の一部を「分け持つ」ようになっていたのだ。外的な出来事に起因した恐怖や戦慄が、その体験に直接さらされたわけではない子どもに「伝染」することがあり得るのだろうか？　本を読んだりテレビや映画を見ることで子どもがトラウマを受けるということがあるのだろうか？　誰か他の人の衝撃的な体験を知ることだけで、子どもがトラウマ（あるいはトラウマの一部）を受けることがあり得るのだろうか？　あるいは、その衝撃的な体験の内容をまったく知らない子どもが、他の子どもの症状にさらされるという経験だけで、恐怖を覚えるということがあり得るのか？

　あるいは、非常に古い歴史的なトラウマについても考えが広がっていく。ペストの歴史的大流行などだ。古典作品や神話、あるいは古くからの子どもの遊びには、こうした歴史的なトラウマの残滓が含まれているのだろうか？　ポーやヴァージニア・ウルフ、あるいはイングマール・ベルイマンなどの作品を検討するうちに、子ども時代の衝撃的な体験の痕跡が彼らの作品のあちこちに散見されることに気付いた。子どもの頃の災厄が超自然的な現象として、幽霊として、予言や予兆として、あるいは恐怖小説やホラー映画としてその姿を長くとどめることになったのだ。子どもの頃のトラウマは決して死なない。いやそれどころか、「フェード・アウト」することすらない。

　子どもの頃のトラウマに対する私の関心は、誘拐被害にあったチョウチラの子どもたちの研究として形になった。しかし、その後の時間経過とともに、関心の範囲は他の出来事の被害者へと広がっていった。そこにはシャーロット・ブレントやアラン・ボスコムとその家族がいた。私の関心はさらに広がり、文学や伝承、あるいは映画をもその対象とするようになった。トラウマ性の出来事は子どもの心に非常に深い印象を与える。であるとすれば、ずっと後になってそれがさまざまな形で――症状や創作として――姿を現したとしても不思議ではなかろう。子どもの頃の

精神的トラウマの影響についての一般的な知識が身についていれば、たとえば普通の幼稚園や近所の公園、あるいは土曜の午後の映画館などといったもっともトラウマとは関係のなさそうな場所ですらでも、その痕跡を見出すことがあり得るのだ。
　子どもの頃の「精神的トラウマ」はそんなに「異常」なことではない。ある種の精神的トラウマ、あるいはそのわずかばかりの影は、子どもの通常の発達において一定の役割を担っている。また、私たちが共有している伝承の中にもトラウマは一定の位置を占めている。私たちがよく知っている「内的世界の心理」のすぐ隣に、外的な出来事に起因する通常の心理的要素が並んでいる場合だってある。精神的トラウマがどのような影響を与えるかを理解できるようになれば、こうした「外因性の心理」も見えてくるのだ。
　子どもの頃のトラウマの精神的影響は、その出来事の直後にも、あるいはずっと後になってからでも見て取ることができる。衝撃的な出来事から長い時間が経った子どもに、親や教師、あるいは友人が精神的トラウマを見出すこともある——もちろん、何を見るべきかを彼らが知っている場合の話だが。あるいは、こういうふうに言えばいいだろうか。私たちが自分自身の心理状態にトラウマの影響を認識することさえあり得るのだ。子どもが精神科の治療を受けたか否かとは関係なく、トラウマの影響による性格や態度の変化の多くはかなりの永続性を持っているようだ。なかにはその変化が数年で薄れる場合もあるようだが、少なくともその間はこうしたトラウマ性の影響が、自分自身は実際に被害を受けていない周囲の人たちにも及ぶこともある。
　トラウマとなるような体験をした後にも、子どもたちはいまだ「正常」であるかもしれない。しかし、トラウマを受けた子どもは「変わる」——それは確かだ。人生はそれを歩むものすべてを傷付け、磨り減らすものである。わずかばかりの恐怖や戦慄はそこらじゅうに溢れている。チョウチラの子どもたちの心の中で、さまざまなトラウマを抱えて私のクリニックを訪れる幼き患者たちの心の中で、あるいは、マクファーランドとポーターヴィルの「コントロール群」研究に参加した子どもたちの心の中でいったい何が起こっているのかを理解することによって、もしかしたらあなたの子どもの悪夢や恐怖、あるいは創作作品の意味が理解できるようになるかもしれない。いや、それよりもまず、自分自身のことがわかってくるかもしれない。
　外的な由来を持つ心理。それは決して「眉唾ものの似非科学」ではない。れっきとした心理学なのだ。こうした心理は長い年月、「正統派」の心理学からは無視され続けてきた。しかし、それでもなお、子どもの心の正常な発達の中に存在し続けたのだ。それこそ、私たち自身の物語に他ならないと、私は思うのだ。

第1部

子どもの精神的トラウマにともなう情緒

第2章

戦　　慄

> 5歳のときに指を深くえぐったことがあるけど，そのときよりもずっと怖かった。みんなの前でクラリネットを吹こうとすると，何か固まりのようなものが喉に詰まったみたいになるの。でも，**これは**，生きるか死ぬかの問題なの。ぞっとして，おびえたの。
>
> サンドラ・スタージス，11歳

　サラ・フェローズは9月に幼稚園に通い始めたばかりであった。家では，この歳の子どもなら誰でもするように，2人のお兄ちゃんたちの後をついて回っていた――2人の兄は彼女のことを「やっかいもののちびすけ」として扱っていたが。クラスでは，他のクラスメイトと同じように，好んで絵を描いた。彼女は，花が三つ咲いている庭，ニッコリほほえんでいるお日様，奇妙な形をした木，そして，紙の上1インチ（訳注：約2.5cm）ほどしかない空の下に，人を描いた。この歳の子どもたちがよく描く絵である。ただ，サラの絵には，一つだけ奇妙な点があった。サラの描く人物は，みんな，裸だったのだ。また，そのほとんどは子どもではなかった。彼らの身体には，はっきりそれとわかる成人の特徴が描かれていた。

　ジャック・フェローズとスーザン・フェローズ夫妻は，何も問題がないと思っていた。好奇心旺盛な幼い女の子が裸の人を描いている――それがどうしたって言うんだ？　ところが，11月，彼らの考えを打ち砕く電話があった。彼らの住んでいる快適な郊外の町の警察署の刑事からだった。メアリー・ベス・ヒルガードの保育園の1978年の通園者名簿にフェローズ家の子どもたちの名前が載っていたので，ちょっと見ていただきたい写真があるから警察署に立ち寄っていただけないだろうか，という内容だった。

　ジャックはすぐさま飛んでいった。確かに，フェローズの子どもたちは3人ともメアリー・ベス・ヒルガードの保育園に行っていた。しかし，たった3カ月間のことだった（「たった3カ月のことだ，何も悪いことが起きたはずがないさ」）。男の子たち2人がメアリー・ベスのところのランチがまずいと苦情を言い続け，また3人ともがウィークデイの朝には決まって大泣きしたため，ジャックとスーザンは，メアリー・ベスのところに行かせるのを止めにしたのだ。警察署で何が待ち受けているのか，ジャックにはまったく見当もつかなかった。しかし，良い話であるはずがない，とは考えた。

　刑事は，8×11インチの印画紙にプリントされた5枚の写真をジャックに見せ

た。15カ月，16カ月，そして，17カ月の，裸のサラだった。そして，彼女の体には，勃起した成人のペニスが触れていた。ジャックにはもはや，逃げ道は残されていなかった。ストロベリーの形をした大きな新生児斑が白く輝いていた。彼女の左肩には，これと同じ新生児斑があった。今日も見たところだ。これはサラだ。わかった，これ以上の証拠なんていらない。誰かがジャックの子に性的な行為を行ったのだ。ジャックはその行為を直視しなければならなかった。その行為とは，すでに３年半も前の出来事なのだ。

　ジャックとスーザンは，サラを私のところに連れて来た。２人は，言葉にできないほどの罪悪感を抱えていた。彼らは，子どもたちをこの出来事に触れさせるようなことはすまいと決めていた。子どもたちに対する警察の接触を拒否していた。また，サラに，そして上の２人にも，この事件については一言もしゃべらなかったのだ。

　私に話すうち，ジャックはつい口を滑らせて，5歳のサラのことを「ポルノに出てくる女」と言ってしまった。この言葉からもわかるように，ジャックの心の中の娘のイメージは，警察で見せられた写真によって汚染されてしまっていたのだ。

　保育園を経営していた女性の夫であるリロイ・ヒルガードは，子どものポルノの撮影とレイプの罪でこれまでに数回の逮捕歴があった。フェローズ夫妻は微塵の疑いも持っていなかった。そして，自分たちの小さな娘（そして，後になってわかったことであるが，息子たちも被害を受けていた）はまったく何も言わなかったのだ。後になって考えてみれば，あの奇妙な裸の絵が唯一のサインだった。新たな情報が加わったこの時点では，あの絵は，ステュクス川の左岸から見たスケッチ（訳注：ヨアヒム・パティニール作の絵画，『ステュクス川を渡るカロン』。ギリシャ神話の世界で，死者の霊は川を渡って冥府に行く。この作品では，左岸に天使の住む天国が，右岸に業火燃え盛る地獄が描かれている）だったのだ。

　5歳のサラは，弾むように私のオフィスに入って来た。彼女は，清潔で生き生きとした小妖精のようなボーイッシュなヘアスタイルをした女の子だった。かつてのベビーシッターについての私の質問に答えて，サラは，その女の人のことは少しだけ覚えている，と言った。サラのまだらな記憶には霧がかかっていた。「その女の人，メアリー・ベスのおうちには，何か重大な危険があったような気がするんだ」と彼女は言った。重大な危険？　幼稚園児の言葉だろうか，と私は思った。

　赤茶色の髪を輝かせながら，サラは部屋の反対側から私のところめがけて飛んできた。「絵をかいてあげる」と彼女は言った。サラは小さな机の引き出しを開け，私が子どもに会うときのために用意しているマーカーと画用紙を見つけた。そして，彼女は絵を描き始めた。

　そこに描かれた人物は裸だった。「これ，誰かな？」と私は尋ねた。「私のお人形さん。この子，はだかでベッドにねんねしてるの。私がなにか，かけてあげるの」と彼女。サラは裸の人形の上に大急ぎで毛布を描いた。「私，あそんでるの。人形さんをどなりつけるのね。この子って，とってもわるい子なんだ！　人形をどなる

の——えっと，でも，本気じゃないのね。『おまえ！　なんてわるいやつだ！　ベッドにいけ！　おまえ！』」。もちろんサラ本人は気付いていなかったが，彼女は自分自身を怒鳴りつけていたのだ。サラは裸でベッドに寝ている赤ちゃんのことを私に話してくれている。彼女は，生後15カ月から18カ月の間に起こった出来事——このことを彼女は言葉という形では記憶していない——に対して，罪悪感を抱いているのだ。サラは自分のことを忌まわしい存在だと考えている。しかし，その理由を彼女は知らない。

　私はサラに，何か，とても怖く思ったことがあるかと聞いてみた。私が質問を言い終わらないうちに彼女は「私，なにか，こわかったよ。でも，それがなんなのか，わからないの。むかしは牛がこわかった。」

　「牛を見たことがあるのかしら？」

　「ないの。一度もないの。モオオオオオオオオオ！」。突然牛の鳴き真似をして彼女は私を驚かせようとした。彼女は私のいるほうに近付き，顔を私の顔に近付けて，小さな声で告白した。「ここんとこ（乳房のあたり）がとってもこわいの。ちっちゃかったとき，ここんとこはかいぶつみたいだったの」

　サラは絵の人物像に，身体から突起している物を付け加えた——これはペニスの隠喩的な象徴的表現かもしれないし，あるいは，幼児の目から見た，文字通りペニスそのものかもしれなかった。彼女はこの線での話を続ける。「もう一つ覚えているのは，ディズニー・ワールドでボートにのったこと。動物のボートよ。そのとき『ジャングル・ライド』のボートに，縞模様のやつがあったの。動物がたくさんいたわ。槍を持った小さなインディアンもいた。そのインディアンが槍を私のほうに向けたの。私，とってもこわかった」。このとき彼女はおなかを触っていた。サラは少し怖くなったようであった。

　「誰かがあなたに何かを突きつけて怖くなったことってなかったかなあ？」と私は彼女に聞いた。

　「誰かがこわいことした——指みたいなので」。サラは自分の指を腹部上部に突きつけた。

　ほんの少しの沈黙の後，彼女は続けた。「とがった爪がこわいの。男の子より女の子が好き。男の子って，**ほんとに**力が強いのよ。わたし，あんまり力が強くない女の子のほうがいい」

　「将来，ずっと将来，サラが大人になったらどうなると思う？」

　「生きてると思うわ，40歳か49歳くらいまでね。歳をとると死ぬのよ。わたしのおじいちゃんやおばあちゃんたち，60歳か69歳くらいだけど，まだ死なないと思う。でも，わたしはほかの人みたいには長生きできないとおもうんだ，ときどき。どうしてかわかんないけど。きっと，悪い人がわたしのこと痛めつけるの。死ぬんじゃなくて，ころされるのよ，きっと」

　このときも，このかわいらしい少女は，腹部上部を守っているような姿勢をしていた。腹部のことを聞いてみると，彼女は，「おなかのあたりが変な感じがする」

と答えた。

　子ども専門の精神科医は「置き換え」を経験することが多い。置き換えは，子どもには比較的多く見られる防衛機制である。おそらくサラは，かつての性的暴力の被害「部位」を，精神的に上方へと移動させ，腹部のあたりに持ってきたのだと考えられなくはない。そうすることで，彼女にとって，恐怖感や罪悪感はより軽くなったのだろう。解剖学的な場所を精神的に移動させるといった現象は，私にとって，このときが初めてというわけではなかった。しかし，このとき私は，サラが指差した腹部上部の場所がなんとなく正確な感じがして，奇妙に思った。

　この少女は，女性よりも男性を恐れ，腹部を脅かす「指みたいなの」を恐れ，また，槍や乳房や爪を恐れている。幼児は，勃起したペニスをどういうふうに見るのだろうか？　生後15カ月から18カ月の間に経験したことにどのような言葉を与えるだろうか？「指みたいなの」——賢くて言葉の達者な幼児であれば，まさしくこの言葉がそうではないだろうか。この「指みたいなの」という表現は，トラウマが生じたときの彼女の年齢にふさわしい言葉のように思える。しかし，なぜサラは，腹部上部に脅威を感じたのだろうか？　発達のその段階で，「置き換え」といった精神的メカニズムが作用するということがあり得たのだろうか？　こうした精緻な防衛を活用するには，当時のサラは幼な過ぎたように私には思えた。

　サラとの面接から数週間の後，私は，サラの弁護士であるロン・ゴードンを，バークレイの彼のオフィスに尋ねた。ロンは聡明な若き理想主義者で，ヒルガード保育園に通っていた6人の子どもたちの民事訴訟を担当していた。彼が言うのには，リロイ・ヒルガードは刑事裁判で「有罪」を宣告され，すでに受刑中であるとのことであった。ロンは，来るべき民事訴訟のための証拠物件をファイルしていた。私はサラの写真を見せてくれるよう頼んだ。若き法律家は，私に椅子をすすめながらファイルを持って来てくれた。「きっと，とても嫌な気持ちになると思いますよ」と，彼は警告した。

　私はファイルに目を走らせた。まず，私の目は赤ん坊の表情に釘付けになった。写真に写った目と口から視線をはずすことができなかった。そこには，戦慄，苦悩，苦痛，好奇心，真剣さ，そして，そう，興奮といった，信じられない情緒の混成が見られたのだ。どんなに優れた俳優であろうとこの表情は作れまい，と私は思った。このような表情を見たことは，これまでに一度もなかった。

　涙はなかった。これらの写真——ある意味ですべてが同じものだと言えた——は別々の機会に撮影されたものかもしれないが，確たることはわからない。私はかなりの勇気を振り絞って，赤ん坊の身体に視線を移した。裸だった。これらの写真すべてに，同じ状況が描かれていた。赤ん坊の体に男性の勃起したペニスが押し付けられていたのだ。ペニスが押し付けられていた位置は，腹部上部であった。それはまさしく，サラが私のオフィスで繰り返し指差した場所に違いなかった。5歳のサラが示した戦慄は，まさしく文字通りのものであったのだ。彼女は，かつての自分の身に起こった出来事への恐怖を，今も抱いているのだ。彼女は「指みたいなの」

を恐れている。それは，15カ月から18カ月の幼児にとってペニスを意味していた。5歳の彼女の腹部上部は，その「指みたいなの」によって脅かされていたのだ。彼女はおなかの不快感を訴えている。それはまさしく，この古い写真に写っていることそのものだったのである。

　戦慄すべき出来事が起こったとき，子どもはどうするのだろうか？　子どもは凍りつくのか，走り出すのか，嘔吐するのか，排泄するのか，かんしゃくを起こすのか，悲鳴をあげるのか，泣くのか，それとも黙り込んでしまうのだろうか？　もちろん，通常の事態ではトラウマとなった出来事が起こっているときの写真など存在しない。精神科医がその場に居合わせない限り，実際に何が起こったかについては，子ども自身の記憶に頼らざるを得なくなる。

　1970年代以前には，トラウマとなった出来事の瞬間について子どもが述べた内容を掲載した論文や書籍はなかった。したがって，われわれは「理論」に依拠するしかなかった。たとえばアンナ・フロイトは，1967年の論文で，「ある出来事に対する直後の反応が行動の麻痺状態や感情の麻痺である場合，その出来事がトラウマを生じたと考えていいように思う。また，子どもの場合には，かんしゃくや自律神経系の身体反応（嘔吐，喘息様の呼吸，排泄，身体的ショック）が精神的反応の代わりに生じると考えられる」と述べている。同じ年，ニューヨークの精神分析医，シドニー・ファースト（Sydney Furst）——トラウマについて多くの著作を著している——は，「急性のトラウマ状態は次の二つのうち，いずれかの形態をとる。一つは，トラウマを受けた子どもは，体が動かなくなり，凍り付き，青ざめ，極端に幼くなって，極端に従順になるということである。今一つは，トラウマとなった出来事の直後に，情緒的大混乱を呈し，非常に興奮し，方向性の定まらないバラバラな行動を示して，パニックとでも言えるような状況に陥るということである。自律神経系の機能不全の徴候（嘔吐など）が，さらにこうした状態に拍車をかけることもある」

　映画の製作者たちは，映画で「子どものトラウマ」を表現するに際して，これらの理論的な見解を採用した。ナタリー・ウッド主演の1980年の作品『The Memory of Eva Ryker』（邦題『エヴァ・ライカーの記憶』）で，第二次世界大戦の初期に豪華客船でヨーロッパからニューヨークへ船旅をした10歳のエヴァは，魚雷の攻撃で船が沈み始めたとき，殺された母親の死体を目撃する。そのとき彼女は，10回ほどリズミカルな叫び声をあげ，それ以降，永遠に沈黙してしまう。エヴァの示したこの状態は，トラウマを生じたショックな出来事後の行動を，シドニー・ファーストの理論とアンナ・フロイトの理論に準拠して描いたものだと言えよう。エヴァはまず「かんしゃく」様の状態を示し，その後，「行動の麻痺」と「感情麻痺」を呈した。そういった出来事が起こった時点での子どものトラウマ反応をどのように描けばいいのかに，おそらくは確信が持てなかったハリウッドは，とりあえず理論的な見解をすべて採用したのだろう。

しかしながら，私はチョウチラにおいて，トラウマとなる出来事にさらされたまさにその瞬間に子どもたちが実際にどのような行動を示したのかを，子どもたち自身から聞くことができた。その点について，誘拐された子どもたちは非常にフランクだった。自分自身，あるいは周りの子どもたちがどのように行動したかを包み隠さず話してくれた。そこに語られた様子からは，自律神経系のコントロールは完全に保たれ，静かではあるものの合目的的な行動がとられていたという像が見て取れた。誰も吐かなかったし，排泄もしていない。その他の自律神経系の問題の徴候も示さなかった。ジャッキー・ジョンソンとサミー・スミスは誘拐発生から数時間が過ぎた頃に気絶したが，しかしこれは，ヴァンと「穴」という非常に暑い空間での監禁という状況で起こったものである。ヴァンで移動中に車中でおしっこをした子どもが何人かいたが，これは，11時間の移動中に一度も「トイレ休憩」がなかったためである。メアリー・ヴェインとアリソン・アダムスは，「穴」の中で呼吸困難になった——アリソンは小児喘息であった。しかし，チョウチラの子どもたちは，全員，「穴」の中に入ったときに，生き埋めになったということを知っていたのである。生き埋めになったという思いが，メアリーやアリソンに呼吸困難を生じせしめたとしても不思議ではないだろう。
　銃を持った男がバスを乗っ取ったとき，彼らは誰一人として叫び声をあげなかった。また，その後，沈黙したり「麻痺」状態に陥った子どももいなかった。子どもたちは動き回り，小さい子どもたちの面倒を見，眠り，そして少しはおしゃべりもした。10歳のエヴァ・ライカーを演じた女優が映画で演技指導されたような状態を示した子どもは1人もいなかった。
　もしかしたら，こうした災害時，年長の子どもに比べて就学前の幼い子どもの場合には身体機能のコントロールが失われやすいのではないかと考える人がいるかもしれない。しかし，実際にはそうならないようである——少なくとも，就学前の頃にトラウマとなる出来事を体験した子どもがそのときを振り返って述べた話は，そうした考えを否定している。たとえば，第1章で出会ったアラン・ボスコムがそうである。彼は3歳3カ月のときに営利目的で誘拐された。この誘拐事件の間に，彼の身体が思い通りに動かなくなったことは一度もなかった。確かに，アランは誘拐犯のアパートで，なかなか眠れなかったと述べている。しかし，セブンナップを飲み，夜には眠り，女性の捜査員に対して明瞭に反応して名前を述べている。また，彼は帰宅後に静かにテレビを見てもいる。さらには，かんしゃくを生じたり，黙ってしまうこともなかった。彼は「おしゃべりじゃない」ものの，彼の示した行動や言語的表現，あるいは身体的な生理反応は，彼がコントロール不能の状態に陥ってはいないことを示していた。
　サラ・フェローズのケースで，私は，身の毛のよだつような，しかし他では手にすることのできない機会を得た。虐待者が虐待行為を写真に撮っていたため，その瞬間のサラの顔と体を見ることができたのである。数枚の写真には少なくともおしっこは写っていなかったし，吐しゃ物や便も見られなかった。私は，リロイ・ヒル

ガードによって虐待された別の2人の幼児——いずれも3歳以下——の写真も見た。それらの写真には，サラのものと同じように，非常に緊張した表情は見られたものの，身体的なコントロールの喪失を示す徴候はなかった。

こうしたことから，戦慄すべき出来事が起こった瞬間には，幼い子どもたちはほとんどいつもと変わらない行動を示す傾向があると考えられる——行動の背後にある心理的な動きは引き裂かれていたとしても。チョウチラでの誘拐事件では，最年少の子どもが，暗闇を疾走するヴァンの中で『幸せなら手を叩こう』を歌ったのだ。誰も手を叩きはしなかった。しかし，彼らの喉は，歌声を出せたのである。

みなさんは，自然災害や人災の被害現場から救出された直後の子どもの姿を，テレビのニュースで目にすることがおありだろう。テレビカメラが子どもたちの表情をとらえたとき，そこに重大な深刻さを見て取ることができよう。彼らの表情に涙を見ることはあまりない。むしろ，表情が固まってしまっている——口がうまく動かなくなっていたり，目に動きが見られなくなる——ことのほうが多いだろう。カメルーンの湖の毒物災害事故で救出された子どもたちや，メキシコ・シティの地震で倒壊した家屋から救出された子どもたちの，テレビがとらえた表情はまさしくこういったものであった。ワイオミングのコークヴィルで，州兵に包囲された小学校からたった今走り出て来た子どもたちや，テキサスのミッドランドの裏庭に監禁されていた幼いジェシカ・マクルアの場合も同じである。これらの子どもの表情に，文化的な違いはほとんど見られないように思う。子どもが示す恐怖の表情は重大な深刻さを示し，いつもに比べて表情が固まってしまう。恐怖のためにぼーっとなってしまうこともある。しかし，ヒステリカルな表情を示すことはめったにない。

子どもの外見が問題ないように見えたとして（重大な深刻さをたたえた表情は別として），では，その内側ではどのようなことが起こっているのだろうか？　チョウチラの子どもたちが後になって思い出したところでは，戦慄すべき体験の直後の子どもたちの感情は，（1）無力であることに対する恐怖，（2）来るべきもっと恐ろしいことへの恐怖（恐怖への恐怖），（3）愛する人からの分離に対する恐怖，そして（4）死への恐怖であった。外的な出来事によって生じた子どもの恐怖は，子どもに一般的に見られる，内的な要因によって自然に生じるような恐怖とはかなり異なったものであるように思われる。

トラウマとなる出来事が起こっているまさにそのとき，圧倒された子どもは，自分にはどうすることもできないと感じる。この感情に対する反応として，全体的な無力が意識される。また，子どもは，家族とのつながりが失われることを恐れ，年齢がある程度高い場合には死への恐怖が生じる。さらに，これから先，もっと悪いことが起こるのだと確信するようになる。こうした恐怖は，その出来事が無事解決されたとしても，その後，なかなか消失しない。

バスの乗っ取りという事態に遭遇した直後の反応についてチョウチラの子どもたちが話してくれたことは，たとえ表情や身体はほとんどいつもと変わりないものであっても，心の中はほとんどバラバラになりかけていたということを示している。

誘拐犯を見た。そうしたら，何て言うか……あまりにも怖すぎて声も出なかった。
ビリー

ぼく，学校で作った灰皿を持っていた。あいつらの頭にこれをぶつけてやろうかと考えた。でも，投げられなかった。だって，そんなことしたら，あいつらがどうするかわからなかったから。
カール

もっと怖いことが起こるって思って，すごく怖くなった。
スーザン

ヴァンから降りるとき，最初の2人と，真ん中の2人と，最後の2人が撃たれると思った。だから，3番目に降りたの。
デビー

私，銃を見たことがあったの。あいつら，撃つと思ったわ。
アリー

背中がなんだかキリキリ痛かった。
ジョニー

もう，パパとママには二度と会えないって思った。
シーラ

　外的な要因で生じた戦慄，あるいはトラウマは，その人のその後の態度や行動にある一定の影響を与え続けることもあり，その影響が終生続くことも少なくない。こうしたことは，子どもの頃にトラウマを受けた成人患者の話に耳を傾けることで，あるいは，子ども時代にトラウマとなる体験をした芸術家の伝記を読むことで，見えてくる。芸術家の場合，幼い頃のトラウマが「作品のテーマ」となり，その作品や行動に一貫して現れることも少なくない。長い年月の間にトラウマそのものは癒えていったとしても，その芸術作品には何がしかの恐怖の痕跡が見られることもある。

　非常に稀ではあるが，ときとして，大人になってから自分の子ども時代に経験した恐怖に非常に的確な言葉を与えることができる人がいる。こうした言葉に耳を傾けることで，トラウマを受けた子どもがどのように感じているかをより正確に知り得る。言葉による表現の専門家が慎重に選んだ言葉は，言語能力の発達という恐ろしく長い時間経過の中で失われていった，トラウマを受けた子どもの存在に光を当ててくれるのだ。小説家のV・S・ナイポールは，かつて戦慄に身を震わせる子どもであった。1981年，ニューズウィーク誌の記者であるチャールズ・ミッチェナーのインタヴューに応えて，ナイポールは次のように述べている。

　「私には父親について，非常に幼い頃の記憶が二つある。一つは父親が精神障害であったこと，そして，もう一つは病院で目覚めたらベッドに縛られていたことだ。肺炎だと母は私に言った。しかし，子どもの私は襲いかかるヒステリーにいつも怯えていた」

　「何が原因だったのですか？」

「古からの消滅への恐怖だった。死への恐れとは違う。無に帰される恐怖，押しつぶされてしまう恐怖」

　ナイポールは子どもの頃のトラウマの感情に言葉を与えたのだ。彼は，ニューズウィークのインタヴューを受けているこの日まで，「ヒステリー」に苦しみ続けていることを認めた。トラウマを受けた時点で年齢が5歳を超えていた子どものほとんどは，こうした恐怖を言葉にすることができる。ただし，激しい恥辱を感じていなければの話であるが。しかし，就学前の子どもたちにとっては，群を抜いて言語能力の高い子どもでない限り，自分自身のトラウマを表現する言葉を見つけ出すことは，5歳以上の子どもに比べて非常に困難である。こうした子どもたちは，そうは言えなくとも，ずっと残る戦慄の感覚にさいなまれ，影響され続けることも少なくない。彼らの中には，後になってから，こうした恐怖に言葉を与えることができるものもいる。たとえば，アラン・ボスコムは，営利誘拐の被害にあったときにはたった3歳であったが，8歳の時点で私に「死ぬって——殺されるってどんなことか，ボクもう知ってるよ。本当に怖いんだよ。息ができないんだ」と語っている。アランは，幼児期の災厄の古い心像に，新たな，より成熟した概念——死と呼吸の停止——を付け加えたのだ。8歳という年齢になるまでに，3歳の時点ではまったく言い表せなかった何がしかを言葉で表現することができるようになっていたのである。

　サラ・フェローズがリロイ・ヒルガードによって性的な暴力を受けたのは生後15カ月から18カ月のことであった。彼女もまた，アランと同じように，就学年齢に達した頃，乳幼児期に経験した災厄に，より洗練された言葉を当てることができるようになった。5歳のとき，彼女は私に，「その女の人，メアリー・ベスのおうちには，何か重大な危険があったような気がするんだ」と述べている。サラは，その出来事から長い時間が経過した後，記憶の貯蔵庫に「しまい込んで」いたトラウマ性のイメージに新たに獲得した言葉を与えたに違いない。サラは，おそらくテレビか何かで，まったく異なった出来事ではあるものの，同じように混乱を引き起こすような状況に対して「重大な危険」という表現が使われていたのを耳にしたのだろう。とはいえ，彼女の人生における最悪のときに生じた幼い少女の戦慄の力を軽視するわけにはいかない。なぜなら，それを表現する言葉を，後の人生で新たに見出した——それゆえ，その言葉が何か偽物のような響きを持つのだ——のだから。

　トラウマ性の恐怖は一種独特なものである。そして，それは記憶にとどまる。トラウマ体験による恐怖は非常に特殊なものであり，それゆえ，それを言い表す「適切」な英語が存在しない。「恐怖？」「戦慄？」。スティーヴン・キングは，これらの言葉を三つの段階に分類して皮肉っぽく述べている。彼はもっとも極端なものとして「戦慄」を位置付け，次の段階を「恐怖」とする。そして，自分が読者に戦慄や恐怖を感じさせることができない場合を，「ハラハラ」として最後にリストアップしている。しかし，これらの言葉はいずれも，あるいはキングの皮肉に満ちたランキングですらも，アラン・ボスコム，サラ・フェローズ，そしてナイポールが私

たちに語ろうとしたことを正確に表すことはできない。

「恐怖それ自体に対する恐怖」。精神的トラウマによって生じる直後の恐怖は，子どもからこういった人を食ったような表現を引き出す。たとえば，チョウチラの子どもたちの多くは，27時間の災厄のうちで，「移行」の時間——バスからヴァンに移るとき，ヴァンから「穴」への移動，そして「穴」から自由への脱出の際——が最悪であったとしている。彼らは変化への耐性を失っていたのだ。誘拐されている間，すべての「移行」——そこには，監禁から自由への移行も含まれる——が，チョウチラの子どもたちにとっては未知なるものへの冒険を意味したのだ。彼らが「穴」から脱出したとき，それが災厄からの完全なる脱出を意味するということは，後になってみないとわからないことだった。実際に，誘拐の時点で12歳であったジャニス・ベネットは，数カ月の後に，誘拐事件全体を通じて脱出がもっとも恐怖だったと私に述べている。脱出の場面は，その後，悪夢の形で幾度となく彼女を苦しめた。

心理的に圧倒された際，ナイポールの言葉を借りれば「押しつぶされる」という感覚があまりにもおぞましいものであるため，被害にあったものはその感覚を二度と味わわないようにしようとする。さらなる恐怖に対する恐怖は，その被害者から脱出への意思を奪い取ってしまうように見える。その人にとって脱出できる可能性が非常に高いように思われるときにさえ，である。

極端なケースがある。そのケースのことを考えるとき，「恐怖それ自体以外に恐れるべきものはない」とのフランクリン・ルーズベルトの有名な台詞を思い出す。もちろん，そのコンテクストは，歴史的な大恐慌について述べたルーズベルトのこの台詞とはまったく異なってはいるが，私の「ケース」は，恐怖自体を恐れるようになった思春期の少女である。彼女はナンシー・コロンボと言い，聡明でかわいい14歳の女の子であった。ある日の放課後，彼女は自宅で30歳の精神障害のあるいとこの手によって，縛られ猿轡をかまされた。彼はナンシーのアパートに押し入り，ナンシーの両親を殺すつもりで手に斧を持って2時間もの間，両親の帰りを待ち続けた。

「彼はキッチンで何か食べていた」。この恐ろしい出来事の1カ月後，ナンシーは私に言った。「私は縛られて自分の部屋にいたの。彼は，どんな計画か全部教えてくれた。私は，何とかロープを解けるんじゃないかと思ったけど，でも，それを実行しようとは思わなかったの。だって，あまりにも怖かったから」

「彼が猿轡を解いてくれたとき，彼に話しかけてみた。そしたら彼，私に話したの。彼には彼なりの理由があって，私の両親を殺したいんだってことがわかったわ。でも，彼が言ったことは理由になってなかったけどね。彼，ビールを持ってきて飲み始めた。書斎の窓からガレージのほうを見てた。両親の車が帰って来るのを見張ってたの。私は，ひとりぽっちで自分の部屋の床に座り込んでた。もしかしたら，そのときに逃げ出せたかもしれなかった。しばらくして，私は彼が家から出て行っ

たんじゃないかって思ったの。でも，確信は持てなかった。『もしかしたら私がロープを解いて逃げ出すかどうかを見ているのかもしれない』って思ったの。それから，『電話をかけるべきかしら？』とも思ったわ。でも，結局何もしなかった。**頭がごちゃごちゃになって，動けなかったの**」

ナンシーは続けた。「結局，彼，戻って来た」「パーキングメーターにお金を入れに行っていたんだって思った（リチャードがパーキングメーターのところに行っていたということは，彼の精神障害がどういったものであろうと，ほとんどあり得ないだろう。ナンシーのこの話は夕刻のことであり，パーキングが無料になる6時をすでに超えていたのだから）。このことを考えたらすごく嫌な気持ちになる。いまだに気分が悪くなるわ。だって，私は何もしようとしなかったんですもの。リチャードは5分か10分の間，外に行ってたのよ。でも，**私は何もしようとしなかった**」

リチャードが彼らを殺そうと斧を手にして待っているところへ，コロンボ夫妻とナンシーの弟が帰って来た。彼は壁に斧を打ちつけながら階段を駆け下り，ミスター・コロンボの額に斧を叩きつけた。ミセス・コロンボは，これまでに出したことのないような力で——彼女自身，自分にこんな力が備わっているとは知らなかった——この大男に組み付き，階段を転げ落ちた。リチャードは驚きのあまりに言葉を失った。彼の足は折れた。うずくまっていたミスター・コロンボは，リチャードの手から落ちた斧をつかみ，その柄の部分を彼の頭に打ちつけた。リチャードは気を失った。身の毛のよだつような叫び声，物を打ち壊す音，そして階段を転げ落ちる音が家中に響き渡った。その間，「麻痺状態」に陥っていたナンシーは身動き一つできなかった。彼女は，「恐怖に対する恐怖」につかまってしまっていたのだ。その後，静けさが戻ってきた。その頃になって初めて，彼女は自分を縛っていたロープを解き始めた。ロープはいとも簡単に解けた。そのときナンシーは，こんな大惨事になる前に容易に脱出できていたことに気付いたのだ。

しかし，自由の身になってからも，この少女は自分のいた場所を離れなかった。リチャードが指定した場所——自分の寝室の床の上——にとどまっていた。まるで，いまだに縛られ，猿轡をかまされているかのごとく。彼女は「闘いの勝利者」——それがリチャードであろうと，両親であろうと——が部屋にやって来るのを待っていたのだ。

私が「恐怖に対する恐怖」と言うのは，こうした意味である。ナンシーは，今後どういった精神療法を受けようとも，気の触れたいとこが自分の両親と弟に襲いかかっていたときに凍り付いてしまって何もしなかったということに罪悪感を抱き続けるだろう。そして，ナンシーの両親は，私がどれだけ言葉を尽くして説明したとしても，自分たち自身を責め続けるだろう。ナンシーは現在，家族の住む場所から遠く離れた全寮制の学校に通っている。これはナンシーの意志によるもので，両親は常に彼女に自分たちのもとへ帰って来て欲しがっている。また，ナンシーの祖父母は，この凄惨な事件の数ヵ月後，離婚している。

コロンビア大学の著名な精神分析医であるサンドア・ラド（Sandor Rado）は，戦闘

消耗症に関する精神分析的な観点の論文を1942年に執筆しているが，その中で，彼は「恐怖症に対するトラウマ」という概念を提起している。彼は，恐怖に対する自動的な恐怖という現象を指摘し，第二次大戦において戦場で心理的に圧倒された状態に陥った兵士たちの身には，この現象が生じていたのだと主張した。ラドが提起したこの現象は，私が後になって子どもたちに見出したさらなる恐怖に対する恐怖と同じものである。ナンシーのような，ショックを受けた幼い被害者は，極端なストレスにとらわれて身動きが取れなくなる傾向がある。「逃走か闘争か」という本能が阻止されてしまうと，彼らは脱出の計画を工夫するよりも，ひたすら待つことを選ぶ。トラウマを受けた子どもが再び動き出すためには，何か大変な事態——たとえば，チョウチラの子どもたちのように天井が崩れ落ちてくるとか，あるいはナンシーの場合のように血にまみれた闘いの後の静寂など——が出来する必要がある。

　性的な虐待を受けた子どもたちには，虐待にさらされている間は自分の身に何が起こっているかを誰にも言わないという傾向が普遍的に認められるが，こういった傾向には，この「さらなる恐怖に対する恐怖」——「恐怖症に対するトラウマ」——が関与しているのではないだろうか。自分の身に降りかかった事態をひどく恐れるがため，そのことを人に話したとしたら起こるかもしれないいまだ知られざる出来事に対して，今以上の恐怖を抱いてしまうのではないだろうか。彼らは，今現在，自分の身に起こっていることには，ある意味「慣れ」ている。次に起こるかもしれないことは，もしかしたら今起こっていること——何が起こるかはわかっている，いわば性的な「ルーティン」——よりもずっと悪いかもしれないのだ。

　1979年の秋，私はテロリズムに関する小さな会議に出席した。この会議には捕虜の救出についての専門家であるFBI捜査官が3人出席しており，講義をしてくれた。そのうちの1人は，コン・ハセルといい，クワンティコのFBIの研修所で，スワット（特殊任務用警察部隊）を対象に捕虜の救出に関するトレーニングを担当していた。そのハセル捜査官が，強制監禁された子どもにどのような行動が生じ得るかについて，私の見解を求めてきた。つまり，救出に際して，子どもがどのように行動すると考えればいいのかを聞いてきたわけである。ハセル捜査官いわく，囚われの身となった大人は，誘拐犯の言うがままに，指示された場所から動かないとのことであった。

　FBIが成人に関して知っている状態は，子どもについて私が経験したことと同じであった。軍隊や警察の救出チームは，突入の際に幼い捕虜に対して，監禁からの脱出を半ば強制的に導かねばならないのだ。そうするためには，どう動けばいいかの手順を，子どもに向かって一つずつ叫んで教えなければならないかもしれない。いずれにせよ，トラウマを受けた人がその場にすくんで身動きができなくなるということについては，年齢による差はないと見ていいだろう。トラウマとなる事態が発生した瞬間に叩き込まれた強い無力感が，自由な思考や行為を妨げるようである。

トラウマを生じるような事態で，状況に急激な変化が生じた場合，トラウマの被害者は無力状態から突然抜け出せるようになるかもしれない。数年前のことであるが，私は，フェニックスの郊外の家で，脱走殺人犯の「アルバート」に11時間にわたって囚われの身となったジョナサン・バージェスとジェームス・バージェスという11歳と9歳の兄弟に面接をする機会を得た。連邦刑務所から逃走中であった殺人犯は，母親が買い物に出かけている最中のバージェス家の玄関先に車を乗り入れ，銃を構えて家に侵入した。当時，遊びに来ていた友人を加えて3人の少年が家にいたが，彼らは数時間にわたってこの殺人犯の命令に従った。最後には，ジョナサンがバスルームに連れて行かれてパンツを下ろされ，性器を触られるに及んだ。このショッキングな性的行為から5分と経たないうちに，ジョナサンは自分自身と他の2人の脱出策を思いつき，危険をおかしつつもその計画を無事遂行できたのである。
　麻痺を生じている無力状態から突然何らかの行動に打って出るといった現象は，チョウチラの子どもたちにも見られた。ボブ・バークレイとカール・ムリオは，カールの弟であるルイスが，岩ほども重い「穴」の天井を支えている柱を動かしてしまうまでは，「穴」を覆っている土砂を掘り進もうとはしなかった。落盤が起これば全員が死んでしまうと知って，何人かの「ヒーロー」（ボブ，カール，サミー，ジョニー，テリー）とバス・ドライバーが突然行動を起こしたのである。「恐怖に対する恐怖」の呪縛が解けたのだ。

　子どもはその発達過程で，心の中でさまざまな障害を乗り越えていくものである。生後6～7カ月で起こる見知らぬ人に対する不安，2～3歳で見られる睡眠に対する恐怖，4歳頃のさまざまな対象――犬，クマ，ワニ，恐竜，魔法使い，モンスター――に対する恐れ，そして，15歳頃に顕著になる独立した1人の人間になる不安（もちろんこれには個人差が見られ，18歳頃に顕著になることもあれば，子どもによっては22歳くらいということもある）などなど。ほとんどの子どもは，その人生において，幾度か，イメージ上のハードルを乗り越えるものである。心の中に生み出されたこれらの段階を，いつ，どのように子どもたちが乗り越えていくのかを知るために，私たちは医者のもとを訪れたり，書棚にあるゲゼルやスポック，ケイガンやブラツェルトン，あるいはフライバーグの本を開くのだ。
　しかし，子どもの恐怖がトラウマ体験によって引き起こされたものである場合，私たちはそのことをどのようにして知ればいいのだろうか？　その恐怖が心の中から湧き出たのではなく，外側から与えられたものであるということを見極めることができるのだろうか？　一見標準的なもののように見える子どもの頃の恐怖が，非常に長い期間継続したり，あるいはあまりにも強烈である場合，その原因は内的なものではなく，外側に原因があるのかもしれないと考えるべきだろう。あるいは，子どもの示す恐怖が「標準的」とは言えないような場合にもそうである。このコンテクストで，子どもポルノの「スター」に仕立て上げられたサラ・フェローズのこ

とをもう一度見てみよう。今回は，サラの生後5年間の発達の経過で，ジャックとスーザンが気付けたかもしれないサラの恐怖に焦点を当てて，彼女の呈する問題がトラウマ性の原因を持ったものであることを示唆する手がかりが見られなかったかを検討してみよう。

　生後直後のサラは暖かさと喜びに包まれ，非常に育てやすい赤ん坊だった。彼女が1歳になった頃，スーザンは仕事への復帰を決意した。保育所を使うか，それとも家にベビーシッターを入れるかで，スーザンとジャックの間には小さな，しかし激しい戦いが展開された。戦いが膠着状態になったとき，スーザンとジャックは，ヒルガード保育園が「まあ，悪くない」という近所のうわさを耳にした。

　家からヒルガードに向かう道中，サラは毎日メソメソ泣いた。さらには，2歳年上の兄たちも，しばしば文句を言った。彼らの言い分では，メアリー・ベスのランチはとてもまずいとのことであった。たぶんサラは，お兄ちゃんたちの行動を真似ているんだろう。だって，お兄ちゃんたちのことがとっても好きなんだから……。とはいえ，スーザンとジャックは保育所をやめてベビーシッターを雇おうと決めた。とにかく，保育所に通わせるのがあまりにも大仕事だったから。

　1歳から2歳にかけて，スーザンとジャックは，サラが時折「変な状態」になることに気付いた。サラはよそよそしくなり，あまり笑わず，何か「閉じた」ような感じになった。しかし，幼児期のこの年齢は大変なのだ——いろんなものを落としたり，壁のソケットに指を突っ込んだり，車道に突然飛び出したり，挙句の果てにお尻を叩かれて大泣きしたりと，とにかく大変なのだ——と2人は考えた。「まあ，しばらく様子を見よう」と2人は思った。

　2歳になった頃，ジャックはサラの様子が少し違ってきたことに気付いた。彼のかわいい女の子が，彼のことを避けるようなしぐさを見せ始めたのだ。彼が近寄ると離れて行くことがしばしばであった。最悪は，ジャックがオムツを替えるときで，サラは叫び声をあげることすらあった。「子どもというのは，母親以外の人にこうした反応を見せる時期があるんだ。いわゆる『人見知り』ってやつさ」と，ジャックは自分に言い聞かせた。とは言っても，サラの自分に対する態度はあまりにも奇妙だという思いは消えなかった。

　3歳を過ぎる頃になると，サラの様子はかなり改善した。2歳半からトイレット・トレーニングを開始し，程なくサラは自分でパンツを下ろせるようになった。その結果，ジャックがサラの叫び声に襲われることもなくなった。ジャックは神に感謝した。サラはもはや生まれたての頃の柔らかなちっちゃな存在ではないけれど，もしかしてスーザンのおばであるマートル——少しすました打ち解け難い女性——みたいな女性に育つのかもしれないけれど。いや，サラは一生独身で過ごすかもしれない。マートルおばさんも男性が好きじゃないし，それは確かだ。

　4歳になった頃，サラは幼稚園に通い始めた。最初の1週間が終わる日の午後，幼稚園の先生がスーザンを探してクラスルームから出てきた。彼女はサラが描いた3枚の絵を手にしていた。その絵——一見しただけではなかなか判読が困難であ

った。というのも，サラの絵の技術はその年齢の子どもたち一般に見られる典型的な「なぐり描き」の手法で，運がよければ目や鼻をボタンと識別できるといった類のものであったからだ——には，裸の人物が描かれていた。そこには，黒く色分けられた乳首，不器用な線で描こうとした胸のふくらみ，体に比べて大き過ぎるペニス，そして性器のあたりに描かれた体毛などが見て取れた。先生はかなりのショックを受けていた。

　ミス・パーシーは，サラが裸のジャックとスーザンを見たに違いないとの結論を下した。それ自体はたいしたことじゃないですよ，でも，サラの反応があまりにもね……と彼女。自分たちが裸で家の廊下をウロウロしたことなど一度もないと確信していたスーザンは当惑した。自分たちが知らないうちにサラが夫婦の寝室に入って来たのだろうか？　自分たちはサラを見なかったけど，サラは私たちを見たのかもしれない。スーザンとパーシーは合意に達した。おそらくこういったことに関心を持つ時期なのでしょう，でも，スーザンたちももう少し家での振舞いに気をつけなくては，と。サラは，その１年の間，裸の人物を描き続けた。サラには少しばかり人を避ける傾向があり，特に幼稚園に見知らぬ男性が来たときにはその傾向が顕著になった。しかしまあいいさ，サラはマートルおばさんに似て頭がいいんだ。マートルおばさんだって，それはそれで嫌な人じゃないし。サラもきっと何とかなるさ。

　幼稚園が始まって数カ月後，ジャック・フェローズは初めて警察署を訪れた。それ以降，彼はドアのノックや電話，あるいはサイレンの音を聞くと飛び上がらんばかりに驚くようになった。世界に対する信頼感は崩壊した。特にドアのベルの音には……

　この話の全体像を振り返ってみると，ジャックとスーザンに将来のショックを予告する四つのサインがサラから発せられていたことがわかる——１歳から２歳にかけての性格の変化，ヒルガード保育園への通園時のメソメソ泣き，幼稚園での裸の人の絵，そしてジャックを避け始めたこと——特に彼がオムツを替えるときの反応。こうした行動や恐怖の反応は，ジャックとスーザンに対して実際に警告として機能できたであろうか？

　１〜２歳の頃のサラの性格の変化は，確かに何らかの不安が存在する可能性を示唆するものである。しかし，正常範囲を超えているとは決して言えなかった。幼児は怒りっぽくなったり，気難しくなったり，ときには「偽りの自立性」を示したりするものである。親たちはこうした数カ月——場合によっては１年から２年に及ぶこともある——を，「恐るべき２歳児」と呼ぶ。サラのこうした幼児期の開始の頃にスーザン・フェローズは仕事に復帰し，彼女を保育所に預けた。この時期に母親を失ったことが，サラの性格様式の変化に拍車をかけたのかもしれないと考えたとしても不自然ではない。また，サラが示し始めた性格様式は，スーザンのおばのマートルのそれと似ていたという事実もあった。サラはこうした傾向を遺伝的に受け継いでおり，それが２歳になって顕在化したという可能性も考えられただろう。全

体像を振り返ってみると，サラの行動の変化が非常に長期にわたり半永久的な様相を呈していることは明らかで，これがこの問題のもっともやっかいな点であった。しかし，スーザンとジャックにとって，そういった認識が持てるようになったのはサラが4歳になってからのことであった。その時点で精神科医に相談に行くという選択肢もあったかもしれない。しかし，私たちが今手にしているその他の情報なしには，子ども専門の精神科医とて，その時点では正しい結論が下せたかというと，はなはだ疑問である。大方の精神科医は，サラの性格変化は内的なプロセス——母親からの分離，あるいはトイレット・トレーニングにまつわる神経症的な葛藤——によるものだと結論したに違いない。「現代的」な子ども専門の精神科医であれば，おばであるマートルの性格をもっと重視して，サラの性格変化が遺伝的な性質のもので，それが2歳になって顕著になったのだと考えた可能性もある。いずれにせよ，この時点で性的虐待を疑った精神科医はおそらくいないだろう。子どもの頃の性格の変化の原因は非常に多様である。その中で，作業仮説として，精神的トラウマに直接焦点を当てることは至難の業である。

　サラの第二の変化——ヒルガード保育園への途上で見せたメソメソ泣き——はどうだろう。これもまた，発達的なものだと判断された可能性が高い。幼い子どもたちは親からの分離に抵抗を示すものである。また，実際のところ，上のきょうだいの行動を真似ることも多い。サラにとって，保育所への通園は母親からの最初の分離体験であった。パパとママは自分を変な場所に預けておいて，2人でお出かけして遊んでいるんだ，とサラは考えたかもしれない。幼い子どもたちの中には，こうした毎日の通園に対して，予期不安で反応を示すものもいる——上のきょうだいが不満を表現している場合には特にそうである。サラのこうした状態を見て，スーザンとジャックは，3カ月の経験で，ヒルガード保育園は子どもたちにとって良くないと判断した。しかし，彼らは一度たりとも保育所の中で何が行われているかに疑いの目を向けることはなかった。初めの頃，メアリー・ベスは「わたしたちのところでは，親御さんに園の中に入ってもらうことはしていません。小さな子が興奮してしまってどうしようもなくなるんですよ」と言っていた。スーザンとジャックはこの言葉を真に受けたのだ。

　サラに見られた第三の変化——人の裸の描画——が，発達的な影響によって生じた可能性はある。しかし，それだけでは説明がつかないことは明らかだろう。幼稚園の年齢段階では，子どもたちは性差に興味を持ち，「納屋の陰」で「お医者さんごっこ」をして性器の違いを調べ合ったりするものだ。4～5歳の子どもの大半は，公園の彫像やビーチでのビキニの女性など，成人の裸を見るという経験をしている。そして，彼らは好奇心に溢れている。だから，幼稚園やキッチンのテーブルで裸の人の性的な特徴の絵を描いたとしても，不思議ではないと言えるかもしれない。確かに子どもがこういった絵を描くのは自然なことなのだが，サラのケースの場合，鍵は絵の特徴，すなわち「質」ではなく，彼女が描いた「量」にある。仮にジャックとスーザンがサラのこれらの絵のうち何枚かを選んで精神科医のところに持って

行っていたとしても、その精神科医は、成人の性器の正確さには多少の興味を示したかもしれないが、全体としては気にするほどのことはないと判断したことだろう。幼いサラの身の上に起こった恐ろしい出来事を推測するとしたら、その際に考慮に入れなければならないのは、その絵の質ではなく量であったのだ。

　標準的な子どもの発達に関する知識では説明しきれない行動が一つだけあった。それは、サラがジャック・フェローズを——特に彼がサラのおしめを替えようとしたときに——極端に怯えて避けたという事実である。この回避行動は神経症的な問題としては——少なくとも一般に見られるものとしては——説明がつかない。自分の親への恐怖を生じるような発達的な原因などは存在しない。誕生の瞬間から、子どもは両方の親を受け入れる。父親か母親かのいずれかを好むといったことはあり得るが、しかし、両親ともを尊敬する。「女の子をもっとも嫌う時期」と言われる7～8歳の男の子でさえ、「大きくなったら女の子を好きになって結婚する」と言うだろう。小さな紳士たちは、自分が想いを寄せている女の子の名前をそっとつぶやくかもしれない。生まれたその日から、小さな赤ん坊たちは、授乳、入浴、睡眠のためのケアをいずれの親からも受け入れるものである。人間の赤ちゃんは絶対的な無力状態にある。そのため、自分の欲求を満たしてくれる他者のかかわりを無条件に受け入れるといった仕組みが、赤ちゃんにはもともと備わっているのだ。養育者に対する恐怖が、発達の経過の中で自然に現れてくるといったことなど、到底考えられない。赤ちゃんはこれでもかこれでもかというほど、ケアを必要としている。ジャックがオムツを替えようとしたときのサラの抵抗は、非常に珍しいものだと考えてよい。これは、ポストトラウマ性の恐怖だと言えよう。この恐怖こそ、サラの身に重大な危険が生じていることを示唆する最初の、そしておそらく唯一の明確なサインだったのだ。

　父親がオムツを替えようとしたときに戦慄の反応を示すことで、サラ・フェローズは何を言おうとしたのだろうか？　サラは、両親に真実——すなわち、男性が自分に性的な暴力を加えたということ——をありのままに「話していた」のだ。おそらく、男性はオムツを替えるという行為の文脈でサラに性的暴力を加え、サラはそのことをジャックとスーザンに伝えていたのだろう。サラが示した恐怖は非常に直截的で特定的な性質のものであり、子どもたちが示す通常の恐怖に比べてその対象の範囲はかなり限定されたものとなっている。一般に、小さい子が犬に恐怖を抱いた場合には、すべての犬が恐怖の対象となる——黒いぶちのある大きな白い犬だけが恐怖の対象になるといったことは起こらない。子どもの示す恐怖が非常に直截的で特定的なものである場合には、その恐怖の背後には**実際の**体験が潜んでいる可能性が非常に高いと言っていいだろう。たとえば、ロブ・ライナー監督の映画、『Stand By Me』(邦題『スタンド・バイ・ミー』)をご覧になっただろうか。古い機関車が少年たちに襲いかかって来るあのシーンを見て、この作品の製作者に機関車にまつわる恐ろしい体験があるのではないかと考えなかっただろうか。あの機関車はあま

りにも大きく，あまりにも恐ろしく，そしてあまりにもリアルではなかったか。

ポストトラウマ性の恐怖には，「芸術的」なところや象徴的な部分はまったくない。たとえば，チョウチラのバスジャック事件から1年が経過したときに私が話を聞いた23人の子どものうち，20人は再び誘拐されるのではないかとの恐怖を抱いていた。誘拐犯がもう1人いて逮捕されていないと怖がっていた子どもが12人，逮捕された誘拐犯たちがチョウチラに再び戻って来て自分たちを誘拐すると信じていた子が6人，あの事件とは直接関係しない別の誘拐が起こると考えていた子どもが10人いた。チョウチラのヒーロー，14歳のボブ・バークレイは，誘拐犯たちは「はじめから俺らを脱出させるつもりだったんだ。捕まって2年ほど刑務所に入って，出てきたら俺らを1人ずつ殺していくつもりなんだ，映画みたいに」と怯えた。この恐怖の結果，ボブ・バークレイは，ジェームズ・ショーエンフェルト，リチャード・ショーエンフェルト，そしてフレデリック・ニューホール・ウッズの手によって，もっと残虐なことが自分の身にもたらされると信じ続けた。

チョウチラの子どもたちの誘拐への恐怖は，誘拐後に顕著になっていった。確かに，普通の学齢期の子どもの場合，現実の体験に基づかない誘拐への恐れを持つことはさほど珍しくはない。しかし，チョウチラの子どもたちは，事件の前にはそうした特定的な恐れは一切なかったと断言している。事件が起こって初めて，子どもたちは，戸外で座っている3人連れの若者を恐れたり，あるいは，例の誘拐犯とどこか似ている特徴のある男性を恐れたりするようになった。また，チョウチラの子どもたちは，ヴァン（誘拐犯が使ったのと似たタイプのもの）やスクールバス（ハイジャックされたのと似た形式のもの）を恐れるようにもなった。マリファナの臭い（サミーは，誘拐犯たちがマリファナを吸っている臭いを嗅いだと証言した），路傍に野ざらしにされた壊れた自動車（1976年7月のあの日に，彼らのスクールバスの走行を妨害する目的で誘拐犯が使ったのと同じような車），洞穴やトンネル（例の「穴」を連想させるもの）などが，子どもたちの恐怖の対象となった。さらに，かつてのトラウマ体験の想起につながるような出来事——たとえば，のろのろ走っている前方の車両を追い抜こうとして一旦減速するなど——を，子どもたちは怖がった。もちろん，自動車関係の事柄をより怖がる子どももいれば，真っ暗な洞窟が最大の恐怖の対象になる子どもがいるなど，子どもによってばらつきはあったが，彼らの示すポストトラウマ性の恐怖の多くは，きわめて直截的で特定的なものであった。

夏のある日，3歳になるニッキー・グレゴリーがニューオーリンズから私に会いにやって来た。その日，私は白のブラウス，赤のベルト，そして白地に淡いブルーのプリントのスカートといったいでたちであった。ニッキーとその母親は，ニッキーが2歳4カ月のとき，リオの近くで飛行機の衝突事故を経験していた。彼らは奇跡的にも身体的損傷は負わなかった。そのときは「Xエアライン」の飛行機だった。今回，サンフランシスコには「Yエアライン」の飛行機でやって来たのだが，母親の話では，ニッキーは何の問題もなくフライトを終えたとのことであった。ニッキ

ーは厳しい顔つきで私のオフィスに入って来て，待合室にいるときに作った紙飛行機を踏みつけて破ってしまった。彼は「ボールはこうやって弾むんだ，クッキーはこんなふうに砕けちゃうんだ」とぶつぶつ独り言を言っていた。うつむき加減で歩いていた彼は，突然，顔を上げて私を見た。その途端，彼の表情は恐怖に満ちたものに一変し，叫び声をあげながらオフィスから出て行こうとした。しかし，ドアのノブにはわずかに手が届かなかった。

　ニッキーは私のほうに振り向き，「すっごく悪い色の服を着てる！　どうして悪い色の服を着てるの！」と叫んだ。普通，3歳くらいの子どもは自分の着ている服の色など知らないものである。3歳と言えば，ようやく文章が話せるようになったばかりの頃であり，色以外にこれから覚えなければならない概念がたくさんある。なのに，この小さな男の子はブルーを知っているばかりか，ブルー系の色まで知っていたのだ。私のスカートに使われていたブルー系の色に対するニッキーの恐怖は，絶対的で直截的，特定的なものであった。彼は正しかったのだ。私がその日身につけていた色は，彼にとってはとてつもなく不吉なものだった。私は「Xエアライン」の色を身につけていたのだ。

　トラウマを受けた子どもの直截的で特定的な恐怖が，奇妙で超自然的な色合いを帯びることがある。精神的なトラウマを抱えた12歳のキャロライン・クラマーがその好例である。4年前，8歳のとき，隣家に飼われていたジャーマン・シェパードのボーザーがキャロラインの喉を嚙み切った。キャロラインがローラースケートでボーザーの小屋の前を横切ったとき，「自分の領地」を侵犯されたボーザーが彼女を襲ったのだ。当局の判断でボーザーは安楽死に処せられた。ボーザーは死んだ。であるとするなら，キャロラインは何に怯える必要があったのだろうか？　もちろん，「ボーザー」に，である。キャロラインの恐怖は，彼女を襲った今は亡き犬に特定的に向けられたままであった。ボーザーが薬殺に処されてから4年後，この女の子は私に言った。「家の犬用のドアからボーザーが突然飛び込んで来て，私の部屋にやって来るんじゃないかって思って，とっても怖いの。ボーザーは死んだってわかっているわ。でも，夜になると，絶対にボーザーがやって来るって確信しちゃう。ボーザーに襲われないために，頭のてっぺんまで毛布に包まって寝るの。毎晩，犬用のドアが閉まってるか，自分で確かめるの。だって，他の人が閉めたって言ったって，絶対信じられないんだもん」。いまや，ボーザーは幽霊犬となっていた。ボーザーは，死を拒否した怪物になったのだ。

　子どもたちが，ごく一般的な不安を経験しているように見えながら——「あの子は怖い映画を見たのさ」——実は，特定的なトラウマ性の恐怖にさいなまれているといったことがあり得る。たとえば，フェイス・グッドマンは，生後23カ月のときに，父親のボートに乗っていて，誤って船内のモーターに顔から突っ込んでしまうという事故に遭遇した。私は11歳の彼女に会ったのだが，その際，母親がバスルームでずたずたに引き裂かれた顔の大量の血を必死になって拭いているという戦慄すべき場面を覚えていると話してくれた。フェイスの顔は，執刀医の驚くべき腕

前を証明していたが，事故から9年が経ったこの時点でも，彼女は直截的な恐怖を抱えていた——顔がずたずたに引き裂かれるという恐怖である。「悪夢をいっぱい見るの」と彼女は言った。「ハロウィンの映画の人がいるでしょ。あの，血まみれの顔の人。**あの人**が私の後をつけてくるの。ハロウィンではみんな顔が血まみれだった」

『Halloween』（邦題『ハロウィン』）を見て恐怖を覚えた子どもはどれくらいいるだろう？　おそらく，何十万人だろうか。もしかしたら何百万人かもしれない。しかし，フェイス・グッドマンは特別なのだ。彼女は，整形外科医が凄腕をふるう前のバスルームでの自分の顔がどんなだったかを**知っていた**。彼女は最近になって古い写真を見ており，「私がこんな恐ろしい顔をしてたなんて信じられない」と，11歳のときの面接で私に語った。「いまだに信じられない」。フェイスの場合，映画『ハロウィン』を見て生じる戦慄は，実は自分自身の「血にまみれた顔」がもたらした恐怖なのだ。彼女にとって，映画は，大昔の災厄を思い出させる刺激となったのだ。一方，トラウマを抱えていない子どもにとっては，恐怖映画は他人の恐怖を垣間見る瞬間でしかないのだろう。

トラウマとなった出来事の後，その被害を受けたものを苦しめる恐怖には二つのタイプがある。その一つは，これまでサラやニッキー，あるいはキャロラインの例で見てきたような，特定的で直截的なタイプの恐怖である。もう一つの恐怖は，もっと目立たないタイプのものである。暗がりへの恐怖，見知らぬ人への恐怖，ぼんやりと見えるものへの恐怖，ひとりぼっちになることの恐怖，あるいは外にいることの恐怖などといった，「ありきたりなものへの恐怖」である。私たちの多くは，人生のある時期，こうした「ありきたりなものへの恐怖」に苦しんだ時期があったはずだ。しかし，多くの人は子どもの頃にトラウマを受けた経験がない（それとも，あったのだろうか？）。私が思うに，子どもの頃の通常の恐怖と，子どもの頃のトラウマによって生じた「ありきたりなものへの恐怖」との間に存在する主たる違いは，そこに費やされるエネルギーと，そして恐怖の継続性ということなのではないだろうか。もちろん，トラウマに由来する恐怖のほうが，それに費やされるエネルギーは多く，長く続くものである。

トラウマを受けた子どもたちは，見知らぬ人を見ると逃げ出す。予期せぬ音を聞くと驚愕する。1980年に私がチョウチラを再び訪れたとき，バーバラ・ベネットは13歳になっていた。彼女は，一晩中ラジオをつけっぱなしで寝ていると言った。ベネットは暗闇に耐えられなかったのだ。さらに，彼女は，「ひとりぼっち」だという思いを解消できないでいた。ベネットの姉ジャニス——ジャニスは17歳になっていた——は，街で見知らぬ人を見かけたときには道路を渡って反対側に行くのが常であった。カール・ムリオはラスベガスからニューメキシコへと移っていた。私が何とか彼を発見できたのは1980年代も後半になってのことであった。見知らぬ人を見かけたとき，ムリオは小さな建物の影に身を隠していた。高校生のミドル

級のレスラーで，地元のカラテのチャンピオンでもある15歳の青年が，見知らぬ人が襲ってくるかもしれないという，本当に起こるかどうかわからないような事態に備えて，扉の影に身を隠す有様だったのだ。

　誰かがドアをノックするといった予期せぬ音に身を凍らせるような恐怖反応を示した子も数人いた。ドアのノック音に対する自分の反応について彼らがしてくれた話は，トラウマ体験から数年が経ってもなお，「ありきたりなものへの恐怖」が根深く残っているという事実を私に思い知らせてくれた。これらの恐怖は非常に頑固で，彼らを悩ませ続けた。見知らぬ人がドアをノックする音が，彼らにどれほど強烈なナイポール的無力感を与えるものとなったかを，5人の子どもの反応で見てみよう。

　　ある日，誰かがボクの部屋の窓をノックしたんだ。その音を聞くくらいなら，死んだほうがましだった。
　　　　　　　　　　　　　　　　　　　　　　　　　ベンジ，10歳，1980

　　ジョニー（14歳になるジャッキーの兄で，彼も誘拐された）は，誰かが家のドアのところにやって来たときにはいつでも，何か武器になるものを手にした。彼は，銃のレプリカ——弾を装填したポリス・レボルバー——を買うために小切手を送って欲しいと母親に懇願していた。彼は自分を守るためだと言っていた。
　　　　　　　　　　　　　　　　　　　　　　　　　ジャッキー，13歳，1980

　　誰も信用できない……誰かがドアをノックしたら，すぐに自分の部屋に行って窓から外を見るの。私の部屋の窓は玄関のすぐそばにあるから。
　　　　　　　　　　　　　　　　　　　　　　　　　マンディ，11歳，1980

　　知らない人が怖いの。走って逃げるわ。家にいるときに誰かがドアをノックしたら，妹のリジーと一緒にドアの鍵をロックするの……悪いことをしに来るんじゃないかと思って，とっても怖くなるの。
　　　　　　　　　　　　　　　　　　　　　　　　　マリー，9歳，1980

　　誰かがノックしてもぜったいに返事しない。　　　バーバラ，13歳，1980

　私がチョウチラの子どもたちとの比較のために調査を行った二つの街——マクファーランドとポーターヴィル——の子どもたちは，「ありきたりなものへの恐怖」に関する質問に対して，次のような，比較的穏やかな反応を示している。「悪そうな人を見たら怖くなる」（14歳の女の子），「街の外からやって来た知らない人が私のほうをじっと見ていたら怖い」（15歳の女の子），「怖くなるかもしれない。その人の外見次第かな」（16歳の男の子）。チョウチラの子どもたちはそれに比べてずっと極端な反応を示した。「この前，ガソリンスタンドのところにヒッピーがいたんだ。ボクはすぐに自転車を降りて，走って家に帰った」（サミー・スミス，10歳，1977）。「家の裏で変な音がしたの。私，誰かいると思った。おじさんに銃を持って来てもらって裏庭に回ってみた。そしたら，いたのはいとこたちだったの。そっか，

忘れてた！　7時に裏庭の小屋のところで待ち合わせしてたんだ。ほんとによかったわ，おじさんが撃たなくて」（ジャニス・ベネット，17歳，1980）。

　トラウマの被害者は，ありきたりなものに対する恐怖から極端な反応を生じるだけではない。これらの恐怖は，トラウマ体験の直後に生じる特定的で直截的な恐怖と同じように，成人後までも尾を引くことが多い。われらの古き友人，シャーロット・ブレントがこの点を示してくれている。「チャーリー」はセックスに対する特定的で直截的な恐怖を人生の長きにわたって示してきた。この恐怖は，ビーチで起こったトラウマ性の出来事——彼女はその記憶を長い間失っていたが——によって植えつけられたものであった。シャーロットはボーイフレンドのジミーと別れた。自分の特定的な恐怖を「なだめるため」の別れであった。その後も彼女は時折私のオフィスにやって来た。56歳になったシャーロットについて特記すべきは，「セックスを永遠に排除できたら，今度は，いつ果てるともない『ありきたりなものへの恐怖』がつきまとう」と語ったことである。

　「どんな具合，シャーロット？」と彼女を出迎えながら聞いた（私はいつもシャーロットの来訪を歓迎した。彼女は何も隠すことなく，非常に正直に話してくれた）。

　「散々よ」と，彼女は苦しそうな表情で言った。

　「何があったの？」

　「災難の連続」と彼女。このやりとりをきっかけに，彼女はこの2週間，1ヵ月，あるいは数カ月——それは，彼女がその前にいつ私に会ったかによって決まる——に起こったきわめてありきたりの出来事——しかし，彼女にとってはそうした出来事が自分の人生を台無しにしてしまうのだ——を延々と話し続けるのであった。彼女は1人でいるのが嫌だったが，親密な関係は避けていた。家では暗がりが怖かったので，飼い犬の大きなコリーをいつもすぐそばに従えていた。彼女は民主党を嫌っていた——「彼らは核戦争をおっぱじめるわ」。また，共和党も嫌いであった——「あの人たちはきっと私から年金を取り上げるわ」。シャーロットはミスをおかすのをとっても恐れた——彼女はそのことを意識していないことも多々あったが。彼女にとって，ミスは常に，人の人生を台無しにしてしまう危険性をはらんでいた。職場では，アクシデントで病気になることを恐れた（一時はコンピュータを使うことで失明するのではないかと怖がった）。どんなことがあっても飛行機は避けた——ハイジャックと飛行機事故の恐怖にはどうしても耐えられなかったのだ。サンフランシスコの街路では，エイズ菌との接触を恐れた。家で犬と一緒にいて安心できたとなると，今度は癌への恐怖が頭をもたげた。

　私が見るところでは，シャーロットにとって，癌に対する恐怖はセックスに対するそれに次いで強烈なものである。シャーロットにとって，癌は，コントロールの喪失や無力感を象徴するものであったようだ。こうしたコントロールの喪失感や無力感は，オーシャン・ビーチで，ある大人（もしくは大人たち）に対して抱いた感情に由来するのだろう。こうした「ありきたりなものへの恐怖」は，彼女をほとん

表1

	マクファーランド-ポーターヴィル	チョウチラ
暗がりへの恐怖	3人	15人
見知らぬ人への恐怖	20人	19人
乗り物への恐怖	5人	7人
1人になることへの恐怖	6人	5人

ど麻痺させてしまうほどの強烈さを持っている。こうした恐怖について話すことは何の役にも立たなかった。「分析」もほとんど助けにならなかった。ある事柄への恐怖を克服するための行動を実行させると（行動修正法），確かにその事柄に対する恐怖はなくなったが，今度は別の対象に恐怖が向かうという始末だった。バリウムや，より即効性があるとされているバリウム系列の薬剤は多少の効果を示した。

1981年，私はありきたりなことに対する恐怖に関して，マクファーランドとポーターヴィルのコントロール・グループの子どもたち25人について調べてみた（表1）。すると，ありきたりな事柄に対して恐怖を示している子どもの数自体は，チョウチラの子どもたちのそれと大きな違いはなかった（暗がりに対する恐怖を除いて）。

この二つのグループ，つまり「被験者群」と「コントロール群」を分けたのは，数ではなく，恐怖の性質ですらなかった。恐怖の強度が問題だったのだ。たとえば，5歳になるチョウチラのスーザン・ハンターは，ある朝，妹のベッドを「チェック」して，まだ眠っている両親の寝室に叫び声をあげながら飛び込んできた。「ラバーンが死んでる！　死んでるの，まだ起きないの！」。幼稚園に通うスーザンは，誘拐された際に自分が死んでしまうのだと恐れ（「ヴァンの中で，死んじゃうんだと思って怖くなった」），家族から離れていることを非常に怖がった（「ママとパパのことがすっごく心配だった」）。1977年に見られた彼女のパニックは，こうした二つの恐怖をその背景に抱えていたわけである。スーザンの両親も，ラバーンの部屋に行って確認するまではスーザンと同じパニックに陥っていた。日常的な出来事，すなわち「ありきたりなもの」に対する，トラウマを受けた子どもの恐怖を特徴付けるのは，まさしくこの強烈さなのだ。

恐怖は伝染する。エドガー・アラン・ポーからイーディス・ウォートン，あるいはスティーヴン・キングに至る系譜の作家たちは，トラウマ性の戦慄，ショック，あるいはいわく言い難い「ぞっとするような」感情を使って，読者に大いなる刺激を与え続けている。では，こういった作家たちは，どうしてそうしなければならないのだろうか？　それは――少なくとも一部には――かの作家たちが，子ども時代に経験した戦慄を外界――すなわち，それらの戦慄がもとあった場所――に向かって解き放たねばならないからである。

私が思うに，アルフレッド・ヒチコックはこの好例であろう。「ヒッチ」――彼はこう呼ばれることを好んだ――がまだ幼かった頃，些細な「悪さ」に対する罰と

して，父親は策を弄して，彼を留置所に入れてしまったのだ。若き少年にとって，まったく予想だにしていなかった「投獄」という経験は，ほんの数分間のことであった。しかし，留置所に入れられた瞬間のヒッチには，それがいつまで続くものなのかまったくわかっていなかった。彼にとって，それがトラウマを生じる体験であったことは，ほとんど疑う余地のないものであろう。ほんの短期間のこの出来事は，彼の心に戦慄と強烈な不安を植えつけたに違いない。こうした強烈な感情は，映画監督としての彼の長い人生を通して，繰り返し表現され続ける必要があったのだ。

ヒチコック自身が，その人生の終期に，子どもの頃のトラウマ体験について語っている。ハリウッドのとあるパーティに招かれたヒチコックは，いつものごとく「留置所」での体験についてスピーチするよう求められ，次のように語ったという。「私がまだ6歳になっていなかった頃，何か悪さをやらかして，それが父親にとっては看過し難いことだったらしいのです。父親はメモと一緒に私の身を近くの警察署に送ったんですな。当番だった警察官は，そのメモを見て，私を5分間留置所に入れたんです。『悪い子は，こうして懲らしめてやるのさ』と言いながらね。それ以来，私は逮捕と収監を避けるためにはどんなことでもしましたね」（ドナルド・スポトー著の伝記からの引用）。

ヒチコックは長年にわたって，この一件でもたらされた二つの恐怖——投獄および拘束の恐怖と法による追及の恐怖——が彼の製作する映画の大半に込められていると述べている。彼はこの2種類の恐怖を，独創性と視覚的なインパクトを持ってさまざまにアレンジすることで，われわれを楽しませ続けた。これでもかこれでもかと描かれる恐怖は，映画館においてのみならず家に帰ってからも，その観衆を怯えさせた。では，映画館の観衆を繰り返し怯えさせることで，ヒチコックは誤った「投獄」によってもたらされた恐怖を乗り越えることができたのだろうか？　答えはおそらく「否」であろう。人生の最終章においてすら，聴衆を楽しませるために，彼は自身の子どもの頃の体験の「真実」を吐露する必要があったのだ。ヒチコックの墓石には，彼の子どもの頃のトラウマ体験に対する皮肉めいた賛辞が刻まれている。その下に眠るヒチコックは，おそらく「悪い子は，こうして懲らしめてやるのさ」と言っているのだろう。

ヒチコックは，無実の主人公が司直の手によって追求されるというテーマを繰り返し描いている。『The Thirty-Nine Steps』(邦題『39夜』，1935) では，無実のロバート・ドナーが無関係の犯罪のために追及を受けている。『Young and Innocent』(邦題『第3逃亡者』，1937) では，デリック・ドマーニ演ずる主人公が，間違って殺人の嫌疑をかけられ，自分のガールフレンドの父親である警察署長に追われる姿が描かれている。また，『Saboteur』(邦題『逃走迷路』，1942) でも，ロバート・カミングスが，ナチスのために放火の嫌疑をかけられ，無実の罪で追われる青年を演じている。1952年には，非常に衝撃的な作品である『I Confess』(邦題『私は告白する』) が上演された。この作品は，モンゴメリー・クリフト演ずる神父がある殺人者の懺悔を聞き，その後，まさにその殺人の罪のために自分自身が追及されるといった物語である。

裁判がこの神父に下した結論は,「きわめて黒に近い」無罪であった。作品を見終わった時点でこの神父がまったく無罪であると知っているのは,神父自身と,そして,観衆のみだった。

『Dial M for Murder』(邦題『ダイヤルMを廻せ』,1953) では,グレース・ケリーがまさしく若きヒチコックの役を演じている。彼女は,間違って投獄され(またもや),間違って裁判にかけられ,間違って死刑に処されようとした。その間に,真犯人であるレイ・ミランドはまんまと逃げおおせる直前にまで至ったのだ。ヒチコックにとっては,5歳の頃の自分の役を演じるのが男性であろうと女性であろうと,関係がなかったのだろう。また,1957年の『The Wrong Man』(邦題『間違えられた男』)では,ヘンリー・フォンダが強盗犯であると誤認逮捕され,一夜を留置場で過ごしている。この『間違えられた男』のプロットが,ヒチコック作品のラインナップではもっともよく見られ,『Strangers on a Train』(邦題『見知らぬ乗客』,1951),『To Catch a Thief』(邦題『泥棒成金』,1955),『North by Northwest』(邦題『北北西に進路をとれ』,1959),『Frenzy』(邦題『フレンジー』,1972) などの作品に描かれている。このように,ヒチコックの著名な作品群を見直してみると,この『間違えられた男』のプロットが,実に37年間にもわたって描かれ続けていることに気付く(1935〜1972)。

ヒチコックの子どもの頃のトラウマに関して,とりわけ私の興味を引いたのは,『フレンジー』——最後から2番目の作品——で彼が採用したカメラワークである。『フレンジー』のロケが行われたのは,ヒチコックが幼い日々を過ごしたロンドンのコベント・ガーデン市場であった。ヒッチと青物商であった彼の父親は,このコベント・ガーデン市場での卸売りのために数時間を過ごすのが常であった。『フレンジー』の主人公であるリチャード・ブラネリー(ジョン・フィンチ)は,コベント・ガーデンで捕まり,留置所に入れられる。彼は,忌まわしい連続暴行殺人事件の嫌疑をかけられ誤認逮捕されたのである。フィンチが留置場に入れられた瞬間,ヒチコックはカメラを上に——セットを越えてしまうかと思うほど高く——パンさせ,そのため,立派な成人であるフィンチが,まるで,ひとりぽっちで閉じ込められて独房の中で完璧に圧倒されている道に迷った5歳児であるかのように感じられた。この一連のショットに,われわれは幼きヒチコックの恐怖を垣間見る。この恐怖は,決して彼のもとから去ることはなかったのだ。その「独房」を出てから67年の歳月が流れていたにもかかわらず,である。

ヒチコックについてはまだまだ興味深いことがあるので,これからも幾度か彼のもとに戻って来ることになろう。しかし今は,ひとまずわれわれの関心を,ヒチコックからサラ・フェローズへと移そう。5歳のサラもまた,ヒッチと同じように,そのトラウマ体験においてはまったくひとりぽっちであった。私は,自分の手でサラの治療にあたりたい旨を申し出た。ヒルガードの手によってなされた行為が,彼女をひどく傷付けたことは明白であったからだ。また,サラは非常に賢く,感受性が強く,意欲もあったので,治療が功を奏するだろうことは十分に予測できた。そこで私は,ジャックとスーザンにそのことを伝え,すぐにでも治療を開始しよう

提案した。

　しかし、彼らの弁護士であるロン・ゴードンが電話をかけてきた。彼いわく「サラの治療を1～2カ月待って欲しい」とのことであった。彼は、フェローズ夫妻の婚姻関係のことを心配していた。ジャックとスーザンは、2人の関係がおかしくなっているということを、お互いに認めていた。もう一度やり直すためには時間が必要であった。恐怖があまりにも大きく、自分たちの手には負えなくなっている、と彼らは語った。夫婦としてこの事態を切り抜けられるかどうかもわからないとのことであった。

　そうしたやりとりがあってからほんの数週間で、フェローズ一家は町を離れた。ジャックが、パシフィック・ノースウエストで職を見つけたのだ。転職によって給料が下がることは確実で、経済的には立ち行かなくなることが予想されたものの、彼らは「逃げ道」を与えてくれる転職を選んだ。そうすることで、あの忌まわしい出来事が起こったこの場所から立ち去ることができるのだ。すべてのことから逃げ出せる──彼らはそう考えた。

　この点に関しては、私のほうがちょっぴり知識を持っている。転居は何の助けにもならない。逃げ道を求めたチョウチラの子どもたちは誰一人うまくやれなかった。しかし、だからと言って、フェローズも同じだとは言えないかもしれない。転居が彼らにとって助けになったことを願うしかない。私の知る限り、サラがどこかで精神療法を受けた形跡はない。私はこれまで彼女の治療のための情報照会を受けていないし、電話を受けたこともない。

　小さなサラはとっても才能に溢れた子どもだった。もしかしたら、ある日どこかで、自分自身の幼少期のヌードをシュールレアリスム的に加工した彼女の作品が画廊を飾るかもしれない。あるいは、もしかしたら、彼女が文才に目覚めて、自分の抱える恐怖を作品──おそらくは小説という形で──としてぶちまけるかもしれない。そうでなければ、本当にもしかしたらの話であるが、映画の世界に入っていくかもしれない。

第3章

憤　　　怒

> 銃殺隊を使ってくれたほうがましだって思った。だって，そのほうが早いし，すぐに済んじゃうもん。
> 　　　　　　　　　　　　　　　　　　　　　　　　　レスリー・グリッグソン，7歳

　カリフォルニアの農村地域に存在する小さな町には，それほど広い平地はない。平地はカリフォルニアの渓谷地では貴重である。そこでは，平地は耕作地として活用されるのが常であり，裏庭や前庭の芝生のために使われることはまずない。その点で，チョウチラは典型例だと言える。家屋はこじんまりしていて，平屋建てで，隣家と軒を接していた。家々が，ほんの小さな前庭の背後に長く積み上げたブロックの上にうずくまるように建っていた。

　チョウチラの家の玄関には，たいてい，折りたたみ椅子が置いてある。長い暑い1日が終わる頃，人々は家の前の芝生にシートを張って日よけにして，その下で静かに座っている。一度来てみるといい。町中どこを探しても，玄関先のポーチなんか見当たらない。前庭こそがポーチなのだ。

　チョウチラの前庭はかぐわしい匂いで包まれている。ロバートソン通りをレッズ・マーケットのほうに向かって歩いて，ウィルソン小学校やファースト・バプティスト教会のあたりまで来ると，誰かの庭先で藤の花の香りがしたかと思えば，別の家の前ではレモンの花の香りがあなたの鼻腔を満たすだろう。しかし，私がチョウチラでもっとも好きな香りは，夏の中旬から下旬にかけての午後に漂う香りである。長い怠惰な土曜の終わりには，ハンバーガーを焼く匂いがそこらじゅうに立ち込める。私はチョウチラのハンバーガーを愛してやまない。

　チョウチラは，さまざまな意味で素敵な場所である。その理由の一つが，チョウチラに住む家族の多くが近くに親族を持っているという事実である。アメリカの至る所でこうした状況が見られるが，その点，カリフォルニアの大きな都市は最悪と言えよう。カリフォルニアの大都市部では，ほとんど例外なく誰もが，いとこ，おば，おじ，祖父母などと切り離されて生活している。しかし，同じカリフォルニアであってもチョウチラは違う。チョウチラの家族の多くが，たとえばファイアボウやロス・ボノスなどの近隣の地方都市を中心とした――あるいは，チョウチラの中に張りめぐらされた――一族のネットワークに組み込まれている。もちろん，いとこが「自分の人生」を求めてカリフォルニア・ヴァレーのより大きな町――たとえばマーシッドやマデラ，あるいはフレズノなど――に移ることもときにはある。しかし，こうした「はぐれもの」も，家族との連絡は絶やさず，定期的に帰って来

る。カリフォルニア・ヴァレーの中部では，一族は非常に大きな力を持っているのだ。

　地元のアメリカン・インディアンたちがチョウチラの近辺で夏の「集会」を持つときには，一族ごとの小さなグループに分かれるんだ——少なくとも，チョウチラに住むインディアンであるベブ・グリッグソンとサラ・ハンターはそう言っている。しかし，それはインディアンに限ったことではない。サン・ホーキン・ヴァレーでは，インディアンと同様に白人たちも親族ごとのグループを形成している。ポルトガル系のドナリオ一家はポルトガル系の友人や親族と深いかかわりを持つし，オランダ系のバンダー・スタイン家は，オランダ系の人たちとつながっている。こうした大きな親族のネットワークは，一つの「一族」と言い得るものであり，「一族」の存在のおかげで，町を離れた大おじや又いとこなどとの関係を維持できるのだ。とりわけ，危機状態に陥ったときにはこうした親族とのかかわりが深くなる。

　しかし，8歳のタニヤ・バンクスの心の中では，彼女に誘拐という危機をもたらしたのは他ならぬ彼女の「一族」だ，ということになっていた。彼女の考えでは，一族は決して災厄からの「回復」を意味するのではなく，その原因となっていたのだ。タニヤの両親であるハリー・バンクスとルイス・バンクスは，「いとこ」グループに属していた。この「いとこ」グループの大人たち——20歳から60歳くらいまで——は，毎夏，7月の真ん中の週末にシエラ山脈にキャンプに出かける習慣になっていた。いとこのうちの1人がキャンプ・サイトを選び，木曜の午後にピックアップ・トラック，トレーラー，オートバイ，キャンピングカーからなる「一族」の隊列が，選ばれたサイト——たとえばレッド・バッド・キャンプ場やインディアン平原を目指して町を離れるのだ。キャンプ・サイトでは，生活のための準備を整えた後，おしゃべりをし，ビールを飲み，料理をし，トランプ・ゲームに興じ，場合によっては愛し合い，山歩きを楽しみ，ときには野球やバレーボールをして過ごす。そして日曜の午後にはすべてを撤収して帰路につく。ひたすら楽しむ。きわめて健康的で家族的な行事である。「一族」の行事なのだ。

　伝統的に子どもたちは留守番ということになっていた。夏のこの時期にベビーシッターを確保するためにはその年の1月に契約しておかねばならないほど大変だとしても，である。この年も，7月15，16，17日には子どもを置いて，いつもの年と同じように山に向かうのだ。そのことは子どもたちも知っていた。

　ハリー・バンクスとルイス・バンクスが自分たちのおしゃまな娘に「ダメ」だとはっきり言えなかったことが，そもそもの問題の火種であった。弟のベンジ——彼は「問題」以外のなにものでもなかった。ベンジは賢いが多動であり，就学前からリタリン系の薬剤を処方されていた——とは違って，タニヤはまったく手のかからない子どもだった。そのためもあって，タニヤが7月15日から17日にかけての「いとこの週末」に一緒に行きたいとせがんできたときに，ハリーとルイスは曖昧な返事をしてしまったのだ。彼ら2人は，今回の週末の「責任者」だった。1976年は，彼らが「選ばれた」年だったのだ。

ハリーとルイスはタニヤに「連れて行く」と答えてしまった。彼らにしてみれば，今回のキャンプ地をどこにするかは自分たちが決定したのだから，参加するメンバーを選んでもいいはずだ，といったところである。彼らの答えを聞くやいなや，タニヤの頭はその週末のことでいっぱいになった。木曜日にサマースクールを終えて町を出発する。他のみんなよりも１日早く夏休みに入るのだ。やっかいな弟は放っておいて，まるで大人みたいに謎めいた山の中へと向かうのだ。
　その後，バンクス夫妻は，タニヤを連れて行くという提案を他のいとこたち——バンクス，ペトリ，ウィンクラー，ホッパーなど——にしてみた。「絶対にダメだ」「冗談じゃない」——ハリーとルイスが子どもについての一族の協定を破れば，最終的にはみんなが破ることになるのは火を見るより明らかだ，そうなったらこの「いとこ」キャンプもおしまいになるかもしれない，ハリーとルイスが選んだキャンプ・サイトはOKだが，子どもを連れて来るのは絶対にダメだ，論議の余地はない，ということだった。
　タニヤは怒り狂った。彼女は，1976年７月15日木曜日，怒りに包まれて学校に行った。いつも楽しそうにしているタニヤにふくれっつらは似合わなかった。まあいいさ，日曜日の夜にはすべて元通りになるさ，そうだろ——ハリーとルイスは思った。ハリーとルイスがキャンプから戻って来て，何か埋め合わせをしてやれば，あのかわいいお人形さんの機嫌も直るさ。彼らの最大の関心事は，むしろ，自分たちの選んだキャンプ・サイトが皆の好評を得るかどうかであった。1976年のキャンプ地として彼らが選んだのは，「ジャッカス・ロック」だった。
　しかし，その日の夕方に彼らが「ロック」に到着することはなかった。シエラへの途上，ホッパー家のいとこの１人がCB無線で警察の激しいやり取りを傍受したのだ。FBIもかかわっているらしい。何かとんでもない大事が起こったらしいぞ。子ども？　チョウチラ？　ああ神様，ベンジとタニヤだ！　隊列はすぐさまUターンし，今来た道を戻った。自宅に戻ったハリーとルイスは，心配そうに集まって来たいとこたちに取り囲まれて，長い悲惨な木曜と金曜を過ごすことになる。
　一方で，タニヤはヴァンと「穴」の中でひとりぼっちであった。怒りのために誰ともつながりが持てなくなっていた。憤怒。タニヤが知る限り，彼女の家族は誰一人として自分が誘拐されたことを知らないはずであった。大きないとこたちは，山の中で大人にしかわからないようなパーティを開いていて，自分のことなんか何も考えていないのだ。この小さな女の子の怒りの矛先は，ストッキングの覆面をかぶって銃を持っている，いかれた男たちだけに向けられているわけではなかった。怒りは，両親にも向けられていたし，年長のいとこやおじ，おばたちも怒りの対象となっていた。自分をキャンプに連れて行かなかった大人たちすべてに対して怒っていたのだ。ということは，タニヤはすべてに対して怒っていたのだ。一族にさえも。
　サンタ・リタ刑務所で，タニヤは，マンディ・ヴァンダースタインに，自分を一緒に家に連れて行ってくれるよう頼んでいた。彼女は，バンクスの親族は夏のお祭

り騒ぎからまだ戻って来ていないと考えたのである。自分は忘れられ見捨てられた存在なのだ，と彼女は考えた。

　だから，バスがサンタ・リタ刑務所からチョウチラの消防署にたどり着いたとき，彼女はとても驚いた。いないはずの一族全員——バンクス家，ペトリ家，ウィンクラー家，ホッパー家の全員——が「集団」で彼女を出迎えたのである。しかし，少々遅過ぎた。ダメージはすでに起こっていた。彼女の心には，激しい「不機嫌」の塊とでも言えるようなものが芽生えてしまっていたのだ。

　家に戻ったタニヤは物静かだった。その日の午後，彼女が話したのは，ルイスの義理の姉であるサリー・ホッパーだけだった。その後の1カ月間，タニヤが「誘拐」という言葉を口にすることはなかった。オレンジ・カウンティのライオンズクラブの旅行でディズニー・ランドに行った際，彼女は一度だけこの言葉を口にした。しかし，その後，彼女が「誘拐」という言葉を使うことはめったになかった。

　タニヤは変わった，それも突然に。ハリーとルイスは私にそう言った。イライラするようになったし，少し冷たくもなった——基本的には誰に対しても。海を越えた遠くに住む大学の数学教授がタニヤに手紙を送ってきた。彼はタニヤの写真を地元紙で見て彼女のことを気に入ったらしい（おそらく，この教授は彼女のゴージャスな外見に反応したのだろう）。この教授の手紙には，彼女が再び誘拐される確率はきわめて低いという計算結果が示されていた。しかし，タニヤはこの手紙を黙殺し，返事を書くことはなかった。彼が示した数字は，タニヤにとっては何の意味も持たなかったのだ。

　誘拐の直後，ルイス・バンクスは次のように言っている。「タニヤが家に戻って以来，私たちはどれほど彼女を愛しているか，彼女のことを心にかけているかを毎日のように言ってきました。でも，あの子はまったく変わってしまったの。以前はとても素直で，誰とでもうまくやれる本当に愛らしい子だった。それなのに，家に戻って来たあの日，あの子は私たちにキスもしなかったし，膝の上に乗っかってくることもなかった。ペトリおばあちゃん，ああ，私の母ですけど，おばあちゃんは，タニヤは人と近付くのが怖くなったんだ，その人がいなくなるかもしれないってことがわかったからね，って言ってました」

　ペトリおばあちゃんは正しかった。タニヤはもう誰も信じなくなったのだ。彼女は，「正義の味方」——マデラ・カウンティの地方検事であるデイヴィッド・ミネア——がフレッド・ウッズとショーエンフェルト兄弟を訴追するのを手助けすらしようとはしなかった。最終的には，「あいつらを罰するにはこうするしかない」と言って初期の態度を変えはしたのだが。

　誘拐から数カ月が経過した頃——タニヤはまだ8歳であった——，彼女は自分のことを「トニー」と呼ぶよう私に求めてきた。タニヤは強くなりたかったのだ。金色のブロンドの髪をしたこの女の子はどうして私がメモを取っているのかと指を突きつけながら尋ねた。「誘拐なんて，私の家族には**関係ないわ**」と彼女は私に警告を発した。おわかりになるだろうか，彼女は依然として家族のことを怒っていたの

だ。彼女の頭の中では，両親が自分のことを見捨てたことになっているのだ。どうしてみんなは自分が誘拐された日にキャンプなんかに行ってたの？　誰かが悪者だ，でも，それは自分じゃない。彼女はそう感じていた。

　この8歳の女の子に向かって，私は，「あなたは両親のことでだいぶ頭にきてるみたいね」と，かなり自明であるように思われる質問を率直にぶつけてみた。「あの人たちはあなたが誘拐された日にキャンプに出かけてたんだもんね」

　しかし，トニーは同意しなかった。「**あの人たちのこと，憎んでなんかいないわ**」。彼女はこう言ってから，その非常に整った顔を私のほうに向け，一連の「置き換え」のリスト――感情の転移によって誘拐犯と家族に対する憤怒を代わりに引き受けさせられた人々のリスト――を一気にまくしたてた。「カルロッタが大嫌い」とタニヤは目を細めながら言った。「彼女はスパニッシュよ。アマンドもそう。スペイン系の子どもたちって，わからないのよね……ガールスカウトの隊も大嫌い」。彼女はあごを私のほうに突き出して挑戦的な表情になった。「シャナもいるわ。彼女は黒人よ。臭いのよ……それに，スージー。スージー・スミソン。大嫌い。この前，蹴ってやったわ。先生は怒り狂ってた。私，先生とそりが合わないのよね。でも，両親のことは嫌いじゃない」。タニヤは，このように，冒頭の「宣言」を繰り返してリストを締めくくったわけであるが，その語調は最初に比べて幾分柔らかいものになっていた。彼女の防衛は，ハリーとルイスに危害を及ぼさないためのものであるらしかった。彼女は，その冷たいグリーンの瞳で，真正面からじっと私を見据えた。彼女の目は，まるで，今から命をかけた戦闘に入らんとする兵士がその敵を見つめる目であった。「まだ決めてないわ，あなたのことが嫌いかどうかって」

　タニヤと同様，ハリーとルイスもまた，自分たちの怒りをそれが本来属するところに向けることができないでいた。ハリーは誘拐に関する歌を作曲しようと，強迫的とも言えるような努力をしていた。1977年に私が彼に会ったときには，「完成間近だ」と言っていた。ルイスは「話している……町中のすべての人とね」とウィルマとポール・スタージスは私に話してくれた。スタージス――彼らの娘も誘拐された――はチョウチラを離れた。彼らは，町一番のおしゃべりに耐えられなかったのだ。

　ハリー・バンクスはついに地元の工場の仕事をやめ，チョウチラ郊外にある大型ディスカウント店――セントラル・ヴァレーではどこにでもあるような店。そういう意味ではアメリカ中どこにでもあると言えよう――のマネージャーの仕事についた。そのときからバンクス家の「流浪」が始まった。最初，彼らはチョウチラの中で別の家を借りて移った。しかし，それでも落ち着くことができず，ハリーは次の転職を考えた。そして，サンフランシスコとパロ・アルトの中間に位置する郊外の大きな住宅地であるレッドウッド・シティに移り住んだ。ハリー，ルイス，タニヤ，ベンジはそうは思っていなかったようだが，彼らは自分たちが知っているすべてのものから逃げたのだ。自分たちの「一族」からも。

　1977年から1980年の間，私がバンクス家の人たちに会うことはなかった。その

間の彼らの様子は，後になって私の耳に入ってきた。バンクス家は何度も転居を繰り返していた。まずは，先ほど言ったようにレッドウッド・シティへ。次にバーリンゲイム，サン・マテオ，そして再びレッドウッド・シティへ。ハリーは何かに追われているように感じていた。仕事もうまくいかなかった。自分の体と心がバラバラになりそうだった。ルイスは仕事をやめた。偏頭痛がひどくなった。どうしてかは誰にもわからなかった。家族の全員が問題を抱えていた。しかし，彼らは自分たちに残されたわずかばかりのエネルギーと乏しい資金をベンジ——多動の息子——のために費やすことにしたのだ。彼らはベンジを「ユング派の砂箱の分析家」による心理療法に通わせた。タニヤはそのまま成長した。彼女は「思春期」に入り，そして不機嫌なままだった。

　1980年の素晴らしく晴れあがった春のある朝，私はバンクス家を訪うべく，101号線を南下していた。この家は，私がチョウチラで彼らに会って以来，4度目の転居先であった。家は，町外れの丘の上にぽつんと建っていた。ルイスは頭痛のためベッドにいた。私は寝室のドアのところから彼女に声をかけ，子どもたちを探しに行った。ディスカウント店が定休日のためハリーは家にいた。子どもたちを探して家を歩き回っていた私は，あやうくベンジと衝突するところだった——ベンジは家の中を飛び回っていたのである。私の顔を見た途端，この少年は誘拐犯の話をまくし立てるかのように始め，話しながら私を居間のほうに連れて行ってくれた。その長広舌のある時点で，彼は「ブーン！」といった叫び声をあげ，**その声**をタニヤが聞きつけた。タニヤは，まるでシャンペンのコルク・トップがビンからはじけ飛んだかのように，居間に飛び込んできた（タニヤは大きな音を聞くと「飛び上がるのよ」と，ルイスが後で話してくれた）。そこで私が目にしたのは，4年ぶりの，いまや思春期を迎えたタニヤであった。

　私の目を最初に引き付けたのは，その顔であった。彼女はかつて，非常に美しい女の子であった——明るく輝く髪に縁取られた貴族的とさえ言い得るような整った顔立ちを備えていた。しかし，幼い子どもから10代の少女へという不安定な移行期にあって，彼女の高貴な美しさから何かが失われていた。いったい何が失われたのだ？　造作の一つ一つ——とりわけ緑色の瞳——は昔のままである。美しい鼻梁を台無しにするような「ローマ風」の突起が現れたわけでもない。髪は，12歳の少女としては決してスタイリッシュと言えるものではないにしても，ふさふさとしたお下げが思春期の完璧さにちょっとした子どもっぽさを添えていてとても愛らしい。だとしたら，いったい何なのだろう？　何が起こったのだろうか？

　口だ。かつては表情豊かだった口が，いまや荒涼とした印象をたたえたものとなってしまい，素晴らしい美しさを損ねているのだ。タニヤの唇は，ふくれっ面の状態のままで凍り付いたかのようである。下方に沈み込んだような唇は，フランスの女優，ジャンヌ・モローがその晩年に醸し出していた不気味な雰囲気に似たものをたたえていた。

　私が「こんにちは」と一言発した途端に，彼女の侵攻が開始された。「私の今の

名前はタニヤよ,『ジョー』とか何とかじゃないわ。何でもいいけど,あの誘拐の後で名前を変えたかったのよ。あのときから自分の名前が嫌いだった(変えた名前は『トニー』だった。彼女はその名前を『忘れてしまった』のだ)」。彼女は,まるで母親のいない家庭のそれのようなキッチンをゆっくりと歩き回り,私の存在を無視するかのごとく食パンの袋から1枚取り出して,居間とキッチンとを分かつカウンターに置かれたトースターに放り込んだ。その動作は緩慢で,何の目的もなく行っているといったふうであった。「誘拐のことなんかほとんど考えることはないわ」と,まるで自分に言い聞かせるかのように彼女は言った。「だから,何も心配してないわ」

　飛び出して行ったベンジが再び飛び込んできて,「タニヤは話したくないだけさ」とかすれた声で言った。タニヤは弟が自分の話に割り込んでくるのを嫌った。彼女はトーストを食べながらベンジをからかい始めた。「私,ベンジが誘拐の後で足を折ったこと,覚えているわ。長い間,ギブスをはめてた。ギブスをした足が痒いってベンジが泣いてたわ。**だから**,ベンジの足をくすぐってやったわ」

　ベンジは鉛のウエイトを手にしていた。彼がそれをどこから持ってきたのか,まったく見当がつかなかった。まるで時計の振り子のような形をした大きなウエイトには紐がついており,その一端はベンジの手首に巻きつけられていた。そのウエイトがベンジの手首を支点にゆっくりと弧を描き始めたのだ。

　「白豚野郎」「ニガー」——タニヤは口からパン屑を飛ばしながらベンジを罵り始めた。1977年に彼女が差別的な言葉を口にするようになったことを私は覚えていた。彼女は,誘拐という体験によって生じた怒りを,自分とは「違う」存在へと置き換えたのだ。しかし,その後の展開は,「置き換え」の水準をはるかに超えたものとなっていたのだ。恐ろしく無謀な偏見となっていた。タニヤの多動の弟は,タニヤから1フィートと離れていないところで,重たい鉛の塊を振り回し始めた。

　私は2人に落ち着くようにと命じた。しかしタニヤの罵りはさらにエスカレートした。「私はいつも,ベンジのことを『うすのろ』『愚か者』『白痴』『ホモ野郎』って呼んでるわ」

　「だから,殴ってやるのさ!」とベンジはウエイトを大きく振り回した。私は彼を抑えて鉛のウエイトを取り上げた。

　子どもたちはようやく落ち着いた。タニヤは自分がいかに星回りが悪く不運であったかを話し始めた。「私,10段変速の自転車が欲しかった。でも,みすぼらしい3段変速のしか買ってもらえなかったわ。大きくなったら本物のサルが欲しかったわ。でも持ってるのはサルのぬいぐるみだけ。ある夜,パパと映画を見たの」と彼女は話した。「動物に人殺しをさせるのよ(タニヤは今,本物のサルが欲しいと言ったのではなかったか? 彼女が欲しいのは,キング・コングみたいな獰猛な野獣だったのだろうか?)。その映画,とっても怖かった。でも,誘拐ほど怖くはなかったわ。だって,映画は**本当**のことじゃないもの」

　「私の夢は映画スターになること」と彼女は続けた。「でもなれないわ。みんなが

止めるから。私のすることは全部間違っているの。だから私の演技も全部間違い。でも，映画スターになりたい。その夢は今年になってから。部屋の壁に映画俳優のポスターを貼ったときから始まったの。でも，映画俳優に手紙を出してない。出したいけど，まだ出してない」

そう，ジャンヌ・モローだ。この子はジャンヌ・モローに似ている。だが，タニヤが女優としての人生を望むのなら，フランスに渡らなければならないだろう。不機嫌そうな口をした女優はハリウッドでは成功しないはずだ。誘拐以来の４年間で，タニヤは強い受動性を身につけてしまっていた。おそらく，憤怒に火をつけてしまうのを恐れてのことであろう。彼女は，怒りの爆発を恐れるあまり，自分を抑え込んできたのだ。タニヤは「私はいつもへまばかり」と続けた。「テストでも雑用でも。何度も引っ越したから友達もいない。だから，学校から帰ってきたら，すぐに宿題をするの。でも，掃除はうまくできない。私，将来のことなんて信じてない。たぶん……あの誘拐のせいでこんな暗い気持ちになっちゃったんだと思う」

タニヤは突然立ち上がった。「あっ，そうだっ，私，ベンジにトーストを焼いてあげなきゃいけないんだった！ 忘れてた。私，しなきゃいけないことをいつも忘れてしまうの」。彼女は，誘拐に結びつくすべてのことを思い出さないようにするために多大なエネルギーを使っており，そのためにそれ以外の些細なことを忘れてしまうのだろう。

「タニヤは男が好きなのさ」と，今度はベンジが彼女をからかい始めた。しかし，残念ながら，５分ほど遅きに失した。「家の周りには男の子たちが集まって来たわ」「レッドウッド・シティに戻ってくる前は，男の子たちのほうが私のことを好きだったの」と，彼女はベンジにトーストを手渡しながら訂正した。「私，男の子の遊びが好きだった。サッカーとかね。でも，男の子はいつでもボールを独り占めしようとするの。だから私がボールをとって，ゴールしてやったわ」

サン・マテオの少年たちのことや，サッカー場での自分のすばらしいプレイのことを思い出した彼女の表情は，少しだけ明るいものとなった。しかしそれもつかの間のことで，すぐにもとの暗い表情が戻ってきた。「今年は特別クラス（成績優秀者のためのプログラム）の申し込みはしないわ」と，トーストの一片をベンジの口に放り込みながらタニヤは言った。「だって，『ゲイト』クラスは宿題がとってもたくさんあるんだもん」。受動性への引きこもりがタニヤにもたらした損失はかなりのものであった。『ゲイト』プログラムに参加する資格があるというのは，カリフォルニアの公立学校の子どもたちにとってはきわめて有利なことなのだから。

「タニヤはいつも『うすのろ』さ」と，この黒く日に焼けた弟は，さっき自分に向けられた言葉を使ってタニヤに遅まきながらの反撃を試みた。しかし，この言葉がタニヤの関心を得ることはなかった。彼女は自分が優秀な頭脳の持ち主であることを知っているのだ。だから，「うすのろ」というベンジの言葉には，何の反応も起こさなかったのだ。

タニヤは再び，彼女の現在の頭を占有しているもの，つまり映画の話題に戻った。

「一番好きなのは……」と言いながら彼女はほほえんだ——今日初めての，驚くほど美しい笑顔だった——「映画を見ながらパパが私のこと，からかうの。私，だいっ嫌い！」。彼女が父親のからかいを嫌っていないことは明々白々だった。タニヤの父親に対する感情を指摘するのに，精神科医の助けは必要なかった。

「好きなんだろ！」と，ベンジの口からパン屑が飛び散った。「チビ」の弟は，ついに手がかりを見出したのだ。タニヤの表情に表れた明確な「エディプス・コンプレックス」を刷毛で一撫ですることで，ベンジは彼女に一矢報いたのだ。

タニヤは飛び上がり，黒髪の少年を追って家の奥へと走って行った。私は，先ほどベンジから取り上げ，カウンターの上に置いたウエイトを探した。カウンターのフォーミカ板の上には食べ残しのトーストが散乱していた。しかし，鉛のウエイトは姿を消していた。

つまるところ，バンクス家の物語は，レッドウッド・シティや，あるいは彼らが動き回ったサン・マテオなどの場所には自分たちの問題の解決は見出せなかったことを意味している。ハリーとルイス，そしてタニヤとベンジは，自分たちのルーツから逃げ出した——そして，ベイ・エリア（訳注：サンフランシスコを中心とした湾岸地域）で力尽きたのだ。ハリーは背中に問題を抱えた。しかも，かなり悪い状態であった。ルイスの頭痛は一向に良くならなかった。彼らは「引退」を決意した。幾ばくかの障害扶助金を受け取り，セコイア国立公園へと上っていく道沿いにある小さな農村地域に引っ込んだ。そこはホッパーやウィンクラー，あるいはペトリたちの居所に程近い場所であった。他のいとこたちにも，前よりずっと近くなった。そうなのだ。そのほうが前よりもずっと良かったのだ。もし，一族があるという幸運にあなたが恵まれているのなら，近くにとどまることである。ルイスとハリーは，そのことを学ぶのに大きな代価を払わされたのだ。

ハリーたちは新しい住所を秘密にしていた。私は幸運にもその住所を教えられるに足るだけの信頼を得ていたらしい。チョウチラを出て以来，これまでで最良の場所を得た彼らであったが，いまだに落胆と怒りを感じていた。「沈痛」——あなたなら彼らのことをそう表現するかもしれない。1981年の9月の下旬に，私は夫のアブとともに，セコイア国立公園のミネラル・キング地区で週末を過ごした帰りの道すがら，彼らの家に寄ってみた。アブが戸外を歩き回ったり，黒い小犬の赤ちゃんをしげしげとながめている間，私は彼らの家の広いキッチンでベンジ，タニヤ，ルイス，ハリーと数分間おしゃべりをした。タニヤは私のことを覚えていた——13歳になった少女は首を軽く動かして私を認識していることを示し，肩をすぼめた。しかし，彼女の口からは一言も発せられることはなかった。彼女はついに「決めた」のだと私は思った。私の名前もまた，タニヤが憎んでいる人のリストに加えられたのだと。

ルイスは，タニヤの態度を何とか弁解しようとした——「タニヤは毎日あんなふうなのよ。世の中のすべてが気に入らないみたい」。ベンジは少しだけ話してくれた。彼は恐ろしいほど悲観的な態度を身につけていた。「ボクが90歳まで生きられ

ないことはわかってるんだ。50歳がボクのデッド・ラインさ」。ハリーとルイスは，ベンジのこの言葉に驚いたり心配するどころか，同意を示した。「そうね」とルイス。「ハリーも言ってるわ，熟年と言われる頃まで生きることはないだろうって。彼も50歳で死ぬって言ってるわ」。ハリーは同意した。「俺には悪いことがいっぱいあり過ぎたんだ」。この言葉を聞いたベンジが割り込んできた。「ボクはまだ10歳なんだよ。そうだとしたら，これから長い長い間，悪いことがいっぱい起こるってことなんだ。……これからもっと悪いことが起こるんだ。ボクの犬だってそうだ。ボク，すごくきれいな黒い犬を飼っているけど，その犬もきっと車に轢かれて死んじゃうんだ」

　ベンジのこの言葉を聞いて，タニヤが初めて口を開いた。「そんなことを考えちゃダメ」と彼女は言った。「考えなければそうはならないから」。彼女はドアを開けて部屋から出て行った。

　私はタニヤを郡の精神保健センターに連れて行ったほうがいいと，ハリーとルイスに告げた。是非そうすべきである。おそらくタニヤは，ドアの向こうから私の話に聞き耳を立てていたのだろう。ルイスがタニヤの振舞いにさらなる弁解を与えるべく，窮余の言葉――「でも，今は女の子の友達が2人できたんですよ」――を並べ立て始めた途端，タニヤは戻って来た。彼女は自分がいかに幸せでうまくやれているかを私に納得させようとするかのように振舞った。「私，メンロ・パークに親友がいて，彼女に会えなくてとっても寂しいの――その子に手紙を書いたんだけど，いつもママに渡すのを忘れてしまって。それに，新しくできたバンドで，私，コルネットを担当してるのよ。来年には私が中心になって新しいバンドを作るつもり」。タニヤは，自分の本当の姿――重要なことを回避しながら，一方では誘拐から切り離された怒りの捌け口を誰かに求めるという状態――を誰にも知られたくなかったのだ。しかし家族は，タニヤのこうした気分に振り回されながらも，ティーンエイジにある自分たちの娘を精神科に連れて行くことには大きな抵抗を感じていた。結局のところ，ベンジの問題がクローズアップされたのだ――ベンジには手助けが必要である，と。一方でタニヤはお人形的存在であった。家族の「映画スター」なのだ。あの子に問題があるはずはない。

　私は，気持ちのよい古風なスタイルのキッチンを見回した。きれいに磨かれた窓の外には，2エーカーほどの前庭が広がっていた。今のバンクス家は，一族の近くに居所を構え，私が彼らと知り合って以来もっとも良い状態にあると言えよう。しかし，この家の中には，彼らの古くからの怒りがいまだ漂っていた。ルイスは生まれたての子犬を見ようと私を戸外に誘うことで，今日の私の訪問を締めくくろうとした。「タニヤが不機嫌になることはよくあるわ。わかってる。彼女はよく泣くし」。彼女はしばらく口をつぐみ，ウィンクした。「わかった，そうね，あいつは礼儀知らずよ！」

　バンクス一家は，属していた親族のネットワークに戻った。他のバンクス家や，ペトリ，ホッパー，ウィンクラーたちのもとに。ペトリおじいちゃんは75歳にし

て，今なお狩猟に出かけている。彼はいまだに誘拐犯たちの訴訟を考え，また，詩作に励んでいる。しかし，ハリー・バンクスは誘拐の「歌」を失ってしまっていた。私はミネラル・キングから帰るバスの停留所で，彼にあの歌を歌ってくれないかと頼んでみた。しかし，彼はその出だしすら忘れてしまっていた。

　動物が他の個体に脅威を感じたとき，戦うか，もしくは逃げるための準備状態に入る。アドレナリンが分泌され，心臓の鼓動は早くかつ強くなり，筋肉は緊張し，数秒のうちに十分な酸素と栄養素が送り込まれる。敏速な動きのためにすべてが整えられる――闘争か逃走か。
　人間の場合も同じような反応が生じる。しかし，人間は窮地から脱するために考えたり，話したりすることを知っている。人間の脳は緊急事態に活発に働く。ほとんど瞬時に。
　人間に備わった特別な性質の一つが，環境をコントロールする能力である。子どもは乳児期の後期あたり，「いや」を意味するものとして頭を横に振り始めた頃から（レネ・スピッツ (René Spitz) の概念），あるいは，2本の足で立って，ウンチやおしっこのコントロールができるようになった頃から（エリク・エリクソン (Erik Erikson) の概念），この能力を発達させていく――その発達がひどくゆっくりしたものであることは言うまでもないが。「自律性」――エリクソンはこう呼んだ――は，人間に特有の属性である。事前に計画を立てること――これは自律性の延長線上に位置する――こそ，人類が他の種を支配できた理由の一つである。
　しかし，すでにこの自律性の一部を獲得した子どもが，突然その力を奪われたとしたら，どんなことが起こるのだろうか？　これまで獲得してきた，より洗練された行動がとれなくなってしまったとしたら？　レイプや誘拐，あるいは虐待という事態では，そういったことが起こり得るのだ。当然，同じことが起こる。アドレナリンが体中を駆けめぐり，栄養素が筋肉に送り込まれ，酸素の供給が増大する。しかし，運動による解放は阻止される。子どもの身体――いまや，危険に備えるための準備が完了している――は，動けないのだ。うまく対応できる見込みはない。子どもの頭脳は緊急事態にあって活発に活動するが，不意を突かれて圧倒されてしまい，また，自分に加えられている攻撃があまりにも破壊的であるため，計画を立てることができない。こうした事態に置かれた子どもは，まったく無力な状態となる。そして，自分がなす術のない状態に置かれたことを知っているのだ。彼らは，自律の能力という人間をして人間たらしめる属性を，一時的にせよ失うのだ。
　子どもが一時的に「人間以下の存在」という状態に貶められた直後には，いったい何が起こるのだろうか。そう，彼らは極端な戦慄を覚えるのだ。その一方で，激怒をも併せて経験する子どもがいるかもしれない。アドレナリンが，そしておそらくは脳内の神経伝達物質の奔流が，恐怖と攻撃性の構成を促進する。しかしこの恐怖や攻撃性は，出口を見出すことができない。ある特定の状況において，怒りが，トラウマ後の情緒状態として重要な意味を持つようになる。その特定の状況とは，

トラウマとなる出来事が生じる前,あるいは生じている間(もしくはその両方)に,怒りを生じさせるような何らかの出来事があったということを指している(誘拐が起こったまさしくその日に家族がキャンプに行っていたことに対してタニヤが覚えた怒りは,まさしくこうした「特定の状況」に当てはまると言える)。戦慄すべき事態をもたらしたのが自然の力ではなく他でもない人間なのだということが明らかである場合,怒りがトラウマの大きな問題となる可能性がある。論理的に言えば,たとえ子どもであっても,神や自然の力に対して怒りを持ち続けることはほとんど不可能である。戦慄すべき出来事が慢性的であったり反復的であったりした場合——別の言い方をすれば,極端なストレスの到来が予測できたり,それが,被害者がよく知っている人の手によってもたらされたような場合——,怒りがきわめて重要になるかもしれない。怒りが恐怖を凌駕するような場合だってあるかもしれない。

　タニヤ・バンクスの状態は,誘拐にあったチョウチラの子どもたちの典型例とは少し違っていた。確かに,誘拐事件の後に何らかの怒りの反応を呈した子どもは19人いたものの,怒りを人格の内部に取り込んでしまったのは6人しかいなかった。怒りを何らかの形で性格構造の内部に侵入させてしまったタニヤ以外の5人の子どもたちも,タニヤと同じような特別な状況に置かれていた。たとえば,誘拐のあった日の朝にママとケンカした子どもや,恐怖感を常に持っており,そのためにイライラしたり圧迫感を感じていた子どもなどであった。しかし,チョウチラの子どもたちの大半は,怒りをテーマとしたファンタジーについて話したり,自分たちが抱えている怒りを言葉にしたのであって,全般的な人格の変化を生じることはなかった。14歳のボブ・バークレイ——他の子どもたちからはチョウチラの「ヒーロー」と呼ばれた例の子——は,自分の怒りをファンタジーとしてのみ表現している。「ボクはときどき復讐を考えるんだ」と彼は言った。「ボクらが閉じ込められたあの穴にあいつらを入れてやるんだ。そして,あの鉄板に蝶番と南京錠をつけてやるのさ。もしあいつらがそうしてたら,ボクらは絶対に助からなかったからね。それから,弱ったあいつらをチョウチラに連れて来るんだ。パパが言ってたよ。あいつら,あまりにも長ーく生き過ぎたんだって!」。ボブが誘拐後に人格上の問題を生じることはなかった。しかし,彼が怒りを抱えていることは誰の目にも明らかであろう。

　加害者が自分の知った人で,その人が長期にわたって繰り返し醜悪な経験をもたらした場合,幼いトラウマの被害者は,もっとも激しい怒りと,そしてもっとも深刻な人格上の問題を生じる可能性が高くなる。実際のところ,頻繁に繰り返された長期にわたる子どもの頃のトラウマ性の体験は,極端な怒りと,そのミラー・イメージである極端な受動性をもたらすことが多い。繰り返し虐待にさらされた後には,こうした怒りの二つの表現——極端な怒りと極端な受動性——が,荒々しく,予測のつかないさまざまな組み合わせの形をとって,出たり引っ込んだりする。こうした状態は,「境界性人格」と呼ばれるものに相当する。

怒りによる子どもの人格の歪曲をもたらす最大の現象は，親による虐待である。身体的虐待を経験した子どもは，激怒を周囲に撒き散らすかもしれない。こうした子どもは，身近にあるものを使って，虐待者である親に向かって攻撃性を表現することがある。たとえば，身体的虐待を受けたある赤ちゃんは，無理やりミルクを飲ませようとする母親が哺乳瓶を口に入れるたびに，飲まされたミルクを全部吐き出した。母親はその様子に興奮し，混乱し，より強引にミルクを飲ませようとしたが，その結果，赤ちゃんは，ますます頑固な存在となっていたのだ。最終的には，その赤ん坊は，飢え死に寸前の状態となり，また，母親は赤ん坊をキッチンの壁に向かって投げつける一歩手前のところまできてしまった。かつて私が心理的評価を実施したある幼児は，母親が自分を外に遊びに行くよう無理強いするたびに，裏口のドアに自分の大便を塗りたくった。「生来，かなりの怒りを抱えた子どもだ」とあなたは言うかもしれない。しかし，この女の子の怒りは反応性のものだったのだ。２歳の頃，彼女は死の一歩手前を経験していた。母親が彼女をバスタブに沈めたのである。また，別の幼い女の子は，母親が熱く煮えたぎる湯が入ったやかんで激しく打ちすえたためにひどい熱傷を負っていた。母親たちの怒りと子どもたちの怒りは，どっちが先だったのだろうか？　この二つのエピソードについて，母親たちは，子どものほうが先に自分たちを攻撃したのだと述べている。しかし，この怒りの螺旋を始めたのは母親たちであると，私は確信している。これらの赤ん坊たちが劣悪な「攻撃性」の遺伝子を持っていたとでも言うのか？　なかには，この問いに「イエス」と答えるものもいるだろう。こうした遺伝子の関連は，いまだ明らかにはなっていないものの，ゆくゆくは証明されるだろう，と。しかし，私の考えでは，環境が子どもにどのような影響を与えるのかということに関心を寄せている専門家の世界にあっては，精神的トラウマという概念が，今後も主要な位置を占め続けるに違いない。仮に，遺伝子，あるいは脳の器質的な障害が関係していたとしても，環境の影響について見出されてきた数々の有力な見解をまったくなしにしてしまうということは，ほとんど考えられない。暴力は暴力を生む。攻撃は反撃を導き出すのだ。

　子どもの虐待ケースで，「鶏が先か卵が先か」という難問に答えが見出せないことはしばしばある。非常に奇妙で攻撃的な振舞いをする子どもに出会い，そうした行動が親の行為に起因するのだということに気付くといったことは少なくない。しかし一方で，親は，そもそも子どもがそういった状況を導き出したのだという見方をして，自分たちは間違ったことをしていないと主張する。たとえば５歳のジャニス・マクギルは，幼稚園の昼ご飯の時間に他の子どものランチを取り上げて食べ，ひっきりなしに言い争いをし，隙さえあればゴミ箱をひっくり返して中身をぶちまけた。こうした彼女の状態にスクール・ソーシャルワーカーが関心を示した。「ママがゴハンくれないの」とジャニスは言った。しかし，実際には，母親は彼女に食事を提供していた。母親の用意した食べ物を拒否していたのはジャニスのほうだった。ジャニスこそが，嘘つきで，理解し難い子どもであり，問題の源であるかのよ

うに見えた。

　しかし，幼稚園は，もう少し事態を詳しくチェックすべきだと判断した。ジャニスは小児科医のところに連れて行かれた。医者はジャニスの足の裏側に，古くなった火傷痕を発見した。「ジャニスが熱風の吹き出し口のところを歩いたんだ」と父親は言った。「もうずいぶん前のことだわ」と母親。小児科医はレントゲンを撮った。異なった時期に生じたと思われる古い骨折痕が二つ見つかった。これは，虐待があったことを示すほとんど間違いのないサインであると思われた（骨折が生じた段階で何らの治療も行われておらず，その傷がどのようにして生じたかを親が説明していない場合には，特にそうである）。「それもずっと前のことだ。どうして骨折が起こったか，もう覚えちゃいない」と両親は語った。

　ジャニスは精神科的な問題の評価を目的として私のオフィスに送られてきた。この子はいつも悪い子──疳（かん）の虫があって，言うことを聞かなくて，かんしゃく持ちで，「魔女」なのよ，と母親は言った。「本当は，この子，羊膜をかぶったまま生まれたんです（訳注：新生児が羊膜を破らないで出産すると幸運に恵まれるとされている）」と母親は述べた。羊膜が無傷のままであったということは，この子が「特別な力」を備えて生まれたということなのだと，母親は説明した。「彼女はいつもそうなの。私のことを見透かすのよ」

　事ここに至って，この虐待のサイクルの火蓋を切って落としたのは母親であって，決してジャニスではないことが明らかとなった。ジャニスは戦慄すべき対象だ──とても5歳とは思えないような子どもである。しかし，ジャニスのこうした状態は反応性のものであって，決して問題の原因ではなかった。ジャニスの母親は，その誕生の瞬間に彼女に「魔女」のレッテルを貼ってしまった。そして，母親の思う「魔女」に，この子は育っていったのだ。マクギル家にはジャニスの上に3人の女の子がいた。彼女たちは誰一人として虐待を受けていなかった。1人弾き出されたのがジャニスであった。彼女は「魔女」に育つ宿命にあった。誕生の瞬間に下された「神託」が現実となった。

　身体的虐待に繰り返しさらされた子どもや，性的に乱用された子どもは，その虐待によってもたらされた主たる情緒が激しい怒りであった場合，以下に述べる病理的な方法のうちのいずれかでその怒りを表現するようである。まず，「攻撃者との同一化」もしくは「受動から能動へ」と呼ばれるものが挙げられる。これがもっとも極端な形をとった場合，弱いものに向けられた残酷で，虐待的な行為，あるいは犯罪傾向を示す人格へと至る危険性がある。たとえば，子どもを虐待する大人の多くがかつては虐待された子どもであったと言われているが，これはその一例である。次に，「受動的な位置への習慣的な退却」である。これは，言葉を換えれば，かつての被害化の「再現」である。こうした傾向を示す子どもは，長期間，被害者の位置にとどまることになる。そして第三の選択肢として，普段は何とか周囲が受け入れることができる形で振舞いながら，欲求不満が高じたときには荒々しい怒りを爆発させ，自己破壊的な行動を示すといった形がある。かつて私が治療にあたったあ

る女性は，銀行家として成功を収め，地域でもリーダー的な人物として一目置かれていたが，自分のパートナーに対して爪をむき出し，平手打ちを喰らわせるということがときどきあった。また，まったく予測不能な形で，剃刀で自分の身体を傷付けるといったこともあった。この女性は性的な感覚がまったく麻痺していた。しかし一方で，非常に些細な侮辱的言動や，自分を少しでもコントロールしようとする意図に対しては，きわめて過敏に反応した。彼女が私に語ったところでは，子どもの頃の10年間，父親が彼女に対して残酷かつ冷淡な性的行為を強い続けたという。16歳のとき，彼女は家出し，以降実家には戻っていない。今の彼女が抱えているのは抑えきれない憤怒である。「ねえ，私のこの怒りをどこかに取っ払ってくれるような薬はないの？」と彼女は聞いた。「まだないわ。できるといいわね」と私は答えた。

　虐待を受けた子どもの人格がどのような構造になろうと，憤怒を抱えた子どもが成長したとき，彼らはその激しい怒りを麻痺させようとしてアルコールやストリート・ドラッグ，あるいは精神科の薬物に手を出すようになる。そう，そうなのだ。現在のところ，怒りを治療するのに適した薬物は開発されていない。主にてんかんの治療薬として使用されるカルバマザピン（テグレトール）に若干の見込みがあるといった状況である。たった今私が話した女性にもテグレトールを処方したが，彼女はかなり楽になったようだ。しかし，今のところ，怒りそのものに働きかける薬物は開発されていない。幼少期に火種がついた内なる炎が，こんなにも長く，そしてすべてを破壊しつくす燎原の火のごとく燃え続けるとは，驚くばかりである。

　もちろん，怒りに満ちた子どもたちのすべてが問題をはらんだ人格や薬物依存の障害を発展させるわけではないことは言うまでもない。その媒介変数はさまざまである――遺伝性の負因しかり，肯定的な生活上の経験しかり，家族のあるメンバーからのケアや関心しかり，家族の生活の社会的・経済的変化しかり，あるいは持って生まれた健康的な体質しかり，である。そして，もっとも重要なものは，運であろう。

　中西部にあるとある病院――ここは精神的な問題を持つ子どもたちのための病院である――で，今，私はルーズベルト・ラングという名の入院患者に自己紹介を済ませたところだ。ルーズベルトは，幼児の頃から両親の手で繰り返し虐待されてきていた。両親はともにアルコール依存症で，夫婦間の暴力も絶えなかったという。しかし，彼は，3歳のときにもっと深刻な事態を経験する。母親が父親を刺し殺す場面をルーズベルトはなす術なく目撃したのだ。母親は刑務所に収監され，彼はその後，他の子どもへの激しい攻撃，罵声，そして自傷行為といった問題行動のキャリアを積み上げていった。8歳の頃，ルーズベルトはこの入院治療施設に送られて来た。そこのケースカンファレンスに私が招かれたというのが，彼との出会いであった。ルーズベルトを担当していた若き医師は，そのカンファレンスにルーズベルトの事例を提出しようと考えた。しかし，ケースの紹介が始まろうとするまさにそ

の瞬間，この少年はカンファレンス・ルームに威勢良く侵入して来たのである。もはや，カンファレンスにはプライバシーもへったくれもなくなった。

　私はルーズベルトに自己紹介をした。「それが事態を収拾する最良の方法のはず」と私は考えた。ルーズベルトは「ハーイ，先生」と快活に答え，その後「ハーイ，サリー，アーネスト，ドクター・セルサー，ドクター・チャニング，ドクター・ブリザード……」と病院の全スタッフのネームリストを読み上げているかのように次々と名前を挙げていった。そこで私は彼のネームリストに割って入った。「私たち，今日はあなたとお話がしたいの。3歳からこっちのこと，あなたはどんなことを覚えているのかなって」

　「そんなこと，ボクは話したくない。ダメダメ。あんたらはボクと話したくないよ」。この少年は自分の物語を巧妙に避けた。果てしないおしゃべりを続けることによって——それはまるで，あまりにもリズミカルなために話すことのすべてが意味を失ってしまうほどであった。

　「この病院のこと，どう思っているか，教えてくれない？」

　「うん，今，あなたは話す——あなたは話す。好きだよ，好きだよ。ねえ，ボク，好きだよ。おいしい食事，素晴らしい食事。素敵なドクター・セルサー，ドクター・チャニング，ドクター・ブリザード，サリー，アーネスト……」。彼は再び，病院スタッフのネームリストを読み上げ始めた。それはまるで，昔なつかしいキャンプ・ソング『壁には100本のビール瓶』(訳注：アンディ・カウフマンの歌で，100本のビールがさまざまな理由で1本ずつ減っていく様子を読み上げたもの。100本がなくなるまで，同様のフレーズが繰り返される) のような響きであった。一旦始まると，それを止める術はなかった。どういった話が彼の興味を引きつけ得るのだろうか？　彼は自分自身のどういった部分なら，私たちにオープンにしてくれるのだろう？

　「ねえ，ルーズベルト，あなたの将来の話をしてくれない？　どんなふうになりたいの？」。私は再び彼の話をさえぎった。今回はネームリストが前ほど読み上げられないうちに。

　突然，ルーズベルトの憤怒が解き放たれ，部屋に満ち溢れていくのが感じられた。「何になりたいかだって，ミセス・ドクター，それは，おまわりだよ。おまわり。そう，それこそが，ボクがなりたいものさ。殺し屋のおまわりさ。殺し屋のおまわり。人を殺すんだ。ボクがなりたいのはそれさ。人を殺す，殺しちゃえ，殺しちゃえ！」。彼はそう言いながら踊るようなそぶりを示した。彼は興奮を抑えることができないでいた。殺し屋のおまわりになるという自分のアイデア (これはおそらく，良い人間になりたいという基本的な欲求と激怒との妥協の産物であろう) に刺激されたルーズベルトは，おしゃべりを止めることができなくなってしまった。再び彼は暴走を始めた。

　「強盗を撃ち殺して，殺し屋を撃ち殺して，悪事を働くやつはみんな撃ち殺して。みんな死ぬんだ。死んじゃう。傷付く。悪い。悪〜い。本当の血が出る，血まみれだ！」

ルーズベルトは曲げ木細工の椅子に向かって，後ろ向きに身を投げた。彼は椅子の上に背中から倒れ込み，痙攣を起こしたみたいに手足を突っ張った。そして腕と脚を，リズミカルに，そして突発的に揺り動かした。まるでてんかん発作のように。「みんな死ぬ，死ぬ，死ぬ。みんな死ぬ。そこらじゅうが血だらけ。たくさ〜んの血」。発作のような興奮が彼の心を大きく揺らした。「こんなふうに，みんな手足を投げ出すんだ」と，彼は背中で体を支えながら手足を突っ張った。「それから叫ぶんだ」。彼は叫び，体をひくつかせた。その後，間欠的に体をひくつかせるという一連の動きを示した。そして彼は言った。「ほんの少しだけ動くんだ。そして動かなくなる」。ルーズベルトは断末魔の叫び声をあげた。「ウグワ〜！」。もう一度。「そして動かなくなる，動かない」と彼はつぶやいた。彼はこのフレーズを何度も何度もささやくような声で繰り返した。彼は疲れ果てたように見えた。部屋が静寂に包まれる。ルーズベルト・ラングは，40数名の精神保健の専門家の目の前で，たった3歳の頃に目撃した家族間の殺人の場面を再現してのけたのだ。私には，成人した後のルーズベルトがどんなふうに考えるのかが案じられてならない。殺人という考えが彼の心を占めているのではないだろうか。

　古代ギリシャ人は，自らが生み出したエリニュス（訳注：ギリシャ神話の神。復讐の女神）に怯えた。エリニュスは，頭を蛇で飾り立てた不死の女神で，その数は知れず，地の断崖をよじ登って来て人を狂気に駆り立てるのだ。彼女らは，古代ギリシャ法が破られたときに人々に災厄をもたらす。その掟破りの最たるものが，親族間の殺人であった。どのような正当な理由があろうと，何人たりとも，血のつながったものを殺すことがあってはならなかったのだ。さもなくば，エリニュスが現れる。
　この「エリニュス」という言葉を，古代ギリシャ人たちが公言することはなかった。言葉の使用は避けられ，せいぜい小声でささやかれる程度であった。ローマ人たちは，この同じ女性をフュリエスと呼んだ。この名称（furies）から，狂気を表すラテン語（furor）が生まれた。また，エリニュスがその恐ろしげな黒いマントを羽織った場所であるギリシャの地名「マニアイ」（Maniai）から，「狂気じみた」（maniac）という言葉が生まれた。
　自分たちの子どもの消息についての知らせを待っていたとき，チョウチラの親たちは，自分たちが「グループ」であると考えた。一族，あるいは家族だとさえ感じた。飛行機事故にあって密林に放り出されて途方にくれる乗客や，今まさにノルマンディ海岸に上陸を試みる戦闘部隊の兵士たちのように，チョウチラの親たちは，共通の災厄によって，すぐさま他の子どもの親と親密な間柄になった。彼らはお互いに頼り合い，個人的なことを打ち明け，ある意味，即席のきょうだいとでも言い得る関係になったのである。
　事態が最良の結末を迎えた後も，彼らはきょうだいのままでいようと努めた。ジュディ・ジョンソン，ルイス・バンクス，サラ・ハンター，そしてクッキー・バークレイは，「家族」のためにセルフ・ヘルプ形式のラップ（訳注：原語は"rap"。「腹を割

って話す」の意）セッションを計画した。自分たちが何をしたいのかは定かでなかったが、彼らは、相互のサポートというこれまでの感覚を維持したいと思ったのだ。それで、彼らは8月の初旬にミーティングを持った。彼らは、雇用促進局（訳注：1935～1943年、不況時の失業者対策を実施した）のプロジェクトで建設されたチョウチラ図書館をその場所に選んだ。そこには、1930年代のアメリカ労働者運動の雰囲気が残されていた。そして、第1回目のミーティングはうまくいった。

しかし、第2回目のミーティングで、招かれざるエリニュスが現れたのだ。エリニュスを招いたのは、1人ないし2人の親の口から発せられた市当局についての悪口だったのかもしれない。あるいは、古に定められた、そして今は耳にすることのなくなった家族に関するルール――たとえば、「何人たりとも家族の『ふり』をしてはならない」といったようなルール――を誰かが破ったからかもしれない。いや、もっとも考えられるのは、このラップセッションに精神保健の専門家が誰一人参加していなかったということだろうか。このセッションは、実際のところ、「飛び入り参加自由」の状態であった。とにかくどのような理由にせよ、エリニュスがそこに現れたのだ。この2回目のミーティングに参加したものなら誰でも、エリニュスがいたと証言してくれるはずである。

私はその場にはいなかった。後になってその話を聞いただけである。実際のところ、何度も何度も耳にしたため、そのさまざまなバージョンをそらんじてしまったほどだ。私がチョウチラにたどり着いたのは1976年の12月のことである。「第2回目親のためのミーティング」は同年の8月下旬に開催された。後になってから話を聞いた私には、すべては起こるべくして起こったと思われた。8月になった頃には、親が怒りをぶつけることのできる相手は存在しなくなっていたのだ――他の親たちを除いては。フレッド・ウッズとショーエンフェルト兄弟は数週間前に拘留された。町の人々はいまだに子どもたちの無事生還を祝っている。ブロンズ・ショップは、この事件の永遠の記念とすべく、銅版製の飾り額を鋭意製作中であった。この飾り額には、26名の素晴らしい子どもたちとバス運転手の不朽の名声をたたえる言葉が刻み込まれ、街の中心付近にある岩か何かに固定されることになっていた。そんな状況のもと、誰に向かって怒りをぶつければいいというのか。他の家族以外には**あり得ない**。そのとき、エリニュスがその歩みを開始したのだ。エリニュスには何が起ころうとしているのか、すべてお見通しだったのだ。

最初、マデラ郡の地域精神保健センターから精神科医がやって来て少し話していった。彼に期待されたのは、子どもたちにどのような事態が起こり得るのか、といった話であった。その彼が口にしたのは、「26名の子どものうちで、この事件が原因で精神的な問題を起こすのはせいぜい1人程度」という宣託であった。神経をピリピリさせている戦闘員の集団に向かって投げつけられた小石のように、この「26名のうちの1人」という言葉は親たちを傷付けた。自分自身の子どもがおかしくなっているのは**全員**が知っていた。楽天的としか言いようのない精神科医のこの言葉は、フューリー（訳注：ギリシャ神話の神。復讐の女神で三姉妹）を集団に放ったのだ。

精神科医は彼らのもとを去り家路についた。私が思うには，誰にも後を付け狙われることなく。親たちの中にはその場を立ち去りたいと思うものもいたが，彼らはそうしなかった。4年後，ソーントン家の人たちは，あのときの精神科医が私だったら，と語った。彼らは，他の親たちと同じく，そのミーティングにずっといたのだが，あまりの動揺に，件の「頭医者」(訳注：原語は"shrink doctor"。精神科医の俗称) が若かったのか年老いていたのか，それどころか男だったか女だったかさえも，記憶に残っていなかったのだ。おそらく，その夜に地獄から這い上がってきた数多くのフューリーの1人を，彼らだったら見つけることができたろう。

　精神科医が去った後，誰かがお金の話題を持ち出した。全米からチョウチラに寄せられた寄付金をどうしたらよいか，という話題である。「いったいいくらあるの？」「誰が持ってるの？」「あなたたちのうちの誰かが持ってるんじゃないの？」。親たちはそれぞれの顔を凝視した。薄暗い電灯に照らされた親たちの表情はとても冷淡に見えた。2人目，3人目のフューリーがオーク材のテーブルの下から飛び出した。そこにいたもののほとんどすべてが，大変なことになったと感じ取った。

　しかし，今ここで何が起こっているのかを認識できないものも何人かいた。「訴えるべきかしら？」と誰かが言った。「誘拐犯はお金持ちの子どもたちよ。親はとても裕福な人たちだわ。弁護士と相談したほうがいいわね」。この話題を持ち出した誰かは，不思議なことに，部屋に渦巻いている憤怒をまったく感じていなかったのだろう。いまや，フューリーたちは高笑いを始めた。2組の親が席を立ち，それが3組，5組となった。幾人かは席にとどまり，怒りの熱弁を振るった。「どうしてこんなときに金の話ができるんだ！」「子どもを奪われてたことを補償で済ませようって言うのか！　そんな馬鹿げた話を聞くために私はここにいるんじゃないぞ！」。10人，あるいは15人くらいだったかもしれない，親たちはまるで嵐のように部屋を去った。

　そして，最後のスピーチが行われているとき，数名が三々五々，部屋を後にした。数名は，嫌々ながらも最後まで部屋にとどまった。そのうちの1人か2人は，一生懸命耳を傾けていたが，事態を理解できないでいた。彼らの母国語は英語ではなかったのだ。「どうしてみんな，お互いを憎み合うんだ？」。チョウチラ図書館の書棚にあったギリシャ神学の書籍の数冊がガタガタと震えたことに気付いたものはいなかった。この本たちは，エリニュス（この名前を口にするときにはささやくような小声でなければならないことに注意して欲しい）の到来を察知したのだ。

　この「第2回目親のためのミーティング」が，チョウチラの親たちにとって，セルフ・ヘルプに向けた努力の最後の現れとなった。参加した多くの親たちにとって，それはまさしく怒りの坩堝となったのだ。その場にいたポール・スタージスとウィルマ・スタージス夫妻は，その様子をかなり詳しく教えてくれた。私が彼らに会ったのは，その夜から4年もの月日が経ったときのことであったが，それでも彼らは，件のミーティングで自分たちの心に生じた感情を覚えていたのだ。彼らは1976年

に街を離れたため，第1回目の私の調査には参加していなかった。ここでは「第2回目親のためのミーティング」がどのような事態をもたらしたかを，スタージス夫妻の観点から検討したいと思う。と言うのは，子どもがトラウマを受けたときに生じる家族の憤怒を理解する上で，彼らの話は非常に役立つと思えるからである。私がポールとウィルマから話を聞くことができたのは，1980年のことであった。場所は，チョウチラの南，約100マイルの地点にあるセントラル・ヴァレーのヴィサリアという町であった。

　ポールとウィルマの娘サンドラは誘拐の被害にあっていた。彼らにはもう1人息子――バート――がおり，彼も姉と同じようにデイリーランド-アルヴューのサマースクールに参加していたのだが，その日は具合が悪くて寝ていたため誘拐の難を逃れた。私は話を伺うべくスタージス家を訪れた。私が彼らと会うのは，これが最初で最後であった。この面会の予定を入れるために彼らと電話で話をした私の秘書によると，彼らは私との面会に乗り気ではなさそうだとのことであった。その日は土曜の午前中であった。まだ新しい，素敵な2階建ての家を訪れた私がまず感じたのは，誠実ではあるけれどもどこかぎこちない彼らの雰囲気であった。

　私たちがダイニング・テーブルに腰をかけてすぐ，まず，ポールが「子どもたちのことはいつも気にかけてきた」と口火を切った。「スクールバスが行方不明になったことに最初に気付いたのは私だ。だから，子どもたちの安全を心配したのも私が最初だし，姉と一緒に子どもたちを探しに行ったのも私が最初だった。そういうことで，子どもたちが誘拐されたのだと知ったのも，私が最初だった」

　私は，現在この件について調査を実施していること，そして，その結果に基づいて論文ならびに本を執筆するつもりであることを，彼らに説明した。ポールとウィルマは，私の話をさえぎることなく聞いた。「フレズノの記者2人が書いた本を読んだよ。全然ダメだったね」。ポールは，私が話し終えるや，私の顔をじっと見据えてこう言った。「あの本は，たとえばジョンソンのうちの連中みたいな，数人のことばかりだ。実際，ジョンソンが事態に気付いてやって来たのは**うち**よりも後だからな」。ジョニーとジャッキー・ジョンソン――両方とも誘拐の被害者――の母親であるジュディ・ジョンソンは，私をチョウチラに呼んでくれた人であった。ポールは，この面会の後のほうで，もう一度ジュディのことを話題にしている。2人の記者に関するポールのコメントは，彼が面会の当初から深い猜疑心を私に向けていることを意味した。私が書く本が，彼にとって「全然ダメ」ではないものになり得るだろうか？

　「行政の動きはとてものろかった」。ポールは続けて言い放った。「俺はイライラしっぱなしだった。『あの子はいったいどこにいるんだ？』『バスはどこに行っちまったんだ？』『どのルートをとったんだ？』。何一つ満足のいく情報をくれなかった。役所の連中は，俺を放り出したかったんだ。でもできなかった。この体のでかさと声の大きさのためにな」。ポール・スタージスは，確かに，大いなる存在感を備えていた。背がとても高く，まるでフットボール・プレイヤーのようであった。その

低くくぐもった声は，彼が歌手になるという夢を決して持たなかったであろうことを示していた。「デイリーランド学校区の教育長はすべてにおいて秘密主義なんだ」と彼は続けた。「教育委員会の連中もみなそうだ。俺は学校に行った。だが，誰かに会うにも，あるいは情報一つ手に入れるにも，相当手こずったさ」
　ポールのフラストレーションはとどまるところを知らず，学校の管理者を襲い，跳弾してチョウチラの他の親たちを射抜いた。
　この時点でウィルマ・スタージスが口を挟み，「第2回目親のためのミーティング」の話題を持ち出した。彼女は，ポールが一息ついた瞬間に会話に参戦してきたのである。「子どもたちの親がやっていること，私は好きになれなかった」とウィルマは言った。「まるでクラブ活動みたい」
　「やつらはあるミーティングで金の話をしていたんだ」。十分な酸素を取り込んだポールは第二波の攻撃を開始した。「本を書くやつらがいたり，子どもたちを映画に出させようとするやつらがいたり。とんでもない電話がひっきりなしにかかってきた。サンドラは電話に出なかった。俺が出させなかったんだ。なかには卑猥な電話もあった。論文か記事かにするための電話もあった。みんなが電話をかけてきて，あれこれ要求してきた。やつらは俺たちに会いたがった」
　「親たちの『クラブ』の集まりに何回か行ったわ」とウィルマ。「みんなが考えていたのは……」
　「どういう了見で悲劇を社会的な集まりに使おうってんだ？」とポールが口を挟んだ。彼の言葉は疑問形ではあったが，彼が何ら答えを求めていないことは明らかであった。「連中は，やれ委員を選ぼうの，やれパーティを開こうと……」
　「他の人たちはいいのよ」とウィルマは少し声を震わせながら言った。彼女にはこの点が重要な問題であったようだ。「ジョンソンのところとバンクスのところ以外はね。あの人たち，このことにかかりっきりになっていた。まるで，人生をかけているみたいに。他の人たちは彼らに引っ張りまわされたのよ」。ここでウィルマは大きなため息をもらし，ダイニング・チェアの背に深くもたれかかった。非常に凝った造りの，こげ茶とオレンジの中間のような色をした椅子だった。
　「ミセス・ジョンソンは，うちにひっきりなしにやって来たり，電話をかけてきた」。ポールの顔が赤らんだ。彼は何か恥ずかしく思ったのだろうか？　それとも単に怒っているだけなのか？　彼の話はその両方であることを示唆した。「俺は思ったんだ，『やばいぞ，このご婦人には問題がある』と」「連中の子どもたちがどんな問題を抱えているかを口々にしゃべりやがった。俺は傷付いたよ。俺は，事件のことをおしまいにして，自分たちの生活のことや教育のことやらに頭を戻したかった。俺の――そしてサンドラの――プライバシーが，ばかげた質問で侵害されるのはごめんだった。ジュディ・ジョンソン――確か彼女はそういう名前だったと思う――は，『サンドラは何か性的な被害を受けたの？』なんてばかげた質問をしやがったんだ」
　この時点で私は反論しようと心に決めた。自分の患者とは言い争わないことを信

条にしていたにもかかわらず，である。私はジュディ・ジョンソンのことをある程度知っていた。確かに彼女は問題を抱えてはいたものの，今回の誘拐の被害にあった子どもたちに対して，興味本位に性的な事柄を探ろうとするような人には到底思えなかったからである。彼女は，バンクスの助けを得て，「親のグループ」——それを不運に見舞われた「家族」と呼ぼうが，あるいは別の名称を与えようがかまわないが，とにかく，「第2回目親のためのミーティング」を開催した小集団——を組織しようとしただけなのだ。私は手に持っていたペンを机に置き，反論を示す姿勢をとった。私の同僚の精神科医たちがこの状態の私を見て何と思おうが知ったことではなかった。

　しかし，ポール・スタージスは，私の姿勢やテーブルの上に置かれた手の意味するところをまったく意に介さなかった。「記者たちとも戦ったさ」と，彼は子どもたちが消防署に無事生還した4年前の場面へと話を続けた。「やつらは俺の写真を撮りやがった。国中の記者が集まっていたよ。校長は2回も電話をかけたんだ，FBIにね。校長はFBIが来てくれると言った。これまでの人生であれだけ大勢の警官がうろついているのを見たことはなかった——こんな田舎にね。FBIが来てくれて本当に助かったよ。ただ，連中は少々遅過ぎたんだ」

　ここサウス・ヴァレーのダイニング・ルームでは，チョウチラの住民やさまざまな機関の中で，まともなものは誰一人何一つないといった状況になっていた。事件から4年を経た今，すべてが——私を含めて——ポールとウィルマの怒りの標的となっていたのだ。ポールは続けた。「ある時点で，みんなは，実際の誘拐がそうであった以上のものを探し始めたのさ。親たちはいろんな『問題』を持ち出し続けた。にもかかわらず，どうすりゃ防げるかってことは誰一人考えなかった（ポールは，大規模な誘拐事件が再び起こると考えていたようである）。その挙句に，子どもたちが手に入れたのは，たったの300ドルと，奨学金としてのわずかばかりの金っていう始末だ。『親のためのミーティング』に参加した親たちの中には，市当局が金を横取りしたんじゃないかって言い出すものもいた。市がそんなことすると思うか？　弁護士たちがむらがってきた。一体全体，法律家たちってのは，どうしてどんなことでも金にしようとするんだ？　銀行の弁護士はすぐに請求書を回してきやがった——俺は人間の本質を見せられて失望したよ，それに——」。ポールは，少し前に彼自身が他の親たちについて批判した話題——彼は，他の親たちが金の話題にあまりにも熱心過ぎたと批判していた——を熱心に話し始めた（別の2組の両親は，以前，不幸な結末となった「第2回目親のためのミーティング」でポール・スタージスこそが金の話ばかりをしていたと話してくれていた。彼らによると，ポールの話に嫌気がさして他の親たちの多くがそのミーティングを退席したとのことであった。しかし，それが事実であるかどうかは誰にもわからない。確実に言えるのは，そのミーティングに出席した精神科医がこの*私*であったならと参加者のうちのあるものが考えた，ということである）。

　ウィルマ・スタージスはこれ以上自分を抑えておけなくなった。「私は，チョウ

チラのファーネシ・コーヒーショップで働いていたわ。そこと，ピストレシのシェビーの代理店が，街のゴシップ・センターみたいなところだった。コーヒーショップで働いているとき，私，言われたの。『あなたたち，本を書くつもりなんだって。それに映画にも出るらしいわね』って。ジュディ・ジョンソンがそんなことを言っていたのよ。私，すっごく恥ずかしくって，どうすればいいのかわからなかった」

「俺が求めたのは，娘が戻って来ることだけだった。人ごみをかきわけて（子どもたちがサンタ・リタ刑務所から戻って来るのを大勢が消防署前で待っていたときのこと），私は『サンドラを戻せ！』と叫んだ。だが，FBIの捜査官——彼は自分のことをそう言っていた——は『それはできない』と言った。だから，俺は言ってやった。『なに，できないだと！』と」。ポール・スタージスは，新たな怒りを燃え上がらせながら，その当時に行った威嚇をここで再現した。彼は私に挑みかかるかのようにギラギラした瞳を私に向け，今まさに，彼からサンドラを取り上げんとしているのが私であるかのごとくに反応した。私は何の反応も示さなかった。彼は静けさを取り戻して，「俺はサンドラを家に連れ帰ったのさ」と言った。「だから，もしあなたがそうしたいなら，いつでも娘に会えるさ」

両親とのやり取りはようやく終わりを告げ，私は，サンドラ・スタージスとの面会を許可された。この少女は，はにかみやで，愛らしく，礼儀正しく，そして，非常に思慮深い——おそらくはあまりに思慮深過ぎる——子どもであった。ただ，現時点ではサンドラとの会話に入っていくことはしないでおこう。その代わりに，誘拐から4年を経たこの時点において，ウィルマ・スタージスとポール・スタージスの攻撃のターゲットとなった人々——誘拐の被害にあったものと被害にはあっていないものとを含めて——をリストアップしてみよう。

(1) サンディ・ミラーとゲイル・トンプキンス（彼らはマーシッドにある地元紙の記者で，チョウチラの事件について本を書いた）
(2) ジョンソン一家，とりわけ，ジュディ・ジョンソン
(3) ルイス・バンクスとハリー・バンクス
(4) チョウチラの市当局
(5) アルヴューデイリーランド学校区の教育長とそのスタッフ
(6) 誘拐された子どもたちの母親全員
(7) 記者
(8) 地区の警察
(9) FBI
(10) 弁護士
(11) 銀行
(12) ファーネシ・コーヒーショップとピストレシのシェビー代理店に出入りする「連中」
(13) 人間の本質
(14) 私

ポールとウィルマの怒りにはあまりにもさまざまなベクトルがあり過ぎて，それが実際の被害者であるサンドラと直接どのように結びついているのかをたどることは不可能である。しかしながら，ポールとウィルマのターゲット・リストには，重要な対象が二つ欠落している。この点は非常に重要な意味を持っている。
　一つ目の欠落は——これは十分に予期可能なものであったが——，スタージスおよびムーニーの親族たちである。彼らは一度もポールとウィルマの怒りの対象としては名前が挙がっていない。怒りが問題となるとき，親族は往々にしてその対象から除外される。何らかの良くない事態が生じたとき，家族や一族はもっとも頼りになる存在として認知される傾向がある。それゆえ，ポールとウィルマは，どれだけ怒り心頭に発していようと，彼らを餌食にすることはなかったのだ。
　今一つの欠落。それは少々予期困難なものであった。1980年秋の午前中に提出されたスタージスの「敵のリスト」のどこにも，フレッド・ウッズ，ジェームズ・ショーエンフェルト，およびリチャード・ショーエンフェルト，つまり誘拐犯の名前は見当たらなかったのだ。これは，ポール・スタージスとウィルマ・スタージスの心の中で，誘拐の後の4年という歳月の間——この間，真の加害者は「復讐」を完全に免れていた——に，どれほどの「置き換え」の機制を生じたかということを如実に物語っている。さらに，こうした事実から，長い時間が経過する中で，トラウマの後遺症というものがいかにつかみどころのないものとなっていくかを見て取ることもできる。

　置き換えは，怒りを別のものへと置き換える際に作動する潜在的，無意識的な心のメカニズムである。ポールとウィルマの話に耳を傾けると，精神的なトラウマが生じた場合にこの置き換えがどのように作動するのかがよくわかる。一方で，「過剰な一般化」は，精神的に圧倒される体験によって喚起された怒りに対処するための別の心的メカニズムである。過剰な一般化は，あるカテゴリーに含まれる人すべてを対象にするといった形で起こる。置き換えの場合には，戦慄すべき経験の後に，その被害者や家族があらゆる人，動物，機関などを手当たりしだいに攻撃するのに対して，過剰な一般化では，たとえて言うならば，怒りがレーザー・ビームのような方向性をもって向けられるという点に違いがある。過剰に一般化された怒りは，単一のカテゴリーに集中するわけである。人種的な偏見や文化的な偏見が，この過剰な一般化という機制で説明可能である場合も少なくない。過剰な一般化の結果，ブルーカラーの労働者すべてが怒りの対象となったり，フージャー（訳注：インディアナ州の住民をさす言葉で，スラングで「田舎者」の意味がある）がその対象となったりするわけである。
　人種的な偏見は家庭で教え込まれるものである。そのことは自明である。しかし，なかには，子どもの頃のトラウマに由来する過剰な一般化が人種的偏見を生み出す場合もある。たとえば，黒人のティーンエイジャーが，人違いをされてライフルを持ったアラブ人に追っかけまわされ発砲されたという事件を今でも思い出す（幸い

なことに，この青年は無傷で逃げおおせた）。この「ゲットー」の青年——彼はラファエル・ジョーンズと言ったが——は，この事件の後に，自分が新たに持った「偏見」のことを話してくれた。彼は，何らの皮肉の意図を持たずに「アラブのやつらは同じ顔をしている。やつらは信用できない。あいつらは危険だ。やつらと出くわしたときには，大急ぎで道の反対側に行かなきゃならない。『アラブ人に近寄っちゃいけない』とぼくはいつも自分に言い聞かせているんだ」と語った。黒人であるラファエルは，アラブ人を憎むようになった。彼の話しぶりは，白人が黒人に対して，あるいは，東南アジアの人が中国人について話すそれとまったく同じであった。

　チョウチラの誘拐事件によって喚起された恐怖と怒りは，最終的に私に向けられることとなった。なるべくしてそうなったと言えよう。置き換えのなせる業である。実際のところ，ジャッキー・ジョンソンは，4年が経った時点で，私に大いなる怒りを抱いていたのだ。私が行った何か，あるいはしなかった何かが，少なくとも私が知り得る限りでは，原因ではなかった。この怒りのために，彼女とはたった一度しか会えなかった。彼女はその年のテレビのニュース番組では，私のことを「自分の精神科医」と呼んでいた。にもかかわらず，彼女は私との予約をことごとく拒否したのである。

　レスリー・グリッグソンは，1980年のある土曜日の午前中に私との面接にやって来るための「十分な強さを得るため」に，その前の金曜日の夜にあるカリスマ的な教会で祈りの言葉をかけてもらう必要があった。この祈りは，誘拐事件以降の4年間というもの，ずっと必要になっていた。レスリーの心の中では，私との付き合いが長くなればなるほど，私の人格が彼女を怯えさせるものへと変貌していったのだ。

　バーバラ・ベネットは，最終的に，私が彼女を困らせている，私が彼女の後をつけまわしているとかたく信じるに至った。彼女の話では，私は同時に2カ所に存在する力を持っているとのことであった。バーバラの置き換えは，彼女が抱く私のイメージを，超自然的な世界に導いたのだ。バーバラは，事件後4年目のフォローアップのときには13歳になっていた。その4年間で，彼女は私が3人の誘拐犯と「グル」であったと考えるに至った。「あいつらのこと，知ってる？」と彼女は聞いてきた。「刑務所に手紙を出した？」「あいつらに面会に行った？」とも聞いた。彼女によると，私は彼らのことをあまりにもよく「知っている」とのことであった。

　バーバラのこれらの質問に対して，私は「いいえ」と答えて彼女を安心させようとした。私はバーバラに，刑務所にいる3人の男たちに直接「復讐」する方法がないものかと考えてフラストレーションを感じているので，彼女が私をその3人と結び付けて考えるようになったのだと説明した。彼女の怒りの「ビーム」は，本来の軌道を逸れて私に命中したのだ。しかし，バーバラは肩を軽くすくめただけで私の説明を退けた。私はそう確信している。

　このフォローアップが終了して約1年が経過した頃，バーバラ・ベネットは——

このときはすでに15歳になっていた——オザークスの小さな町から電話をかけてきた。両親の離婚にともない，彼女は母親と妹とともにオクラホマの州境の町に移り住んでいたのだ。母親のネッダ・ベネットは，バーバラと妹のジャニスを連れて，自分の一族であるウィリアムス家の人たちの近くに「戻って」行ったのだ。

「ハーイ，先生！」と，快活な声が平原地帯やロッキー山脈，それに続く砂漠やシエラの高山を越えて私の耳に飛び込んできた。あまりにも明る過ぎる声だった。あまりにも。カリフォルニア時間では朝の9時であった。オクラホマでは何時だろう？　おそらく11時頃か。

「先生，今日，私のロッカーに何か入れた？」とバーバラは聞いてきた。私が聖域とも言える思春期の少女のプライベートな場所に侵入した？　ロッカーだって？　これは重大な意味をはらんだ質問だった。

「バーバラ，私が，今日，何をあなたのロッカーに入れたって？」

「ノートよ。ノートと新聞の切り抜き。誘拐のね。私を怯えさせようとして」

「オザークスに住んでどれくらいになるの？」

「数カ月よ」

「そのノートがあなたのロッカーに入れられるようになってどのくらい？」

「数週間かな」

「あなた，その転校先の学校の誰かに，チョウチラで何があったかを話したかしら？」と私は聞いた。

「もちろんよ，何人かにね」

「ねえ，バーバラ，誘拐の話を聞いた学校の誰かが，きっとあなたのことをからかったのよ，あなたを怖がらせようとしてね。きっとその人は，あなたの話を聞いて，とっても怖くなったんじゃないかな。それで，あなたのロッカーにノートを入れてあなたを怖がらせようとしたのよ，きっと。お返しみたいなものね」

「私，子どもの仕業だと思わないわ。チョウチラのじゃない誘拐事件の新聞の切り抜きもあったわ」とバーバラは反論してきた。「それに，その人は新聞記事の上に書き込みをしてたの。『気をつけな，おまえの身に起こるぞ』ってね。子どもは新聞を読まないわ。切り抜きなんかもしないわ」

バーバラは間違っていた。チョウチラで被害にあった子どもたちは新聞をあまり読まないかもしれない。しかし，トラウマを体験していない子どもたちはいつもニュースに気をつけている——少なくともそういう子どもは大勢いる。マクファーランドとポーターヴィルのコントロール群はそうだった。

「最近，ロッカーにノートが置かれていたのはいつのこと？」と尋ねてみた。

「今朝よ。登校してきてから今までの間」

「そうなんだ。じゃあ，どうすれば私がノートをあなたのロッカーに入れられたかなぁ。私は今，カリフォルニアのオフィスにいるわよね。どうすれば，**今朝**，あなたの学校のロッカーに私がノートを置くことができるかしら？」

「あなたが**どうやった**のか，私にはわかんない。……（沈黙）……ねえ，やって

ないの，本当に？」

「もちろん，確かよ」。私には，同時に二つの場所に出現できる能力を自分が備えていないことに関しては確信があった。バーバラはそうは思っていないようであるが。

こうした調子の会話が数分間続き，バーバラはついに，気が進まないながらも電話を切った。しかし，その日再び，彼女は電話をかけてきた。確か，カリフォルニア時間で午後2時か3時頃だったと思う。

「ハーイ，テア先生」と，数百マイルを越えて届いたアップビートの声が，偽りの快活さを伝えてきた。「やってないって確信がある？」「あるわよ」「あなたの友達がやったんじゃない？」「いいえ，違うわ」「ママがあなたと話したいってさ」

「どうも，先生」——ネッダ・ベネットが加わってきた。「バーバラのロッカーに変なものを置いてあの子を試してないかしら？」。ネッダは親しみや礼儀正しさを装おうとしていたが，彼女の言葉はそれが偽りに過ぎないことを物語っていた。バーバラの怒りと恐怖が母親に伝わったのである。そして，彼らはヘルメス（訳注：ギリシャ神話で神々の使者，科学・弁舌などの神。ローマ神話のマーキュリーに当たる）にも匹敵するほどのスピードを私に与えたもうたのだ。オクラホマに住むウィリアムスの一族の別のものが，同じように私に対して多少むっとしたり怯えたとしても，別段不思議ではなかった。

『ロミオとジュリエット』のモンタギュー家とキャピュレット家のことを覚えておられるだろうか。シェイクスピアは，ヴェローナの地のこの二家族が戦いを繰り広げるに至った理由については一度も言及していない。私の記憶が正しければ，両一族は，何世紀もの間「戦って」いたのだ（シェイクスピアいわく，ヴェローナのプリンスの治世の間だけで三度にわたる大きな戦闘があったとのことである）——にもかかわらず，この舞台では，両家の確執の原因については一言も触れられることはない。そして，2人の恋人たちは，犠牲者への道へと導かれるのだ。それだけの正当な理由があったのかどうかはわからない。

チョウチラにおいて，私は，トラウマとなり得る出来事が家族間の確執を引き起こす可能性があるという事実を垣間見た。置き換え，過剰な一般化，そして復讐への思いが，いとも簡単に集団間の攻撃を誘発する。モンタギュー家とキャピュレット家の確執が実はトラウマ性の出来事の結果であったなど，神のみぞ知るである。仮にこの二家族がルネッサンス期のヴェローナに実在していたならの話ではあるが。

時代と場所が違えば，ポール・スタージスは，ジュディ・ジョンソンの夫であるエルマーに決闘を申し入れたかもしれない。あるいは，バンクス，ホッパー，ウィンクラー，そしてペトリの一族は，手に手にショットガンを持ってサンフランシスコのベイ・エリアにあるニューホール・ウッズの一族を襲ったかもしれない。オクラホマからは，ウィリアムスのものたちがその後に連なったことだろう。古代ギリシャの時代から一族間の戦いが繰り広げられてきた——いや，私が思うに，もっと

以前からあっただろう。ギリシャの壮大なる戦闘のいくつか——そして，その多くが最高のギリシャ悲劇を生み出した——は，親族間の，戦慄すべき復讐に端を発している。『Iliad』(邦題『イリアス』，訳注：トロイの攻囲戦を歌ったギリシャ叙事詩)もまた，アイスキュロスやソフォクレス，エウリピデス(訳注：ともにギリシャの悲劇詩人)の作品と同様，そうした悲劇を描いている。古代ギリシャ人は，ショッキングな出来事に端を発する復讐を成し遂げるためには，おのれの死，愛するものの破滅，あるいは狂気さえも辞さなかったのだ。この種の，一族による古のトラウマの再現が血の復讐劇の形をとるというプロットは，いまだに，たとえば『Deliverance』(邦題『脱出』)などの映画や，あるいはスティーヴン・キングの『It』(邦題『It』)や『Thinner』(邦題『痩せゆく男』)に見られるのだ。

こういったことは，親族間の争いだけに限られたことだろうか？　もしかしたら，戦争もこういった観点からとらえられるかもしれない。数年前，精神分析家であるマーティン・ワーン(Martin Wangh)は，その理論的な論文で，戦争が「国家的なトラウマの後に無意識的に賦活される反復行為」の結果であると論じている。ワーンは，個人的な血の復讐劇が戦争にまでエスカレートしてしまう可能性があるのだと見ている。

これ以上この議論に深入りするのはやめよう。トラウマと戦争を結び付けるのはあまりにも無謀で過剰な単純化であり，この論議には必ず落とし穴がある。ここでは，もう少し小規模の出来事——ショッキングな出来事の後に起こりがちな訴訟，些細な言い争い，ストライキ，怒りへの固執などの話題に戻ろう。私が初めてチョウチラを訪れたときから人々の間でまことしやかにささやかれていた誘拐犯に関する話があった。フレッド・ウッズか，あるいはショーエンフェルトの誰かが，チョウチラの近くで警察にスピード違反の切符を切られたというのだ。この取締りを，彼らは不当だと感じた。ウッズ——あるいはショーエンフェルトか誰か——はその不当性に激しい怒りを覚えた。そして「彼」は，町全体に復讐しようと——町の子どもを誘拐し法外な金額をせしめようと——思い立ったというのである。

仮にこの話が本当だとしたら，チョウチラの誘拐事件は3人の青年の町に対する怒りが原因で起こったことになる。血の復讐劇。町にとってもっとも価値のある「商品」——すなわち子ども——を奪うというプロット。仮にこの話が単なるお話，つまりうわさに過ぎないものであったなら，復讐の物語というのがいかに伝染性を備えたものであるかを示していることになる。そこで生じた憤怒の流動性と可動性がゆえに，この話はあっという間に町全体を覆ったのだ。

どっちが最初なのだろう——鶏か，それとも卵か？　それが怒りにまつわる話となると，どちらだとは言えなくなるのだ。

第4章

否認と麻痺

　お兄ちゃん（10歳年上）がわたしのおしりにチンチンを入れてきたとき，すごく変な感じがしたの。ときどきは，すごく怖かった。まるで，鉛筆で突き刺されたみたいだったよ。でも，他のことを考えて，そのことを忘れようとしたの。ときどきは逃げたくなって，別の場所にいるふりをしたよ。こんな話をするのは退屈だなぁ……どうしてお兄ちゃんがあんなことしたのか，わたしにはわからないの。「わたしにはわからない」って，何回も自分に言ったよ。心の中で「わたしにはわからない」って言ったの。悪い日には17回も言ったよ。でも，どうして「悪い日」になるのかわからないの。わたしにはわからない。

　　　　　　　　　　　　　　　　　　　　　　　　　　　ジニー・ベル，8歳

　毎年5月，チョウチラではフェアが催される。人々は「フロンティア・デイ」と呼んでいる。少年たちのお祭りである。会場広場の周りをスクールバスの隊列がすずなりに取り囲む。黄色い，おんぽろの，さまざまに傷を負ったボンネットバスには，たとえば，セレス，クロウズ・ランディング，ル・グランド，キャセイス・ヴァレー，プラナダなど，セントラル・ヴァレーのさまざまなエキゾチックな地名が付けられている。バンドのユニフォーム，チアリーダーの衣装，有名大学のセーター，あるいはクラブのTシャツなど，思い思いの格好をしたティーンエイジャーが，バトン・トワリングやロープ・ダンス，合唱やマーチ，あるいはこのフェアを子どものフェアにするためのさまざまな催し物の合間に，そこここにたむろしている。動物の檻の周囲には多くの子どもたちが群がり，フェンスに腰掛けたり，檻によじ登ったりしている。少年たちの口は，それぞれ，カリフォルニアの「健康食品」――オリエンタル・ウエスタン・メキシカン・パシフィックアイランド・ポプリ――，タコス，セサミ・バーガーともやし入りピタ・パン，エレファント・イヤー（訳注：象の耳の形をした大型のドーナツ），照り焼きの串，コーン・ドッグ，ポテトの詰め物，ピザ，てんぷら，フルーツ・サラダ，春巻き，タマーリ（訳注：トウモロコシで作ったメキシカン・フード），ジュース・バー，綿菓子，ハワイアンのカキ氷などでいっぱいになっている。

　そうした子どもたちの隣には，このフェアで最高の見ものである展示物が並んでいる。展示会場の中には，保護鳥であるキーウィ，自宅で栽培されたイチジクや花々，手編みのベッド・スプレッド，キルト，自家製のハムなどが，優勝のしるしであるブルーリボンを獲得すべく争っており，近くの檻では，雄牛，バッファロー，若牛，豚，羊などが競っている。フロンティア・デイに出品されているこれらのほとんどは，子どもの手によって栽培されたり飼育されたものである。このフェアに

参加したものは、翌朝の5時半頃まで、きらびやかなマーチング・バンドやチアリーダーたちのイメージが頭から離れず、家畜の世話をしたくなるだろう。私はそうだった。

　フロンティア・デイには、多くの店も軒を連ねる。百科事典、コンピュータ、レモンジュース、フレンチポテト、保険屋、農耕用の機械類、ジーンズ、自動種蒔機などのおなじみの店が並ぶ。油絵を10分きっかりで仕上げる、フェアにはつきものの例の「芸術家」も店を開いている。また、こうした商店が並ぶ一角には保安官事務所もブースを出している。保安官事務所に立ち寄ると、マデラ郡で保安官になるにはどうすればいいのかがすぐにわかる。あるいは、もしあなたが子どもだったら、「将来の警察官」のためのトレーニング・プログラムに登録することもできる。また、家を強盗から守る方法、自動車泥棒の撃退法、あるいは銃器の安全な使い方を記したパンフレットなども並んでいる。さらには、セントラル・ヴァレーにおける飲酒運転による死亡事故の統計や郡の保安官が獲得した輝かしい記録の数を示した統計なども知ることができる。しかしながら、私がそこを訪れた日に保安官のブースに並んでいなかったものがある。それは、誘拐に関する資料である。大規模な誘拐、家族の誘拐、単独の誘拐を含め、あらゆる誘拐に関する資料は一切置かれていなかった。

　たとえば、牛乳パックに載っている子どもの写真（訳注：アメリカでは、行方不明の子どもを探す写真が牛乳パックの側面に印刷されている）や行方不明の子どもの写真ポスターなどは、アメリカ中どこでも見かけるものである。そういったものが、私が覗き見たマデラ郡の保安官事務所のブースには一切見当たらなかった。誘拐被害を避けるための方法や、親による子どもの拉致（訳注：離婚後に親権を持たない親が子どもを連れ去ること。アメリカではかなり頻繁に起こる）を防ぐにはどうしたらよいかといった、今日増えてきている問題への対応を記したパンフレットもなかった。あるいは、チョウチラの子どもたちを保安官や警察官が救出した場面や、3人の誘拐犯が警官にともなわれて罪状認否に向かう場面を撮った古い写真が壁に飾られているわけでもなかった。マデラ郡の保安官事務所はこの世界的に有名な事件を解決したことに対して大いなる誇りを抱いているであろうと、多くの人が考えているのではなかろうか。確かに、犯罪検挙という観点から見れば、捜査は成功をおさめたと言える。しかし違うのだ。私が訪れたその日にフロンティア・デイに行った人たちは、誰一人として、すでに知っている人は別として、かつてマデラ郡でバスジャックによる誘拐があったことなど、知りようがなかったのだ。チョウチラの誘拐は否認されるべき出来事なのだ。笛吹きのいないハーメルン、子どもの十字軍戦士のいないパレスチナ王国のごとくである。あの災厄を忘れ、その記憶を心から追い出す必要性が、事件を成功裏に解決できたことを誇りに思おうとする気持ちに勝ったのだ。そこに残されたのは、空白地帯であった。記憶の空白であり、感情の空白であった。

　　　　　・・・・・・・・・・・・・・・・・・・・・・・・・・・

「常軌を逸した現実の否認」は防衛である。私が少々驚いたのは，予期しないトラウマ性の出来事に遭遇したとき，それが1回限りの出来事であれば，子どもはその間に生じた思考や感情を心から締め出すことはないという事実を見出したことである。トラウマを受けた子どもで，その子が3歳以上の年齢であれば，ほとんどの場合，自分の弟が殺される場面や，レイプの場面，あるいは自分が経験した地震や事故のことを，非常に詳しく話せるものである。チョウチラでは，被害にあった25人の子どもたち全員が，起こった出来事を詳しく明瞭に報告することができた。そして，一部の知覚や認知の歪みを除けば，それぞれの子が話した内容はお互いに整合性がとれたものであった。チョウチラの子どもたちの中には，自分の記憶を，それがたとえ一部であっても，失ったものはいなかった。誰も忘れていなかった。それはマクファーランドとポーターヴィルでも同じであった。戦慄を覚えたりトラウマを経験した子どもたちは，「これまでにあなたが経験した最悪の，一番怖かったことを教えてくれるかな」という質問に答えて，詳しく話してくれた。例外なく。チョウチラには「マーニー」（訳注：アルフレッド・ヒチコック監督『マーニー』に登場する女性秘書。子どもの頃のトラウマ体験に起因するさまざまな行動を示す）や「ジョン・バレンタイン」（訳注：アルフレッド・ヒチコック監督『白い恐怖』の精神科医）はいなかった。

　それまでに恐怖にさらされた経験のない子どもには否認傾向は認められない。トラウマを受けた子どもが，後になって，自分が症状を表すに至ったという事実を「忘れてしまう」ことは起こり得るかもしれない。あるいは，慢性的で，長期にわたって反復するトラウマにさらされた場合には，そうした状況に慣らされることにより，いまや十分に予期可能となった現実を意識から締め出すようになる可能性はある。しかし，学齢期の子どもは，ほとんど例外なく，1回限りのショックな出来事や初めての経験は詳細に記憶している。

　トラウマとなった出来事に対して否認を生じないという子どもの傾向は，成人で観察される否認傾向と際立った対照をなす。成人は，その出来事の一部を思い出せない，あるいは受け入れられない場合があるのに対して，その同じ出来事を子どもは非常に生き生きと詳細に記憶している。

　たとえば，8歳のキャロライン・クラマーとその母親の場合を見てみよう。キャロラインが家の近くでローラースケートをしていたとき，隣家の飼い犬であったボーザーが彼女を襲った。ボーザーはキャロラインに覆いかぶさり，彼女の肩と喉を喰いちぎった。彼女の気管は犬の牙によってギザギザに喰い破られ，ぱっくりと口を開けた。ボーザーの牙が頚動脈にかかるすんでのところで，ヒルデガード・クラマーが家から飛び出してきた。

　さて，ここで2人の話の違いを見てみよう。この襲撃から4年が経った時点で，キャロラインは，母親がボーザーに「お座り！」と命じ，首根っこをつかまえてその場から引きずり離したことを明瞭に覚えていた。一方，ミセス・クラマーは，自分がどのようにしてあの犬をおとなしくさせたのかということを覚えていなかった。彼女は，娘を救出すべく正面のドアから飛び出して行ったことは覚えていたも

のの，その他の点は不明瞭であり，あいまいな要約しかできなかった。「とにかく，どうにかしたのよ」といった類である。この事件には目撃者がおり，彼らの証言はキャロラインの話と一致した。ミセス・クラマーは，起こった現実のすべてに直面したわけではなかった。しかし子どもは，襲ってくる現実をブロックすることができなかったのだ。

　大人が受け入れることのできない現実に，幼い子どもたちは全面的に直面する傾向があることを示すもう一つの出来事を挙げよう。それは，海での事故にまつわるものである。この事故では10人の被害者がいたが，うち大人は7人で，3人は10歳，14歳，15歳の子どもたちであった。彼らは，事故の1週間後に，3時間の「マラソン」グループ・セッションのために私のオフィスにやって来た。彼らはめいめいに自分の経験を話した。それはまるで，黒澤の『羅生門』を数回見ているようなものであった。2人の少年が大きなクルーザーに引かれて水上スキーをしており，残りのものたちはそのクルーザーに乗っていた。突然，モーターボートがどこからともなく現れ，2人の少年のうち1人に追突した。犠牲になった10歳の少年――そのグループのうちで最年少であった――は，即死であった。

　難を免れた少年と，年長の2人の少年は，ほとんど瞬間的に衝突した少年の死を認識したと口々に語った。少年たちはそれぞれに，何か――光まばゆい太陽に釘付けになった拡張した瞳孔や，だらしなく垂れ下がった舌，あるいは力の抜けた首など――に気付いていた。しかし，2人の大人は，スキーをしていた子どもが死んだかもしれないと「考え」はしたものの，その考えを受け入れることはできなかった。また，その他の5人は，少年が本当に死んだんだと確信が持てるようになるには3時間以上かかったと述べた。その5人は，消防士や救命救急士が蘇生術を止めてからも，かなりの時間，蘇生への試みをあきらめなかった。さらにその後も，彼らは納得できないでいた。「もしかしてまだ生きているかも」と彼らは苛立った。「まだ，医者はこの子が死んだとは言っていないんだから」

　レスキューチームのこと，病院のこと，あるいは魔法のことを，大人は子どもよりもよく知っているはずである。にもかかわらず，この不運な海難事故についての大人と子どもの認識にこうした違いが見られたことは，非常に印象的である。キャロラインの事件と同じように，子どもは大人よりも戦慄すべき現実を受け入れやすい傾向があるように思われる。大人は，体験の直後から否認に入ってしまうようだ。

　そうした子どもたちも，災厄が繰り返し起こるようになると，現実を否認する能力を発展させるようだ。2回目，3回目，あるいは4回目の災厄はもはや予期不能な事態ではない。そのため，災厄のためにひどく傷付いてきた子どもたちは，今後起こり得るショックに対して準備するようになる。備えるのだ。邪悪なものを見ない，聞かない，話さない，そして何も感じないという意図のもと，目の前の現実を無視するようになる。感覚はなくなり，考えることをしなくなる。災厄の長期にわたる繰り返しが，かくして，否認と麻痺を促進するのだ。最悪の災厄は，子どもに

精神的麻痺状態をもたらす。

　バイロン卿の手になる記述は，精神的な麻痺がどのように進行するのかを知る上で重要な，かつ心動かされる手がかりを与えてくれている。彼のイタリアからの手紙は，彼が目撃した三度の死刑について触れている。バイロン卿は，2回目および3回目の死刑の目撃に際して，自分に情緒的な麻痺が生じてきたことを観察している。この情緒的麻痺は，最初の目撃の際には生じなかった。バイロンは次のように記している。

> 　ローマを発つ日，私は強盗犯が3人，ギロチンで処刑される場面を見た。……2人は冷静に振舞っていたが，最初の1人は非常な恐怖と抗いながら死んでいった。この処刑でもっとも恐るべきことは，彼が跪こうとすらしなかったことである。さらに，彼の首が太過ぎたため，ギロチンの羽目板にはおさまらなかった。しかも，その叫び声があまりに大き過ぎて，牧師は，彼の叫びをかき消すために教誨の言葉を怒鳴るように唱えなければならなかったのだ。……1人目の処刑を見た私は体が火照り，喉の渇きを覚えた。そして，手にしていたオペラ・グラスを落としてしまいそうになるほど体が震えた（私は処刑の現場近くにいた。しかし，私はすべてに細心の注意を払って見なければならないと心に決めていたため，グラスを持参していたのだ）。2人目と3人目の処刑は，口にするのも恥じられるが，私の心に何の恐怖の反応も引き起こさなかった（どれほど迅速に事態が色褪せていくかを如実に物語っていよう）。もしできることなら，彼らを救い出したいと思っていたにもかかわらず，である。
> 　　　バイロンがジョン・マレイにあてたヴェニスからの手紙（1817年5月30日）

　最初の処刑に対するバイロンの直後の反応は，怒り，戦慄，渇き，そして身体の震えであった。この時点の彼には，現実の否認は一切認められない。しかしながら，二度目の恐怖体験が彼を襲ったとき，まるでノボカイン（訳注：局所麻酔剤）が歯茎に注入されたごとく，精神的な麻痺が起こったのだ。興味深いことに，バイロンはこの翌日にローマを発ったという。処刑広場で彼が直面した戦慄が，彼を町から追い立てたのだろうか？

　もっとも極端な状況は，人に最たる麻痺を生じせしめる傾向がある。ホロコースト，ヒロシマ，中央アメリカの戦闘地帯，そしてカンボジアの「キリング・フィールド」がそうだ。殺人，レイプ，強盗，放火などが，まるで日常のごみ収集のごとくに頻発するアメリカのスラムもそのうちの一つだ。戦慄が極端な形で，長期に及び，多様で，繰り返し生じるとき——換言すれば戦慄の状態が予測可能となるとき——精神的な麻痺が生じる。

　1945年8月6日，アメリカ合衆国はヒロシマに原爆を投下した。その際，原爆の投下地点の近辺に住んでいた子どもたちは極端な情緒的麻痺を経験した。多くの子どもにとって，この原爆投下は，初めてのトラウマ性体験であり，強烈なショックを与えた。しかし，数時間のうちに，それに続くショックは予測可能な出来事と

なった。精神的な麻痺と全般的な否認が作動したのだ。ロバート・ジェイ・リフトンは，ヒロシマに関する著書である『Death in Life』（邦題『死の内の生命：ヒロシマの生存者』湯浅信之他訳，朝日新聞社，1971）において，ヒロシマの被爆者の情緒の中心は精神的麻痺であったと述べている。彼は2歳のときに被爆したある「浮浪児」について記している。彼は「ボクに限って言えば，あきらめの心情はあったものの，怒りというのはなかった。うまくは言えないけれど，とにかくすべてがあまりにも膨大過ぎたんだ」と述べている。リフトンによると，赤ん坊でさえ，その戦慄を自覚しないよう防衛しているようであったとのことである。ある乳児の母親は次のように語っている。「こんなに幼い赤ん坊（1歳）がショックを受けるなんてことがあるのかどうかはわかりません。でも，1年が経って翌年の7月になるまで，この子は泣くこともなければ笑うこともなかったです。それどころか，一言も発しませんでした」

投下前から投下時，そしてその後もヒロシマに住み続けた大学教授の長田新は，原爆投下から6年後に子どもたちの作文を採集している（訳注：長田新は，教育学者であり，広島文理科大学学長を務めた。ペスタロッチ研究，教育思想史研究に従事。ここで述べられている著作は『原爆の子：廣島の少年少女のうったえ』だと思われる）。長い時間の経過にもかかわらず，彼らの作文には投下当時のありありとした描写が見られる。長田が集めた作文は，戦慄，憤怒，そして絶えることのない悲哀を伝えている。しかし，なかには，極端な精神的麻痺状態を思わせる記述も存在する（長田が編集したこの本からは，こうした精神的麻痺の反応がどの程度の割合で見られたのかを知ることはできない。長田が，自分が収集できた作文のすべてを本に収録したとは限らないからである）。ここに，7人の小学生の作文を引用しよう。この七つの作文が精神的麻痺の状態をもっとも鮮明に表現しているように思われた。これらの文章を，身震いなしに読むことはできない（訳注：以下の文章の訳出にあたって，長田新『原爆の子：廣島の少年少女のうったえ』（岩波書店，1951）から該当すると思われる記述を引用した。ただし，5番目と7番目の文章に該当すると思われる箇所が見当たらなかったため，訳者の手による訳文を掲載した。また『原爆の子』からの引用にあたっては，旧字および旧かな遣いを現代語に修正した）。

そのうち「ぶーん」という音がして，南東の空に小さく飛行機が見えてきた。そしてだんだん大きくなり，ぼくたちの頭上にきた。ぼくは飛行機をずっと見ていた。外国の飛行機か日本の飛行機かわからない。するとパッと白い落下傘のような物が落ちてきた。そして五，六秒たったかと思うと，あたりがさっと黄色になった。太陽の光線を直接目に受けたような気がした。次の一，二秒「ごーっ」とものすごい音がして，あたりがまっ暗になり，頭に石やかわらがどさっと落ちてきた。一時気を失ってしまった。のどがものすごくかわいてきたので，川へ水をのみに行った。川上からいくつもまっ黒になった死体が流れてきた。それを向うへおしやりながら，水をのんだ。川べりには死体がそこら中ごろごろしていた。その中にはまだ死んでいない者もあり，「お母さーん。お母さーん」とさけんでいる子供もいた。死体を見ても，もう何とも思わなかった。

1945年に小学校 3 年生だった男の子

火傷のために皮がむけてだらりと垂れ下がっている人，男女の性別も判らぬ死骸をひきずって来る母親らしい人，両足を切断されて這って来る青年——そうした異様な光景を見ても，凄いとか恐ろしいとかは少しも思われず，むしろ平気な顔でそれ等を見つめることが出来たその時の自分の感情は，今考えても奇怪である。

1945年に中学校 2 年生だった男の子

ああ，思い出すだけでも身の毛がよだつようだ。地上の人間は全く死に果てて，僕達五人の者だけが不気味な死の世界に取り残されてしまったような気がして，僕は体が慄えた。火傷や深傷で歩行不能になった人や，死んだ人で埋まり，足を踏み入れるところも無く，僕達は心の中で謝りながら，無情にもその人達の体の上を通ったことも何度か知れなかった。

1945年に小学校 5 年生だった男の子

床の間に並んだ七つの遺骨。おばあさん，お母さん，姉さん，兄さん，弟，叔父さん，貞子姉さん……。生き残った父と二人だけで佛前に坐る時，私はただおどろきのあまり唖然としてしまうのです。

1945年に小学校 5 年生だった女の子

原爆の後（1946年の春），学校に戻って卒業証書を受け取りました。卒業は，人生のうちで幸福な瞬間の一つのはずなのに，私は何も感じませんでした。

1945年に中学生だった女の子

広島から来た人は，「一発の爆弾で，街は一面の焼野原となってしまった」「市民は殆ど全滅して，全くの死の街と化している」などと，口々に広島市の惨状をつたえました。私は生きた心地がしませんでした。

1945年に小学校 3 年生だった女の子

先生や級友のお葬式に行く虚ろな日々を過ごしました。

1945年に小学校 6 年生だった男の子

　全般的な否認と麻痺は，戦争に直接さらされていない子どもにも生じることがある。家庭で戦慄すべき出来事に繰り返しさらされた子どもに，原爆被害にたまたま遭遇した人々に一生ぬぐえない傷を残したのと同じような情緒的鈍麻が起こることもある。親は日常的に子どもにかかわることができる。したがって，もしそうしようと思うなら，親は子どもの人生や生活に災厄を繰り返しもたらすことが可能である。保育所の職員やベビーシッターも親と同様に子どもに日常的なかかわりが持てる存在である。したがって，こうした大人たちもまた，子どもの人生に戦慄を植え付ける力を有していることになる。幼稚園で行われることがある悪魔的な儀式は，非常に恐ろしい出来事の目撃，ゆっくり進められる拷問，逃れることのできない罠

といった経験を子どもにもたらすが，これらは死の恐怖のゆえに「秘密」として子どもの心の内部に保持される。子どもの性的虐待の恐怖は，戦争のそれと同じように，子どもにとって予期可能なものとなる。この予期可能性への反応として，子どもの心に精神的麻痺が生じることがある。麻痺は，最終的に，子どもの人格に歪みをもたらす。永続的な麻痺の結果として生じる人格の障害と，永続的な怒りの結果として生じるそれとは，成人の段階では同じような現れ方をするかもしれない。しかし，子どもの頃には，怒りと麻痺は，それぞれ異なった「外観」を示すものである。

麻痺を生じている子どもは，もしかしたら非常に礼儀正しく振舞うかもしれない。しかし，彼らの心の中で実際にどんなことが起こっているのかは，なかなか窺い知れない。彼らは寡黙であり，おそらく，ユーモアなどを口にすることは一切なかろう。私がいろいろと言葉を尽くすよりも，ある１人の女の子を紹介するほうがいいだろう。彼女は，私が思うに麻痺を生じていた。この子は，３カ月間にわたって，恐怖体験にさらされ続けた。この体験が，彼女に無関心さ――あるいはまったくの空虚と言ったほうがよいかもしれない――をもたらしたのだ。

フローレンス・チャウの母親は，彼女が８歳のとき――母親はこの時点でフローレンスの親権を持っていなかった――に，カリフォルニアの小学校の校庭からフローレンスを拉致した。母親は周囲の大人と格闘し叫び声を上げながらフローレンスを引きずって行ったのである。彼女は車のバックシートにフローレンスを押し込み，マイアミへと走り去った。その後，この母子は消息を断った。

父親であるチャウ氏は警察に届け出て，校庭での出来事を目撃した人たちから宣誓供述を得た。フロリダ州警はかなり迅速に母親の所在を突き止め，彼女を逮捕した。裁判官の判断で，彼女はフローレンスの所在を明らかにするまで拘留されることとなった。このとき，フローレンスは母親の両親，つまりフローレンスの祖父母にかくまわれており，祖父母は数日ごとにその潜伏先を変えていたのだ。フローレンスはフロリダの過疎地で，打ち捨てられた掘建て小屋，トレーラー・ハウス，廃屋となったモーテル，キャンプ場，そして再び倒壊寸前のモーテル，掘建て小屋，といった具合に転々としていた。当然，彼女は学校に行けなかった。フローレンスは，祖父母が夜間に次の潜伏先へと移動するとき以外は，外出を禁じられていた。

チャウ氏は私立探偵を雇った。それでもなお，逃亡中の祖父母と幼いフローレンスの所在を突き止めるまでには３カ月半の時間を要した。父親がようやくフローレンスをカリフォルニアに連れ戻すことができたとき，彼女はもはや父親が知っているフローレンスではなかった。彼女は非常に物静かな子どもになっていた。ほとんどしゃべらなかった。彼女は短期間でかなり太った（チャウ氏が見せてくれた拉致事件以前の写真の中のフローレンスは，小柄で，とても表情豊かな女の子であった）。彼女の表情にはまったく動きが見られなかった。身体は，まるで見えない岩にしがみついたフジツボのように，ぎゅっと固まっていた。

カリフォルニアにいるフローレンスは，電話や手紙といった方法で母親と連絡を

取り続け，また，第三者が同席して母親と面会することもあった。彼女の身柄が確保されてから３年が経過した時点で，母親はフローレンスの親権を要求してきた。この母親の要求にどのように応じていいかを決定することを目的に，チャウ氏の弁護士が12歳になったフローレンスの精神科診断を私に依頼してきた。

　この思春期に入った女の子は，うずくまるような姿勢で私のオフィスに入って来た。彼女はかなりの肥満体で，表情がなく，その動きは見るものに苦痛を感じさせるほど緩慢であった。彼女はドスンと音を立てて椅子に座り込んだ。そのとき，彼女の持っていたバインダーが開き，中から何百回となく読み返したのであろう，手の脂で汚れて黒くなった数通の手紙が飛び出した。フローレンスはその手紙を拾おうとするような動作を見せなかったため，私が身を屈めて手紙を拾い上げた。私がそれを彼女に手渡したとき，「ママからのカードよ」と彼女は言った。「それに，私がママに書いたけど出さなかった手紙もあるわ」。その後，彼女は座り直し，再び沈黙の世界に戻った。私は，親権についてどう思うかと彼女に聞いてみた。「何も言うことはないわ」とフローレンスは表情一つ変えることなく答えた。再び長い沈黙が続いた。数滴の涙が少女の膝を濡らした。彼女はすぐそばにあったクリネックスの箱に手を伸ばそうともしなかった。ついに彼女は「私，ママと暮らしたい」と言ったが，そのときにも一切の感情は見せなかった。これ以上この話題を続けることは不可能であるように思われた。そこで私は，フロリダでの祖父母との長期にわたる逃走のエピソードについて尋ねてみることにした。彼女は，小学校の校庭での恐怖については思い出すことができたものの，３カ月半に及ぶ潜伏中の出来事に関する記憶はほとんどなかった。これは，戦慄を生じる体験が長期に及んだり，あるいは反復して生じたときには子どもの記憶に障壁が生まれるという前述の知見と一致している。自分の身に起こった一連の出来事の不快さにもかかわらず，フローレンスは，「ママは私のために刑務所に行ったのだから，ママが私を手に入れるべき」との結論に達した。彼女の話はこの時点で再び止まった。彼女は乾きかけた数滴の涙を鼻ですすった。私のデスクの上にある旅行用の時計の秒針の音がやけに大きく響いた。フローレンスの表情には何の感情も表れていなかった。

　私は，思春期の女の子との「標準的」な話へと話題を転換してみた。もしかしたら，「ティーンズ・トーク」であれば，彼女は何がしかの感情を見せてくれるかもしれない。「友達のこと，教えてよ」「友達はいない」「ショッピングは好きかな？」「ときどきは。モールで。１人よ。歩き回るの。でもお店には入らない」。私はこの思春期の少女が，服やお化粧，ビデオ・ゲームやミュージック・テープ，雑誌やレコードなどにまったく興味がないことに多少戸惑いを感じながら，かろうじて「お店のウインドウでは何を見るのが好きなの？」と質問した。「特にないわ」と彼女。「今年の流行はどんなかしら？」「洋服はパパと２番目のママが持ってきてくれる」。２人の間に再び沈黙が訪れた。まるで，厳重な防音加工を施した私のオフィスの天井と壁とドアが，自己主張をしているかのごとくであった。

　「きっと，ディスクジョッキーは聞くわよね」。私は果敢にも再び沈黙を破った。

「聞かない」「何か好きなタイプの音楽ってある？」「特にないわ。ラジオはつけるけど，どんな音楽かって気にしない」。次いで私は，最近，スティーヴン・スピルバーグの『Back to the Future』（邦題『バック・トゥ・ザ・フューチャー』）を見てとてもおもしろかったと言ってみたが，彼女は何の反応も示さなかった。そこで私は，この映画がどんな内容かを少し話して，彼女がどう思うかを尋ねてみた。「映画にはあんまり行かない」。それが彼女の返答だった。それで十分，と彼女は感じたのだろう。その後のコメントはなかった。再びの沈黙。「ねえフローレンス，もしかして退屈してる？」と私。「まあね」と彼女。そして彼女は，初めて自発的な文章を口にした。しかも，それは四つものセンテンスを含んでいた。なんと高価な贈り物だろう。「学校がきらい。電話でおしゃべりするのはいや。パパと2番目のママにはうんざり。あの人たちはとっても退屈」

「好きなことは何もないのかな？」

「まあね」。彼女の表情には一切の感情が浮かばなかった。悲しみすらも。

私はチャウ氏と彼の弁護士に連絡をとって，フローレンスをもっと長く頻回に母親と会わせる必要があることを伝えた——とにかく彼女は母親に会えなくて寂しい思いをしている。その一方で，彼女には精神療法による援助が必要であることも伝えた——もう遅きに失しているのかもしれないが。私はフローレンスの人格発達のことがとても気になった。彼女は極端に受動的で，抑うつ的で，怒りに満ちて，かつすべてに絶望していた。外から彼女を見るものの目には，彼女はもはや「死人」であるかのように見えた。

治療のことも，あるいは母親との面会についても，私には何ともしようがない，というのがチャウ氏の返答だった。「母親のところへフローレンスを行かせるのはとても危険です。母親はもう一度彼女を隠してしまうかもしれない。それに，精神科での治療はあまりにも費用がかかり過ぎる。いずれにせよ，もう少し大きくなったら，フローレンスは母親のもとにとんで行くでしょうから」。このチャウ氏の言葉が意味するところは明白だった。「だとしたら，どうしてそれほどのエネルギーをこの子にかける必要があるのでしょうか？」である。

どうしてかって？　確かにそうである。私とフローレンスとの初回面接は，彼女の予後がきわめて不良だろうことを示していた。母親に対する強い愛情欲求と，母親とはもう二度と一緒には暮らせないという喪失に対する永遠とも思われる悲哀のもとに3年間を苦しみ抜いた末に，この思春期の少女は深い絶望の淵に立たされたのだ。またその3年間，カリフォルニアの学校の校庭で起こった恐怖体験の記憶にさいなまれた結果，この少女はありきたりなことすら恐れるようになり，生きていくことそのものが恐怖の対象となってしまったのだ。しかし，こうした絶望や恐怖以上に彼女を妨げているものがあった。それは，人としての情緒の麻痺，否認，あるいは「死」であった。彼女の振舞いは，まるで，人間性を奪ってしまうような経験を長期にわたって味わった人間のそれであった。ヒロシマを生き延びた子どもたちのように，フローレンスの情緒はもはや死んでいたのだ。

フローレンスの絶望感は，私と彼女の最後の面接でのやりとりにもっともよく現れている（そう，彼女は精神科の治療を受けるには至らなかった。父親は彼女のことをあきらめてしまったのだろう）。その面接で私は彼女の将来に対する思いを聞いてみた。彼女の答えは，「大きくなってからのことなんて考えない。結婚するかどうかなんてわからない」であった。子どもを産むつもりは，という問いかけに，彼女は肩をすくめるのみであった。私はさらに，何歳くらいまで生きられると思うかと聞いてみた。この質問に，彼女は「もし殺されたら――世の中，何が起こるかわからないでしょ――早く死ぬでしょ。殺されなかったら，それよりは長く生きると思う」と答えた。

　子どもの時期に出現する麻痺性の人格様式には二つのタイプがあるのではないか，というのが今のところの私の見解である。この二つは，ともに，子どもの頃の反復性のトラウマ経験に由来する。一つは「引きこもり型人格」であり，フローレンスがその典型例である。今一つが「誰に対しても愛想よく振舞うタイプの人格」である。この二つに，これまでの各章で見てきた三つの「怒りに満ちた人格」（攻撃型，受動型，易変動型）を加えたものが，相互作用を生じながら，最終的に今日の精神医学で「境界性」「自己愛性」「反社会性」「回避性」と呼ばれている成人の人格状態へと移行していくのではなかろうか。しかしながら，こうした人格形成上の問題を抱えた子どもを長期にわたって追跡した研究がないため，こうした直線的な関係が果たしてあるのか，あるとしたら成人期の人格障害への転換がどのような形で生じるのかは明らかになってはいない。

　小児期の引きこもり型人格に関する最初の記述は，身体的虐待を受けたりネグレクトを経験した乳児の観察から導かれた。その記述を行ったのは人間の乳児に関する偉大なる研究者，かのレネ・スピッツである。スピッツは，希望を失い，人とかかわろうとせず，引きこもってしまった乳幼児の状態について記している。彼がこうした子どもたちと出会ったのは，中央アメリカの孤児院であり，そこは非人間的な雰囲気で，愛情のかけらもないようなところであった。しかし，残念なことに，これは遠い外国の話ではなく，現在の合衆国にもこうした子どもたちが存在するのだ。これはクリーブランドでの話である。私は，現地の大学病院で生後8カ月の女の子に会った。彼女は，時折母親から殴られる以外は，その存在がまったく無視されていた。母親はかなり深刻なうつ状態にあった。病院の乳児用のベッドに仰向けで横たわった彼女は，小さな両腕を胸のところに抱えるようにして握り締めていた。硬く握り締められた彼女の小さなこぶしをこじ開けるのは至難の業であった。彼女の注意を引く目的でベッドの上につるされた明るい色調のモビールを，彼女は完全に無視していた。また，彼女をあやそうとしてベッド・サイドにやって来る看護スタッフにもほとんど注意を向けなかった。普通の子どもならば大きな抗議の声を上げるような治療上の行為に対しても，この子はほとんど反応を示さなかった。この少女の人生では，涙も微笑みもほとんど無関係であったのだ。この小さな赤ん坊が

受けたダメージ。それはいまだはっきりとした形をとるには至ってはいないものの，麻痺性の人格様式につながるものであることは明白だろう。

　反復的で慢性的な虐待体験に由来する子どもの麻痺性の人格傾向の今一つのタイプ。それはこれまで述べてきたものとはかなり様相が異なり，私は「誰に対しても愛想よく振舞うタイプ」と呼んでいる。数年前，私は，身体的虐待を経験した子どもたちに見られがちな病理的な人格様式に対して，この非公式の用語を用いた。このタイプの子どもの人格を的確に表現する正式の用語は，今のところ，われわれの診断分類マニュアルには見当たらない。だからといってこの概念を放棄してしまう気にはなれず，誰かがより適切な用語を開発してくれるまではと思い，私はこの「誰に対しても愛想よく振舞うタイプ」という言葉を用い続けている。

　「誰に対しても愛想よく振舞うタイプ」の子どもは，ほとんど例外なく，虐待を繰り返し経験してきている。このタイプの子どもは，誰とでもすぐに「友達」になる。魅力的で，ともすれば蠱惑的な彼らは，ほとんど誰にでもにじり寄っていく。しかし，引きこもり型の子どもたちと同様，彼らも人間関係について基本的な問題を抱えている。彼らは，人の区別をほとんどしないのだ。特別な人も，特に好きな「友達」もない。すべての人に，まったく同じようにかかわるのだ。この種の子どもと特に親しくなる方法はない。彼らの心の奥は，かの「青髭」（訳注：ペロー作の童話。6人の妻を殺した男）の秘密の部屋よりも堅く閉ざされている。あるいは，もしかしたら――これは想像するだに恐ろしいことではあるが――彼らにはそもそも心の「奥」なるものがないのかもしれない。周囲の人たちは彼らとつながろうとするが，しかし，果たせない。その結果，彼らは最終的にとても深刻な絶望を味わうことになる。ボランティアの人たちはどうしても彼らとの約束をキャンセルしがちになる。里親は彼らに匙を投げてしまう。ソーシャルワーカーは彼らのことを「施設ずれ」した子どもと呼ぶ。というのは，彼らは福祉制度を的確に理解して立ち回ることができ，度重なる措置変更をも難なく切り抜けていくからである。彼らの中には，ほんの数年の間に10カ所以上もの里親家庭を転々とするものもいる。またそれだけに，里親家庭で再度虐待を受ける危険性も高くなる。こうした子どもたちの多くは，最終的に，子どもを養育する施設に行き着くことになる。そして，施設でようやく，少しはましな状態になる。というのは，施設という環境では，子どもとケアワーカーとの関係に里親家庭ほどの親密性が要求されないためである。こうした「誰に対しても愛想よく振舞うタイプ」の子どもが最終的にはどのような大人へと成長するのかは，今のところ謎である。この問いに答えるだけの長期にわたる経過観察を行ったものはいない。

　ある「誰に対しても愛想よく振舞うタイプ」の8歳の子どもの話をしよう。彼女は，私がこれまでに出会った子どもたちの中でも飛び抜けてかわいい子どもの1人であった。彼女の母親は未婚の女性で，この子に対して虐待的な行為やネグレクトをした上で，この子の人生からは完全に消えてしまった。その後，彼女は数カ所の里親家庭で暮らしたが，そのうちの2カ所で，父親から性的虐待を受けた。8歳に

なったとき，ある年配の女性に養子として引き取られた。この女性は，養子縁組を担当するケースワーカーに，性的虐待を経験した子どもを養子にしたいと申し入れていたのだ。養子縁組を斡旋しているこの機関は，この少し奇妙な申し入れに対して何らの疑問も抱かず，女の子をこの「新しい母親」のもとに送った。その後，この女性は，女の子のセクシュアリティを「矯正」するための一連のプログラムを実施した。養母は，女の子が性器いじりをしたくなったときに「告白」ゲームをするよう求めた。就寝時と学校からの帰宅後に，彼女は女の子の性器に「かゆみ止め」のクリームを塗った。また，女の子が性器いじりをしていないかどうかを調べるためという名目で，日に2回程度，彼女の性器が赤くなっていないかどうかをチェックもした。養母は甘い言葉でつって彼女に「告白」させようとした。さらに彼女は，毎夜，寝る前にこの子に自分の胸を——当然，母乳が出るはずもないおっぱいを——吸わせていた。彼女いわく，「過去の不足を埋め合わせるため」であった。

　女の子は，これらさまざまな奇態な養母の要求に冷静に応じた。しかし，彼女は養母のことをまったく信頼していなかった。だから，嘘をつくことも多かった。彼女は，養母が聞きたがっていると思われることを話した。過去の話は一切しなかった。友達の話もほとんどしなかった。実際には，学校でよく遊ぶ友達が数人いたにもかかわらず，である。学校の勉強のこともほとんど話題にしなかった。この女の子の救済者であり，管理者であり，かつ学業面での指導者である（かつ，意識はしてなかったであろうが，性的虐待者でもある）と自認していた養母は，彼女のこうした態度を許せなかった。1年が経過しても2人の間には親密さのかけらも芽生えなかった。とある夜，女の子は嘘に嘘を重ね，その挙句にちょっとした言い逃れをした。養母はついに切れた。彼女は女の子の頭と腹部に，合計226発のパンチを見舞ったのである。養母は，女の子の「気に障る行為」1件につき1発のパンチを割り当てた。なんと養母はこの女の子と一緒に暮らし始めてから今日に至るまでの彼女の「悪行」をすべて数え上げていたのだ。

　病院での女の子は，とても利発で美しかった。殴られたところが黒い痣となって腫れていたにもかかわらず。彼女は異常なほど人付き合いが良かった。誰しもが彼女に好感を持ち，すぐさま新たな「人間関係」が生まれた。刑務所に行った養母を恋しく思うことなど一切なかった。医者から非常に悪い知らせを聞いた家族を見分けるコツを彼女がつかむにはさして時間はかからなかった。彼女は「におい」を嗅ぎ分けたのだ。白血病の子どもを抱えた2組の両親がこの美しい少女を養子にしたいと申し出た。

　彼女には人に対する好みなど一切なかった。彼女が私の名前を覚えることはついぞなかった。入院中，私は毎日彼女に会いに行っていたにもかかわらず，である。これは他の人に対しても同じで，彼女は誰の名前も覚えなかった。いくら時間が経とうと，私に対する彼女の態度は一向に変化を見せなかった。最初に会ったときのままで最後の日を迎えた。私が思うに，この子にとっては，病院のスタッフは全員ぼんやりとした輪郭しか持たなかったのだろう。われわれに対する彼女の態度はす

こぶる丁寧で上品なものであった。しかし，私たちにわずかばかりの価値が与えられることはついぞなかったのだ。

　人に対するこの子の接し方は「誰に対しても愛想よく振舞うタイプ」の典型だと言えよう。感情が麻痺し，精神的な「死」の状態にある，「犠牲者」であるこの女の子は，人を犠牲にするための，あるいはもっと単純に「欺く」ためのチャンスを狙っていたのだ。「自己愛性人格障害」あるいは「反社会性人格障害」……彼女にはやがてそういった診断名が与えられるかもしれない。しかし，大人になった彼女が何と呼ばれようと，子どもとしての彼女の態度には，「誰に対しても愛想よく振舞うタイプ」という言葉がもっともピッタリくる。

　当時のわれわれの方針で，死を宣告された子どもの親にこの「精神的な死」の状態にある少女との養子縁組を認めたり，あるいは里親になってもらうことは許可しなかった。養母の親権喪失が法廷で認められた後，少女はネグレクトや虐待を経験した子どもたちのための小規模な施設に入所した。われわれ医療チームは，家庭よりも，こうした養育施設——しかも，こうした子どもたちのニーズに精通した専門的施設——のほうが，彼女にとっては適切であろうと判断した。しかし，心の「奥」なるものが，この小さな美しい女の子の内部に生まれるかどうか，それは定かではなかった。少なくとも私が彼女に初めて会ったときには，「心の奥」なるものは存在していなかった。

　精神的な麻痺は，誰しもが死を迎えるにあたって持つ通常の状態である。死の直前に痛みの感覚やさまざまな情緒が完全にブロックされるといったことはままある。かつてサンフランシスコ・クロニクル紙に載っていたある記事を思い出す。ある若い高校教師——たまたま私は彼のことを知っていた——が，『The Rocky Horror Picture Show』(邦題『ロッキー・ホラー・ショー』)を見るための列に並んでいたときにナイフで刺された。彼は，「痛くない！」と叫びながら，驚きに包まれて死んでいった。彼は何も感じなかったのである。

　心臓発作で仮死状態となり蘇生した人の中には，後日，神を目前にしたときには痛みを感じたり，恐怖を覚えたりはしなかったと回想するものがいる。彼らは何も感じなかったと言う。彼らが，自分の蘇生術を無関心な第三者の立場から見ていたと報告することも少なくない。彼らは，蘇生術が行われている傍ら，あるいは上方にいて，医療スタッフが奇妙にも自分とよく似た他人と格闘している場面を，何気なく見ていたというのだ。別の言葉で言えば，死に直面した際に彼らは，「体外体験」を経験したとも言えよう。これは極端ではあるが正常な，精神的麻痺の一例である。

　情緒的麻痺の今一つの典型例は，通常，夢の中で起こる。夢を見ている人は，自分がまるで夢の「スクリーン」の上を動き回っているみたいに，自分自身の恐怖から遠く隔たっているように感じるものである。しかし，トラウマ体験後の夢では，この夢に備わった麻痺という性質が，トラウマの被害者を震え上がらせることにな

る。トラウマの被害者は，たとえば，自分が夢の中で本当に死んでしまったのだと感じるかもしれない。あるいは，自分はまもなく死ぬのだ，夢の中の感情麻痺は自分がもうまもなく死ぬことを示す予兆なのだ，と感じるかもしれない。若きキャロライン・クラマー——あの，犬に噛み裂かれた女の子——は，この両方を信じた。ボーザーに襲われた後，キャロラインは自分が死ぬ夢を数え切れないくらい見た。しかし，彼女は夢そのものが怖かったのではない。彼女がもっとも恐れたのは，夢の中で感じる麻痺の感覚であった。この感覚は，昨日の夜に自分が死んでしまったことを意味するのだと彼女は考えた。また同時に，もうまもなく死ぬことを意味しているのだとも考えたのである。

　夢における麻痺の感覚がどのような意味を持つものとして認識されるようになったかを示すために，キャロラインの「ポスト・ボーザー」の悪夢を引用してみよう。彼女の悪夢が先に述べた「体外体験」とどれほど似たものであるかに注意していただきたい。

　「私はどこからかわからないけどおうちに帰って来た。おうちの中に入ったわ。パパとママがいた。もう少し中に入った。そしたら，おにいちゃんやおねえちゃんが見えた。それからたくさんの犬。ボーザーに似た犬がどんどん増えていったの。犬はみんな血がついていた。あのときのボーザーとおんなじところに。ママとパパとおにいちゃんとおねえちゃんと，それからうちで飼っている2匹の犬はみんな死んでたの。みんな」

　「そしたらボーザーが出てきたの。そして，そこにいた犬たちがみんなで輪になって私を取り囲んだの。私はその輪のちょうど真ん中に立ってた。ボーザーだけが真っ白な顔をしてた。血はついてなかった。ボーザーは自分のために私を助けたみたい。それからボーザーは私に襲いかかったの。私はそこにしゃがみこんで必死で戦った——ボーザーを何とか離そうとして必死でもがいたの」

　「そしたら，突然，戦う音も，吼える声やうなり声や叫び声も聞こえなくなった。何にも聞こえなくなったの。と思ったら，なんだか体が宙に浮かび上がるような感じがしたわ。自分の体が見えるの。たくさんの犬や何かの体も見えたわ。みんな動かない。静かだった。体がふわふわ浮く感じ。そして目が覚めたの」

　死に向かう人を苦痛から守ってくれる麻痺，あるいは，通常の夢を見ている人に「これは夢だ」ということを知らせてくれる麻痺。まさしくその麻痺が，いまやキャロラインを震え上がらせている。彼女はトラウマを受けた。そして，「ボーザーの夢」を恐れている。彼女の心の中では，それは自分の死を予期させるからなのだ。夢は現実とほとんど変わらないのだ。

　精神的な麻痺は，それが圧倒的なものではなく一定のコントロール下で生じた場合には，有効に作用することがある。読者の中には，麻痺の健康的な形態として，瞑想を思い浮かべる方もいるだろう。医者が，慢性疾患と闘っていたり，あるいは死に直面している子どもたちに，自己催眠状態に入る方法を教える場合がある。たとえば，スタンフォードの子ども病院の医師たちは，小児癌の子どもに，苦痛をシ

ャットアウトする方法として，あるいはともすればあきらめてしまう傾向と戦う術として，催眠を教えている。子どもたちは自分がどこか別の場所にいることをイメージしたり，あるいはただひたすら心を真っ白にする方法を学ぶ。彼らはこうした自己催眠のテクニックを使って苦痛を和らげることで，放射線療法や薬物療法に耐えるのだ。そして神のお召しがあったときには，威厳を保ちつつ死を迎えるのである。

デンヴァーの子ども専門の精神科医であるルイス・ファイン（Louis Fine）は，ギリアン・バレー症候群（訳注：原語はGillian-Barre disease，乳幼児期の神経疾患。呼吸器系の障害を生じる）の子どもたちに自己催眠を用いている。この麻痺性の疾患は，子どもを数カ月もの間，呼吸器に縛り付けておくことも稀ではない。ギリアン・バレー症候群は一定の経過をたどる疾患である。一定の期間，子どもの呼吸を確保する装置が提供できれば，助かる確率は高い。しかし，その期間がいかに退屈であり，嫌になることか！　ルイス・ファインは，自分の患者に心理的な逃避を行えるようにトレーニングすることでこの「退屈」を回避することに成功した。彼の「生徒たち」は一様に好成績を収めたとルイスは報告している。

子どもの中には，誰に教えられるともなく「自己催眠」を用いることができるものがいる。彼らのトランス状態は，ある特定的な状況においてのみ現れることもあれば，習慣的になっている場合もある。自分の身に起こっている出来事から感情を取り去ったり，別の場所への空想上の旅行をしたり，数字を数えたり，あるいは漂う心に身を委ねることで，彼ら自己催眠者たちは苦痛を超越する。

子どもの頃，私はこうしたことを歯医者の診察室で試みたことがある。しかし，私の場合，うまくいかなかった。あるサディスティックな歯医者のことを今でも思い出す。彼は，「あ，神経が見えるぞ。これからこいつに触るんだ。きっと，天井まで飛び上がるほど痛いぞ」と言った。当時，ノボカインの注射は通常の手順には含まれていなかった。そこで私は，来るべき「歯の大災厄」に備えようとしたのだ。私は，ベネチアン・ブラインドの数，天井の防音壁の穴の数，そして歯医者の顔のそばかすの数まで数えた。しかし私は，自己催眠状態になることはなかった。もちろん，当時の私には，自分の試みがそういう名称で呼ばれるものであることは知る由もなかったが。いずれにせよ，私は，苦痛に身を震わせたのだ。

しかし，こうした精神的逃避をやってのけることができる子どもが存在するのは事実である。多くの場合，彼らが戦慄すべき恐怖の到来を十分に予測できる事態で，この種の逃避は起こる。それに加えて生来の性向が関与しているように思われる。自己催眠は有効な作用をもたらすが，一方では「副作用」もある。その副作用とは，「あらゆるものから逃避する」時間と頻度とをコントロールできなくなることである。別の言い方をすれば，ある種の精神的麻痺は，意のままにスイッチを入れたり切ったりすることができなくなるのだ。

フレデリック・ウォータースは7歳の男の子で，私がこれまでに出会った「自己催眠の使い手」としてはもっとも優れた子どもの1人であった。しかし，このフレ

デリックをもってしても，自己催眠を完全にコントロールすることは不可能であった。その話に入る前に，私が彼に会うようになった経緯を少し話そう。フレデリックは白人と黒人の間に生まれた子どもであったが，どこでも白人として「通用」した。彼が6歳のとき，彼と母親はミシシッピ州ビロクシに住む，新しい継父となるウィンストン・ウォータースのもとに転居した。フレデリックとこの新しい継父とは，お互いに打ち解けることができなかった。ウィンストンは，幼い頃，彼の白っぽい肌を理由に父親から虐待を受けていた。父親はウィンストンが自分の子どもであることに疑念を抱いていたのだ。彼は自分の過去を忘れ去りたかった。しかしフレデリックの白い肌が，その自分の過去を否応なく思い出させることとなった。

　やがて近隣からの通報が入るようになった。フレデリックの母親が夜勤で家をあけた夜，罵る声や平手打ちの音や人を殴る音が，近隣に響いた。近所のある住民が子ども保護機関（訳注：原語はChild Protective Services，子どもの虐待に対応する公的機関）に電話を入れた。しかし，家庭訪問をしたワーカーは「何も」発見できなかった。ある日，フレデリックはあちこちに痣を作って校庭にやって来た。彼を見たある母親が，慌てて彼を病院に連れて行った。「虐待によるもの」と医者は診断した。その結果，ウィンストンに対して心理療法が義務付けられたものの，彼の状態は一向に改善しなかった。半年が経過した。フレデリックの学校での様子は，次第に悪化した。

　フレデリックの母親は，夫が彼を虐待しているとは信じられないでいた。無意識のうちに，全般的な否認の状態に陥っていたのである。しかし，言い逃れのできない「証拠」が突然降って湧いた。彼女はかねがねウィンストンが浮気をしているのではないかと疑っていた。そこで，ある夜勤の夜，彼女は寝室にカセットレコーダーをセットしておいたのだ。そのテープには，彼女が予想したような女性の声は録音されていなかった。その代わりに，男の子に暴力を振るう男性の恐ろしい声が明瞭に録音されていた。知らせを聞いたフレデリックのおばは，フレデリックのためにサンフランシスコまでの旅費をすぐさま送金してくれた。一族は話し合いを持ち，おばがフレデリックを養育するとの合意に達した。サンフランシスコに到着した彼は，ただちに私のオフィスに現れた。

　フレデリックの新しい親権者はおばであった。彼女は学校の教師をしており，夫はすでに死亡し，子どもはなかった。彼女は，フレデリックの「本当」の母親になれることをとても喜んだ。彼女は母親としてとてもうまくやった。フレデリックはようやく救われた。彼の学校での問題行動はすぐにおさまり，新しい友達もでき，成績も良くなった。

　しかし，彼が過去の虐待体験について語ることはほとんどなかった。彼は，「二つしか」覚えていないと私に言った。「他のは……忘れちゃった」。ウィンストンは，もしこのことを誰かに話したら殺してやるからな，と繰り返しフレデリックを脅していた。しかし，この男との間には，いまや2,000マイルもの距離があった。「これだけ離れていることで少しは安心できるかな？」と私は彼に聞いてみた。フレデリックは，それでもなお，虐待の全体像を話すことができなかった。「2回」につい

ては話してくれたが、この「2回」というのも、はなはだ曖昧で心もとないものであった。

　フレデリックがサンフランシスコにやって来て1カ月ほどが経過した頃、「出来事」が始まった。ある日、彼はもののはずみでおばのアンティーク・ベッドに激突したのである。そのとき彼は、泣きもしないどころか、「痛い」とも言わなかったのだ。彼のおでこには、カリフォルニア・トマトの大きさのこぶができた。しかし、彼は一言も苦痛を訴えなかった。驚くべきことだった。おばのベスはその場面を見ており、プロボクサーでさえ一撃でマットに沈むほどの衝撃だったと述べている。

　この「事故」から2週間が経った頃、フレデリックが学校の校庭の通路を何気なく見下ろしたとき、小さな血だまりを見つけた。彼は、誰かが怪我をしたのかと思って周囲を見回したが、周りには誰もいなかった。もしかしたら怪我をしたのは自分ではないかとの考えが、彼の頭に浮かんだ。彼は自分のあごのあたりを触ってみた。すると、指にねばねばした赤いものが付いているではないか。自分は怪我をしていたのだ。しかし、自分は何も気付いていなかった。ようやく彼は、自分がまったく痛みを感じないことに気付いた。彼はそのことをベスに告げた。

　私は、どうして痛みを感じないのだろうと、フレデリックに聞いてみた。「いつのまにかそうなっちゃったんだ」と彼は説明し始めた。「昔は、ピクニックに行ってママに膝枕してもらっている『つもり』になったんだ。2番目のパパが初めてボクをぶん殴ったとき、とっても痛かった。でも、ママの膝の上に（イメージの中で）行けば、ウィンストンのやつがボクに痛い思いをさせられないってことがわかったんだ。ボクは、そのたびに、ママの膝の上に行ったんだ。だから泣いたり叫んだりしなくてすんだ。ボクはどこか別の場所に行ける、そうすると痛くない。だから、ウィンストンがボクに何回パンチをあびせたのか、ボク、知らないんだ。そのこと、ぜんぜん意識してないんだ。さっき言ったみたいに、はじめはピクニックに行ってママの膝の上にいたんだ。それから、だんだん、ピクニックのことは考えなくなって、ママの膝を思い浮かべるだけになった。今は膝のことも全然考えない。何かがあって血が出てもぜんぜん痛くないんだ」

　彼の説明によれば、フレデリックは、身体感覚を麻痺させるための方法を徐々に進化させたことになる。しかし、トランス状態と自己催眠の技術をフレデリックよりもさらに進化させる子どももいる。彼らは自分をもっと遠い場所へ、そしてより頻繁に旅立たせる。最初は数を数えたり、何かを思い浮かべたり、あるいは心を漂わせたりしていたのが、次第に自動的な反応となり、ついにはまったく意識しなくても起こるようになるのだ。こうした自然な「自分をその場から消してしまう」行為を精神科医は「解離」と呼ぶ。解離性のエピソードは、情緒的に、そして社会的にも、非常に高くつくことになる。解離を起こす大人は、しばしば、実際に家族のもとから姿を消し、自分がどこの誰なのかわからなくなってしまう（解離性遁走）。しかし、子どもの場合にはこういったことはめったに起こらない。子どもの場合、

自分の心や体から離れてしまったような感じを持つことが多い（離人症）。こうした感覚は，繰り返しトラウマ性の体験をした子どもに共通して見られるようである。しかし，子どもたちは，離人症を訴える言葉を持ち合わせていないため，そうした感覚を表現することが少ない。子どもたちに見られがちな今一つの解離の形態は，健忘，あるいは「Spellbound」現象である。しかしながら，健忘は，映画『Spellbound』(邦題『白い恐怖』，訳注：アルフレッド・ヒチコック監督の作品) に描かれていたみたいに1回限りのエピソードで起こることはまずない。トラウマ性の体験の後に健忘が見られるようになったとしたら，それは一連の恐ろしい出来事の結果であると考えたほうがいい。

　自己催眠がかなり長期にわたって繰り返された場合，比較的稀にではあるが，われわれが「多重人格性障害」(訳注：今日のDSM-Ⅳでは，解離性同一性障害と呼ばれている) と呼ぶ状態が起こることもある。稀な疾患であるものの，多重人格性障害には，その「稀」さを補ってあまりあるほどの驚きがある。そして，この状態は子どもにも起こり得る。1840年に，デスパイン（Despine）は彼の患者であった11歳のエステルについて記している。彼女は身体麻痺を起こして車椅子を使っていたが，催眠下では別の人格が現れ，その人格は歩き回ることができた。また，もう一つ別の人格が登場し，この人格はエステルの「ガーディアン・エンジェル」（守護天使）のような働きをしたのである。かくしてエステルには，身体麻痺を生じた中心的な人格と，少なくともそれよりも健康的な交代人格がいることがわかった。彼女には少なくとも三つの人格があり，それらは，異なった時間にそれぞれ独立して社会的に機能していたのである。統合失調症 (訳注：かつての「精神分裂病」) に見られる，情緒および認知機能の深刻な障害――長い間，「人格の分裂」という誤った名称を与えられてきた――とは異なっており，彼女には情動の鈍麻も奇妙な思考も観察されなかった。彼女の問題は，たった一つの身体に，それぞれ異なった複数の人格が宿っているということであった。

　エステルの三つの人格がデスパイン医師の前に姿を現してから100年後，3人の精神科医――ケンタッキーのコーネリア・ウィルバー（Cornelia Wilbur）とジョージアのコーベット・シグペン（Corbett Thigpen）およびハービー・クレッカリー（Hervey Cleckley）――が2人の多重人格の患者について記述し，衝撃を与えた。ウィルバーの「シビル」とシグペンとクレッカリーの「イブ」である。彼女たちの人格は，弱体化したホスト人格と，それを取り囲む複数の交代人格に分かれていた。シビルとイブは一つの人格状態から別の人格状態への移行を示したが，彼らはそれぞれ，この脅威に満ちた世界に対してかなり違った接し方をした。彼らの人格は，非常に甘ったれて受身的であったり，怒りに満ちたものであったり，あるいは非常に性的なものであったりと，多岐にわたっていた。こうした交代人格の存在をホスト人格はまったく認識していなかった。簡単な言い方をすると，イブもシビルも，彼女たちがまったくの別人に「なっていた」ことをまったく知らなかったわけである。彼女たちが知っていたのは，何秒か，何時間か，何日かの出来事を自分が説明できない

ということだけであった。シグペンとクレッカリーはイブに催眠をかけた（映画『The Three Faces of Eve』（邦題『イブの三つの顔』）では，ジョアン・ウッドワードがイブを演じている）。そうすることで，イブは自分の別の「顔」を初めて知り得たのだ。シビルの精神科医であったコーネリア・ウィルバー（皮肉なことに，テレビ映画ではジョアン・ウッドワードが彼女の役を演じた）もまた，シビルの別の顔に「出会う」ために催眠を使っている。シビルとの一連の面接で，ウィルバーは，この女性が小さな頃に母親からの戦慄すべき虐待を繰り返し受けてきたことを知った。少女は，その苦痛と恐怖を回避するためにトランス状態へと逃げ込んでいたのだ。催眠によるトランス状態で彼女は複数の人格を示したが，彼らのうちの幾人かは，怒りなどの感情を表現することができたり，なかには性的な興奮を表現するものもいた。

　今日，多重人格性障害と診断される人の数は，子どもの虐待の急増を示す統計データから推定されるほどには多くはない。しかし，精神科医たちがこの障害の存在にもっと注意を向けるようになれば，事例数は増えるかもしれない。その可能性はあるものの，子どもの頃に虐待を受けて成長した人が陥りやすい状態としては，多重人格性障害よりも，怒りに満ちた人格であったり，境界性人格や自己愛性人格，あるいは麻痺型の人格のほうが多いのではないかと私は考えている。子どもが自己催眠という手法を見出すことができれば，フレデリック・ウォータースがそうしたように，苦痛をブロックするために自己催眠を使うかもしれない。そうであっても，子どもは必ずしも完全な離人性障害や多重人格性障害になる必要はない。身体感覚の麻痺は比較的容易に起こるが，自分をその場からまったく消してしまったり，あるいは複数の交代人格を生み出すといったプロセスはもっと複雑である。

　ここで少し，フレデリック・ウォータースがいかにして身体感覚の麻痺から抜け出したかについて述べておこう。フレデリックには子どもの頃に観察される多重人格の徴候——研究者であるリチャード・クラフト（Richard Kluft）は，将来「人格の多重性」を示す可能性のある子どもには，一連の健忘，時間の喪失，気分の変動，周囲からの影響をもろに受けてしまう感じなどの徴候が見られるとしている——は見られなかった。フレデリックの特徴は単純なもので，つまり痛みを感じないということだけであった。私はフレデリックに催眠を施す必要があっただろうか？

　フレデリックが感覚麻痺を示すようになってからそんなに時間が経っていたわけではない。だから予後はいいだろうと思われた。そのため，私は催眠ではなく精神療法で対応しようと判断した。私は，痛みは火災報知機と同じような働きをしているのだと彼に説明した。痛みがあるから，人は助けを求めて叫んだり，ギプスをはめたり，あるいは安静にしているのだと。ウィンストンが彼を殴っているまさにそのときには，自分の感覚を麻痺させることは大いに役立った。でも，自分の感覚を麻痺させているのは，今のフレデリックにとっては危険なことなのだとも説明した。誰しも痛みを必要としているのだと。

　まるで講義みたいだと思われるかもしれない。実際，講義みたいなものだった。

しかしこの講義は，一度に行ったわけではない。週に一度のセッションで，1回あたり二つ程度の文章を，3週間にわたって彼に伝えた。また，家では，おばのベスに，同じような内容のことを彼に言って聞かせてもらった。私がやったのはそれだけだった。
　フレデリックの反応の早さには，私もベスも驚かされた。私の2回目の「講義」の直後のある日，彼は校長室で叫び声をあげていた。ベスはすぐに学校に飛んで行った。親友であるバートラムが，ジャングルジムのはしごのてっぺんからフレデリックのおなかをめがけて飛び降りたとのことであった。フレデリックは，仰向けに寝転んでカリフォルニアの青い空を眺めているとき，突然，急降下爆撃を喰らったのだ。フレデリックは泣き止まなかった。かかりつけの医者が一通りの診察を済ませ，「大丈夫，明日は学校に行けるよ」と型どおりのOKを告げた後にも彼はすすり泣き続けた。ベスは訝った。この子ったら「何でもない」ことで私の仕事を中断させたわけ？　些細なことで大げさな，と彼女は思った。その後初めて，彼女は事態に気付いたのだ。フレデリックが再び痛みを感じた！
　痛みの感覚を取り戻したはじめの1ヵ月間，フレデリックは痛みに対して非常に深刻な反応を示した。彼の反応はほとんど嘘かとも思えるほど誇張されたものであった。しかし，彼が落ち着きを取り戻すのに，そう時間はかからなかった。かのジャングルジムのターザン，バートラムは，すぐにフレデリックとよりを戻した。この若き少年の生活は，すぐに，平均的な7歳の男の子のそれと変わらなくなった。
　私は今でもときどきフレデリックに会っている。しかし，今の彼は，少しばかり礼儀正しく振舞うようになって，少し距離を感じさせる。私から乳離れしつつあるといったところだろうか。まあ，それが当たり前なのだが。法的な親権は今でもおばが持ち続けている。だから彼の将来の見通しは明るいと私は思っている。フレデリックは，多重人格性障害への道や，怒りに満ちた人格，あるいは麻痺型の人格への道を歩まずに済んだのだ。もし彼がそのままウィンストンのもとで育ったならどうなっていただろうと，私は思う。あの頃のフレデリックを思い出すと少し寂しい気持ちになる。彼との付き合いはとても楽しいものであった。

　精神的麻痺がいわば「生き方」となってしまい，性格上の致命的な欠陥となることもある。表現や感情とは無関係な生活を送っている人の状態というのは，実際のところかなり恐ろしいものである。虚ろな瞳や人に対する鈍い反応などの空虚さは，それが意味するところを認識した人にとってはきわめて恐ろしいものである。あの虚ろな瞳の背後にはどんな人が住んでいるのだろう？　かつては「普通」の子どもがそこにいたはずなのだ，ほとんどの場合。
　最近，恐ろしいほど感情を持たない人物を主人公とした映画や演劇が多く見られるようになった。『The Terminator』(邦題『ターミネーター』)では，アーノルド・シュワルツネッガーが演じるところの主人公は，人間としての姿はしているものの人間と呼べる代物ではなかった。彼の，何の感情もたたえない目で，人々の生命を無慈

悲に奪い去っていく姿は，感情麻痺型のアンチ・ヒーローたちの中でも最悪のものだった。また，同じような物語である『The Black Widow』（邦題『ブラック・ウィドー』）は，確かにターミネーターほど残酷ではないもの，心理的な死の状態にある人を描いている。『Darling』（邦題『ダーリング』）や『Otherwise Engaged』の登場人物たちは，それに比べて社会的にはずっとまともで仕事はちゃんとこなせる。しかし，人間としての意味のある接触からはまったく隔絶された状態にある。こうした作品の著者たちは，それぞれの登場人物がどのような経過で情緒的な死の状態に陥ってしまったのかについて，ほとんど説明していない。こうした「凍り付いた魂」が，おそらく，現代アメリカの特徴なのだと推測せざるを得ない。

　最近の映画，『River's Edge』（邦題『リバース・エッジ』）はこうした情動の麻痺を描いた恐怖映画がであるが，今日の真の状況を描いている。この映画は，カリフォルニア州のミルピタスで起こった事件をもとに作られている。ミルピタスはサンフランシスコの南に位置する郊外の町であるが，1980年代の半ば，この町の高校の女子学生がレイプされた上で殺害された。加害者は同じ学校に通うボーイフレンドであった。彼はその後，彼女の全裸の死体――彼は死体を埋めたりせず渓谷に放置していた――を，友人たち数名に見せたのだ。藪の中に死体があるという噂は生徒たちの間で瞬く間に広まり，何十人もの高校生が死体を見に渓谷を訪れた。2日が経った。48時間のうちに，この事実は「すべてのもの」が知るところとなった。しかし，誰一人として通報はしなかった。この集団の無感覚さには身の毛がよだつ。

　この映画では，ミルピタス高校の生徒たちにどうしてこのような情動麻痺が生じたかについてはほとんど触れられていない。あるいは，実際の事件をもとにこの作品を作った製作者も，子どもたちの心理状態についてはあまり言及していない。映画では，あまりにも忙しくて子どもの話を聞くことができない親たちや，自分のことで手一杯で部屋から出てこない親たちの姿が描かれていた。仕事，離婚問題，不幸な不倫，あるいは借金といった深刻な問題の影に隠れてしまった親たち。彼らが自分の子どもと意味のある関係を持てるはずがない，と映画を見るものは思わされる。もちろん，家庭でのこの種の無関心が子どもたちから正常な感覚を奪ったのだと考えることは可能である。しかし，私には，親の無関心さだけで，このミルピタス高校の生徒たち全員の行動を説明できるとは思えない。主要な役割を果たした生徒たちの中に，身体的虐待や性的虐待を受けてきた子どもがいたとしても，私はさほど驚きはしないだろう。しかし，真実は藪の中だ。ミルピタスの子どもたちに関する研究はなされていない。

　精神的なトラウマを与える体験が長期に及んだり繰り返された場合には麻痺が生じる。バイロン卿がそのことを記している。ヒロシマの子どもたちがさらなる証拠を提出している。さらには，この合衆国で虐待を経験している子どもたちもまた，毎日，それを証明していると，私は思う。

　ロバート・ジェイ・リフトンは，ヒロシマの体験が世界中のすべての人の情緒状態を変えてしまったと述べている。彼は，われわれすべてが核爆発による壊滅のサ

バイバーであり，情緒的麻痺を経験していると言う。そして，情緒的死に向かう世界を非難する。彼にとっては，われわれの受動性や無感覚さこそが核兵器の増殖の容認の原因なのだ。われわれは，世界を破滅に向かわせるための核競争の静かなる共謀者なのだと。

　リフトンは，自らの精神的麻痺の概念のもとに全世界を包括した。あまりにも巨大な包括である。しかし，それを証明することはできるだろうか？　私は疑問に思う。ベアズリー（Beardslee）とマック（Mack）は，ヨーロッパへの核兵器配備をめぐって世界が緊張状態にあるとき，ボストンの学校の生徒たちに感情を問う研究を行い，子どもたちは核の恐怖でとても苦痛を感じているとの結果を得たと報告した。しかし，この研究は，その方法論上の問題ゆえにかなり批判された。確かに，子どもたちの中には，核兵器のおかげで自分たちの将来はもはやないと感じているものがいるのは事実であろう。しかし，彼らがどのような経過でそう考えるようになったのかを示す研究はいまだ行われていない。一方で，私がかかわっている子どもの多くは，核爆発が産んだ原子雲に包まれた世界にあっても，生き生きした気持ちを失ってはいない。彼らの情緒は麻痺していない。心の中はまだ死んでいない。そうかと思うと，都市部の大きな病院のベッドでは，完全な引きこもり状態に陥った，何の反応も示さない赤ん坊が私の目の前に横たわっている。あるいは，「誰に対しても愛想よく振舞うタイプ」の子どもたちと何とか親しくなろうとして，私は何時間も費やす。沈黙を守る子どもたちが，どうすれば口を開いてくれるのかと腐心する。彼らの情緒は枯渇しており，自分の生活や人生に対して抵抗する言葉すら失っている。情緒的な死を迎えたこれらの子どもたちの大多数は，確かにヒロシマの子どもたちの「いとこ」だと言えよう。

　この精神的な麻痺は，非人間的な出来事が日常化しているような地域では文化的に受け入れられる類の人格傾向なのかもしれない。相次ぐ大洪水，飢饉，大量の死体などは，その地域に暮らす住民に麻痺性の性格をもたらすだろう。たとえば，ニルヴァナ——一切の苦痛を感じず，個が至福のうちに消失する体験を生じる心の状態——への宗教的な渇望を生み出したのは，もしかしたら忘却の彼方への逃避を求めた無数の人々の祈りだったのかもしれない。忘却を求める社会——それは，繰り返しトラウマを体験した社会に他ならない。そして，このような社会では，精神的麻痺が「より健康な」反応なのかもしれないのだ。

　精神的麻痺や身体感覚の麻痺は，苦痛に次ぐ苦痛を，災害に次ぐ災害を経験しなければならない人にとっては，自分を守ってくれる正常な反応となる。精神的麻痺は，もしかしたら，ある種の文化に埋め込まれた，人間の生活や生命に対する極端な軽視を説明してくれるかもしれない。パレスチナ難民キャンプでどのようにテロリストが育つのか，あるいは，ネグレクトや虐待が頻繁に起こっている階層からどのようにして独裁者が生まれ，血塗られた仕事に手を染めていくのか，こうした疑問の一部も説明がつくかもしれない。

　ある社会が人間の生命を軽んじる行動に出るとき，それを決定するのは，政治的，

経済的,宗教的,あるいは社会学的要因である,と学者たちは言う。しかし,それに加え,精神的なトラウマがそういった社会での子ども時代に深い影を落としてはいないだろうか？　残念ながらこの点についてわれわれは何も知らない。しかし,それを探る努力は決して無駄ではないだろう。

　それまでの間,心に留め置いていただきたいことがある。私がさっき述べた映画,『リバース・エッジ』のことを思い出していただきたい。この映画は,ミルピタス高校の近くで起こった殺人事件の後に生じたティーンエイジャーたちの沈黙の共謀という実話に基づいたものであった。ミルピタスの父親たちは,この映画が世界中で評判になった後,ある行動に打って出た。彼らは,ミルピタスでのこの映画の上映を禁じたのだ。

第5章

未了の悲哀

> ボクは毎日ジョーのパパとママに会いにジョーのおうちに行くんだ。パパとママと話してると，ジョーがボクに話しかけてくるような気がするんだ。
>
> ソロモン・ウィルソン，11歳

ボルティモアのダウンタウンを訪れるものは皆，エドガー・アラン・ポーの死のイメージに激しくさいなまれることになる。彼を記念する飾り額，彼が死への道をさまよった汚らしい木賃宿の部屋，そして彼が永眠する墓などが，あちこちに点在する。しかし，ヴァージニア州リッチモンドでは話が違ってくる。ここでは，生きているエドガーをイメージできるのだ。エドガーがその若き日を過ごした街や青春時代に行きつけだった場所を見ることができる。しかし，私の最大の関心事は，こうした青春の頃の話ではなく，リッチモンドでの彼の幼き日々の物語である。彼と，女優であった母親の物語である。この物語を見るとき，私には，2歳と10カ月でエドガーがこうむったトラウマが，彼の作品のプロットを方向付けたのではないかと思えてくる。少なくとも彼の人生を方向付けたのは事実である。

まずは，エドガーのバックグラウンドについて触れておこう。エドガーが1歳半の頃，俳優であった父親のデイヴィッド・ポーは妻エリザベス・ポーのもとを去る。エリザベスがエドガーの妹であるロザリーを妊娠した頃から夫婦関係がギクシャクし始めたと考えられる。デイヴィッド・ポーは結核を患っており，おそらくはそのために家族と一緒に暮らすことができなくなったのだろう（ある新聞記事によると，彼は，身重の妻と息子のもとを去ってまもなく結核で死亡したとされる）。しかし，その理由がどうであれ，1811年にリッチモンドにやって来たこの小さな家族——母親と幼児である男の子，そしてまだ乳飲み子である女の子——が深刻な問題を抱えていることには変わりがなかった。エドガーの兄ウィリアムは，すでに親戚のもとに託されていた。彼らは貧しかった。母親は2人の子どもを養育するために女優やダンサーの仕事をした。エリザベスが働きに出ている間のエドガーと赤ん坊の面倒は，似通った境遇に置かれた女性たちに託された。ときには，彼らが住むアパートの大家で婦人帽の店を営むミセス・フィリップスまでもがその任に当たることもあった。しかし，彼らの抱える最大の問題は貧困ではなかった。エリザベスは結核にかかっていたのだ。1811年の11月下旬，エリザベス・ポーが出演している劇場は，子どもを抱えながら死の扉を目前にし，細々と生きながらえているこの女優の

ための募金をつのる文章を出している。このときエドガーは3歳になろうとしていた。

　この頃，母親と2人の子どもたちは，多くの時間をワンルームのアパートの部屋で過ごしていたようである――エドガーはその作品『Loss of Breath』(邦題『息の喪失』)で「私には，(その部屋が) 宇宙をも飲み込んでしまうほどの大きさに思われた」と記しているが，これは幼児の視点で見たこの部屋のことだろう。近隣に住む女性たちが時折見舞いに立ち寄った。結核による死というのは，ご存知のように決して美しいものではない。患者は次第にやせ細り，やつれ，肌も黒ずんでくる。咳をするたびに口は血で彩られる。こうした病の床にあるものと生活をともにするということが子どもにどのような恐怖を与えるかは，想像を絶する。美貌であったエリザベスは，やがて美しくない死を迎えようとしていた。

　おそらく，幼きエドガーは，戦慄すべき幾多の光景を目にしたことだろう。しかし，1800年代の大人たちは，子どもと話す必要があることを認識できていなかった。まして，不快な出来事についてはなおさら，子どもと話そうとはしなかったのだ。「子どもの世紀」が到来するのは1900年代になってからである。だから，このリッチモンドの女性たちが，死にゆく母親を見ながら何を感じているのかをエドガーに聞くことはほとんどなかったであろう。また，死に至る病で床に伏す母親と一緒に暮らす聡明な幼児を悩ます数々の疑問に答えた大人もほとんどいなかったであろう。エドガー・ポーは，最愛の美しき母親が死にゆく姿をずっと見ていたのだ。彼は，母親の純白のハンカチが，タオルが，ナイトガウンが血で染まるのを見ていたのだ。きっと恐れおののいたことだろう。しかしそれだけではなかった。同時に彼は死に魅了されたのだ。

　エリザベスは死んだ。あっけない幕切れであった。彼女の亡骸はしばらくアパートの部屋に安置され，その後茶毘に付された。その翌日，エドガーは彼の里親となった女性――その名をミセス・フランシス・アランといい，彼女の名前がエドガーのミドルネームとなった――のもとへと引き取られた。ロザリーはリッチモンド在住の別の女性――ミセス・マッケンジー――のもとへと向かった。

　その後の話はしばらく置くとして，死の瞬間に話を戻そう。この母親の死の瞬間について書かれたものは，私が知る限り現存しない。記録の不在というこの事実は，エリザベス・ポーが死を迎えた瞬間，その場にいたのは2歳10カ月の少年と乳飲み子のロザリー，そして当の母親だけだったのではなかろうか，との考えを私に抱かせる。リッチモンドの女性たちがやって来たことは確かだが，彼女たちは，おそらく，いまわの時には間に合わなかったのだろう。だから，幾ばくかの時間，その部屋にはエリザベス，ロザリー，エドガー，そして「死」だけが存在したのだ。四者が小さな部屋にいた。

　母親の死の瞬間とそれに続く数分間，あるいは数時間が幼きエドガーにとってどのようなものであったかを推測する最良の手立ては，彼の作品群である。ポーは，死というものを，トラウマを受けた幼い子どもの視点から繰り返し描いている――

彼の視点から描かれ続けた死は，それほど硬直したものでも，醜いものでも，そして静寂なるものでもない。それはまるで睡眠のような，不確かで移ろいやすいものなのだ。おそらく，3歳になろうとするエドガーは，母親の亡骸とともにベッドに横たわり，母親の身体に身をうずめ，彼女に語りかけ，彼女の身体を揺すり，そしておそらくは彼女の口を開けようとさえしただろう。彼には，死が何者であるか理解できていなかった。しかし同時に，幼きエドガーは，死に関する永遠なる印象を心に刻み込んだのだ。

19世紀には，完全に死んでいない段階で誤って埋葬してしまうことに対する不安が一般に見られた。したがって，「生き埋め」に対する恐怖を抱えていたのは，決してポーだけではなかった。しかし，彼の恐怖は，幼き日の個人的な経験による部分が大きかったように思われる。この経験が彼の心に多大な衝撃を与え，その結果，「不適切な埋葬」というこの時代の共有された不安が彼にとっては独自の意味を持つことになる。成人後，作家ポーは多くの美しき女性たちをその作品中で殺していく。その死は，まるで昏睡状態であるかのような眠りにも似た様子として描かれている。この死の描写は，母親の死を眺める幼児の認知の混乱を髣髴とさせる（『The Fall of the House of Usher』(邦題『アッシャー家の崩壊』)のマッドライン嬢，あるいは『Morella』(邦題『モレラ』)，『Berenice』(邦題『ベレニス』)や『Lygeia』(邦題『リジーア』，訳注：原文では"Lygeia"となっているが，おそらく"Ligeia"の誤記だと思われる)）。彼は何度も人を生き埋めにした。これもまた，愛する母親が動かなくはなったものの，いまだ美しい姿のままで運び去られるのを見ていた幼児の視点を髣髴させる（『The Cask of Amontillado』(邦題『アモンティラードの樽』)や『The Pit and the Pendulum』(邦題『落し穴と振り子』)）。ポーは，静かに埋葬されることを拒む死者たちの姿をも繰り返し描写している（『The Telltale Heart』(邦題『告げ口心臓』)や『The Premature Burial』(邦題『早過ぎた埋葬』)あるいは『息の喪失』）。また，数はそう多くないのだが，彼が描く男性主人公たちは，若き日のエドガーが死した母親の傍らに横たわったように，愛するものとともに墓穴に自分の身を横たえている（『Annabel Lee』(邦題『アナベル・リー』)と『Ulalume』(邦題『ユラリウム』)，訳注：いずれも詩作）。これらのテーマに見られる死と生の混乱や一体性の回復への渇望は，トラウマを受けた幼児の思考と似通っている。恐怖，戦慄，悲嘆，そして混乱に満ちながらも，なんと魅力的な考えであることか。

また，ポーの作品は，彼がエリザベスの埋葬の準備の場面をじっと見ていたのではないかとの思いを抱かせる。ポーが，死後の身体の腐敗という現象にあまりにもとらわれているからだ。『The Narrative of Arthur Gordon Pym』(邦題『ゴオドン・ピムの物語』)では，死体がほのかな光を放ちながら次第に腐敗していくという戦慄すべき様をわれわれに見せ付けた。『The Murder of Marie Rogêt』(邦題『マリー・ロジェの謎』，訳注：原文では"The Murder of Marie Rogêt"となっているが，これは"The Mystery of Marie Rogêt"の誤りだと思われる)では，大量の血に覆われた女性の顔を，また，『The Case of M. Valdemar』(邦題『ヴァルデマール氏の病気の真相』，訳注：原文では"The Case of M. Valdemar"となっ

ているが，正式には"The Fact of the Case of M. Valdemar")では腐敗しきって液化した死体を描いた。また，『Berenice』(邦題『ベレニス』)の恐ろしいプロットには，女性の死体にたたえられた微笑を見て気が狂わんばかりになり，墓穴に入って彼女の死体から歯を抜き去るかつての恋人の姿が描かれている（もちろん，彼女はその後この「主人公」につきまとうことになるのは言うまでもない。その他のポーの作品に登場する女性同様，彼女もまた永遠の死を拒否したのだ）。

　ミステリーの開拓者であり，ホラー・フィクションの初期のエキスパートの１人であったポーは，同時に，近親者を喪いトラウマを受けた子どもでもあったのだ。もしかしたら，彼は母親の死から完全には回復できなかったのではないか，と私は思う。あまりにも強いショックがポーの悲哀の仕事を妨げたのではないだろうか。そして，未完の悲哀の仕事が，ショックを処理しようとするポーの意図を妨げたのだろう。ポーは彼の美しき母親の死の影響からついぞ抜け出すことができなかった。10代の後半の詩のドラフトに彼は次のように書いている。

> 死が美しき人の吐息と混ざり合わぬ限り，私は愛せない。あるいは，ヒュメン（訳注：ギリシャ神話の婚姻の神），時間，そして運命が彼女と私の間に通わぬ限り。
>
> 　　　　　　　　　　　　　　　　　　　　　　　　1829年出版の詩集の序文より

　ポーにとって，母親は愛でありかつ恐怖の源でもあったのだ。

● ●

　子どもたちは徐々に死の意味を理解するようになる。5〜6歳になると，死というものが普通とは違った状態なのだということに気付くようになる。しかし，幼い子どもたちが死の本当の意味――絶対的な終局性――を完全に理解するようになるのはもっと後のことである。情緒的な意味では，ティーンエイジャーですら，死が不可逆的なものなのだということを完全には理解していない。たとえば，自殺を企てた思春期の子どもの中には，自分の葬式にやって来た人々が後悔の涙にくれるのを見てみたかったのだともらすものがいる。つまり，棺桶に納まった死体には，まだ目があるということになる。

　子どもたちは，死の意味を完全には理解しておらず，また，大人に比べて死を受け入れるのに時間がかかるため，身近な人の死によって引き起こされた問題が長引く傾向がある。家族の誰かが死んだとき，その数時間後には子どもはローラースケートで遊んでいるかもしれない。しかし，この子が悲嘆のプロセスを進んでいくには，暗い雰囲気で包まれた家の中にいる大人たちよりもずっと時間がかかるかもしれない。子どもたちの悲嘆の反応には，大人の場合と同様，ジョン・ボウルビィ(John Bowlby)たちによって示された四つの段階がある。その段階とは，（１）否認，（２）抗議，（３）亡くなった人との関係の反復およびやり直しをともなう絶望，（４）亡くなった人に代わる人との関係形成を含む脱愛着の決断である。この四つのプロセスは，大人にとってよりも子どもにとってのほうが困難である。大人の悲

哀の期間は，通常，1年程度だろう。しかし，子どもの場合には，一つの段階に数年間を費やすことも少なくない。

　どうしてこういったことになるのだろうか？　第一に，親を喪った幼稚園年齢の子どもたちを対象とした研究においてバーンズ（Barnes）とファーマン（Furman）が指摘しているように，悲しみにくれる大人には，家族の中で何が起こったのかを子どもと話し合うエネルギーに欠け，そうしようと思わなくなってしまうということが挙げられよう。悲しみのときにその家族を助けようとする周囲の大人たちは，その家族の大人たちにはサポートを提供しても，子どもの存在はあまり斟酌しない傾向がある。死の意味が十分に理解できていない子どもは，自分の家族に起こったことの終局性を信じることがなかなかできないかもしれない。そのため，悲嘆の作業の最初である否認の段階を終えるのに，何年もの時間を要するのかもしれない。また，認知的な理解が未成熟なため，死の現実性の否認が長引く可能性もある。さらに，彼らの「白昼夢」傾向が，「ファンタジーによる否認」を促進する可能性もある。悲嘆の第二段階，つまり抗議の段階にある子どもは，近隣や，公園や，あるいは学校の教室でしかこうした姿を見せないかもしれない。家の大人たちはあまりに大変な思いをしているため，自分がさらに彼らを困らせるわけにはいかない，というわけである。その結果，抗議の段階にある子どもたちは，近隣での迷惑者，学校でのおどけ者，あるいは「問題児」になってしまうかもしれない。仮に子どもたちが第三段階に入れたとしても，彼らはその喪失に関連したファンタジーで身動きが取れなくなってしまう可能性がある――「ボクがママに秘密の話をしたからママは死んじゃったんだ」「ボクがパパなんて死んじゃえばいいって思ったから，パパは死んじゃったんだ」「ママは死にたかったんだ，ボクのことなんかどうでもいいって思ったんだ」「ボクが毎日自分のお部屋を掃除していれば，こんなことにはならなかったんだ」などなど。こうしたファンタジーを解決するには非常に長い時間がかかり，往々にして，専門家の援助なしには難しいものである。こうしたファンタジーの多くは，段階に特定されたものである。つまり，ある発達段階に特徴的な関心や思考の様式を反映しているわけである。愛するものの死がそこに固定化した場合，ある発達段階への固着が生じる可能性がある。

　悲嘆の仕事の最終段階は，子どもにとってさらに困難なものとなる。幼い子どもたちが，どのようにして亡くなった親の代わりを見つけられるというのだろうか？　あるいは，きょうだいの代わりを？　悲嘆にくれる大人にはそれが可能である。そうすることで，自分の人生に対するコントロールを幾分かは取り戻すことができる。新たな妻を持つことができるし，あるいは新たに子どもを生んだり，養子縁組も可能である。しかし，子どもはそうはいかない。新しい母親が子どものところにやって来るかもしれないが，彼らがそれを選んだわけではない。子どもたちが自分で代わりの人を選んで亡くなった人との関係に終止符が打てるようになるには，何年もの年月を要する――彼らがかなり大きくなって，キャンプのカウンセラーや，教師や，あるいは友人の両親を知るようになるまで。子ども専門の精神科医などがこの

プロセスを援助できる可能性はある。しかし，何の援助も受けない場合，このプロセス全体を通り抜けるのには何年もかかってしまうことも少なくない。場合によっては一生涯を費やすかもしれない。さて，ではこのシナリオに，**トラウマ性の喪失**という要素を付け加えてみよう。母親が車にひき殺され，子どもが歩道からその様子を見ていた。パパがママを射殺した場面を，子どもがキッチンのドアのところから覗き見ていた。誰しもバケーションで飛行機に乗る。その飛行機が事故を起こし子どもだけが生き残った。かくのごとく，言葉にできないような恐ろしいシナリオをいくつでも作ることができる。そして，それらのシナリオは現実なのだ。ヒロシマに住んでいた家族。子どもたちだけが生き残った。ホロコーストに家族全員が飲み込まれる。子どもだけがヨーロッパに生き延びる。ポルポト政権下のカンボジアから命からがら避難した家族。子どもと母親だけが何とか生き延びた。小船に乗って脱出を試み，その子どもの目の前で母親がレイプされる。彼らは何とかアメリカにたどり着く。しかし彼らには言葉もわからなければ，アメリカの文化も理解できない。こういった「シナリオ」はすべて事実なのだ。こうしたことが現実に子どもの身に起きている。

　ショッキングな出来事が喪失に絡んだ場合，子どもにとってそれだけでも非常に困難な喪の作業に，精神的トラウマという新たな要素が付け加えられることになる。トラウマのマスタリー（訳注：反復強迫の心理力動として，フロイトが指摘した概念。トラウマを克服しようとして，その体験を自ら反復すると考えられた），それにともなう誤解と錯覚が，永遠の喪失のマスタリーを妨げてしまう。あるいはその逆も起こる。トラウマ性の喪失を経験した子どもは，永遠とも思えるような悲しみの状態や，深い抑うつ状態に陥ってしまうかもしれない。ときには，まるで大うつ病とも思えるような状態を呈する子どももいる。トラウマ性の喪失を経験した子どもは，睡眠障害になったり食事に困難を生じるかもしれない。彼らにとって，朝という時間がとっても困難なものとなり，行動のコントロールができなくなるかもしれない。幻覚，ファンタジー，再現性など，喪失と結びついたトラウマ性の問題は，非常に病的なレベルにまで至る可能性もある。トラウマを受け，悲嘆反応を生じた子どもは，喪った家族の幽霊を見るかもしれない。あまりにも奇妙な振舞いをするために，「統合失調症」だと誤診されることもある。

　こうした二つの状態からの回復のプロセスがいかに困難で苦痛に満ちたものであるかを理解するために，悲嘆とショックとを同時に経験した子どもの実例を見てみよう。こうしたケースの苦痛はあまりにも極端なものである。であるから，ここでは記述を簡潔なものにとどめたい。この物語は，トラウマ性の恐怖が，いかに子どもの悲嘆を複雑な問題としてしまうかをよく示していると思う。

　マフィー・ミラーが私のところを訪れたのは，11歳のときであった。褐色の肌をした女の子は，学校では「白昼夢」を見，馬鹿げた振舞いをし，ディナーの席では父親と静かに座り，友達はできるもののいつもその関係は長続きしなかった。父親によれば，彼女は「退屈している」ようだとのことであった。マフィーは悲しん

でいた。彼女につけられた最初の診断は「抑うつ」であった。しかし，私との面接で，2歳3カ月のとき，その若き母親が死の床に伏している部屋のドアのところでマフィーが2週間にわたって泣き叫び続けたという事実が明らかとなった。誰もマフィーとは話さなかった。何が起こっているのか，誰も彼女には説明しなかった。彼女の母親は，誤って毒物を飲み，脳の機能が著しい障害を受けていた。彼女は昏睡状態であった。ミスター・ミラーは半狂乱となった。彼は妻を愛していた。しかし，マフィーを守らねばとの思いから，父親はこの幼き少女を母親のいる部屋には入れなかったのだ。マフィーに関するこの話が明るみになった段階で，私は彼女に新たな診断と新たな治療目標を与えることになった。彼女はトラウマを受けていた。そして，悲嘆反応の途中にあった。マフィーは，昔のショックと恐怖とを誰かに話す必要があったのだ。さらに彼女は，母親の喪失をプロセスしていくための援助を必要としていた。11歳の今となっては，マフィーは自分が経験した苦痛な体験のごく一部しか覚えていなかった。「閉められたドアの外で床に座って泣いてた」。しかしこれだけで十分であった。この記憶にともなう感情は，これまで一度も表現されていなかったのだから。

　喪失とトラウマの両方を同時に経験した子どもの中には幽霊を見たり，その死者の存在を感じたりする子どもがいることはすでに述べた。トラウマ，永遠のさようならを言えないこと，そして喪失が幻覚を作り出すのだ。ここで，11歳のデュエイン・ハリソンを紹介しよう。デュエインはその姉，ホリーといつでも一緒だった。ホリーが5歳，デュエインが4歳のとき，ホリーは，子ども用プールで発生した稀有な事故で，内臓が飛び出してしまった。デュエインはそのすべてを目撃していた。この事故があった2年後，内臓移植手術の際にホリーは急死した。デュエインは非常に驚いた。彼は，姉が死ぬことなどまったく予期していなかったのだ。デュエインは喪失のプロセスに入った。しかし，同時に彼は，2年前の子ども用プールで目撃した事故場面によってトラウマを受けてもいたのだ。デュエインは，悲嘆と精神的トラウマという二つの状態を生じていたのである。

　デュエインは次第にホリーの存在を感じるようになった。彼にとって，ホリーは「ポルターガイスト」であった。ホリーが死んで数カ月が経った頃，デュエインは母親に，家族が週末にディズニー・ランドに行くときには晴れて欲しいけど，「でも，きっとホリーが悪さをするよ」と話した。「彼女がディズニー・ランドに雨を降らせるんだ，きっと」と言ったのである。デュエインは私とのセッションで，「ボクらがホリーのお墓に行くたびに雨が降るんだ」と言った。彼は，ホリーが雨を**降らしている**と信じているらしかった。私は，いつもホリーと話しているのかを彼に聞いてみたことがある。「ホリーはいつもいたずらをするんだ」と彼は答えた。「ボクがドアを閉めたくないときに限って，ホリーはドアを閉めちゃうんだ」

　デュエインとホリーは，たった10カ月しか年が離れておらず，そのため，きょうだいというよりも双子みたいな関係にあった。彼らは秘密の言葉を共有し，よく一緒にいたずらをした。こうした密接な関係と，ホリーの負傷および死をめぐるト

ラウマ性の状況のため、デュエインはホリーがいまだに存在するという感覚を持つようになった。ホリーの内臓が飛び出すという恐ろしい場面の「映像」をデュエインは否認しなかった。しかし、彼は、悲嘆反応における否認の段階にいまだにとどまっていたのだ。彼女の存在を「感じる」ことで、ある意味、デュエインは彼女とのつながりを持ち続けたのだ。

　トラウマ性の死は、さらに進んで、憑依の感覚と言えるような状態にまで至ることもある。恐怖作家であるスティーヴン・キングは、おそらく、こうした現象を知っていたのだろう。特に、彼の短編『Gramma』（邦題『おばあちゃん』）——ある男の子の祖母が急死し、その少年に憑依するという物語——にはそうした様子が描かれている。私のクライエントである17歳のソロモン・ウィルソンはドライヴ中に後ろから追突された。車は大破し、彼は車から放り出されたが、奇跡的に無傷であった。しかし、彼がその後目にした光景は、彼に「助からなければよかった」と思わせるものであった。彼の親友のジョーが、助手席で生きたまま炎に包まれていたのだ。

　「僕は毎日『白昼夢』を見ていた」と、ソロモンは10カ月後に私に語った。「いまだに見る。とっても恐ろしい白昼夢」。彼はこの数カ月というもの、ほとんど毎日のようにジョーの両親のところを訪れていた。彼は両親の表情に何らかのメッセージを求めていたのだ。トラウマとなった大事故の2カ月後、ソロモンは、ジョーについて覚えていることの一部を自分の人格に取り込み始めた。「僕は、自分の身をジョーのところにおいて——どこにいるかは知らないけど——ジョーが何を感じているのかを感じようとしてるんだ。ときどき、彼は天国にいて僕のことを助けようとしていると感じたり、ジョーが地獄にいてボクを地獄に引きずり込もうとしているって感じることもある」。別の言葉で言えば、ソロモンは、少しずつ「憑依されている」と感じ始めていたのである。

　その一方で、ソロモンはジョーのペルソナを、弟である幼児のエリックに対する精神的な表象に投影するようにもなった。ジョーの死から6カ月後、ソロモンは私に語った。「ときどき、僕の弟がジョーの生まれ変わりじゃないかって感じるんだ。ジョーの霊魂がエリックの目の中にやどっているような気がする。エリックは僕のことを愉快そうに見るんだけど、目は笑っていない。それを見て、『ジョーが見てる』って思うんだ。『こんなことってあるか？　どうしてエリックがジョーの目を知ってるんだ』ってね」

　ソロモン・ウィルソンは親友であったジョーのことをあきらめられないでいた。「憑依」や「生まれ変わり」といった極端な状態に至るほどにまで、彼は親友のイメージにしがみついていたのだ。

　こうした子どもたちは映画の見過ぎだと思われるだろうか？　あるいは、映画は、子どもたちがどのように感じるかを私たち以上に知っているのだと思われるだろうか？　恐怖小説の作家たちは、子どもの頃のトラウマと悲嘆との関係をよく理解しているようである。ポーは確かに知っていた。もっとも彼は子どもに関する物語は

書かなかったが。彼が書いたのは，自分自身についてであった。しかし，現実の子どもたちの中には，映画が憑依や幽霊といった奇妙な概念を子どもの心に植え付けるかどうかという疑問に対する答えを教えてくれるものが存在する。その答えは，「否」であると私は思う。子どもたちは，映画とは無関係にこうした概念を身につけるのだ。映画が影響を与えることはある。しかし，「憑依」や「生まれ変わり」は，マスメディアや書物がこうした概念を撒き散らすずっと前から，人々の心をとらえていた。

　私はある子どものことを思い出す。彼はネグレクトを受け，社会的にも剥奪状況に置かれていた。彼は都市部のゲットーに暮らしており，映画に行くチャンスなどなかったし，町のレンタルビデオ店でテープを借りるにもデッキを持っていなかった。それでもなお，この子は，憑依と生まれ変わりという概念を自然に身につけるに至った。喪失とトラウマが，この子――ダグラス・シンプソンに「憑依」と「生まれ変わり」という二つの概念をもたらしたのだ。ダグラスは7歳で，非常に貧しかった。彼はいつもテレビを見て過ごしていた。確かに彼はテレビで気味の悪い番組を見ていたものの，憑依や生まれ変わりという概念を理解するほどには成熟していなかった。しかし，ダグラスは，都市部の荒れ果てた長期滞在用のホテルの一室で，彼の弟であるリトル・アンディがめちゃくちゃに打ち据えられるところを目撃した。父親であるビッグ・アンディがやったのだ。彼は，部屋のテレビ・テーブルの下にいて，一部始終を見ていた。ダグラスは弟の死に取り乱した。彼はリトル・アンディに生き返って欲しかった。

　リトル・アンディが殺されてから1週間後の私と彼の会話を紹介しよう。年齢的に幼く，『The Exorcist』（邦題『エクソシスト』）の世界は知らないにもかかわらず，彼は独力で憑依と生まれ変わりの概念に到達した。

ダグラス：何も心配なことはないよ。ママが妊娠したんだ。生まれてくる赤ちゃんはきっとリトル・アンディみたいな子だよ，きっと。
私：赤ちゃんはみんな違うわ，ダッグ。1人ひとり，お父さんとお母さんが作るのよ。
ダグラス：そのこと，ボクにはよくわかんない。
私：ママのおなかには赤ちゃんがいるわよね。その赤ちゃんは，リトル・アンディが死ぬ前からお母さんのおなかにいたよね。そのとき，お母さんのおなかがどんなだったか，覚えてる？
ダグラス：うん（首を縦に振る）。
私：だとしたら，新しい赤ちゃんがもうおなかにいるのに，どうやってリトル・アンディはお母さんのおなかに入れたのかしら？
ダグラス：（困惑の表情を浮かべながら）わかんない。でも，きっと，なんとかしてアンディはお母さんのおなかに入ったんだ。

未解決の悲嘆，幽霊，そして恐怖とともに，人生は進んでいくのかもしれない。まるで，エドガー・アラン・ポーの背負った幼児期のトラウマの重荷のように。孤独の中で母親の死に直面し，エドガーはわけもわからず，大いなる戦慄に怯えた。それが彼に恐怖と行動パターンを植え付け，彼の人生を困難に陥れることになったのだ。そのことは彼の作品に明瞭に表れている。

　若き日のエドガーは，大切な人を喪い恐怖にとらわれた子どもであった。6歳の頃，里親であったおじとともに墓地の横を通り過ぎた際，彼はひどいパニックを起こしたという。思春期の頃には，肉体から離れた冷たい手が顔に触れるという幻覚を何度も体験したとのことである。また，白いガウンを羽織った女性が自分を捕まえようとするという恐ろしい悪夢を何回も見たらしい（19世紀の当時，女性はベッドでは白いナイトガウンを身につけていた。たとえ死の床であったとしても）。

　その後，エドガー・ポーには「死を見取る」という経験が必要になった——しかも，何度も繰り返し。ポーは，兄であるウィリアム——ウィリアムとは，ほとんど生まれた瞬間から離れ離れになっていた——が結核で倒れたとき，彼の面倒を見た。彼の里母であるフランシス・アランの臨終には，ポーはウエスト・ポイントにいて立ち会うことができなかった。このとき，彼は欺かれたように感じたという。彼は，「私が不在のときに彼女が死ぬということさえなければ，私には何も後悔することはなかっただろう」と後に手紙に書いている。さらに彼は，13歳のいとこであるヴァージニア・クレムと結婚するのだが，彼女は青白い病弱な女性であった。おそらくポーは，彼女の死の場面を想定していたであろう。クレムは，ポーの母親と同様，結核で死ぬことが明らかであったのだ。またポーは，幼児期に目撃した母の「生きたままの死」の場面を，昏睡に至るまで酒を飲み，あるいは無感覚になるまでアヘンを吸うことで，自分の身に再現していた可能性がある。ポーは，自分のトラウマを再現することで自分自身を殺したと言ってもいいかもしれない。

　慢性的なアルコール症のために瀕死の状態となり，ボルティモアの木賃宿のベッドに身を横たえていたとき，ポーは繰り返し幻覚にさいなまれた。白いガウンを羽織った女性が自分を捕らえに来たのである。ポーはその女性をひどく恐れた。しかし同時に，その女性はポーに何がしかの安堵をももたらしたのだ。ポーの母親，エリザベス・ポーは，ついに彼を捕らえ連れ去った。2歳と10カ月で彼が経験した喪失とショックは，ついに最期を迎えた。

　子どもの頃の精神的トラウマをさらに複雑なものとしてしまう悲嘆を生むのは，何も死だけではない。自己の感覚の喪失もまた同じ効果を生じることがある。事故か何かで障害を抱えるに至った場合，子どもはいまだにかつての自分——普通に機能していた自分——のイメージを持ち続ける。こうした場合，子どもは，これまで述べてきた喪った家族に対する喪のプロセスと同様の経験をする必要がある。唯一の違いは，喪の対象が自分自身であるという点である。トラウマ性の出来事によって障害を負うに至った子どもは，喪の作業を心の仕事の一部として行う必要がある

——障害を受け入れ，その障害とともに生きていく術を学ばねばならない。こうした課題を達成するための長い道のりを考えると，ヘラクレスの仕事などとても簡単に思えてしまう。

　ひどい火傷を負った5歳の女の子の話である。彼女は，指の機能を回復するために3回に及ぶ手術を経験したが，その後，手術を行った外科医が指示した機能回復訓練に従わなかった。ある日，私のオフィスを訪れたこの少女は，彼女の弟が，彼女に火傷を負わせたその同じ火災のために，ベッドから逃げ遅れて焼死したと私に告げた。さらに，彼女いわく，火傷を負った自分の顔が嫌でたまらないということであった。実際のところこの少女は，鏡に映る自分が，その前の晩，幸せな気持ちで眠りについた自分と同じ人間なのかどうかわからなくなっていた（「弟が亡くなったことをこの子はいつ知ったのかしら？」と私は整形外科医に尋ねた。「退院して家に戻ったときさ。病棟で患者に悪い知らせは聞かせたくないからね」と彼は答えた。「じゃあ，初めて彼女が自分の顔を見たのは？」「それも家に戻ってからさ。病棟には鏡を置いていないんだ。あまりにもショックが大きいからね」と彼）。帰宅後，この少女は繰り返し悪夢にさいなまれた。自分を襲った災厄の最後の5分間を繰り返し再体験した。しかし，トラウマ性の影響だけでは，彼女の示した症状のすべてを説明することはできなかった。彼女を悩ませた最悪の問題は二つあった。一つは，死んだ弟に対する「未解決の喪」であり，今一つは，自分自身の恐ろしく傷付いた顔に対するひどい嫌悪感であった。

　もう一つ，別の物語がある。これは，5歳のベリンダ・ペックの物語である。彼女は，予期せぬ事故で損傷をこうむった。彼女が適応しなければならない課題は幾多あったが，最悪のものは悲哀であった。この少女ベリンダ・ペックは，先に述べた火傷の女の子とよく似ていた——愛らしく，活発で，そして傷付いていた。しかし，彼女がひどいトラウマを経験したこの事故では，誰も死ななかった点が異なっていた。彼女が直面した課題は，かつての自分——もう二度と見ることのできない自分——に対する喪の作業であった。

　ベリンダの母親のいとこは，この少女をショッピングに連れて行った。いとこのメグと過ごす楽しい休日だった。メグがランジェリーストアで買い物をしている間，ベリンダはその店の陳列台の上に乗って遊んでいた。そのとき，陳列台が倒壊した。ベリンダは下敷きとなり，顔を潰されてしまったのだ。

　彼女の顔の砕けた骨の一つ一つが丹念に集められ，ワイヤーと縫合によって複顔された。天才的な整形外科医の技術の結晶とも言えるまさしく芸術的な仕事であった。ベリンダの顔はかなりかわいいものになりはしたが，しかし，以前の彼女とはまったく変わってしまった。幼稚園の友人たちですら彼女であるとはわからなかった。彼女が手術後初めて登園したとき，他の子どもたちは「おまえ，ベリンダのふりをしてるんだろう，本当のベリンダには**なれないよ**」と言ったのだ。

　かつては陽気で茶目っ気があって活発だったベリンダは，すっかり変わってしまった。今の彼女は物静かで，よそよそしく，非常に従順な子どもになったのだ。彼

女が私のオフィスにやって来たのは7歳の頃であった。ベリンダは「私,昔は悪魔だったの。だから罰を受けたのよ。今の私はいい子になったの」と言った。ベリンダ・ペックは悪夢に悩まされ,ダイニング・ルームの椅子の下でひとり静かに遊び,人形の顔をめちゃくちゃに傷付けるなどさまざまな問題を示したが,もっとも衝撃的であったのはその性格の変化だった。彼女は新しい顔を身につけただけではなかった。新しい人格をも身につけたのだ。悲しみに包まれた抑制的な人格である。外見が変わっただけではない。その下にある実体すら変わってしまったのだ。

　長期にわたるトラウマ,反復性のトラウマ,そして死,障害,あるいは外見の変化によって複雑化したトラウマが深い抑うつや性格の大幅な変化をもたらすことは,いまや明白であろう。精神医学の世界がますます生物学的なもの,遺伝工学的なものとなっていくなか,環境が支配する場所がここに存在するのだ。遺伝学的に精神的トラウマをこうむりやすい素質を持って生まれてくる子どもなどいない。子どもに十分な恐怖を経験させれば,その子はトラウマを持つに至る——なんと簡単で単純なことか。しかし,そのトラウマ体験に死や障害を付け加えたなら,重い抑うつや正常とは言い難い思考パターン,あるいは性格の変化を目にすることになるだろう。信じてもらっていい。もちろん,子どもの状態を軽減する要素は存在する。家族の経済状態や,幸運,あるいは優れた継父母などである。しかし,ほとんどの場合,子どもは悲哀とトラウマが課してくる長期にわたる解決不能な要求に応えるべく,性格の再調整を余儀なくされるのだ。ずっと悲しみにくれるかもしれない。まったく受動的な子どもになってしまうかもしれない。あるいは,もう二度と人を失って辛い思いはしたくないとの考えから,人間関係にまったく背を向けてしまうかもしれない。

　高校生だった頃,私はポーの短編はほとんどすべて読んでいた。6年生と中学1年生のとき,私がもっとも好きだったのがポーであった。私はポーの作品に夢中になったが,それは,今の同じ年頃の子どもたちがスティーヴン・キングの映画に押し寄せ,あるいは本屋の書棚を空っぽにしてしまうのと同じであろう。前思春期というのは,子どもたちがマリー・シェリーのフランケンシュタインや,ブラム・ストーカーのドラキュラ,あるいはロバート・ルイス・スティーヴンソンのジギル博士とハイド氏に夢中になる年頃でもある。こうした作品は,作者がその結末を示していない点が共通しており,子どもたちはそれに欲求不満を感じるのだ。死——とりわけその現実性と予期不能性——は前思春期の子どもたちを魅了する。

　子どもたちが12歳に達する頃になると,死は抽象的な概念となり新たな関心の対象へと変貌する。死に関する神話で11歳から12歳の読書好きの子どもにももっとも人気がある話の一つに,ヘラクレスがタナトスと戦ってアレケスティスを死の淵から救い出す物語がある。このアレケスティスの神話でもっとも良いところは,死を打ち負かすことが可能だという点であろう。

　では,ポーの作品はどのような影響を前思春期の子どもに与えるのだろうか。ポ

ーは，アレケスティスの神話のような安心感を決して与えてくれない。彼は，自分の描く悪役にブラム・ストーカーやロバート・スティーヴンソン，あるいはマリー・シェリーがやったみたいな立場を決して与えなかった。ポーは，われわれに新たな情報をもたらしたのだ。死体が腐敗の過程でどのようになってゆくのかを，あるいは死とはどんなに恐ろしいものであるのかを，われわれに示したのだ。ポーは安心感など与えてくれない。彼はわれわれの心をひたすらかき乱す。彼の作品はまるで悪夢のような作用を及ぼす。ポーはその作品ごとにわれわれの心に新たな不安を生み出すのだ。これこそが，ポー自身が子どもの頃のトラウマの被害者であることの証だ。

ポーを読むものは，2歳10カ月の男の子が経験した死の淵の場面の恐怖を共有することになる。われわれは知らず知らずのうちに，エリザベス・ポーの最期を見届けることになる。『The Masque of the Red Death』(邦題『赤死病の仮面』)での仮面舞踏者の絶望的な踊りは，粗野な幼児の踊りに備わった子どもっぽいヒステリックな感じを読み手に伝えてくる。笑い，泣き，そして同時に叫び声を上げる子どもの，コントロールが取れない状態がひしひしと伝わってくる。聞くに堪えない気持ちとなってしまう。

ポーの物語はヒステリーの状態をもたらす。決して静寂ではない。たとえば，『The Cask of Amontillado』(邦題『アモンティラードの樽』)では殺人者はまんまと逃げおおせてしまう。『赤死病の仮面』では，野生は母なる自然からの攻撃の予兆を大いに喜び，色とコスチュームが決して死の暗黒を欺き得ないことを知る。そして，人々は，アンフェアでショッキングな形で愛を失うのだ。逃げ道はない，とポーはわれわれに言う。われわれはもしかしたら，不運な存在なのかもしれない。歯ががちがち音を立て始める。われわれはポーの苦悩に捕まってしまうのだ。ポーの悲哀とトラウマに何とか対処しようとする。われわれ自身が，エドガー・アラン・ポーになってしまうのだ。

前思春期の子どもたちはコントロールの喪失を恐れつつ同時に死を瞑想するということを好む。われわれの多くは，こうした感覚の混在を求めてやまない。『Nightmare on Elm Street』(邦題『エルム街の悪夢』)や『Cujo』(邦題『クジョー』)，『The Seventh Seal』(邦題『第七の封印』，訳注：イングマール・ベルイマン監督，1957年カンヌ国際映画祭審査員特別賞の受賞作。人生に懐疑を抱きながら旅をする十字軍騎士の悲壮な姿を描く)を見るために街の映画館に急ぐ。あるいは，幽霊に関する本をできる限りたくさん借り出して家に持ち帰ろうと町の図書館に立ち寄る。私の母親は図書館の司書であったのだが，彼女が後になって私に教えてくれたことがある。彼女はかつて，私のために，サンフランシスコの中央図書館で幽霊物の本を探してくれたらしい。しかし，幽霊や霊，妖怪の類に関する本は，すべて盗まれたか行方不明になっていたという。

第6章

恥 と 罪

> ううん，ボクはチョウチラに住んでなんかいない。　　　　サミー・スミス，14歳
> （彼をディズニー・ランドで見かけた知らない人たちのグループに対して）

　チョウチラにはランドマークがある。それを見つけるのにはさして苦労はいらない。メインストリートであるロバートソン通りに沿って街に入ったら，鉄道の踏切を越えて，そのままシェヴィーの代理店を通り過ぎ，さらに3ブロックほど先に進んで欲しい。最後に見えてくるのが市民会館である。それが見えたら左に曲がって，すぐに右に曲がる。さて，チョウチラの市役所が目の前に見えるはずだ。そこには，美しい赤レンガの背の低い建物の一群が見えるだろう。それらの建物とは，刑務所と保安官事務所（保安官のメインのオフィスは南に15マイルほど行った郡の中心地マデラの街にある），司法局，そして街の記録が蓄えられている建物である。消防局が見えてくるまで車を走らせて欲しい。さてそろそろスピードを落として車を道の右肩に寄せよう。その真正面の芝生のコーナーのところに大きな岩が見えないだろうか。車をロックする必要はない。停めるだけでいい。窓は開け放しておいたほうがいい。そうしないと，すぐに車の中が暑くなってどうしようもなくなる。それにそんなに時間がかかるわけではないから。

　その岩はかなり大きい。おそらく30マイルほど離れたところの山麓の丘から持って来られたものなのだろう。そのあたりに行くと，表面がつるつるした花崗岩の大きな岩がごろごろしている。きっとそうに違いない。この辺の渓谷にはこんな大きな岩はない。少なくとも私は見たことがない。この岩はとてもいい形をしていた。大きくて少し丸みがあった。かといって完全に丸いというわけではないが。その岩の一方の面は平たくなっていて，飾り額をつけるにはちょうどいい形である。飾り額はブロンズのようだ。その額には，誘拐されたチョウチラの子どもたちの名前がアルファベット順に刻んである。バス・ドライバーの名前は特に目立つ。彼の名前は，子どもたちの名前を記した二つのコラムの真ん中に位置しているからだ。そして，もちろん，全体を見回して市長の名前がもっとも目立つことは言うまでもない。この飾り額には，子どもたちを無傷で返してくれたことに対する神への謝辞が刻まれている。日付が1976年となっているところを見ると，チョウチラの「子どもの日」――その年の感謝祭の日が市長によってこう命名されたのだ――の除幕式に間に合うようにと大急ぎで作られたに違いない。

　そう，それだけだ。この「岩」に刻まれた謝辞には多少の皮肉がある。つまり，

子どもたちが身体的には無傷で街に戻って来たからといって，それで彼らが完璧にOKであると考えるのはあまりにも世間知らず過ぎる，ということだ。また，大人のヒロイズムが子どもを救ったという岩に刻まれた推測も，あまりにも世間知らずのものである。しかし，大人たちがこういうふうに考えたかったからといって，それを責めることはできないだろう。誘拐犯の裁判という点を考えても，このような考えは決して利口とは言い難い。保安官と地区検事が，子どもたちは決してそんなに良い状態にはなかったとアラメダ郡裁判官の目前で立証しようと努力しているまさにそのときに，子どもたちが完全にOKだったという宣言を永遠の記念碑に刻むことがどのような意味を持つかは明白なはずだ。であるにもかかわらず，大人たちはこんなふうに考えたくなるのだ。

　いずれにせよ，この岩はチョウチラの歴史の一部である。NBCのネットワークのニュースで誘拐された子どもたちのインタヴューが1985年に放映されたが，その際にはこの岩が何回もフェード・インやフェード・アウトの場面で使われていたことを今でも思い出す。この岩を見終えたら，さて，もう一度ロバートソン通りに車を戻してさらに車を走らそう――おそらく半マイルほど。そうするとペドロのメキシコ料理とピザの店に行き着く。この店では最高のチリ・レレノが味わえる（実際のところ，ここのメキシコ料理があまりにもすばらしかったので，私はついぞピザを試せなかった）。このドライヴで，ロバートソン通り沿いに植えられた椰子の木は見落とさないほうがいい。誰かが高い木と低い木を順番に並べたのだ。見ていると少し車酔いになる。

　テリーの親であるソーントン夫妻は，ペドロの店を越えたところ，ほとんど町外れにある2階建ての新しい素敵な家に住んでいた。彼らが，あの「岩」のことをどう思っているか尋ねてみるといい。1980年，私がソーントン家の人たちと最後に言葉を交わしたときには，彼らは岩のことはあまり考えないようにしていると言っていた。

　さて，どうしてみんなは岩の記念碑のことが好きになれないのだろうか？　ブロンズに刻まれたあなたの名前はおそらくあなた以上に長生きするだろう。名前が記念碑に残っているということは，あなたは常にあの偉大な冒険の中心に存在するという栄誉に浴することになるのではないか。それはあなたにとって特別なことでしょう，違いますか？　あなたを特別な存在たらしめてくれるでしょう？　あなたは生き抜いたのだ。一度はアメリカ中のテレビにあなたの顔が映ったのだ。1976年には国際的なニュース番組にあなたが登場したのだ。あなたは「あの人」だった，違いますか？

　違うのだ！　チョウチラの子どもたちは有名になることをひどく嫌った。自分たちの身に起こったことを毛嫌いした。自分の物語が大嫌いだった。だから彼らは「岩」を嫌ったのだ。「岩」は彼らが忌み嫌うこれらすべての象徴であった。この記念碑が何かを表現しているとしたら，それは子どもたちの「絶対的無力感」に他ならなかった。かつて，彼らが人間以下の存在へと貶められたことの象徴であった。

ナイポールが言っているように,「ばらばらに破壊され無の状態にされたこと」を表していたのだ。できれば秘密にしておきたいことを,この岩の記念碑は祝っているのだ。この岩は,あなたが,あなたの友人であるトラウマ性の経験をしていない子どもたちとは違って,傷付いた存在であることを高らかに宣言してしまったのだ。あなたが自分に対するコントロールを完全に失ってしまったことを,あるいはあなたがとっても不運な存在であったことをこの岩は告げているのだ。「岩」は,言葉を換えれば「恥」の記念碑であった。

1977年の初頭,当時まだ10歳であったテリー・ソーントンは「子どもたちはみんなしゃべり過ぎだと思う。誰かが子どもたちの口から何とかしておもしろいことを引き出そうとするのよね」と私に不満を漏らした。それからテリーは街にできた新しい記念碑のことをこう言った。「あの『岩』,大嫌い。あんなのなければいいのに」

テリーは自分の恥が人前にさらされたように感じていた。最初,私は,こうした恥の感覚はテリー・ソーントンだけのものかと思っていた。しかしそうではなかった。彼女は,他の子どもたちよりも少しだけ早く,「辱められた」という感覚を口にしたに過ぎなかったことが,後で明らかとなった。誘拐事件から4〜5年の後には,他の子どもたちの多くが同じような感覚を訴えるようになった。たとえば,15歳になっていたカール・ムリオは,チョウチラからエル・パソへ移り住み,その後の5年間で,テキサス,ラスベガス,ニューメキシコを転々とし,最終的にはチョウチラに舞い戻ったのだが,どこのコミュニティでも「チョウチラのヒーロー」として知られていた。しかしカールは,あるときはそのことを自慢したかと思うと,別のときには誘拐なんてされていないと主張するといった具合に,態度をくるくると変えた。カールにとっては,自分が抱えている恐怖感の幾ばくかを解放するために話す必要があったのだ。また,彼が,誘拐事件を解決に導くために自分がある役割を果たしたということに誇りを持っていたのも事実である。実際のところ,彼は新しい学校に転校するたびに,クラスの前で誘拐事件の話をしていたのだ。しかし,それと同時に彼は恥だという気持ちをも持っていた。ときとして彼は,誘拐の話を完全に避けた。「みんながボクに話させたがるんだ」。ようやくニューメキシコで彼を捕まえた私に彼はこう言った。「でも,そいつらに言ってやるんだ。ほんとの話じゃないんだってね」。恥辱の感覚ゆえの彼のこうした発言は,彼に対する信用を著しく傷付けることとなった。友人にしてみれば,彼の学校での「公式」のスピーチと,個人的な話の際の否認とのどちらを信じればいいんだということになったのだ。

チョウチラの子どもたちは,誘拐事件の事実について,否認したり沈黙を守ったり,あるいは話を作ったりしたが,それはかなり意識的なものであった。無意識の「否認」といったものは,ここではあまり関係がなかった。誘拐された子どもたちは全員,自分たちの身に何が起こったかを正確に知っていた。彼らが誘拐について何の話もしなかったり,あるいはそのことを考えすらしなかったのは,きわめて意

識的な行為であった。チョウチラの被害者たちは，小さな，価値のない，無力な存在として公衆にさらされることを望まなかった。そのため，彼らは人前に立たされることにひどく抵抗した。ついには，ごく身近な人にまで自分の気持ちを表すことすらしなくなった。テリー・ソーントンが「岩」をあれほど忌み嫌ったのも当然であろう。かつての自分に加えられた恥辱感を人々に知らしめているのだから。「人が誘拐の話を始めるととても恥ずかしくなってしまう」とテリーは言った。「私が誘拐の話で人の注意を引きたがってるだなんて，絶対に思わないで欲しい」とも言った。

子どもたちは，トラウマ体験に関連したことを考えたり感じたりしないように格闘していた。新たな感情を惹起するような精神的なイメージと戦っていたのだ。彼らは「ばらばらに破壊されて人間以下の存在に貶められた」という感覚を忌み嫌った。トラウマ体験のことを考えないことで，あるいは一切話さないことで，子どもたちは自分の傷を癒そうとし，「正常」な外見を保つように努力してきたのだ。

「抑制」は完全に意識的な働きであり，いわゆる古典的な防衛メカニズムではない。しかし，おそらくこの抑制こそが，外的な脅威にさらされた人がもっとも頻繁に活用する対処様式ではないだろうか。抑制は，外側に存在する自分を混乱させるような出来事に対する保護機能を果たす。つまり外界から自分を守ってくれるわけである。正常で健康的な人であっても，自分を取り巻く世界が理由もなく蹴ってきたりぶつかってきたような場合には，抑制を活用することがある。精神科領域の著名な研究者であるジョージ・ベラント（George Vaillant）は，ハーヴァード大学生の健康的なコホートを終生にわたってフォローアップした研究で，彼らがもっとも頻繁に用いた防衛のための操作はこの抑制であったことを見出している。

誘拐された25人のチョウチラの子どもたちのうち，18人が「抑制」の徴候を示した。彼らが自分の考えを慎重に制限したのにはさまざまな理由があったのだろうが，その中でもっとも突出していたのは恥辱感だったようだ。たとえば，16歳のレイチェル・メンドーサは，抑制の傾向と恥の感覚をうまく結び付けた表現をしている。1980年に，彼女はこのように語っている。「私，あの誘拐が一生消えない傷を残すようにはなって欲しくない。私の恐怖と誘拐を結び付けたくはない。あらゆるものの中で無力感が一番いや。私は自分のことを自分でコントロールしたい。コントロールを失うのってまっぴら」。日中の彼女は，確かにコントロールを失っていなかった。しかし，夜中に目が覚めたときには，矢も盾もたまらず，彼女は姉を起こした。日が沈んでからの彼女は，日中とは打って変わってひどく怯え，1人で寝室に行くことができなくなっていた。自分の家にいるときでさえも1人を怖がった。レイチェルは自分が「無力」であることを非常に恥に思った。それは，誘拐されているときにも感じたし，その後も同じように感じ続けた。そのために彼女は，自分が一生消えない傷を負ったのだと感じていた。そのことを否認しようとしてどのように言葉を尽くしたとしても，彼女は傷付いていたのだ。思考の抑制は，彼女の感情のレパートリーから恥の感覚を完全に払拭するほどには十分に機能しなかっ

たのだ。

　恥と抑制が組み合わさることで、トラウマを受けた子どもたちは「嘘つき」になってしまう。「それはほんとじゃないよ、ボクはチョウチラになんか住んでないよ」と子どもは言う（サミー・スミス）。ニューメキシコの高校生レスラーは「本当の話じゃないんだ」と言った。全校生徒の前で誘拐事件に関するスピーチをしたった数週間後に、である。「やつらに言ってやったんだ、『ほんとのことじゃないんだ』ってね」（カール・ムリオ）。抑制と恥の組み合わせは、ときとして彼らの生き方を変えてしまうことすらある。太っていたために穴を掘って抜け出すことができなかったジョニー・ジョンソンは「もう二度と太らない」と宣言した。実際、彼が太ることはなかった。

　人類はコントロールを求め続けた。その結果、人々は、自分の人生は自分でコントロールできるものだと信じるようになった。それどころか、この世界をもコントロールできるのだと信じている可能性がある。人類は神を手助けするのだ。自分たちがなす仕事はあらゆる被創造物がなすことの中でもっともすばらしいものなのだ。子どもたちは、無作為で無秩序な出来事が自分たちの身に起こるという考えを拒否する。通常、子どもたちは、自分の身に起こったことの責任は自分にあり、したがって起こる出来事をコントロールできるはずだと考えるように育てられる。もしかしたら、長い年月をかけて、自分たちの力に対する確信を抱くタイプの遺伝子を備えた人が「適者」として選択されてきたのかもしれない。

　しかし、現実には、自分のコントロールを超えたところでとんでもない事態が生じることもある。こうした出来事の被害をこうむった子どもたちは、自分が「適者」だとは感じられなくなる。彼らは自分の不運を恥じる。トラウマの被害者たちは、その悪い出来事が「たまたま自分の身に降ってかかった」と考えるよりも、自分自身がその災厄の原因であった、あるいは自分がそれを招いた、つまり自分に責任がある、と考えるほうを好むようである。

　「運が悪かった」という考えをすんなりと受け入れられる人はいない。恥をさらしながらウロウロと歩き回るとは、なんと不名誉なことか。世界の無作為性の犠牲になるよりも、自分の身に起こった悲劇的な出来事の「理由」を作り上げ、その「作られた因果性」によって罪の意識を感じることを選ぶ子どもも少なくない。こうした傾向は子どもだけではなく大人にも見られると私は思う。しかし、子どもの場合のほうが物の見方や表現の仕方が明快であるだけに、こうした傾向をよりはっきりと見て取ることができる。言葉を換えれば、恥の感覚への防衛として、子どもたちは無意識のうちに恥を罪へと置き換えるのだと言えよう。

　たとえば、アラン・ボスコムの場合、その日の午後に家にいることを「選択」したわけでは決してなかった。彼はいつものようにそこにいて昼寝をしていただけなのだ。そして、誘拐された。3歳3カ月の彼には、この出来事に関して一切の責任がないことは誰の目にも明らかである。これはまったく無作為の出来事であった。

悪意を持った男が彼を見ていた。彼の家を見張り，機会を探っていたのだ。しかし，遺伝的に「適者」として存在し，かつ小さな人類として適切に育てられた結果，アランの心のどこかに，この誘拐という出来事に対して個人的な責任を受け入れるべきだとの考えが存在した。そうすることで，彼は「罪の意識」を受け入れた。アランは，彼の町で起こった別の誘拐事件が，**彼の**事件に倣ったものだと信じるようになった。いまや無作為性はなくなった。アランは世界の秩序を回復したのだ。しかし，その結果，彼は代償を支払わねばならなくなった。他の子ども——アラン・バニングは5年後に起こった誘拐殺人の犠牲となっている——の身に起こった出来事に対して，アランは自分を責めるようになった。いまや，すべての誘拐事件はアラン・ボスコム事件の模倣となった（アランの考えでは，である）。この少年は責任を感じた。

　恥の感覚は，自分の弱さが公衆の目にさらされることによって生じる。一方で，罪の意識はもっと個人的な体験である。人は，自分の個人的，内的な基準を満たすことができていないと感じたときに罪を意識する。自分がかつて無力な存在であったことを他の誰かが知ったとき，人は恥の感覚を持つだろう。**みんなが**知っている。一方で，その問題の原因は自分にあると感じたなら，自分が無力な存在だとは考えなくなり，その代わりに自分を責めるようになるのだ。**自分は**知っている。他の誰かが知らなくとも。

　恥を罪に置き換えるというこの行為は，人生のかなり早期に，おそらくは子どもがほぼ完全な形で自意識を持ち始めた頃にすでに始まると考えられる。しかし，もっと以前，脆弱で傷付きやすい時期である乳児期をようやく潜り抜けた幼児期の段階にある子どもたちですら，その脆弱性があらわになるのをひどく嫌がるものである。恥ずかしい思いをするかもしれないという危険をおかすくらいだったら，彼らはむしろ罪悪感を持つことでその恥辱感を覆い隠すほうを選ぶ。自律性の獲得という新たな段階への「移行」こそが，人の発達で生じるあらゆる移行の中で比類なき堅牢さを誇るものである。トラウマとなるような体験をした3歳の子どもほど，自律性の喪失と個人的なコントロール感の喪失に屈辱を感じるものはいない。だからこそ，比較的幼い年齢段階にある子どもたちであっても，恥を罪で置き換えるということをやってのけるのだ。

　ここで，私が述べていることをもう少し明確にするために，犬に噛まれるという被害にあった幼児，カーラ・マクギリカディについて話そう。カーラがドーベルマンに噛まれるという被害にあったのは3歳を少し過ぎた頃であった。幼いカーラは，おそらく2歳半を越えた子どもであれば誰でもそうするであろうように，無意識のうちに恥を罪で置き換えた。3歳という年齢を考えれば，彼女には完全な形での自意識というものはまだ備わっていなかったはずである。にもかかわらず，彼女は，犬の行動に対する何がしかの責任が自分にあるとの考えを持った。完全に予期不能の無作為の出来事は，彼女のコントロールを完全に奪い去った。その後，彼女はコントロールを失ってはいない人たちに顔向けができないと感じるようになった。そ

の結果，彼女は罪悪感を持つようになった。カーラは，次第に，犬に噛まれたのは自分が悪かったからだと考えるようになった。ドーベルマンという犬が，何世代もかけて攻撃的な犬として作り上げられてきたという事実があるにもかかわらず，である。

　カーラが「ガンボ」の牙に引き裂かれたのは，3歳2カ月のことだった。ガンボは，自転車乗りを楽しむためにカーラの祖父母が経営する農場にやって来ていた2人のティーンエイジの少年に連れられていた。その日，カーラはその農場に遊びにやって来ていた。カーラがおじいちゃんの馬小屋の塀をよじ登ろうとしたとき，カーラに気付いたガンボは彼女を地面に引きずり下ろした。ガンボは彼女の頭頂部から前額部にかけて一気に引き裂いた。そのことに気付いて恐れおののいた2人の飼い主が止めるようにガンボに命じなかったとしたら，さらに大変な事態になっていただろう。カーラは病院に急送され，ガンボは当局によって処分された。

　ガンボの襲撃を受けてからの最初の3カ月間，カーラは「わたしに噛みついて，今は死んじゃったドーベルマン」の歌をよく口ずさんだ。その年の10月に，カーラの祖母が死んだ。その途端，彼女は「ドーベルマン」の歌を歌わなくなった。翌年の6月，カーラは母親にあるジョークを言った。「あの男の人はどうして椅子に座っているでしょう？」「わからないわ，カーラ。ねえ，どうしてなの？」「あの男の人は死んでいるからよ」。また，カーラは母親に次のような質問もした。「ねえママ，たばこを吸うと死んじゃうの？」。こうした様子を見て，ミセス・マクギリカディはかかりつけの小児科医に連絡をとった。彼女は，4歳の子どもにしてはあまりにも死の話題が多過ぎると感じたのだ。小児科医はすぐにカーラを私のところに送って来た。彼女が口にした「ジョーク」や，たばこについての質問から考えて，奇妙な，意味のない死というものに彼女がひどく傷付いていることはほとんど疑いようがなかった。

　カーラは，顔には痛々しい傷跡があるものの，かわいくて愛くるしい女の子であった。最初，彼女は私のオフィスに1人で入ることを嫌がったが，最終的には何とか了解してくれた。「おおきくなったら……」と彼女は言った。「わたし，幼稚園に歩いて行かなきゃいけないの。でも，きっと違う角でまがってしまうの。だからママに言ったの，『車で送って』って。ママに幼稚園まで送ってってほしいの。ママはいっしょにこなきゃ**いけないの**。ママにいっしょにいてほしいの。いっしょにいないととても怖いの」。これが，かつては自立心旺盛で，1人で祖父母の農場にも平気で行っていた女の子の言葉である。いまやカーラは，いっときも目を離さない「保護」を求めているのだ。

　「犬がわたしのこと痛くしたの」。私の求めに応じて，カーラは自分のトラウマとなった事件のことを話し始めた。「一度，犬に噛まれて病院に行ったわ。わたし，馬の『ジョシー』に会いにおじいちゃんとおばあちゃんの農場に行ったの。そしたら犬がやって来てわたしのこと噛んだの。わたし，ジョシーのいる小屋の門の手前のところまで来たの。そのとき，ちょうどそこに犬が通りかかったの（これは，こ

の事件が無作為に起こったことを表現するカーラの言葉である）。犬がわたしに乗りかかったとき，わたし，死んじゃうんだと思った。それで，わたし，泣き叫んだの（このカーラの言葉は非常に興味深い。おそらくカーラは泣き叫びはしなかったのではないかと思われる。あまりの恐怖と驚愕のために，声を出すことすらできなかったはずである）。犬はわたしの頭に噛みついた（これは非常に恐ろしい写真様の記憶であり，そこには屈辱的な無力感が凝集されている）。犬の顔は見えなかった。何も見えなかったの。手と足は血だらけになってた。わたし，地面にうずくまったの（正確には，地面にしがみついた，である）。わたしには，**犬をどうすることもできなかった**（この言葉で，彼女は，人間としてのコントロールをすべて奪われた状態にあったことを認めている）」。犬が圧倒的な勝利者となった。2歳かそこらの年齢の子どもは，人が動物の主人たれることを知っていよう。したがって，カーラは，自分が人以下の存在になってしまったことを認めているのだ。

　ここでカーラは，突然，話のテーマを変えた。こうした突然の変化は，ほとんどの場合，子どもが何らかの防衛に入ろうとしていることの徴候であると見てよい。カーラは言った。「ねえ，あなたにプレゼントがあるのよ。目を閉じて（ほんの少し前に，カーラはガンボが襲ってきたとき，目を閉じてしまったことを意味するような話をしたばかりであった。彼女は「何も見えなかった」と言っていたのだ。私は彼女の求めに応じて目をつむった。すると，何か殴り書きをしているような音が聞こえてきた）。目を開けて（私はそのとおりにした。まるで，彼女のパペット（訳注：腕を入れて操作するぬいぐるみ。プレイセラピーでもよく活用される）になった気分であった。カーラは1枚の紙に殴り書きをした絵を私に見せてくれた。それが何であるかは私には判別不能であった）。わたし，あなたにパペットを作ってあげたわ（確かにそうだ。パペットはカーラの心の中にいる。ガンボが飛びかかって来たとき，カーラは自分がまるでパペットであるかのように感じたに違いない）」

　「わたし，忍び足で歩いていたのね。忍び足だったからガンボが噛みついてきたの。忍び足がいけなかったのよ」（これはまさしく罪の告白である。彼女は以下に示す四つの段階を経てここに至った。（1）彼女は自分が人以下の存在になったとして恥の感覚を表現する——「わたし，地面にうずくまったの」。（2）カーラは，私を人以下の存在——パペット——たらしめようとする。（3）自分の恥の感覚を私に転嫁しようとするカーラの思惑が失敗する。（4）カーラは，責任は自分にあったのだと罪悪感を持ち出す）。

　さらにカーラは続ける。「わたし，ガンボは悪くなかったと思うの。いけないのはわたしだったのよ。あそこは，ガンボの農園で，ガンボの塀だったのよ」（これは事実ではない。あの塀はカーラの祖父母の農園のものである。したがって，ゆくゆくはカーラの所有物になるはずのものである。カーラは，上に述べた四つの段階を心の中で経ることによって，罪をかぶったのだ）。

　ほとんどすべての人は，たとえ3歳や4歳といった幼い子どもであっても，恥辱感よりも罪悪感のほうを選ぶだろう。だからこそ人は，無作為に起こる世の中の出

来事について誰かを責めたり，何かに責任を求めたりするのだ。人は知りたがる。「犬に嚙まれるなんて，一体全体，その子は犬にどんなことをしたんだ？」。一般市民は非常に好奇心豊かである。「カメルーンの湖からそんな毒性のガスが発生するなんて，地元の工場はいったいどんなことをしたんだ？」といった具合である。「健康的な家族がリロイ・ヒルガードみたいな豚野郎の保育所を選ぶなんて，いったい何を考えていたんだ」「そんな若い娘が街でレイプされるなんて，どんな挑発的な服装をしていたんだか」「イリノイ州ウィネトカの裕福な家庭が，何でまたそんな精神障害の人をベビーシッターなんかに雇ったんだろう？」「事故に巻き込まれる危険性があるとわかっているのに，どうしてそんなにたくさんの人が航空ショーなんかを見に行くんだろうか？」などなど。

　この世に無作為なんてものはない。すべてには理由や原因がある。1981年にヒンクリーがレーガン大統領の暗殺を企てた事件だって「コントロール可能」だったとされてしまう――もちろん結果論ではあるが。1988年のある日，私は自宅のテレビで「あの日は，大統領にとっては要注意日だったんです」と，ある占星術師が言っているのを聞いた。「あの日は，レーガンの星は不運な位置にありました」と。おわかりだろう。こういう見方をしたなら，暗殺未遂事件の責任すらレーガンにあったということになってしまうのだ。レーガンは，この世の無作為な出来事すら，前もって察知していなくてはならなかったのだ。彼はそうしなかった。レーガンはとても重要な「あること」を「無視した」という次第である。それがどういう結果を生んだかはご存じだろう。ナンシー・レーガンは，なんと占星術師を雇ったのだ。その後，彼女の夫は，あらゆることを前もって「コントロール」せずには一切の仕事ができなくなった。

　ずっと以前に紹介したシャーロット・ブレントのことを覚えておられるだろうか。彼女は，ほとんどその全生涯にわたって自分が悪い女の子であったと考え続けた。「性的なことができない」として彼女は自分をしきりに責めた。シャーロットは自分が思い出せもしないことで，自分を責めたのだ。おそらく，彼女が3歳にならないうちに海岸で誰かが彼女に何かをしたことが原因だと考えられるが，シャーロットはそれを自分の責任だと考えた。1930年代に起こった彼女の性的体験が1980年代の彼女に自責感を持たせている。シャーロットの罪悪感は，まるで着古しのコートのごとく擦り切れている。そのコートは，おそらくは罪悪感どころではない，より悪い何かを覆い隠しているのだろう。56歳のシャーロットから罪悪感をひっぺがす「魔術」のような技法があれば，彼女は自宅に引きこもり，二度と姿を現さないのではないだろうか。罪悪感というコートを奪い取られたシャーロット・ブレントは，人間以下の存在に貶められ，現在の彼女ができていることもできなくなってしまうことだろう。罪悪感というコートがなければ，劣等感，脆弱感，そして恥辱感が渾然一体となって彼女に襲いかかり，彼女を完膚無きまでに打ちのめしてしまうだろう。彼女は二度と，人間社会に足を踏み入れることができなくなるのだ。「私が思い描く将来の最良のイメージはね，良心を持って生きることなの」

と56歳になった彼女は時折口にする。恥辱感を罪悪感に置き換える——なんと恐ろしい取引だことか。53年前のサンフランシスコの海岸で，シャーロット・ブレントは，おそらくこの恐ろしい取引を実行したのだろう。

　この「恥辱感と罪悪感」という大きな枠組みから見れば，ストックホルム症候群がそこに占める割合はさほど大きなものではないかもしれない。ストックホルム症候群は確かに稀ではある。しかし，子どもの精神的トラウマを考える際にまったく無視してもいいというものでもない。この名称は，ご推察のとおり，ストックホルムで起こった出来事にちなんでいる。ストックホルムのとある銀行の窓口の女性が銀行強盗の男に銃を突きつけられて人質となった。この人質とされた女性が，自分から自由を奪ったその強盗犯に「恋して」しまった。事件の終結後，彼女は，犯人の立場にあまりにも無理解であったとして行政や警察をあからさまに批判したのである。

　ストックホルム症候群が生じるためにはいろいろな条件が整う必要がある。子どもの世界で，以下に述べるこれらの条件が整うことはまずないと言っていいだろう。第一に，その子は人質にならなくてはならない。人質になる確率から言えば，当然子どもよりも大人のほうが高いだろう。商取引という観点から言えば，当然，大人のほうが価値が高いからである。第二に，子どもを捕らえている人が子どもにとって「見知らぬ人」でなければならない。人質になるという状況以外で自分の意志に反して自由を束縛される子どもはたくさんいるが，それらのほとんどは子どもが知っている人——親戚，ベビーシッター，学校の先生などなど——の手によるものであって，見知らぬ人の行為ではない。第三に，犯人は子どもに語りかけ続ける必要がある。つまり，子どもが「恋におちる」のに十分なくらいの関係性を持つ必要があるのだ。これまでにおわかりのように，チョウチラの犯人は3人とも，子どもたちに話しかけることなどしなかった。それどころか，彼らは子どもたちに水も食料も与えず，彼らの存在などまったく意に介さなかったのだ。自分を人質にとった犯人が自分の存在をまったく無視している場合，「恋におちる」余地など一切存在しない。さらに，犯人は非常に恐ろしい振舞いをしなくてはならない——たとえば，誰か他の人を撃っただとか，あるいは少なくとも致命傷を与え得るような武器を用いて脅しているような状況がなければならない。というのは，ストックホルム症候群が成立するためには，人質になったものが，自分の命は犯人の意志に委ねられているのだと確信する必要があるからである。ストックホルム症候群が成立する背景には，人間以下の存在になってしまったという感覚，つまり恥辱感が存在することは間違いない。自分には一切選択の余地がなくすべてが犯人の意のままであるという状況は，人に絶対的な無力感を抱かせる。考えてみるといい。あなたは「ご主人様」に屈服する「奴隷」なのだ（訳注：日本語では不適切とされる表現であるが，これ以外に訳しようがなく，原文を重視して"slave"を「奴隷」と訳した）。もしくは飼い主に対する犬なのだ。囚われの身の目から見れば，犯人こそが真の人間である。彼はすべてのコントロー

ルを手にしている。人質は人間ではない。自分にはまったくコントロールできない。この「持つもの」に対する「持たざるもの」の憧憬が、人質に犯人への「恋心」を抱かせる。まさしく、恥辱感と恐怖に基づいた関係なのだ。

子どもがストックホルム症候群に近い状態となったケースとして私が知っているのは、ジョナサン・バージェスとジェイムズ・バージェスである。2人はフェニックス近郊に住む11歳と9歳の少年で、今は刑務所にいるアルバート・ドレークの手によって人質となった。アルバートはこの少年たちの頭に、11時間にわたって銃を突きつけたのだ。

アルバートはバージェス家に押し入り、その後、ひたすらしゃべり続けた。彼は家の電話を使ってラジオ局のディスクジョッキーや記者に電話をかけまくり、少年たちの目の前で電話によるインタヴューに答えた。また、彼は少年たちに繰り返し、繰り返し身の上話――貧しい両親、自分に対する不当な非難、自分にかけられた親戚の殺人という冤罪、偏見に満ちた判事などなど――をして聞かせた。繰り返し強盗に襲われ、刑務所ではナイフを突きつけられてレイプされた。「なんだお前たちはそんなことも知らないのか。じゃあ教えてやる」。アルバートはまるで何かにとり憑かれたようにしゃべりまくった。彼の話に熱心に聞き入る聴衆はバージェス兄弟と友人のスティーヴ・パグワリッチの3人であった。話している間中、アルバートは彼らの頭に恐ろしげな銃を突きつけていた。次第に少年たちはアルバートの不幸話に同一化していった。家族がアルバートを不幸な目にあわせた――子どもたちはそれがどういうことであるかよく知っていた。彼にはお金がなかった――自分たちにもない。特に親が小遣いをくれないときには。学校の先生はえこひいきをする――「そうだ、そうだ」。ジョナサンとジェイムズは同意した。「大人って嫌らしいよな」「もちろんだよ」。

アルバートはここで間違いを犯した。彼は最年長のジョナサンに性的行為を働こうとして彼をバスルームに連れ込んだのだ。ジョナサンはちょっとした隙を突いて大胆にも脱出を試みた。

少年たちは家の勝手口から飛び出し、全速力で庭を駆け抜けた。こうなってしまえば、もうどうしようもなかった。アルバートはすぐさま家を飛び出した。彼は両腕を頭上高く上げ、銃を庭の芝生の反対側へと投げ捨てた。完璧な、一点の曇りもない降伏であった。

しかし、いまや囚人の身となったアルバートは、少年たちを捕らえていた11時間という期間で根強い「ファン」を作ることになった。アルバートが性的な行為を自分に働こうとしたことに憤慨したジョナサンでさえ、アルバート・ドレークに並々ならぬ関心を持ったことは否定できなかった。私は、この事件の数カ月後にバージェス兄弟に会う機会を得た。そのときの会話の一部を紹介しよう。

ジョナサン：アルバートのこと、いっぱい話したよ。初めの頃は特にね。ジェイムズなんか、1日に20回くらい話してたよ。だってみんなが僕らの話を

聞きたがったんだもん。でも，ニュースのテープを持ってるんだ（ニュースキャスターが彼らの話の一部を取り上げ，ニュース番組やスポットで30分ごとに繰り返し流したであろうことは想像に難くない）。

ジェイムズ：テープがあったからアルバートの声を何度も聞くことができた。そのテープをもらった最初の日には何度も何度も聞いたよ。そのあと，パパがそのテープを誰かに貸しちゃったけどね（バージェス氏が子どもたちからそのテープを「没収」したというのが本当のところである。彼は，子どもたちが犯人の声に「魅了」されている様子を見て，子どもたちが「病気」になってしまったと考えたのだ）。

ジョナサン：僕たち，一緒にテープを聞いたよ。聞き終わったら，すっごく怖くなった。

ジェイムズ：どうしてかわからないけど，他のものを聞くより，アルバートの声を聞くほうがよかったんだ。

両者：（2人が同時にしゃべったため，どっちが何をしゃべったのか判別できなかった）アルバートの顔も，何度も見た。どうしてかわからないけど，彼は僕らの友達なんだ。アルバートに会いたい……アルバートが僕らに何をするか，見てみたい。

　そう，これは本当の意味での「恋」ではない。バージェス家の少年たちが経験したのはある種の友情，もしくは「攻撃者への同一視」である。「友人」である犯人に対する子どもたちの多大なる関心に彼らの父親が不信の念を抱いたことは，まったく正しい。「病気」だと，あなただって思ったろう。しかし，子どもたちにはアルバート・ドレークに対して「友情」を感じる必要性があったのだ。その必要性は，アルバートが自分に性的な行為を働こうとしたという事実を凌駕するものであった。アルバートが投光照明に照らされて無様な屈服の姿をさらしたという事実をも凌駕した。アリゾナや南カリフォルニアのディスクジョッキーへのくだらない電話や，明らかにそれとわかる薬物の影響による饒舌さも，子どもたちのこうした必要性の前には顔色を失った。少年たちの抱いた「友情」の念は，彼らの深遠なる脆弱性，すなわち恥辱を基礎として築かれていた。囚われの身であった11時間の間，アルバートだけがこの世に存在する唯一の「人間」であった——少なくとも子どもたちはそう感じた。人質になることで，バージェス家の少年たちは「人間以下の存在」になったと感じた。

　私は子どもたちをフェニックスの精神科医のもとに紹介しようかと申し入れたが，両親は拒否した。子どもたちは「正常」だから，と。確かに，ある見方からすれば彼らはまったく「正常」であった。子どもたちは，ある意味，極端に異常な状況に対して正常な反応を示しただけだと言えよう。だから私は両親の意見に異を唱えることはしなかった。その後，自然の成り行きでバージェス一家は私の職業生活から姿を消していった。彼らに最後に会ってから1年が経った頃，私はミセス・バ

ージェスに電話を入れ，子どもたちをティブロンに住む祖父母のもとに連れて来る予定がないかと尋ねてみた。フォローアップの意味でもう一度ジョナサンとジェイムズに会いたいと思ったからである。私の申し出にミセス・バージェスは快く同意してくれた。1カ月以内にカリフォルニアへの旅行を計画してくれるとのことであった。こうして私は，かつて人質の身となった2人の少年にもう一度会う機会を得たのである。

　本当に幸いなことに，ジョナサンとジェイムズのストックホルム症候群は見事に消滅していた。彼らの話から，ストックホルム症候群が劇的な終焉を迎えるということを私は学んだ。アルバート・ドレークの刑事裁判に，ジョナサンは検察側の証人として出廷した。この若き紳士は，アルバートに対して終始同情的な態度を示し，できる限りアルバートに好意的な証言に努めた。アルバートが彼をバスルームに連れ込んだときのことに話が及んだとき，ジョナサンは激しい恥辱感に襲われた。自分の「弱さ」を人前でさらけ出すという行為に，彼は猛烈な恥辱を感じたのだ。

　しかし，彼は証言にあたって真実を述べるという宣誓をしていた。だから，性的な行為について包み隠さず話した。誇張することも，あるいは矮小化することもなく，事実を話した。ジョナサンはその話の途中でアルバート・ドレークがいる方向に目を向けた。そこには，「嘘だ！」と叫びながら激しく頭を振るアルバートの姿があった。その光景は証言台に立つジョナサンを串刺しにした。アルバートは熱心にメモを書き，それを弁護士に渡した。「嘘だ，嘘だ！」と叫びながら激しく首を振り続ける被告は，傍聴人のほうを向いて「この子は気が狂ってる。夢を見てたんだ」と言いたげなジェスチャーをした。アルバートの弁護人は，ジョナサンに対する反対尋問の舞台に勢い込んで飛び出した。ジョナサンの意識は身体から少し離れた場所にいてこの「法廷ドラマ」を眺めていた。弁護人の質問に対して，彼は見たままを答えた。

　いまや，ジョナサンはアルバート・ドレークと自分の間で何があったのかを正確に見て取ることができた。もはや彼には一点の疑いもなかった。彼の記憶は，まるで昨日の出来事であるかのように鮮明であった。ジョナサン・バージェスは一瞬のうちに理解したのだ。アルバート・ドレークは病的な嘘つきだと。サイコパスだ。彼が1年前にジョナサンとジェイムズに話したことは，すべて捻じ曲げられた話だったんだ。すべては自己正当化のためだったんだ。虫けらだったのはこの男で，自分たちじゃなかった。人間以下の存在だったのは，自分たちじゃなくてこの男だったんだ。少年はすべてを理解した。ジョナサンは弁護士の放つ攻撃に果敢にも耐えた。彼は踏ん張った。証言を終えたジョナサンは，自分の得た「啓示」をジェイムズに伝えた。ジェイムズ・バージェスも，すぐにすべてを理解した。2人の少年はアルバートを憎むようになった。そして彼らは，アルバートを好きであり続けるよりも憎むことができるようになって楽になったと感じた。

・・・・・・・・・・・・・・・・・・・・・・・・・・

欧米の文学や映画で恥辱が描かれることはあまりない。しかし，頻度が少ないからと言って，恥辱感そのものが少ないということではないと，私は思う。精神的トラウマに関連したものとして，恥辱感は一般的な感情である。文学に登場しないのは，恥辱を描くことに対して何らかの恥ずかしさを感じるということが関係しているのかもしれない。映画館のスクリーンで誰かが恥ずかしい思いをしているところを見たいと思う観衆はあまりいないだろう。作家もそのような光景を描きたくはないだろう。たとえ自分自身が恥辱を感じたとしても。ある意味，恥辱感は精神的トラウマの中核にあまりにも近過ぎるのかもしれない。恥辱感は人間以下の存在に貶められるという声にならない苦痛な感覚に由来するのだ。

　もちろん例外はある。恥辱を感じるような体験を描いた西洋の物語はいくつかある。「ラップルスティルスキン」(Rumpelstiltskin) というドイツのお話がある。この話には，秘密の名前を持つ小人が登場する（ところで，Rumpelstiltskinとは，「縮み上がった包皮」という意味である。こういった名前を持つこと自体が恥辱だと思うのだが）。この小人が，物語の主人公である乙女に自分の名前を当てるように要求する。もし当てることができなければ，乙女は小人と結婚せねばならないという。乙女は公衆の目前で小人の恥ずかしい名前を大声で叫んで小人を驚愕させる。そのとき小人は，人が人間以下の存在に貶められたと感じたときに可能であればそうしたいと願う行動を示す。彼は床を踏み抜いて穴を作り，その穴に身を投じて二度と人前に姿を現すことはなかった。人はよく「穴があったら入りたかった」と言う。この文句は，もしかしたら「ラップルスティルスキン」からきたのかもしれない。それとも，この文句が物語を生んだのだろうか。

　ホーマーの『Odyssey』(邦題『オデュッセイア』) に登場する魔女キルケーは，人々の目前で犠牲者を待ち伏せにして捕らえ，彼らを辱める。彼女は「犠牲者」からあらゆる選択肢を奪い去り，自分に求婚してきた男性を引きずりまわし，最後には文字通り人間以下の獣に変えてしまう。このホーマーの作品にも，強力な悪意を持った存在によって心理的に圧倒されてしまう体験に由来する「人としての威厳の喪失」を見ることができる。前もって警告を受けていたオデュッセウスが，彼女の登場に驚かず彼女を打ち負かすまで，キルケーは「犠牲者」の山を築き続ける。

　スティーヴン・キングの小説『Carrie』(邦題『キャリー』) は，高校のロッカールームの場面から始まる。ロッカールームでは，驚きと恥辱と，そして，そう，精神的トラウマの場面が展開し，その後，若き読者であれば誰でも賞賛の拍手を送るであろうクライマックスの復讐場面へとつながっていく。『キャリー』でキングが描いたテーマは「私にトラウマを与えないで。私を辱めないで。でないと，あなたは死ぬことになる。それだけじゃない，あなたの息子も娘も，あなたが次世代に残すものはことごとく根絶やしにされるのよ」である。少なくとも『キャリー』についての私の解釈はこうだ。

　ホーソンの『The Scarlet Letter』(邦題『緋文字』) の冒頭には姦通の罪により子どもをもうけたヘスター・プリンが，「姦通」(Adultery) の頭文字である「A」の文字

を胸に縫い付けた衣服をまとうことを強制される場面があるが，そこに同様の恥辱を感じる人がいるかもしれない。しかし，ホーソンはキングと心理的にはかなり異なっている。ホーソンは，精神的トラウマが要求する解決を求めることはない。かつて，ホーソンが『緋文字』において導き出した結論をユーモアたっぷりに言い換えた（少なくとも私はそう思った）枕の刺繍を見たことがある。その刺繍は「健やかに生きることこそ最高の復讐」とあった。これは，スティーヴン・キングの哲学ではない。キングは「根絶やし」を求める。外界の破壊である。ホーソンは違う。彼は，内界のレベルで，ゆっくりとその人間性を回復するのだ。

　本来援助するべき立場にある人が，子どもの恥辱の体験によって間接的，あるいは二次的に恥辱を感じた場合，集団として本来の機能を果たせなくなることがある。たとえば，南カリフォルニアのマクマーティン幼稚園で大規模な子どもたちの性被害が明らかとなった数カ月後，アメリカ医学会誌は，今回性被害にあったとされる子どもたちを以前に診察した多くの小児科医や一般開業医が，必要とされる検査を幼い患者に完全実施していなかったと報じた。同誌によれば，性被害が明らかになる以前に診察を受けたマクマーティンの子どもたちは，排便時の出血，排尿困難，ひどい便秘，肛門から性器にかけての痛みなどの症状を訴えていたのだという。こうした訴えにもかかわらず，子どもを診察した医師たちは十分な検査を実施しなかった。医療過誤の訴訟でカルテが開示されたが，そこには子どもたちの傷害について一切の記載がなかった。子どもたちに十分な検査を実施しなかったという医師たちのミスは，恥辱に対する集団としての反応なのかもしれない。医師たちは，無意識のうちに「見ない」ことを選んだ可能性がある。

　幸いなことに，私たちはこうした事実を見始めるようになった。他者の「恥辱」に対して自分自身が屈辱感を味わう必要はない。何らかの犠牲になった子どもたちの現実を直視し，赤面することなく彼らとオープンに話すことができたなら，そうした私たちの態度が子どもたちに何らかの安堵と回復をもたらすことになるだろう。そうすることで，人なのだという感覚を子どもたちは取り戻せるのかもしれない。

第 2 部

子どもの頃の精神的トラウマの作用

第7章

誤　　認

> わたしを轢いた車は，まるでサメみたいだった。大きなトヨタとアメリカの車。サメみたいな。
> 　　　　　　　　　　　　　　　　　　　　　　　ナターシャ・ディミット，12歳

> 「ねえ，どうして私はその車のことをまるで人間みたいに話し続けなくちゃならないの？」彼女は泣き始めた。彼女の頬を涙がつたっていった。「どうしてこんなふうなの？」
> 　　　　　　　　　　　　　　　　　　　　　　スティーヴン・キング『クリスティーン』

　まだ若かった頃，私は日曜日のあるラジオ番組に夢中になっていた。その番組は，『The Shadow』(影)，『The FBI in Peace and War』(FBI：その平和と闘争)，『Gangbusters』(ギャング撲滅隊)などといったいわゆる古典的名作の30分前に放送されていたもので，恐ろしい超自然的な現象が最終的には確からしい説明で解決されるというものであった——もちろん，教会や墓地を舞台にした恐ろしい話が20分間続き，さらに8分間のコマーシャルがあった後の解決であることは言うまでもない。ここ数年間というもの，私は親しい友人にこの番組のことを尋ね続けているのだが，番組のタイトルを知っている人にはいまだ出会っていない。そうではあっても，確かにこの番組は現実に存在したはずである。こう断言できるのは，7歳か8歳の女の子が，日曜日ごとに，しかもかっきり4時にクリーブランドで幻覚を見るなどということはおそらくないだろうと思えるからである。いずれにせよ，この名前なきラジオ番組で流れていた「幽霊の話，奇妙な話」は，本当にぞくぞくするものであった。それを聞くものにとっては，その話の奇妙さを受け入れる以外の選択肢など考えられなかったのだ。最後の数分に行われる自然科学的な説明を聞くまでは。その説明はたいてい次のような結論に至った。人はしばしば間違った見方をしてしまうのだ，という結論である。もし非常に恐ろしい思いをしたなら，人はものがちゃんと見えなくなるのかもしれない，ということであった。

　私はいつも自然科学的な説明が好きだった。私が好んだこの番組はすぐになくなってしまい『The Shadow』みたいな名物番組にはならなかったけれど，この番組が前提としたことは私の中に強く残った。極端なストレス下にあっては，人は間違った思い込みをするものであり，「奇妙なもの」を見ることはあり得る，ということである。

　成長後，私はチョウチラに行った。そこでは，誘拐された子どもたちの多くが，誘拐された直後に誤認を生じたことを知った。彼らの多くは，起こったことを正確

に覚えていた。しかし，なかには幻視を生じた子どももいた。子どもたちはみな，ストッキングでマスクした3人の男たちを直接見ていた。しかし，1人は「黒人」を見たし，別の1人は「禿げ頭」を見た。さらには「女性」を見たものや，「1本足で身体を支えるためにショットガンを杖代わりに使っている年老いた男」を見たものまで現れた。ある子は，少し後になって幻視を体験した。それは，ヴァンから例の「穴」に移されたときのことだった。この子は「とっても太った，丸々した男」と，自分を「穴」に送り込んだ犯人のことを形容した。

　チョウチラで人質となった子どもたちのうち3人は，穴の中に捕われているときに幻視を生じている。言うなれば，何も見えるものがないときにものが見えたというわけである。彼らのうちの1人，5歳になるスーザン・ハンターは，誘拐犯たちが「横になって仮眠をとっていた」のを見たと主張した。スーザンはその様子を鮮明に描いて見せたが，彼女は穴の奥からその姿を見たと主張した——すなわち，この幼稚園児は，土中に埋められたトラック・トレーラーの金属性の屋根を通してそれを「見た」わけである。彼女は類稀なるX線視力によってうず高く積み上げられた土砂や岩を透視したのだ。

　チョウチラの子どもたちに見られた誤認はこういったものだけではなかった。私が4年から5年後の様子をフォローアップするためにチョウチラを訪れた際，誤認を報告する子どもの数は，もともとの8人から13人に増えていたのだ。事件の直後に誤認を報告していた子どものうちの3人は，私と話したり，あるいはテレビや新聞から流れてくる情報を得たりすることで，自分の誤認に気付いていた。しかし他の8人は，もともと見たものについて，新たに間違った記憶を持つに至っていた——うち7人は，もともとは「正しく」知覚していたと考えられたのである。その他にも，「長い鼻の男」「ズボンの下に枕を入れた男」，数人の「女」，警察がフレッドの自宅で発見した白と緑のヴァン以外の「ライトブルーのヴァン」などが現れた。どうやら，トラウマとなった出来事自体が終わっても，誤認は収束しないらしい。出来事の後になって，子どもたちがいろいろと考えたり，噂を耳にしたり，あるいは心の中で自分の経験を収録したビデオ・テープを何度となく再生しているうちに，誤認が遅れて記憶に入り込むといったことが起こるようである。

　子どもたちがどのように入力情報を知覚し蓄積するのかについて，心理学者たちは長年にわたって関心を持ち，実験を行ってきている。この種の実験は，基本的には非トラウマ性の状況で行われている。こうした研究の結果を大雑把に要約すると，子どもの知覚は大人と比較して良くも悪くもない，ということになるだろう。しかしながら，これらの「実験室」では，大人の知覚よりも子どものそれのほうが優れている点がいくつか見出されている。一つには，子どもの場合，自分が見たものに対して人種的な偏見や文化的な偏見が影響を与えることが少ないということである。たとえば，子どもたちは人種を見分けることに長けておらず，また，ある人種のグループに「善悪」といった属性を帰属させることも少ない。この点は子どもの証言の「公正さ」を高めることになる。また，子どもたちは，外形的な情報を詳細

に報告する傾向を示す。彼らは自分が重要だと思う事柄に注意を集中するといった傾向が少ないため，たとえば，問題となっている場面の周囲の状況や群集の中にまぎれた共犯者の動きに気付いたりするのだ。外形的な特徴に対する子どもの詳細な知覚は，ときとしてこうした実験に使われる犯罪のシナリオの全体像を浮かび上がらせることがある。その点，大人の証言は，詳細な部分を殺ぎ落として一定の整合性を持たせてしまう可能性が高い。

　一方で，こうした目撃証言について，大人よりも子どものほうが劣っている点もある。制服を着た人や強い権威的な存在——たとえば校長のような——が何か悪いことをしているといった絵や写真を子どもに見せた場合，彼らはその行為が何の害もないものだと認知してしまう可能性がある。大人の場合には，権威に対する無条件的な信頼といったものは見られないが，子どもにはそれがある。また，幼い子どもたちは，仮面をつけた人や変装した人が登場した場合には，かなりの混乱を呈する傾向がある。彼らには，そうした変装の下に隠された身体的特徴を見抜く力が大人ほど備わっていないのだ。要約すると，実験室での研究においては，子どもたちは見知らぬ人，マスクをした人，権威のある存在に見える人に対して，大人よりも誤認を生じる可能性が高いということになる。一方で，子どもたちは人種的な偏見に惑わされることが少なく，頑なな思い込みのために自分の知覚が妨げられることが少ない。もちろん，子どもといってもすべてが同じわけではなく，ある子どもが別の子どもよりも目撃証人として優れていることは言うまでもない。たとえば，4歳以下の幼い子どもたちは，年長の子どもに比べて優れた目撃証言者でないことは確かであろう。しかし，こうした結論を導いた実験は，すべて，比較的快適な非トラウマ状況で実施されたものであることを忘れてはならない。精神的トラウマはこれに新たな要素——しかもおそらくは重要な要素——を付け加えることになる。

　人にトラウマを経験させるような実験が不可能であることは言うまでもない。名のある科学者で，子どもにショックや恐怖を与えて精神的トラウマを生じさせるといった実験を思いつくものはいないだろう。よしんばそういったアイデアを持つ研究者がいたとしても，病院や大学の倫理委員会がそんな実験を許可するはずがない。したがって，心理的なトラウマを与えるような状況で誤認がどのように生まれるのかという疑問に対する答えは，現実の出来事——たとえばチョウチラでの誘拐事件——についてのフィールド研究や，あるいは１人の子どもの事例研究から導く必要がある。さてここで，ナターシャ・ディミットを紹介しよう。

　私が初めてナターシャに会ったのは，彼女が12歳のときであった。彼女の一家はソビエト連邦のウクライナ地域（訳注：本書の初版の出版は1990年である）から，彼女の人生を変えてしまうトラウマ性の交通事故の２年前に移民として合衆国にやって来ていた。そのトラウマとなった体験以前の彼女は，サンフランシスコのバスを利用することも覚え，英語もかなりうまくしゃべれるようになり，友達ともほどほどにうまくやれ，そして，新たな母国となったアメリカの基本的な行動様式を理解するようにもなっていた。

この幼き移民は，学校帰りに家の近くにある「ママとパパの店」という名の雑貨屋に寄ってキャンディを買うことを日課としていた。彼女はよく，キャンディの包み紙をその場でむいて店の床や出口の階段の一番上のところに捨てていた。彼女は，よく行くこの店の主人が，移民のこうした「伝統」を快く思っていないことに気付いてはいなかった。主人はこの薄汚い移民のお得意様に，次第に静かなる怒りを抱くようになっていたのだ。

　ナターシャ・ディミットが車に轢かれた日，彼女は下校時，いつものように街角の店に立ち寄りキャンディを買った。そしてこれもまたいつものように，スナップをきかせてキャンディの包み紙を床に投げ捨てた。その瞬間，いつもはナターシャが店を出て行くのを静かに待っている中年男性である店の主人は怒鳴り声をあげた。「この薄汚い小娘め，何か気に入らないことでもあるのか！」。ナターシャは驚いて男性の顔を見つめた。彼はアジア系か何かだ。この人はアメリカ人？　いや，日本人みたいに見える。「俺の店からとっとと出てけ！　そんなところで立ち止まって俺を見るな！　出て行け！　二度と来るな，この小汚いやつめ！　お前が帰った後でいつも掃除しなけりゃならないのは俺なんだ！　さっさと出てけ！」

　ナターシャは慌てて歩道に飛び出した。なぜ彼があんなに怒ったのか，彼女には皆目わからなかった。あの男は気が狂っているに違いない。でも，なんだか私のことを怒ってみたいだった。何かいけないことをしたのだろうか？　ナターシャは家への帰路に戻った――あとたったの1ブロックだ。交差点にやって来た彼女は左右を確認した。車はいない。彼女は車道に出た。そのとき，激しい金切り声のような音が彼女の耳に飛び込んできた。

　幼い少女は驚いて上を見上げた。自動車が猛スピードでカーブを曲がって来るのが見えた。このままじゃ轢かれる，とナターシャは思った。車道から脱出するような時間はなかった。その瞬間，すべてがまるでスローモーションのようになった。

　車は，「まるでサメみたい」だった。確かに「サメのような自動車」であった。学校中の子どもたちが『ジョーズ』の話をしていた。ゴールデン・ゲートを少し出たところの太平洋には，白い大きなサメがいるんだって，と学校のみんなは言っていた。ウクライナでは白い大きなサメの話なんて聞いたことがなかった。しかし，ここカリフォルニアにはいるんだ，大きな機械のお化けみたいなサメがサンフランシスコの道を走ってるんだ。

　ナターシャは自動車のドライバーの顔を見つめた。どんな人がこんな猛スピードでカーブを曲がるんだろう？　サメの車を運転して自分を轢こうとするんだろう？　中年の人だ。間違いない。黒い髪だ。これも間違いない。男性だ。そうだ，日本人だ。これは違う。バーン！

　この事故から1年後，ナターシャは完全に回復していた――身体的には，ではあるが。彼女はひどい脳震盪を起こしたが，脳神経科医は「OK」を出した。情緒的には，まあ，これは別問題である。この赤髪の青い目をした女の子は，「サメ」の車を運転していた「日本人」を見ていたことが判明した。「ねえナターシャ，いい，

警察の報告書には、確かに車は日本製だけど、運転していたのは『白人』だったと書いてあるわ」。私は事故から1年後、ナターシャに事故報告書を読んで聞かせた。この男の名前は典型的な白人の姓であるとも伝えた。「彼はアメリカに来てから名前を変えたのかもしれないじゃない」と彼女は論駁した。「私の家族の友達も、私たちに名前を変えたらいいって言ってた。ディミットじゃなくて、もっとアメリカ人らしい名前にって。たとえばダンとかディムスデイルとかって」

「でも、これを見てごらん」。私は事故に関する警察の報告書を彼女に見せた。「事故現場に真っ先に到着した警察官はドライバーは『白人』だって記録してるわよ」

「その警察官の書いたことが信用できるかどうかわからないわ」と彼女は譲らなかった。

「だって、私、その男を見たんだもん。私の目にはその男はたしかに日本人だったの」

ナターシャ・ディミットはその日、二つの出来事を経験していた。しかも、5分という短い間隔で。一つは些細なこと、そしてもう一つはとても大きな出来事だった。その些細なことが大きな出来事に対する彼女の認知を変えてしまったのだと私は思う。ナターシャが自分の記憶として「登録」してしまった不適切なイメージを取り除くのはほとんど不可能なことのように思われた。ナターシャは「日本人」のドライバーというイメージを確立していた。彼女の心的回路は焼きついてしまったのだ。

精神的トラウマが生じるような事態で、被害者がその経験に強力な比喩を当てはめた場合にも誤認が生じることがある。その比喩と現実とが心の中で渾然一体となってしまうのだ。その結果、非常に気味の悪い「超自然的」な現象が現れることもある。そして、誤った像が記憶に残り続ける。たとえば、カート・プロヴォストの例を見てみよう。カートは16歳の男の子である。カートと親友のチャーリー・カーティスは、ある土曜日の午後にチャーリーの友人であるグランプス・モーティマーが運転するチャーリーの祖父の車でドライヴに出かけた。グランプスはかなりいい加減な、しかし、付き合っていると非常に楽しい男だった。その日、グランプスはテレグラフ・ヒルの頂上まで車を進めた。カートとチャーリーは、そこで車を停めて景色でも眺めるのだろうと思っていた。しかし違った。グランプスがそこまでドライヴしたのはそんな目的のためじゃなかった、とチャーリーの祖父は後に語った。グランプスは、丘の頂上から車のブレーキを解除し、下り坂に車を進めた。スピードはどんどん上がっていった。「気をつけて！　衝突する！」少年の1人が大声で叫んだ。しかし、グランプス・モーティマーは何も言わず、じっと一点を見つめてハンドルを握り締めていた。車は停車中の1台に激突し、さらに別の1台、さらに別の1台と次々衝突していった。最後の衝突でチャーリーの祖父の車は大きくスピンし、まっさかさまになって木に突っ込み、ようやく止まった。カートは気を失った。彼が目を覚ましたときには車の中はもうもうとした煙が充満し、まるで火

炎地獄のごとくだった。

「ガソリンタンクがある，すぐに爆発するぞ！」とカートは思った。しかし，彼は身動きができなかった。突然，チャーリーの顔が車のフロント・ウインドウ越しに見えた。カートの親友は何とか彼を救い出そうとしていた。そうなのだ，チャーリーはカートを助けようとしていた。チャーリーはカートの体をやっとのことで車の外に出した。やったぞ！　彼らは何とか車外に逃れた。車は炎に包まれていた。彼らは芝生を踏みしめていた。その瞬間，カートの懸念は現実となった。車が轟音とともに爆発した。「グランプスはどこ？」

その直後，グランプス・モーティマーが姿を見せた。彼は多少ふらついてはいたものの無傷で，車とは反対側の道端に立っていた。2カ月後，カート・プロヴォストは私のオフィスにやって来た。彼は，もうもうと煙が立ち込める車の中で何かを見たのだ。彼が目にしたものがいまだに彼を混乱させていた。「ボクはグランプスの車の中で『死』を見たんだ」と，彼は淡々とした調子で話した。「死を見たんだ。だから，これからどんなことが起ころうとそんなのたいしたことじゃない」

彼は，比喩として「死を見た」と言っているのかもしれない。しかしこのような比喩を使うことで，彼は実際に手に触れることのできる「何か」を見たと思っていた。実際にはそこに存在しない「何か」を心の奥底に取り込んでしまったのだ。超自然的な存在。超自然的な経験。カートは死と個人的に触れ合ってしまった。文字通りの死と。ジャン・コクトーの『Death and the Gardener』（死と庭師）で約束を守ったのと同じ死と。あるいはシューベルトのあの恐ろしい歌，『Erlkönig』（邦題『魔王』）に現れる，少年を魅了したあの死と触れ合ったのだ。

カートとグランプス・モーティマーは，テレグラフ・ヒルから自力で降りて来た。チャーリー・カーティスは両腕にひどい火傷を負っていた。炎に包まれた車中に再び入るという彼の英雄的な行為の代償であった。カート・プロヴォストは身体的には無傷であった。しかし，彼は，認知の変化を抱えて生きていかねばならなくなった。何か非常に奇妙なもの，おそらくは超自然的な存在と接触したという感覚を持ち続けて生きるのだ。カートのもとにやって来た「死」は非常にありありとした存在で，忘れることは不可能であった。確かにそれは「比喩」だったかもしれない。しかし，その比喩がカートの心の中では現実の存在となったのだ。

トラウマを受けた子どもたちに誤認を生じさせ得るもう一つの心の働きとして，「望み」が挙げられる。自分を圧倒してしまうようなストレスをこうむっている瞬間に生じる「望み」は非常に強力であり，何が「見える」かに大きく影響する可能性がある。たとえば，スーザン・ハンターは，3人の誘拐犯が「穴」の上で「居眠りをしている」ところを「見て」いた。これはおそらく，彼らとのつながりを持ち続けたいというスーザンの「望み」のなせる業であろう。自分の知っている世界に存在するあらゆるものからの断絶を経験することは，あまりにも絶望的で恐ろしいことである。スーザンは「穴」の中にいても，幻視によって自分を捕らえたものたちとつながっていることができた。「望み」が導き出した誤認によって，スーザ

ン・ハンターは誘拐犯たちの姿を見続けることができたのだ。ジャミー・ナイトは，母親が父親を銃で撃ち殺すところをキッチンの勝手口のところから目撃した。彼は，父親の手に銃が握られているのを見た。しかし，警察がいくら調べても，父親の遺体には銃は発見されなかった。ジャミーの「望み」がこの誤認を導いた。彼は，母親が父親を射殺したのは正当防衛であったと信じたかったのだ。父親は日頃から母親と自分とを繰り返し虐待していた。あまりにも多くて数え切れないくらいに。そのため，ジャミーは母親側に立っていた。この母親に対する彼の気持ちと，母親が無罪であって欲しいという彼の「望み」とが相俟って，強烈なショックの瞬間に誤認が生じたのだ。

　トラウマ性の誤認が，そのときの当人の気分を反映したものである場合もある。14歳のチョウチラの「英雄」であるボブ・バークレイは，みんなを救うための穴を掘っていた際に，そのときの気分に関連した二種類の幻視——一つは絶望に関係した視覚，今一つは希望に関連した視覚——を経験している。誘拐事件から半年後，ボブはその幻視を次のように述べている。「そこ（トラック・トレーラーのバッテリーを格納していたスペース）に這い上がって行ったんだ。そこにあったマットレスを蹴破った。そして，天蓋の端を押し上げて上を覗き見た。そしたら，青いじゅうたんや，白いベッドカバーや整理ダンス，それにテレビが見えたんだ。それを見たときには気を失いそうになった。誘拐犯たちにトレーラーに押し込められたときには希望を失っていなかった。でも，このときはボクはひとりぼっちだった。このことは誰にも話していない」

　ボブは穴を掘るのを止めた。彼が今「見た」ものが彼を深い絶望の谷へと突き落とした。しかし，しばらくしてボブはもう一度穴を掘ろうと決心した。彼の身に何が起こったのだろうか？

　ボブは「別の風」，幾ばくかの「希望」を感じたのだ。「そこを見ないようにしたんだ」と，彼はさっき「目にした」誘拐犯たちの寝ぐらのことを言った。「それで，ボクはさっきよりも大きな穴を掘った。そしたら岩や木が見えてきて，たぶん，川の流れる音も聞こえた。それで，もっともっと大きな穴を掘った」

　ボブが幻視を体験したのには，彼は何時間にもわたって孤独な状態で穴を掘り続けたという事実が関与しているのだろう。しかし，ボブの気分（絶望とその後の希望）がこの幻視に現れていることも事実である。生き埋めになっていたところから脱出を果たした瞬間，この思春期の少年が目にしたのは荒涼たる石切り場だったのだ。ボブは言った。「木々は実際に茶色く見えた。水が流れる音も聞こえたんだ（希望の幻覚）。でも，実際に外に出てみると水なんてなかった。それに，穴を掘っているときには，隙間から日の光が差し込んできたのが見えた（希望的幻視）。でも，外に出てみたら真っ暗だった」

　1977年の1月になって，ボブは初めて幻視体験のことを告白した。彼は，誘拐事件後の半年間，自分が「気がおかしくなってしまう」のではないかと思って怯えていたのだと私に話した。「ボクは気が狂ったんだ」と彼は言った。私はボブに，

完全に正常な人間でもある一定の環境では幻視を見ることがあると説明した。たとえばひどい発熱時とか，すごく長い時間，水の入ったタンクに閉じ込められるとか（感覚剥奪），あるいは，眠らないように強制された場合だとか（睡眠剥奪）にはね，と。ボブに幻視が見られたのは，まったく1人で，あるいはカール・ムリオとまるで蟻みたいに身体をひっつけるようにしながら，非常に長いしかも単調な時間，穴を掘り続けたためであった。彼は孤立していた。そしてひどく疲れていた。さらに彼は自分が「気が狂ってしまう」ことを恐れており，これもまた幻視の要因となった。しかし，ボブは決して気が変になったわけではなかった。これは保障できる。彼の幻視は，脳の損傷によるものでも，毒性有機物やその他の毒物の影響によるものでもない。非器質性，非精神病性の要因による純粋な恐怖が視覚的誤認や幻視を創り出すことがあり得るのだ。ボブと私は，この新たな知見に達した。

　こうした誤認や誤った記憶が生じたとき，幼い子どもたちの脳の中ではどんなことが起こっているのだろうか？　ある脳神経学者は，トラウマ体験の際に多量の神経伝達物質が放出され，それが脳の正常な機能を混乱させる可能性があるとの推論を私に教えてくれた。脳内の化学的均衡が崩れたと考えれば，確かに，後になって彼らが報告する誤認知の説明がつくかもしれない。精神作用に影響を与える脳内物質が一種の洪水状態を作り出すわけである。こうした脳内物質は，脳以外の身体部位にはおそらく見出すことができないだろう。というのは，「血流ー脳障壁」の作用で，物質の血流内への流出がブロックされてしまう公算が高いと考えられるからである。脳内に放出された物質は，脳にだけ影響を与える。

　しかし，この神経伝達物質放出仮説はどのようにすれば証明できるだろうか？　動物実験は，これまでのところ，あまり成果を上げてはいない。セリグマン（Martin Seligman）は，ラットを長時間にわたって強制的に泳がせるという実験を行った。通常は水を嫌うラットは，セリグマンが言うところの「学習された無力状態」に陥った。この無力状態は数時間から，場合によっては数日間にわたって継続した。しかしこの実験的に作られた「学習された無力状態」は，現在のところ，抑うつの動物モデルとして有効であって，精神的トラウマのモデルにはならないように思われる。どうしてか？　私に聞かないで欲しい。抗うつ剤を投与することで，セリグマンの「学習された無力状態」状況を強制されたラットの行動は「治癒」するのだ。ところが，人間の場合，悲しみやパニック発作が主症状でない限り，抗うつ剤が精神的トラウマに効くようには思えない。

　トラウマとなる体験をしているときにわれわれの脳がどのような物質を生成し放出しているのかを知ろうとするなら，次のような研究を行うべきなのだろう。その研究とは，死んだ子どもから損傷されていない脳を取り出してその脳を調べるのだ。ただし，この場合，子どもは自分がとんでもない恐ろしい目にあって死んでいくのだということを知っていなくてはならない。たとえば，刺されたとか，交通事故にあったとか，あるいは転落しているということを意識して死んでいった子どもたち

である。自分が次の瞬間に死ぬかもしれないことを認識していた子どもの脳には，私の友人の脳神経学者が推論した神経伝達物質が見出されるはずである。もちろん，トラウマ性の出来事を体験しているときにそういった脳内物質が放出されるとの仮説が本当であればの話ではあるが。ゆくゆくはどこかの大学の研究室が，自分の死を認識した子どもたちの脳からこうした精神作用物質を抽出し，計量し，分析した上で，同じ年齢と性別の，ただしこちらは自分の死を認識できないで死んでいった子どもの脳内物質と比較するという研究を行うかもしれない。なんと残酷で，食屍鬼のごとき研究であろうか。しかし，この研究は現に生きている子どもにはまったく害を与えず，しかも将来の子どもの被害者にとって益するところ大なのだ。生命に脅威を与えるようなトラウマを体験しているときに，もしそのようなものが存在するのならどのような神経伝達物質が多量に放出されているのかを同定できれば，その物質の放出をブロックし，その後の脳への影響を軽減するための手段が見つかるかもしれない。トラウマを受けた子どもが，その後，世界をどのように見るかについて，この神経伝達物質が影響を与えないようにする方法が見つかるかもしれない。そのためにはこうした研究が絶対に必要なのだ。私自身は決してやらないが。

　精神的トラウマに関して言えば，視覚的記憶がその他のすべての知覚的記憶よりも優勢になる傾向があるが（これには例外が存在し，乳児の場合はおそらく触覚記憶が優位になるだろう），これは非常に興味深い現象である。たとえば，トラウマを経験した子どものほとんどは，誤った視覚を報告する。しかし誤った聴覚，誤った感情，誤った味覚，あるいは誤った嗅覚を報告する子どもはあまりいない。チョウチラの子どもたちの何名かは，その後もテレビ番組——多くはカウボーイ映画やクイズ番組であった——の出演者をフレッド・ウッズやショーエンフェルト兄弟だと見誤り続けた。彼らは，犯人たちがサン・クエンティン刑務所に収監されていることを知っていた。しかし，彼らは自分たちが「見る」ものをコントロールできなかったのだ。そうなのだ。確かに，トラウマを受けた子どもたちの多くは，たとえば自宅の裏庭の音に悩まされ続ける。しかし，これらの音のほとんどは，その正体——たとえば「ネズミと犬が暴れている音」（カール・ムリオ）といった具合に——が正確に同定される。その音が子どもたちをとんでもない間違った推測に導くことはほとんどない。子どもたちは，通常，音の正体を説明できるのだ。しかし，「視覚」はそうはいかない。視覚は頻繁に舞い戻ってきて，まとわりつくのだ。

　トラウマとなった体験の後では，視覚が他のすべての感覚に勝る。おそらく，もっとも恐ろしいエピソードが視覚的に記録され，心の中で繰り返し再生されるからなのだろう。被害者の心の中では，トラウマとなった体験の「ビデオ・テープ」が音声なしで再生されるのだろう。これは，トラウマとなった出来事がまったく見えない状況で起こった場合でも同じである。つまり，子どもがその出来事を見ることができない場合であっても，最終的にその出来事は「目で見た光景」の形をとる。こうした変形の働きで，それを「見たもの」がその「奇妙な経験」を信じるようになることも少なくない。ある子どもの例を示そう。

ベツィ・ファーガソンは9歳のとき，一時的に祖母のところで生活していたが，その祖母が彼女のボーイフレンドに絞殺されてしまった。朝食後に家を出たベツィが家に戻ってみると，ドアがすべてロックされていた。そこでベツィは警察を呼んだ。鍵を解除して中に入った警察官は，キッチンに横たえられた祖母の死体を発見した。彼女の身体には大きな毛布がかけてあった。警察官は戸外で待っていたベツィに何があったかを話して聞かせた。したがって，ベツィにとっては，ショックは耳から入ってきたことになる。目からではなかった。ベツィは何一つ目にしてはいない。しかし，この殺人事件から数カ月後，小さなベツィはある光景に繰り返し悩まされることになる。おばあちゃんが絞め殺される光景である。これはベツィのイマジネーションの産物である。それは間違いない。ベツィは，自分がショッキングなニュースを聞いているところの光景を，つまり実際に自分の耳と目で経験したものを見たのではない。彼女は，自分が決して見ることのなかったもの——もっとも恐ろしい部分，すなわち祖母の絞殺の場面を見たのだ。ベツィは混乱した。もしかしたら自分は同時に二つの場所にいることができたのかもしれない。

　もう一つ例を示そう。ただし，これは子どもの例ではなく，成人に関するものであるが。ヘンリー・ホールは20歳の青年である。彼の弟アルフィーが銃で自殺を遂げた。彼の自殺は誰にも予期できなかった。彼の葬儀で，ヘンリーは最後のお別れの場面で普通誰しもがそうするようにアルフィーの頭を両手で抱きしめた。その瞬間，彼は強いショックを受けて後ろに飛びのいた。後頭部がなくなっていたのだ！　ヘンリーのショックは触覚から来たもので，決して視覚的なものではなかった。しかし，葬儀後のヘンリーは，恐ろしげに変形した頭を繰り返し描いたのだ。彼の触覚は視覚的なものへと，絵として再生可能なものへと変形されたのである。さらにヘンリーはアルフィーの後頭部を想像するようになった。その頃，彼の髪が抜け始めた——言うまでもなく後頭部から。彼は一連の油絵を描いた——頭が半分しかない化け物の絵を。もともとは指で触れたものが，その後，「心の目」によって再現されるようになったのである。

　もし，生まれつき視覚を持たない人がトラウマを受けたらどうなるのだろうか？　そうしたことは実際に起こり得るはずである。この疑問は非常に興味深い。触覚や嗅覚，あるいは聴覚が優勢になるのだろうか？　あるいは，こうした場合でも，依然，恐ろしい暗闇や不安にさせるような影といった漠然とした感覚が優位になるのだろうか？　視覚を有する人の場合，トラウマの記憶において視覚的イメージが優位を占めるということは，精神的トラウマからの入力を登録し保持する心的な装置が大脳の視覚的経路および中核と何らかの形で関係していることを意味する。だとしたら，先天的に視覚を持たない人がどのような形でトラウマ記憶を保持するのかを知ることで，精神的トラウマの背景に存在するメカニズムの理解がよりいっそう進むことになろう。

　かの聖人たちもまたトラウマを体験したのであろうか？　彼らは，確かに，世の人々を驚愕させるような「光景」を数多く見ている。私はかつて，ある聖職者から，

スペインの神秘論者であるセント・ジョンの話を聞いたことがある。セント・ジョンは，彼の同僚であるアヴィラのセント・テレサに，自分が目にした「光景」は悪魔が創り出したもので，決して神の手によるものではないと語ったという。つまり，セント・ジョンは，自分の幻視体験を信じなかったことになる。セント・ジョンにとって，それらの光景は悪魔の手によるもの，すなわち心理的なものであって，決して霊的なものではなかった。聖人たちが見たとされる多くの光景の記録は教会に保存されているが，その記録は非常に詳細かつ正確なものである。そうした正確さや詳細さは，トラウマを受けた子どもたちの視覚体験についてもしばしば指摘されている。そうなのだ，おそらくは聖人たちもトラウマを体験していたのだ。少なくとも何人かは。

　本章で，私はいくつかの例を引いてトラウマとなった体験が視覚的誤認や誤った記憶をもたらす心理的な要因について述べてきた。カート・プロヴォストが炎に包まれたグランプス・モーティマーの車の中で目を覚まし，自分が身動きできないことを知ったときに死を受け入れたのには十分過ぎるくらいの心理学的理由があった。このとき，彼が死を見たとしても，何ら驚くことではない。また，スーザン・ハンターは，自分の生存と愛とを支えてくれる存在からの隔絶に耐えられなかった。そうした存在との接触の喪失は，彼女には耐え難いことであった。そのため，自分がいる「穴」の上に存在する世界——それがたとえ誘拐犯であろうと——とのつながりを意味する幻視を彼女が体験したとしても，何の不思議もない。

　しかし，子どもの中には，トラウマ体験の際に彼らが「見た」ものと，考えたり，空想したり，感じたりしたこととの間に何らの心理的なつながりを見出せないものもいる。子どもの頃のトラウマの場合，トラウマ性の誤認の心理的な理由が明らかにならないことも多い。もしかしたら，脳の不適切な部分が活性化したというのがその理由かもしれない。タニヤ・バンクスは，ヴァンの中で組み紐を手に持った女の子を見たが，ついぞその理由はわからなかった。しかし彼女は，事件から4年が経過した時点でも，その女の子の存在を信じて疑わなかった。デビー・メンドーサは，「自分を太って見せるためにズボンの中に枕を詰め込んだ男」を見たが，彼女のそれまでの人生の経験にそのような視覚を生じさせる要因を見つけることはできなかった。ビリー・エステスはライトブルーのヴァンを「見」た。ライトブルーのヴァン。単にそれだけである。おそらくこれには何の意味もないのだろう。ビリーはそのヴァンを「見」て，間違った記憶を作り上げた。おそらくそれだけのことなのだろう。何の意味もないこの種の誤認はトラウマ性の状況ではよく起こる。このことをしっかりと心に留めておかねばならない。マリリン・ロビンソンの小説『Housekeeping』（訳注：1987年に『シルビーの帰郷』として映画化された）では，2人の幼い少女が，母親が崖から飛び降りて自殺したときに乗っていたレンタカーが何色であったかを必死で思い出そうとする。1人はその車は青だったと言い，もう1人は緑だったと言う。彼女たちはショックのために知覚上の混乱を起こしていたのだ。しかし，彼女たちの誤認には何ら特別な意味はない。ポストトラウマ性の誤認では，こ

うしたことがしばしば起こる，と私は思う。

・・・・・・・・・・・・・・・・・・・・・・・・・・・

　子どもが長期にわたって繰り返しショックを受けたり，恐怖にさらされた場合，たとえば自分にとって親しいもの（たとえば親，ベビーシッター，隣人，かかりつけの医者，あるいは担任の教師など）から繰り返しトラウマとなるような行為をされた場合には，通常，誤認は生じない。というのは，そうした事態では子どもがトラウマとなるような体験を予期するようになるからである。したがって，1回限りのトラウマ体験の際に見られるような，知覚装置への嵐のごとき急襲は起こらない。たとえば，幼稚園の先生が自分の「大事なところ」を弄んだと子どもが言った場合には，その子の言うことは事実だと言えよう。その子はその先生をよく知っている。そして，彼が経験したことは，彼にとって予期されていたもので，それゆえ，何ら驚くべきものではなかったのだ。

　とはいえ，繰り返しトラウマを受けた子どもに知覚上の混乱が生じることは，少ないながらまったくないというわけではない。まず，否認や自己麻痺のプロセスによって，自分が経験したことの一部を忘れてしまっている場合がある。しかし，そうではあっても，自分に危害を加えたのが誰であるかは，通常，記憶されているものである。ところが，その加害者が仮面や衣装を身につけていたり，変装しているような場合には，繰り返し虐待を受けている子どもであったとしても，自分が見たのが誰であったのか混乱してわからなくなることがある。たとえば悪魔的なカルトの儀式で子どもが虐待されたような場合，参加している大人はその儀式の一部として仮面をかぶったり，ローブをまとったり，あるいは動物を模した衣装を身につけていたりする。犠牲になった子どもは，仮面の後ろに潜んでいる人がたとえ自分のよく知った大人であったとしても，加害者を同定できなくなってしまうかもしれない。たとえば，私のクライエントであったヘレン・サイムズは，2歳から3歳にかけて，彼女が通う幼稚園の近くであるカルトのメンバーからおそらくは繰り返し虐待を受けていたと考えられた。ヘレンは私に，彼らは「動物の服を着た男の人たち」だったと言い，また別のときには「ビッグバードみたい」だと言った。また別のときには「眠れる森の美女みたいだった」とも言った。しかし，最後の虐待行為から1年が経過した時点で，ヘレンにはその加害者が実際にはどんな人だったのか，まったくわからなかった。そんなある日の午後，あるテレビの1シーンがヘレンを恐怖で凍りつかせた。そのテレビには，マヤの女性が石の祭壇の上に仰向けに横たわっているシーンが映し出されていたのだ。おそらくヘレンは，虐待行為の際に仰向けに横たえられたのであろう。ヘレンの両親は，ヘレンが12歳だった頃に，彼女の両脚の間に同じような痣ができていることに気付いていた。誰かが彼女に危害を加えたに違いない。ヘレンと同じ幼稚園に通っていたかつてのクラスメイトの多くが，下痢や便秘，あるいは排尿に関する身体的問題とポストトラウマ性の精神的問題を訴えていた。しかし，この長期間にヘレンの身に実際のところ何が起こってい

たのかはついに明らかにはならなかった。誰が彼女に危害を加えていたのであろうか？　熊か？　ビッグバードか？　それとも魔女みたいな妖精か？

　繰り返し虐待を受けた子どもの知覚を混乱させてしまう今一つの要素は，時間である。長期にわたって虐待にさらされている子どもたちはそのことを秘密にする傾向がある。自分が汚れた醜い存在であると感じてしまうからだ。この秘密は，ときには数年にも及ぶ。たとえば幼い子どもが2年間にわたっておじから虐待を受けていたとしよう。その後，虐待とはまったく無関係のなにがしかの理由で，この家族がそのおじとの関係を断ったとしよう。そうした場合，5年後にこの子が自分の虐待者であるそのおじを同定することは非常に難しくなる。そのおじが，かつては「家族同様」の存在であったとしても，彼の人相や風体を子どもが思い出すことは不可能に近いことなのだ。時間の経過とともに，子どもは，かつては非常に親しかった人のことを忘れてしまうものなのだ。人は変化する。したがって，子どもがかつて非常に親しい立場にあった人から虐待を受けていたという事実が，かなりの時間が経過した後に明白になったとしても，子どもには加害者がどのような人であったかを述べることはほぼ不可能となる。子どもの心のイメージは，時の流れの中であまりにも遠い場所に行ってしまう。

　繰り返し虐待を受けた子どもの，その虐待行為についてのイメージの記憶を歪めてしまう今一つの要素は，「暗示」である。これは，特に離婚問題が絡んだケースでは非常に重大な問題となる。また，今日では，幼稚園や学校などの公的な機関に対する民事訴訟において，この「暗示」の問題が急速に重要な意味を持つようになってきている。子どもが信頼を寄せている人物，たとえば親や子どもにかかわる専門家などといった大人が，ある考えを子どもに「示唆」した場合，子どもはその「示唆」された考えを自分の心の中に「見つける」可能性が高くなるのだ。言い換えれば，大人は，子どもの心に心的なイメージを「植え付ける」力を有しているということになる。大人によってある考えを徹底的に教え込まれた子どもは，実際にはなかった出来事の存在を確信して証言するかもしれない。自分には何ら危害を加えていない大人を「加害者」として同定するかもしれないのだ。

　アナトミカリィ・コレクト・ドル（訳注：性的虐待を受けた疑いの持たれる子どもの診断面接に用いられる人形で，女性器や男性器がついたもの。今日では決して「コレクト」ではないとして，アナトミカル・ドルと呼ばれている）は，それを使用することによって，まったく非意図的に大人が子どもに対してある種の視覚的イメージを「暗示」してしまう可能性を持った道具である。警察や子ども保護機関の多くがこの人形を使う機会がますます増えてきているが，実はこの人形の使用は「暗示」の危険性をはらんでいるのだ。この人形を使えば子どもから性的な話が容易に引き出せるため，面接者はそうした会話を子どもとするために必要とされる専門的なトレーニングを受けなくても済むようになる。しかし，このアナトミカリィ・コレクト・ドルが性的虐待を受けた子どもと，受けていない子どもとを効果的に選別できることを示した科学的研究は存在しない。常に「例外」は存在する。子どもは，ときに，この人形を誤って用いてしまう

のだ。私はこの人形のことが非常に気がかりである。この非常に暗示的な人形に反応した子どもが，一度も自分の身に起こったことのない性的虐待の事実を認め，虐待者を同定することによって，アメリカの法システムが無実の人を有罪としてしまうようなことはあってはならない。あるいは，この「奇妙」な外観をした人形を用いたセッションの結果によって，子どもと親の関係を裂いてしまうようなことがあってはならないのだ。

　一例を示そう。これは，定評のあったある保育所が，ヴィオラ・エドワーズという幼い園児に対するアナトミカリィ・コレクト・ドルを用いた面接の結果，そのライセンスの喪失の危機に立たされたというお話である。

　ここで述べる話は，警察官，ソーシャルワーカー，そしてこの5歳の女の子の母親が合同で行った面接の筆記録からの抜粋である。この面接は南オレゴンにあるヴィオラの自宅で行われた。ヴィオラは面接の前夜に，ロジャーおじさん——幼稚園の園長の夫——と「ダンボの鼻」ごっこをして遊んだと母親に話した。その話をいぶかしく思った母親が，数回にわたって「ロジャーおじさんはあなたを藪に連れて行ったの？」と問いただした。ヴィオラはついに「うん」と答え，その言葉を聞いた母親は電話に飛びついて子ども保護機関にと連絡を入れたという次第である。

　翌朝，警察の捜査官とソーシャルワーカーの「チーム」がヴィオラの自宅にやって来た。彼らはビデオ・カメラと人形——裸の成人のアナトミカリィ・コレクト・ドルを持参した。彼らはその人形で遊ぼうとヴィオラを誘った。その際に録画されたテープには以下のようなやり取りが記録されている。

　　ソーシャルワーカー：（裸の人形をヴィオラに手渡しながら）ねえ，知ってるかしら？　ダンボのお話を読んだことがある？　ダンボって，長いお鼻をしてたよね？　ここに（人形のペニスを指差しながら）ダンボのお鼻に似たところがあるかしら？
　　ヴィオラ：（咳き込む）
　　ソーシャルワーカー：何か，ロジャーおじさんに似たところがどこかに見えるかなあ？
　　ヴィオラ：違う，これって私の毛布ちゃんじゃないもん。私の毛布ちゃんが欲しいよう。
　　ソーシャルワーカー：（人形を指差しながら）これって，ロジャーおじさんに似てるかな？　どうかな？　ロジャーおじさんに似てる？
　　ヴィオラ：（人形の顔を覗き込もうとする）
　　ソーシャルワーカー：（人形の顔を手で覆い隠しながら）えっと，顔は見ないでね。この下のほうで，ロジャーおじさんに似たところはないかしら？　どうかな？　……わかったわ，いいのよ，おりこうさんね。
　　ヴィオラ：それ，私の毛布ちゃん。

母親：そうね，とっても素敵な毛布ちゃんだよね。バックス・バニーが付いていたんだっけか？　バニーちゃんがとっても好きだったんだよね？
ヴィオラ：ばっちい汚いねずみちゃん。ねずみちゃん，大嫌い。
母親：ばっちいねずみ。（警察官とソーシャルワーカーのほうを振り向きながら）それって，言い換えの一つなんです。ヴィオラが（性的機能あるいは性器を指すときに）使う言葉の一つです。
ソーシャルワーカー：（母親に）「ばっちい」が？
母親：（ソーシャルワーカーに）それと「ねずみちゃん」も。（ヴィオラのほうに向き直って）そのことお話ししたいかな？　このきれいな女の人にねずみちゃんのお話ししたいかな？
ヴィオラ：ううん，わたし，うんちしたい。

　私が暗示と言ったのはこのことなのだ。私は，子どもにこのような面接を強いることがあってはならないと思う（訳注：アナトミカル・ドルの使用に関しては，いくつかのガイドブックが出版されており，それによると，アナトミカル・ドルを用いた上述のような会話は禁止されている。テアが言うように，アナトミカル・ドルは高度に暗示的な特徴を備えているため，その使用には十分なトレーニングと繊細な感覚が必要であり，この人形の使用を提唱する専門家たちも，ここに示された例のようなことがないよう注意を呼びかけている。一方で，それにもかかわらず，最前線では上記のような面接が行われている実態が存在することも否定できない）。子どもが，見知った人からトラウマとなるような経験を強いられた場合には，その虐待者が変装していたか，あるいはその人との接触が長期間途絶えていない限り，虐待者がどのような風貌や外観をしていたかを自発的に思い出せるものである。
　アナトミカリィ・コレクト・ドルを用いたこのセッションから数カ月後，加害者と目されているロジャーおじさんがどんなふうであったかを宣誓供述するよう求められたヴィオラ・エドワーズが，果たしてどのような答えをしたと思われるだろうか？
　ヴィオラは，裸の男の特徴を詳細に述べたのだ。彼女が行った男性の描写は，ビデオにおさめられたセッションで遊ぶように要求されたアナトミカリィ・コレクト・ドルの特徴と完全に一致したものであった。一方で，彼女が描写した特徴が，実際のロジャーと一致するところは一つもなかったのだ。

　トラウマとなるような経験の後には，子どもたちは，自分の身に起こった出来事を繰り返し「見る」ようになる。その出来事があった場所を再び訪れたり，誰かがその出来事について言及したり，連想などによってその出来事を思い起こさせるようななにがしかの出来事があったり，あるいは匂いや，雰囲気や，季節が「そこにいる」という感覚を持たせたりしたときに，こうした視覚像——それが正確なこともあれば不正確なものであることもあるが——は子どもの心に帰ってくるのだ。
　子どもが心を「空っぽ」にすることはよくある。特別な意味やファンタジーのな

い「白昼夢」は，正常である子どもの場合でも，その生活時間のかなりの部分を占めているものだ。トラウマとなるような経験の後には，この「空っぽな時間」を視覚化が占めるようになる。したがって，トラウマを受けた子どもの視覚像は，何らかの妨げとなる形で生じることは少ない。むしろ，「ネバー・ネバー・ランド」から訪れたイメージとして子どもの心に入ってくるのだ。

　この「空っぽを埋めてくれる視覚化」は，トラウマを受けた子どもの反応とトラウマを受けた成人のそれとを区別する重要な特徴ではないかと思われる。クリント・イーストウッド主演の映画『Firefox』（邦題『ファイヤーフォックス』）を覚えておられるだろうか？　この映画では，イーストウッドは「空っぽの心」を埋める形では視覚化していない。この『ファイヤーフォックス』は，ヴェトナムでトラウマを受けた帰還兵の物語であるが，彼は米軍最高のパイロットであった。彼は，史上最高の戦闘機を盗むという目的でロシアに潜入した（ところで，私がこの映画を見るのは，どうしてかはわからないが常に飛行機のビデオであるように思う。たとえ音を聴いていなくとも，40,000フィートの上空で，炎に包まれた空中のクラッシュシーンを見るのはいささか心穏やかではない）。イーストウッドは，そのトラウマ体験のため繰り返し「フラッシュバック」を起こす。ヴェトナムでの体験の，突然の，予期せぬ，そして今の自分の妨げになる視覚化である。このフラッシュバックは，彼が何か非常に複雑な課題に取り組んでいるときに限って起こる。たとえば，戦闘機を盗もうとしてロシアのパイロットのロッカールームから外に出ようとした瞬間，体中に汗が噴出しこの視覚像が現れるのだ。その結果，非常に良くない状況になる。この視覚像のおかげでイーストウッドは重要な任務が遂行できなくなってしまう。この『ファイヤーフォックス』のトラウマを受けた哀れなパイロットは，ほとんど正常に機能できなくなる。『ファイヤーフォックス』に描かれているサスペンスの半分以上は，ロシア人ではなくポストトラウマのフラッシュバックにこのパイロットが打ち負かされてしまうかどうかにあるのだ。

　戦争ではない平時にトラウマを受けた成人の多くは，自分の正常な機能を妨げるような形で生じるフラッシュバック——こうしたフラッシュバックはヴェトナム戦争後，退役軍人局の病院から多く報告されている——を訴えることはあまりないようだ。しかし，そうしたフラッシュバックを訴える人がまったくいないわけではない。こういった成人は，『ファイヤーフォックス』の米軍パイロットと同じように，自分の身体が突然冷たくなり冷や汗をかき，トラウマとなった出来事の考え得る限り最悪の瞬間を「テープで見返す」経験をするのだ。しかし，一方で，子どもの頃ないしは思春期にトラウマを体験した子どもたちは，この種の症状を訴えることはまずない。実際のところ，チョウチラでは突然のフラッシュバックで現在の自分の正常な機能が妨げられたという子どもは1人もいなかった。チョウチラの子どもは，全員誘拐の場面を「見た」が，それは落ち着いた静かな時間の出来事であった。難しい宿題に取り組んでいたり無心にスペルの練習をしているときに，自分が誘拐される瞬間の視覚像を見た子どもは1人もいなかった。彼らにとって，フラッシュバ

ックは白昼夢の変形であり，思春期後期の青年や成人のそれとは異なった様式のものであるように思われる。もっとも優れたデイドリーマーである子どもたちは，どうやら視覚像に苦しめられることはないようだ。彼らは，暇なときに，白昼夢のようにその視覚像を見る。

　しかし，それが今の自分の機能を妨げるかどうかは別にして，悪い場面の視覚像を見るのは恐ろしい体験であることには変わりない。子どもがひどい損傷を受けた死体を目撃した場合には，その視覚化がまるで消去不能のテープを繰り返し再生するかのように繰り返し生じる。ここで，そういった例を少しだけ見てみよう。ただし，ほんの少しだけ。だって，あまりにも恐ろしいものだから。

　グエンドリン・ガルシアは，13歳のとき，姉と2人の友人そして弟とともにひどい交通事故にあった。グエンドリンが救急車の中で意識を取り戻したとき，隣の寝台には弟の死体が横たえられていた。「私，歩いて救急車に乗ったことは覚えている」と彼女は私に話した。「そして，弟の身体を見た。彼の顔は血で覆われていた。弟の顔だってわからなくなってた。私，目をそむけたわ……（事故があってからの2年間）ずっと，弟の顔を白昼夢で見続けている——小さな子どもたちを見たときには特にそう。この1年間というもの，週に2回は弟の顔が夢に出てくる。でも，最近見る弟の夢は少し違ってきた。彼がおうちにいるところの夢を見たり，彼を遠くから見ているの。あんまり怖くない。どちらかと言うと少しほっとする夢」。グエンドリン・ガルシアは，睡眠中に見る夢になにがしかの慰めを見出すようになったのだ。しかし，彼女の白昼夢は救急車での戦慄すべきシーンというもともとの出来事から離れることはなかった。

　ソロモン・ウィルソンは17歳になる交通事故の被害者である（彼のことは以前に紹介した）。彼の親友であるジョーがソロモンの車の爆発で死んだ。彼は，数え切れないくらいの視覚化を体験していた。事故から10カ月後，ソロモンは私のオフィスで「ジョーは音を立てないんだ」と回想しながら述べた。「炎に包まれた彼の身体の輪郭が見えるんだ。目は覚めているのに，僕はジョーの身体が燃えるところを何回も何回も見るんだ。彼が燃えていくのをじっと見てる……この白昼夢は毎日起こる。今でも見える。とっても恐ろしい白昼夢だ」

　グエンドリン・ガルシアやソロモン・ウィルソンのように，かつての恐ろしい体験を何回も繰り返し見返しながら生きることを強いられた子どもたちは，自分が「とり憑かれた」ように感じるものである。民間伝承や文学などの伝統的な領域では，憑依は人間に対してではなく「家屋」に起こるものだとされている。古代ギリシャの文学者プリニウス（『スーラにあてた書簡』）から現代のアルゼンチン作家コルターザル（短編の『House Taken Over』（邦題『占拠された家』））に至るまで，誰かの悪意に満ちた行為によって霊にとり憑かれてしまった家が描かれている。かのジミー・カーターとロザリン・カーターが住んでいるジョージア州プレインズの家屋は，おそらく若い女性の幽霊にとり憑かれていると思われる。この女性は，恋人が南北戦争から戻って来るのを永遠に待ち続けているらしい（プレインズはあの悪名

高きアンダーソンヴィル刑務所から数マイルのところにあり，南北戦争を描いたホラーによく登場する街である）。しかし，私が思うに，実際のところ，とり憑かれているのは家ではないのではなかろうか。その家に住んでいる人こそがとり憑かれているのではないか。精神的トラウマをこうむった人は，トラウマとなったその体験を際限なく「見続ける」傾向に「とり憑かれ」てしまうのだ。実際のところ，彼らは「憑依」されてしまう。

　トラウマを受けた子どもたちは，普通の子どもならばどんな代価を払っても避けたいと思うような白昼夢を抱えながら生きていかねばならない。とり憑かれていると言われている家屋の傍を通るとき，われわれは思わず息を潜めてしまうだろう。かつて，この場所では，ポストトラウマ性の視覚像が日に何度も大きなスクリーンに映し出されていたのだ。もしかしたら，グエンドリン・ガルシアやソロモン・ウィルソンの住んでいる家屋は近隣の人々から「呪われた家」と言われているのではないだろうか。実際に，私はそのように**指定されてしまった**家を知っている。しかし，その話は，本書の後半までお待ち願うことになる。しばらくは，置き換えという防衛メカニズムの働きによって，人ではなくその人が住む場所が「とり憑かれた家」とされてしまうのだと言うにとどめたい。

　薄気味悪くはないだろうか？　しかしそれが本当のところなのだ。悲劇——予期できない突然の——が起こる。誰かが死ぬ。生き延びたものは叫び声を聞き，臭いを嗅ぎ，その恐ろしい光景を目にするようになる。しかも毎日，毎日，毎週，毎週。トラウマとなる体験を生き延びたものがその家を去ったり死んだりしたとき，あるいは，場合によってはまだそこにとどまっているときにでさえ，彼が住む家はそこを訪れるものの恐怖の貯蔵庫となるのだ。**その家屋**が集団による置き換えの対象となっている限り，近隣に住む人々は少なくとも自分の家にいる間は安心していられる。やがて時間の経過とともに，トラウマを体験した人の存在すら忘却の彼岸へと消えていく。しかし，家は歴然と存在し続ける。そして，すべての戦慄すべき視覚像の源となったショッキングな悲劇は，あえてそこに近付こうとする大胆な人々を震え上がらせることになるのだ。

　トラウマとなるような出来事にさらされていた間の知覚に関する記憶は時とともに変貌する。本来無生物であったものに，最終的には命が吹き込まれるかもしれない。多くの映画は，トラウマを受けた子どもが経験する世界をストレートに表しているかのように思える。ナターシャ・ディミットは自分を轢いた「サメ」の車に追走されていると感じるようになった。事故から数カ月後，彼女の「車」は，彼女を捕らえようと再び姿を現したのだ。「金曜日にバスに乗ったの。その日，学校には行きたくなかった。24番街でバスに乗ったわ。そのとき，**あの車**を見たの。すごくびっくりした。だって，そんなところにいるなんて，思いもしなかったんだもん。私，2ブロック行ったところでバスを降りて，急いで歩いておうちに帰ったの」（ナターシャはこの日，再び登校しようとはしなかった。彼女は，「例の車」が襲っ

てくると感じたのだ）。ナターシャの「悪意に満ちた怪物」に関しては別のエピソードもある。「私の弟は車が人を殺す映画が好きなの。私は別のほうを向いてその映画を見ないようにしている。私，お父さんやお母さんと一緒にその映画（おそらく，『Christine』（邦題『クリスティーン』）だろう）を見た。映画を見るときには，お父さんやお母さんと一緒にいたいの。その映画では，50年代の車が走り回ってたくさんの人を殺していくのよ。車には悪魔が乗っている。お母さんが私のことをぎゅっと掴んだわ。私，30分くらいしたらその場を離れるの。でも，最後の場面は見なくちゃいけないの（おそらく，ナターシャの戦慄のうちの幾ばくかが再現されるからであろう）。私，震えながら見てた」

　映画に登場する恐ろしい機械の怪物――『スタンド・バイ・ミー』の恐ろしい機関車や『クリスティーン』の車など――を見ると，自分自身が事故にあったとしたら，最初に心に浮かんでくる事故の歪んだイメージとはこういったものではないかと思われるのではないだろうか。機械の怪物というアイデアは，少なくともフィクションの世界では産業革命の頃から存在したようである。1868年，ナザニエル・ホーソンは悪意を持った機械というテーマで小説を書こうという着想を抱いていた。結局，彼自身はそのアイデアを具体化させることはなかったものの，彼が描いたスケッチは，『American Notebook』に採録されており，読むものをぞっとさせるという点ではかなりの線までいっている。

> 工場に設置された蒸気機関には，おそらく悪意が宿っているようだ。人の腕を掴み，もぎ取ってしまう。あるいはコートの裾を掴み，その人を強く抱え込んでしまう。女性の場合には髪を掴んで頭皮を剥ぎ取る。そしてついには，人を引きずり込んで押しつぶして殺してしまうのだ。

　もしかしたら19世紀のナザニエル・ホーソンは，現代に生きるナターシャ・ディミットの存在をすでに知っていたのではないかとすら思える。そうじゃないとすれば，彼自身，機械によって恐ろしい目にあわされたという経験があったのかもしれない。上述のスケッチからわかるように，トラウマ性の誤認が心の中ではどのように「見える」のかを，彼は理解していたに違いない。そして，その被害者の目には機械が超自然的な力を持ち得るのだということをも，彼は理解していたらしい。ホーソンから100年の時を経て，スティーヴン・キングは同じ種類の機械の怪物を自分の長編や短編のあちこちに登場させる。『Pet Sematary』（邦題『ペット・セメタリー』）には人々を巻き込んでいく巨大な油井掘削装置が登場する。『Tommyknockers』（邦題『トミーノッカーズ』）では，逃げ出したコークの自動販売機が，まるでショーウインドウのガラスにとまった蝿のごとくに人間を叩き潰す。『The Shining』（邦題『シャイニング』）のホテルの暖房炉は爆発する。あるいは，短編の『Trucks』（邦題『トラック』）ではトラックが世界を支配する。意識してのことなのかどうかはわからないが，『The Mangler』（邦題『人間圧搾機』）を書いたときのキングは，ホーソンが残した蒸気機関のスケッチの影響を受けたに違いない。機械によってトラウマ性の体験をさせ

られた人に起こる知覚の歪みに関して，ホーソンとキングの描写はほぼ完璧な一致を見ている。

しかし，トラウマを受けた子どもに襲いかかるのは機械の怪物だけではない。人間の怪物，あるいはときとして，かつて人間の怪物であったものも子どもを襲う。強い恐怖にさいなまれているときには，子どもは見慣れた人の姿をまったく違った光のもとで見ることもある。たとえば，5歳のフランセス・カールソンがどのような経験をしたかを見てみよう。

フランセスの両親は離婚し彼女は母親と暮らしていたが，その年に二度にわたって父親の手によって誘拐されそうになった。一度目は，父親であるピート・カールソンと彼の仲間がフランセスの家の屋根に上り，彼女のベッドルームの窓を開け，外に出て来るように彼女に言ったのである。フランセスは叫び声をあげた。母親が部屋に飛び込んで来て力まかせに窓を閉めた。男のうちの1人は腕を窓に挟まれた。そのとき，フランセスはひどいショックを受けた。翌日，彼女が友人の家で遊んでいたとき，突然現れたピートが彼女を羽交い絞めにした。フランセスは悲鳴を上げ失禁した。その日の午後，たまたま家にいた友人の父親──かなりの大男──がこの少女の悲鳴を聞きつけて彼女を救った。彼は格闘の末，フランセスの身体を父親から奪い返したのだ。

父親がフランセスに対する面会権を失ってから1年が経った頃，この，ストロベリー色のブロンドと灰色の瞳をした少女は，父親の外見を誤認するようになった。ピート・カールソンの姿は，彼女にとっては非常に慣れ親しんだものであったにもかかわらず，である。少女は忘れ始めたのだ。「夜にお父さんの姿を見て怖くなるの」と，6歳の彼女は私に語った。「パパがカリフォルニアにいるんじゃないかと思って怖いの（彼女は父親が東海岸で働いていることを知っていた）。パパがわたしのことを見てるんじゃないかって，ときどき思うわ。中国人みたいな顔をしてるの。パパは中国人か日本人みたいな顔なの。髪の毛は黒くてギトギトしてる（ピートの髪は赤褐色で，私の目にはさらさらに見えた）。髭は生やしていない。剃っちゃったの。みんなは剃って欲しくなかったのに」。ここに描かれている人物は，少女の目で変形させられた父親の姿である。ドーラン・グレイやハイド氏と同様，ピート・カールソンはアジア系の人間に変貌したのだ。自分の父親は中国人に違いないというフランセスの信念は，父親による二度の誘拐の企てとともに始まり，自分が属する人種からピートを追い出してしまったのだ。

ピートがフランセスを誘拐しようとした事件から3年が経った頃，私はスーパーマーケットでフランセスの母親と偶然出会った。彼女いわく，フランセスは依然としてピートがやって来るのではないかと不安に思っているとのことであった。皮肉にも当のピートは台湾に転勤になっていたにもかかわらずである。

トラウマ性の出来事の被害にあった子どもたちの中には，自分を苦しめた人を見つけ出すことができると信じている子がときどきいる。自分を虐待したものがどこかに行ってしまってもう近くにはいないのだとわかっているときでも，子どもたち

は彼らを「見る」。チャイナタウンを歩いているときに拉致され，箸をヴァギナに突っ込まれるという被害にあった8歳のシャーリーン・ルーは，加害者の姿を年に一度は「見つけ」続けた。私がシャーリーンに初めて会ったときには彼女は16歳になっていたが，その彼女は私に次のように話してくれた。数年前，彼女に被害をもたらした犯人は強制退去になってアジアの国に戻ったと両親は言ったが，自分は両親の言うことを信じていない，あるいは信じられない，とのことであった。シャーリーンは，自分の「眼」で自分が「見た」ものしか信じられなかったのだ。ここに，強制退去先であるアジアの国とアメリカのチャイナタウンの2カ所に同時に出現できる人間が誕生したわけである。彼はおそらくゴーストか，それとも非常に高度な超自然的能力を身につけた旅人に違いない。

ここで一つ注意していただきたいことがある。それは，トラウマを受けた子どものすべてが誤認を生じるわけではないということである。たとえ自分の目の前で世界が崩れ去っていくような体験をした子どもであっても，ほとんどは事態をかなり正確に認知するものである。チョウチラの子どもたちの半数は事態を正確に認知していた。この点は重要である。

もう一つ記憶しておいていただきたいのは，子どもの頃のトラウマ性の体験によって成立した誤認が，その後，どれほどの長期にわたって継続する可能性があるかということである。私の成人クライエントの1人であるマルシア・ヘンリが初めてゴーストを見るようになったのは，彼女が38歳の頃であった。その頃，彼女は仕事と結婚生活という二つの領域で深刻な事態に遭遇していた。6歳の頃，彼女は，ナチの占領下に置かれたフランスでジフテリアに倒れ瀕死の状態にあった。ジフテリアから何とか回復したとき，今度は，彼女の養父母であった大おじと大おばが彼女に対する親権を破棄すると告げた。マルシアは里親のもとで生活することになったと言う。こうした体験は彼女にトラウマをもたらした。38歳の彼女のもとにやって来たゴーストは，1940年代初期の服装をまとったフランス人であった。彼らは，マルシアが病に伏していた病院のある街，あるいは養父母からの「見捨てられ」を宣告されたその街からはるばるやって来たのだ。マルシアが子どもの頃にトラウマ性の体験をしてから32年もの年月をかけて，ゴーストは彼女のイマジネーションの世界から生み出された。彼らは，最後の一押しとなるストレスがかかるのを「貯蔵庫の中でずっと待っていた」のかもしれない。

トラウマ性の誤認という世界への旅を終えるにあたって，アメリカの小説家であるイーディス・ウォートンにまつわる実話を取り上げよう。ウォートンはゴーストが登場する恐怖小説を数編書いているが，それらはアメリカ小説史上でももっとも怖い作品の一つである。もちろん，ポー以降のものとしては，の話ではあるが。イーディス・ジョーンズ――若い頃，彼女はそう呼ばれていた――は非常に裕福な家庭の出であり，大事に育てられた。南北戦争でアメリカの経済が瓦解したときにはヨーロッパに疎開していた。8歳の頃，イーディスは突然腸チフスに罹って大変な重体となる。彼女の両親，つまりジョーンズ夫妻がイーディスの「治癒」を求めた

温泉病院の隔離病棟に彼女は入れられた。彼女の担当医は毎日彼女のもとを訪れた。著名な医療歴史学者であるジョン・サンダース博士によると，その担当医は白いガウンとマスクを身につけ，ほんの少しだけ彼女の病室のドアのところにとどまり，その後はすぐに踵を返しただろうとのことである。というのは，担当医は彼女の恐ろしい病が移らないようにするためにすぐに病室を離れなければならなかったからである。かくして，若きイーディスは完全隔離に近い状態で病床に伏したのだ。

　イーディス・ジョーンズの担当であった医師の腕はあまり良くなかったのだろう。彼は陸軍軍医をしている弟に手紙を書いて，この8歳の少女に何をすればいいのかを尋ねている。しかし，この2人の医者はともに治療法を見出せなかった。イーディスは死を免れ得ないだろう。ある日，彼はそう宣言した。

　しかし，ジョーンズ夫妻は，この医者の宣言に屈服しなかった。イーディスの「死の宣告」を聞いたちょうどその日，彼らはロシア皇帝の顧問医を乗せた列車が彼らが滞在している町マイルドバッドを通りかかるという話を耳にした。その話を聞くや，皇帝の顧問医にイーディスの診察を請うべく彼らはただちに駅に向かった。彼らの懇願は聞き入れられた。皇帝の顧問医の診察によってイーディスの治療計画は180度変更された。イーディスは一命を取り留めた。

　しかし，イーディスの身体は完全に回復したものの，彼女の心には大きな傷が残った。彼女は奇妙なゴーストにつきまとわれていると感じるようになった。このゴーストは，彼女が行くところにはどこでもついて来たが，玄関では特に強く感じた。彼女はこの経験について，次のように述べている（1985年に出版されたゴーストものの作品集に掲載された自叙伝風のスケッチからの引用である）。

> 　暗い色のつかみどころのない脅威のようなものが，私の後をつけ，待ち伏せし，脅かす。日中の私はどこに行こうとその存在を意識している。夜には，その存在のために睡眠すら不可能となる。明かりを点けメイドにいてもらわない限りは。しかし，それがいかに恐ろしいものであろうと，私が日中の外出から家に戻るときに感じる恐ろしさの比ではない（この外出にはメイドか家庭教師をともなうか，もしくは父に一緒してもらった）。家の扉への最後の数ヤードを歩いているとき，あるいは玄関先の階段に立って扉が開くのを待っているとき，私は背後に，頭上に，「それ」を感じるのだ。扉が開くのが少しでも遅れようものなら，恐怖に首を絞められた私は苦痛に身を震わせながら気を失った。私につきまとっているのが誰なのか，そんなことはどうでもよかった。それが誰であるにせよ，私を守ってくれる人はいないのだから。しかし，ともに外出していたものが玄関の鍵を持っていたときには，私は安堵に狂喜した。ただちに家に入れるのだ。「それ」が私を捕らえる前に。

　イーディス・ウォートンはその自叙伝的なスケッチの中で，「この種の幻覚は腸チフスに倒れてから7年から8年の間続いた」と述べている。しかし，玄関先のゴーストは，少なくとも彼女の作品の中ではそれよりも長く続いたようだ。彼女のゴースト小説では，超自然的な力を持った生き物が，いつも玄関先，あるいは玄関ホ

ールで犠牲者を襲う。この玄関のゴーストは、ウォートンが腸チフスから奇跡的な回復を遂げ、しかしながらその後、玄関でポストトラウマ性の症状に悩まされるようになった1870年に出現し、彼女がその生涯を終える1937年まで存在し続けたようだ。なんと67年間にもわたってである。

　超自然的な生き物を描いたイーディス・ウォートンの小説が半自叙伝的な性格を持っていることには疑う余地がない。これらの物語は、死との接触という彼女のトラウマに由来する。彼女の最初のゴースト小説（『The Lady's Maid's Bell』(1902)）は、「私が腸チフスにかかったその秋のことである」という書き出しで始まる。その他にも、主人公が高熱を発しなかなか回復できないといったものもある（『The Triumph of Night』(夜の勝利, 1910)、『Miss Mary Pask』(ミス・マリー・パスク, 1925)）。『The Triumph of Night』では、病める主人公が、悪徳医のなすがままになってしまう。

　しかし、ウォートンの作品をもっとも特徴付けているのは、なんと言っても「玄関先にいる白衣を着た医者」の存在である。この医者はウォートンのゴーストであり、彼女が子どもの頃、死と触れ合った際に病室の入り口のところに立っていた医者と同じ悪意に満ちた性格を備えていた。たとえば、『Afterward』(邦題『あとになって』, 1909) では、見えないゴーストのために若い女性は家から出られなくなってしまう。これは、腸チフスのために部屋に閉じ込められてしまったというウォートンの恐ろしい体験をそのまま再現している。また、『Mr. Jones』(ミスター・ジョーンズ, 1928) では、女性の主人公が「外出から帰り、入り口のところに立ったときにとても不快な感覚に襲われた」ことを思い出す。これは、10代の頃の彼女を悩ませたポストトラウマ性の症状の再来である。また、『Pomegranate Seed』(ザクロの種, 1931) は、ある男性の最初の妻がゴーストとなって2番目の妻から彼を奪ってしまうという恐ろしい物語である。ここにも、歓迎されざる目に見えない化け物が登場する。このゴーストは正面玄関のホールあたりをうろつき、テーブルの上にメモを残していくのだ。

　ウォートンの最後の作品である『All Souls』(邦題『万霊節前夜』) では、主人公は死を目前にした年老いた女性であり、彼女はゴーストのような姿をした自分自身が玄関から出て行くところを見るのだ。この作品を書いたとき、ウォートンは心臓疾患を患っており、数カ月後には死ぬ運命にあった。この時点でもまだ、彼女は古の知覚と格闘を続けていた。部屋の入り口に立つ医者という知覚と。

　イーディス・ウォートンの描くゴースト小説のテーマは、子どもの頃、彼女がひどい戦慄を覚えながらベッドに横たわっていたときに、そのベッドから見た光景を映し出したものである。彼女の「ゴースト」は、年老いた白衣をまとった医者そのものであり、おそらくは医者としては非常に無能な存在であった。しかし、彼女がイメージするその「ゴースト」は、子どもの頃のトラウマという力を得て、強大な力を持つことになった。彼女の生涯にわたってその力は衰えなかった。イーディスのポストトラウマ性のイメージは、生涯にわたって彼女を圧倒し続けたのだ。いや

それどころか，今日のわれわれを震撼させ続けている。
　私の考えでは，現代社会のそこここに存在するゴーストの正体はこういうことなのだろう。私のこうした考えでは説明のつかないような「ゴーストの話」「奇妙な物語」というものもおそらくは存在するだろう。世の中には，科学的な説明が付けられないままのほうがいい場合があるのかもしれない。だからこそ，私が好んだあのラジオ番組はあれほど短命に終わったのかもしれない。

第8章

時間は歪む

幸せなら手をたたこう
幸せなら手をたたこう
　　　チョウチラの子どもたち，グリーンのヴァンの車中にて（1976年7月15日）

And all the way, to guide the chime（遥か道程，鐘の音導く）
With falling oars they kept the time（水面打つ櫓の音，時を刻む）
　　　　　　　　　　　　　　　　　　　Andrew Marvell "Bermudas" 1657）

私はコモ湖のベラージオにあるヴィラ・サーベローニで本章を書いている。ロックフェラー財団が主催する研究者たちのための休暇旅行でこの飛び切り美しい場所を訪れているのだ。私がここに到着してからまだ3日しか経っていない。この3日というもの，私は決まって夜中の2時に目が覚めてしまう。カリフォルニアとの時差のせいだ。そして，午後の3時になると決まって，猛烈な睡魔と格闘しなければならない。午前中の人々の話題は，夜中にニュースフラッシュが流れる1988年カルガリー冬季オリンピックのことだ。カルガリーは想像を絶するほど遠い。朝食後には，誰かが必ず書斎で新聞を読んでいる。インターナショナル・ヘラルド・トリビューン紙だ。1日遅れの新聞で，アメリカの記事などはもう2日前の出来事である。夕方になると，私はベックシュテイン社のグランドピアノを演奏する。そうすると，何人かが集まってきて『Night and Day』『Blue Moon』『Tea for Two』『Shine on Harvest Moon』『Laura』などを歌う。私たちは中学生時代の休暇中の頭になって歌う。すると何人かが踊り始める。タンゴ，チャールストン，ブギウギ，ワルツなどなど。ここにはもはや時間など存在しない。われわれは皆，20歳，30歳なのだ——いや違う，本当は40歳，50歳だ。昼と夜が逆転する。カルガリーは遥か彼方だ。ニュースはすでに2日前の出来事。私はいつの時代のどこの場所にいるのか，まったくわからなくなった。混乱に陥った。でも，幸せだ。とても幸せだ。

　すばらしいことが起こっているときには，時間なんて何の意味もないように見える。至福のときというのは時間を意識させない。幸せな休暇はあまりにも早く過ぎ去る。うれしいニュースは，時間を吹き飛ばしてしまうような閃光をもたらす。おそらく，ここにいる私が再び時間を取り戻すことはなかろう。ここにいる間は，私はこのままだ。そして，サンフランシスコに戻った途端にあの分刻みの時間が戻ってくる。

しかし、私たちの大半は時間を必要としている。寝る時間、起きる時間、食べる時間、食べない時間、働く時間、休息の時間、人とかかわる時間、1人の時間などなど。われわれはこうした時間のリズムを得て安心する。あるいは、1年間のリズムや、季節のリズム、さらには人生周期の段階といったものに合わせて生活する。また、自分の人生を振り返り、歴史的な観点を持ち、社会の動きに自分の人生の流れを織り込んだ年表を見ることで、やすらぎを覚えたりするのだ。桜のつぼみが膨らみかけたのを知り、オークの木から最後の一葉が落ちるのに気付き、またクリスマス・ローズの花を見て安心する。われわれにとって、時間は重要なのだ。

　子どもたちが、いかに幼い頃から、部分的にせよ「時間」という概念を理解しているかを知らされて驚かされることがたびたびある。非常に利発な2歳の女の子——彼女は壊疽のために両脚を失っていた——は、新しい人工脚が届くのを心待ちにしていたのだが、彼女が両親に「『すぐ』ってなんなの？」「『すぐ』と『いま』はどうちがうの？」「『まえ』ってなに？」と尋ねるのを聞いたことがある。これが真の意味での「時間」への関心でなかったとしたら、彼女のこの疑問が意味するところが何なのかは、私にはわからない。もちろん、人工脚——彼女に、立ち上がり体重を支えるという機会を与えてくれるもの——こそが、この幼いマセラ・ストーンがこれほどまでに時間について関心を寄せた理由であることは言うまでもない。しかし、それが今年の誕生日や、祖父母の来訪に関してでないのはどうしてだろうか？　時間の感覚とは、喜びや欲求不満、あるいは苦痛を予期する中で生まれるのだろう。

　子どもが、今日が何日であるとか、何月であるとか、あるいは今何時だといったことを完全に理解し、使えるようになるのは、一般的に言って7歳から9歳に達してからのことである。偉大なるスイスの心理学者ピアジェ (Jean Piajet) は、子どもは11歳頃になるまでは抽象的な「時間」の概念を完全には理解できないことをわれわれに教えてくれている。しかし、実際にはもっと幼い年齢にある子どもも、時間というものに関心を持つものである。4歳くらいの子どもが時間に対してどのような関心を持っているかを示す情報を集めようと思ったら、かなりの収穫を得ることが可能だろう。幼稚園に通う子どもたちが、ハロウィンやクリスマス、イースター、あるいは誕生日に何か重要な出来事があるのだと理解していることもある。また、「外が暑くなってきたら」何があるのかを知っている子どもも少なくない。「それって、あなたが昔の家に住んでたときにあったことなの？」といった類の質問は、子どもが話している出来事がいつのことであったのかの時間的範囲を狭める上で有用な問いかけであろう。もちろん、彼らの答えがまったく正確なものだというわけではない。しかし、そうそう的外れでもないのだ。幼い子どもたちは、自分の人生で起こった重要な出来事を彼らなりのスケジュールブックに書き込むものだ。ただ、彼らのスケジュールブックは、われわれがハンドバッグに忍び込ませていたり、冷蔵庫の横に吊るしていたりするそれとは多少違ったものではあるのだが。

　十数年前のある出来事——専門家としてのものではなく個人的な経験——を思い

出す。私の友人の女性小児科医の幼い娘が，時間に関して驚くほど正確な知識を披瀝したのだ。彼女は，アーナ・ブレッシングームーアという，当時1歳半の女の子であった。いまだ生えそろわぬブロンド髪をしたかわいらしいアーナは，シルベラード・カントリー・クラブで開催された小さな医学会に出席する両親に連れられてナパにやって来ていた。ある日の朝，私たち——16人くらいだった——は朝食のテーブルを囲んでコーヒーをすすっていた。それまでは静かにしていたアーナは，突然，父親——彼はシリコン・ヴァレーの技術者だった——のほうを見て，「おうま，いこ」と言ったのだ。その言葉を聞いた父親は微笑を浮かべながら，「今日は土曜日でしょ。アーナは，馬を見に連れて行ってとせがんでるんですよ。私たちの家の近くに牧場があって，私は毎土曜の午前中，妻のジョアンが病院で回診しているあいだ，アーナをその牧場に連れて行っているんでね」と私たちに説明してくれた。

　この年端もいかない女の子は，この日が土曜日であるということをどのようにして知ったのか？　私は驚いた。ここは，彼女の家から遠く離れたシルベラードなのだ。「あなたは今朝，お馬を見に行くよってアーナに約束したの？」と私は聞いた。「いや，しなかったよ」とボブ。「あなたが家族と朝食を共にするのは土曜の朝だけなのかしら？」と私はさらに聞いた。「いや，そんなことはないよ。朝食はいつも家族と一緒さ。ジョアンは毎日ほぼ同じ時間に回診に出かけるんだ。土曜日もね。だから，ぼくはアーナと2人で，毎朝，素敵な朝食の時間を過ごすんだ」とボブ。「じゃあ，ウィークデイには3人とも朝一緒に家を出るけど，土曜日だけはあなたが出かける時間を遅らせるとか……？」「いいや，毎朝同じようにしてるよ。土曜日に馬を見に行くってことを除けばね」。だとしたら，この幼きアーナ・ブレッシングームーアは，どのようにして今日が土曜日であると判断できたのだろうか？　彼女は曜日を数えていたのだろうか？　そうとしか思えない。この幼児は，彼女なりに「曜日」を把握し，何らかの方法で今日が土曜日であること，すなわち「お馬の楽しみ」がある日であることを「知った」のだ。「おうまさんは？」と彼女は再び聞いた。その青い眼は大きく見開かれていた。アーナは確信していた。彼女の中で「土曜」の感覚がひらめいたのだ。カレンダーや時計といったものに無縁のたった1歳半の女の子が，何らかの形で「時間」を知っている。彼女がカレンダーを読むことができるようになるには，あと数年を要するであろうにもかかわらず。

　1920年にフロイトが，精神的トラウマを「刺激に対する保護膜の断裂」と定義したとき，多くの人々が「保護膜」が何を意味するかを彼に問うた。しかし，フロイトはヒントを与えただけであった。彼いわく，保護膜とは機能の不連続な様式，「時間」概念の根底に存在する不連続性にあるとのことであった。「時間」が，何らかの形で，フロイトの「保護膜」を形成している。どうもそういうことらしい。しかし，この精神分析学の創始者は，それ以上のことは述べなかった。

　この大天才が何を考えていたのか。70年以上も経った今日において，それを正

確に推論することは非常に困難である。しかし，だからといってその試みを放棄せねばならないというわけではない。フロイトの出したヒントが何を意味するのかについて，私の推論を現代の言葉でここに提示しようと思う。非常に恐ろしい思いを与えた出来事を「時間」——個人的な時間であっても，あるいは世界標準時であってもいい——に当てはめることで，人はその出来事に対処できるようになる。さらに，その出来事の前後関係などの時間的経過を知り，その出来事自体が起こっていたのがどれだけの時間であったかを理解することによって，人の精神は嵐のような溢れ返らんばかりの状態を免れることができる。加えて，リズムを感じることで，人はバランスを保つことができる。もし仮に，こうした時間に対する意識がトラウマを受けることからその人を守ることに失敗したとしたら，その人の時間の感覚は何らかの損傷をこうむることになる。ちょうど，嵐の日にベネチア様式の建物の壁に流れる激しい雨水の流れのような損傷が生じるのだ。「刺激障壁」，すなわち「時間」は，「損傷に対する防御壁」としての機能を果たすとともに，損傷が生じた場合にはそれを記録するものとしての機能をも果たすことになる。

　このあたりで，トラウマの幼き被害者であるワンダ・フォレストのことに触れておくといいかもしれない。彼女の物語は，一連のトラウマ性の出来事の後で，子どもの時間感覚がどのようになってしまうのかを教えてくれる。ワンダは非常に「特別」な女の子で，誰でも彼女を一目見ると彼女のことを気に入ってしまうこと請け合いである。彼女の身に起こった出来事は非常に奇妙なものであった。しかし，話の本筋，すなわち彼女の時間感覚に影響を与えた戦慄すべき出来事の話に入る前に，彼女のバックグラウンドについて，少し触れておこう。

　ワンダ・フォレストは一人っ子であった。彼女の母親であるベッキー・スー・リビングストンは1970年代の初めの頃に，メーン州の農村地帯の実家から家出をしてカリフォルニアにやって来ていた。彼女は，当時の「はやり」——セックス，両親からの解放，まばゆいばかりの日の光，開放的で共同体のような雰囲気——を求めてカリフォルニアにやって来た。ワンダの父親，ネッド・フォレストは，南カリフォルニアの非常に厳格で保守的な中流家庭の出身であった。彼は，一度として当時の「ヒッピー文化」に関心を示したことはなかった。彼は建設作業員として堅実な生き方を送っていた。ベッキー・スーのまばゆいばかりの美貌に魅せられたネッドは——そう，実際のところ，彼がベッキーに出会ったのはボリナスのヌーディスト・ビーチであった——万策を尽くして彼女を妊娠させようとした。妊娠さえすれば，彼女が自分との結婚を受け入れてくれるだろうと考えたのだ。彼の望みはかなった。ベッキーは妊娠し，2人は結婚した。そこまではよかった。しかしそれ以降のネッドのプランは脆くも崩れ去ってしまった。

　ワンダは非常にかわいらしい利発な赤ん坊であった。しかし，ベッキー・スーはこの小さな存在にあまり関心がなかった。この若い母親が子どもの面倒を見ることに飽き飽きするには，さして時間はかからなかった。次第に彼女は友人と出歩くようになった。ベッキーはハイト・アッシュベリー（訳注：サンフランシスコの町の名前。ヒッ

ピー運動の発祥地）で1日を過ごした。あるいは，ヒッチハイクをしてタマルペイス山の山麓やビーチに出かけた。ワンダの世話は，可能な限り，近隣の住人がしていた。あるいは，ネッドがワンダを職場に連れて行くこともあった。ワンダはとてもおりこうさんだった。工事現場のトレーラーの中に1人で置かれても彼女は何の問題も起こさなかった。ネッドが数回ミルクを与えさえすれば，彼女はトレーラーで1日中おとなしく眠って過ごしたのだ。

　しかし，そうした状態は長くは続かなかった。ワンダは，やがて，動き回り始めたのだ。彼女は，這い回る必要があったし，誰かと「会話」——もちろん「バブバブ」の応酬ではあるが——する必要があったし，遊ぶ必要があった。ネッドには，ブルドーザーを運転したり削岩機を操作しながら，ワンダに適切な遊び場を提供するといった芸当はできなかった。いずれにせよ，工事現場はよちよち歩きの幼児にとっていい環境ではあり得なかった。ネッドは次第にベッキーと言い争うようになった。彼はベッキーが家にいるべきだと主張した。しかし，ベッキー・スー・リビングストンには，1日中退屈な子守をするためにメーン州から家出をしてきたのではないという思いがあった。彼女に，今は何をするべきかを説明してくれる人は誰もいなかった。

　やがて，ネッドは離婚を求めた訴訟を起こした。ベッキーは争わなかった。少なくとも最初は。彼女は親権および監護権を放棄した。しかし，この時点でベッキーは，自分がワンダに対して持っている権利の一切を放棄するということがどのような意味を持つのかを十分に理解していなかったように思われる。やがてワンダが1歳になった頃，事態は変化の様相を呈し始めた。その頃，ネッドは郊外にマンションを借りてワンダと2人で暮らしていた。ワンダの1歳のバースデー・パーティの場に，招待もされていないベッキー・スーが姿を現したのだ。ベッキーは2人のヒッピーをともなっていた。彼女いわく，「友人」とのことであった。「ワンダには会わせない，帰ってくれ」とネッドは言った。ベッキーは応酬した。「私には権利があるわ。弁護士に相談するわ」と。そして，その言葉通り，彼女は弁護士を雇った。

　ワンダの親権をめぐる争いは約1年続いた。ベッキー・スーの敗訴であった。しかし，彼女にはワンダと会う権利が認められた。前もってネッドと調整さえすれば，週に一度はワンダに会うことができる。しかしそれ以外は一切認められなかった。これまでの彼女は，母親としてあまりにも無責任過ぎたのだ。ベッキーは親権を持つことができなかった。最終的な判決が申し渡された頃には，ワンダはもう2歳になっていた。しかし，裁判の終わりは新たなドラマの始まりだった。

　ワンダは本当に美しい子だった。彼女の瞳は柔らかで澄み切っていたし，アッシュ・ブロンドの髪はまるでシルクのようであった。ワンダは時折笑い声をあげはしたものの，いつも静かにしていた。彼女の話し方は少し舌足らずで甘えたような感じで，やや早口であった。彼女は少しはにかみやだったが，両親のことをとても好いていた。特に彼女はベッキーが好きだった。ワンダにとって，ベッキーはとても

おもしろい存在だったのだ。ワンダは，あからさまには表現しないものの，週に一度のベッキーとの面会をとても楽しみにしていた。ある土曜日，ベッキー・スーは週に一度の面会のときにワンダを戸外に連れ出した。そして二度と戻って来なかった。ネッド・フォレストが再び自分の娘と会えるには，1年もの歳月が必要だった。

　ワンダが母親とともに姿を消したことに気付いたネッドは，万策を尽くして彼らの行方を追った。幼い娘の行方を尋ねるべく，ベッキー・スーの実家にも電話をかけた。ベッキーの両親は「知らない」と応えた。しかし彼らは嘘をついていたのだ。彼らの家に，娘は赤ん坊を連れて戻って来ていたのだ。驚くべきことに，自分の身に大変な変化が起こったにもかかわらず，ワンダはほとんど問題を起こさなかった。ワンダは母親のことをよく知っており，かつ，母親のことを非常に好きだったからだろう。それまでに幾度も母親が自分のもとを訪れてくれていて，自分のことをたいそうかわいがってくれていたのだから。ベッキー・スーは，メーン州の実家の近くに居を定めることにした（これであの大馬鹿野郎のネッド・フォレストを出し抜いてやったわ，と彼女は思った）。「ネッドはさよならをしてしまって，もう戻って来ないの，彼は私たちとは一緒にいたくないんだって」と，ベッキー・スーは幼いワンダに語った。ワンダは混乱した。悲しんだ。しかし，どんなことが起ころうと，小さなワンダ・フォレストには自分の生活があったのだ。1年が経った。ワンダの母親は，常に自分の背後にいるかもしれない警官にびくびくする生活に嫌気がさしてきていた。そこで彼女は，メーン海岸の沖合にある小さな街に居を移そうと考えた。そこならば誰も探そうとはしないだろう。彼女はそう考えた。

　しかし，スーの考えとは違って，ネッドは探し続けた。彼は自分自身でメーン州に足を運んだ。当然，スーの実家であるリビングストン家を訪れたが，両親の強硬な抵抗にあい家に入ることはできなかった。彼は裁判所から令状を取りつけていたものの，ワンダの足跡を見出すことはできなかった。その頃，ベッキー・スーは島でウエイトレスとして働いていた。ネッドは私立探偵を雇った。あの子はどこかこの近くにいるはずだ。彼は気配を感じていた。

　ネッドが雇った私立探偵はついに答えを見出した。正しい答えに到達するのに1年を要した。ワンダ・フォレストは小さな島で暮らしていた。彼女は幼稚園に通い始めていた。ワンダはとてもかわいらしく，利口で，そしてとても明るかった。彼女は幼稚園でもとても優秀な園児であった。彼女の母親は，この間，何人かの男性と付き合いはしたものの，将来につながるような関係には発展していなかった。ベッキー・スーはドラッグから足を洗っていた。彼女は島に一つしかないレストランで，午前11時から夜の8時まで働いている，と探偵は言った。その子はちょうど昼頃に幼稚園から歩いて戻って来て，母親が働いているレストランでサンドイッチを食べ，それから編み物の店に行って，ベッキー・スーが仕事を終えるまでそこで過ごす。その間は店の女主人がワンダの面倒を見ている，と探偵は報告した。幼稚園から母親のいるレストランまでの路上であればワンダを難なく捕らえることがで

きる，と彼は言った。幼稚園からの道のりは決まっていて，その間，彼女は1人だから，と。

　ネッドは，カリフォルニアとメーンの両州の裁判所から必要な令状を取りつけていた。彼は島の警察に理由を話して，自分の娘を捕捉する許可を得た。その上で，ネッドは，11月18日の9時に地元の私立探偵と待ち合わせをして，幼いワンダが毎日の習慣になっている母親のもとへの単独「旅行」——幼稚園から母親のいるレストランへの道のり——に出るのを待ち伏せた。

　その探偵は7フィート（訳注：約216cm）の身長があった。実は，彼は，かつてプロのバスケット選手として少しは知られた存在だったのだ。ネッド・フォレストは，以前はたくわえていた髭をきれいに剃っていた。それに加え，かつて建設作業員として働いていた頃の「肉付きの良い」時代と比べると，25ポンド（訳注：約11.5kg）ほど体重が減っていたのだ。彼は，現在は現場監督に昇進していて，いわば成功を収めたのだと言えた。そうした経過で，彼は自宅購入のための頭金をすでに支払っていた。さらに彼は，かつての主任秘書であったシンシアと再婚——彼女には一人娘の連れ子がいた——していた。シンシアと彼女の娘は，遠く離れたカリフォルニアでネッドが娘を連れて「帰宅」するのをいまや遅しと待っていた。

　その18日，仕事がもうそろそろ終わりになるという時間に，私はある弁護士からの電話を受けた。その弁護士は子どもの親権をめぐる訴訟を専門にしている人で，数年来の知己であった。「明日，メーン州から子どもを1人連れて行くから。今日，彼女の身柄を保護したんだ。これからカリフォルニアに連れて帰る予定になってる。だから，明日，彼女に会って欲しい。彼女は死ぬほど怯えてる。きっとあなたが必要になる。必ず明日のスケジュールを空けて欲しい」

　祖母を含めたフォレスト一家は，翌朝，始業時間の前に私のオフィスに顔をそろえた。そこには，トラウマを受けた——本当に大変なトラウマ性の体験をしてからまだ1日が経過していない——子どもが混じっていた（トラウマ性の体験をしてから私のオフィスの患者となるまでの時間としては，今日に至るまで，私にとって最小記録である）。

　ワンダは考えた。自分は誘拐されたのだと。彼女にとっての**本当の誘拐**——それはメーン州での2年間の長きにわたるものであったが——を，母方の祖父母宅への訪問であり，お母さんのことを深く知る機会であり，本当は——お母さんの言うところによれば——家族の誰とも一緒にいたくない父親のもとからの救出であったと，彼女は感じていた。一方で，昨日の経験は，それとはまったく違っていた。あれは「誘拐」だ。2人の見知らぬ男——1人は濃いグリーンのジャケットを着ていた。ワンダはその男があまりにも長身であったために呆然となった。もう1人は，どこか見覚えのあるような，きれいに髭を剃った，痩身の男だった——が，強い力で私の手を掴み，叫ぶなと命じ，なんだかわからない書類を見せ，私を車に押し込んでヘリコプターがいるところまで行き，今度は私をヘリコプターに乗せ，ヘリコプターを離陸させ（グリーンのジャケットを着たほうが操縦した），空港に着陸し，

大きな飛行機に乗せた。そこで2人の男は握手をし，髭をきれいに剃ったほうの男が一緒に飛行機に乗った。彼は自分が私の父親だと言った。飛行機を降りたらそこは日の光がまばゆいところで，素敵な女の人がいて私にキスしようとした。その人は私に「ママ」と呼ばせようとして，そこには私と同じくらいの年の機嫌の悪そうなふくれっつらをした女の子がいて，その子が私の「新しいきょうだい」だと言われた。それともう1人，年をとった女の人がいて，その人は自分がパパのママだと言った。その女の人は私を膝に乗っけて，少し気分が良くなるまで揺すってくれた。そしてもう1人の女の人。この人は自分のことを「心配事のお医者さん」だと言った。これは「誘拐」よ，間違いないわ。

　もちろん，これらの彼女の考えや言葉は私の想像である。その日，彼女はほとんど何も言わなかった。父親と探偵が，あらゆる法律を自分たちの味方にしてこの5歳の女の子を「誘拐」した。そして，その父親と弁護士が，彼女を「治せ」と私に言う。そして，私は，その必要性を強く感じてしまった。

　ワンダは非常に薄汚れて見えた。誰かが彼女の髪をとかそうとしたに違いない。しかし，彼女は自分の頭をかきむしって髪をめちゃくちゃにしたのだ。ワンダは髪の毛の束をいじくりながら，私のオフィスのソファーにどさっと倒れこんだ。彼女は非常に眠かった。瞼が眼球を覆い始めた。私たちが話し始めた途端，彼女は眠りに落ちた。彼女が話すときには――とても少ない機会ではあったが――モゴモゴと口ごもるような話し方をした。この彼女の姿を誰かが見たなら，ヘリコプターでの飛行中に酸欠状態になったのではないかと思ったに違いない。彼女はまるで嗜眠性脳炎か脳障害のように見えた。しかし事実は違っていた。これはトラウマのなせる業なのだ。しかも非常に幼い年齢段階における精神的トラウマの。

　この幼い女の子は何かモゴモゴとつぶやいた。今度こそ私はその言葉を聞き取った。「ママが昨日言ったの。ママが荷造りを終えるまでは行っちゃだめって」と，彼女は静かに，かつロボットのように言った。

　「ママがあなたにそういうふうに言ったのは昨日だったの？」。ベッキー・スー・リビングストンは，昨日，父親がワンダを拉致することを知っていたというのか？どうして知っていたのだ？　彼女には何かしらの「力」が備わっているとでも言うのか？　もしベッキー・スーがそのことを知っていたのなら，どうして彼女はワンダを隠さなかったのだ？　どうして仕事に出かけたのだ？　いや，そもそも，どうしてワンダを幼稚園に行かせたのだ？

　「昨日だったかどうか，わかんない。たぶん，昨日だったかもしれない」と。ワンダは再びモゴモゴ言った。「わかんない」。彼女は消え入りそうな声で言った。彼女の「時間」は混乱していた。自分の力では何ともコントロールできないことをコントロールしようとして，彼女は，かなり以前の母親の「警告」を思い出したのだろう。ママの言いつけをもっとちゃんと守らなかったからこんなことになったんだ――彼女はそう考えたのだろう。だからママがそう言ったのは昨日だったに違いない，と考えたのだ。

「ワンダ，ねえ，ちょっと聞いて」と私は声をかけた。しかし彼女は聞いてなかった。彼女の心は遠く離れたメーン州の小さな島をさまよっていた。いや，もしかしたらニルヴァナを訪れていたのかもしれない。ワンダは誘拐されてしまったことの責任はすべて自分にあると考えていた。ママの警告をもっとちゃんと気に留めておくべきだった，と自分自身に言い聞かせていたに違いない。どれだけ彼女が気をつけていたとしても，父親とかつてプロバスケットボールの選手だった探偵による誘拐劇を阻止する術はなかったということは誰の目にも明らかである。であるにもかかわらず，彼女は自分の責任だと感じていた。誘拐されずに済んだ方法なんてありっこない。私はそのことをワンダに伝えたかった。しかし，ワンダは，精神的に打ちのめされてしまっていて，聞く耳を持たなかった。

　ワンダは目を開いた。彼女には今一つ言っておくべきことがあるように見えた。「私，ママにさよなら言えなかった」と，彼女は抑揚のない声で唱えるように言った。ワンダは依然として，誘拐の責任の一部を自分に課していた。セッションを終えるとき，私はネッドに，ワンダがママに電話できるようにして欲しいと告げた。「だめだ」とネッドは答えた。「ベッキー・スーはワンダがどこにいるか知っているはずだ。今は，ワンダが**私たち**のことを知るべきときなんだ。この子は**私のこと**すら知らないんだ」。それが答えだった。「さよなら」はなしであった。

　さて，ワンダとの最初のセッション——私とワンダとの出会い——はかくのごときであった。ネッド・フォレストの名誉のために言っておくが，それ以降も，彼はワンダを私のオフィスに定期的に連れて来てくれた——最初の1カ月は週2回，それから週1回，隔週，そして月1回，というペースで。ワンダと私の関係は3年半続いた。最初の1年半は彼女のトラウマが中心となり，その後の2年は「母親の喪失」が主たるテーマとなった。実際のところ，ネッドはそれほど「悪いやつ」ではなかった——彼が悪者であるとあなたが判断するさまざまな材料を度外視すれば。もしベッキー・スーがそれほどまでにひどくネッドを傷付けさえしなければ，彼はこんなに「冷淡」にはならなかったはずだ，と私は実感した。

　ワンダは次第に父親のことを思い出していった。休暇をネッドと過ごしたことをきっかけに，彼女は，ペンチとワイヤーを手にしてスティール性のヘルメットをかぶった男性，大きな黒いランチボックスに魔法瓶を入れていた男性，ときには呼吸困難になってしまうほど大笑いをする男性，小さなお土産——長い指をした手のひらに隠されたおもちゃのネズミやお菓子，あるいはページを金色で縁取った小さな本など——をいつも家に持って帰ってきてくれた男性などの記憶が断片的によみがえってきたのだ。

　ワンダの新しい母親は一流の速記者であった。彼女ほど優れた速記者を私は他に知らない。「もしお役に立つのなら，ワンダが言ったことやしたことの記録を取っておきましょうか？」とシンシア・フォレストは聞いてきた。「私はネッドの役に立ちたいし，ワンダが少しでも良くなるように協力したいんです。彼女がとっても

傷付いていることはよくわかっています」

　否も応もない。記録を取るというのはグッド・アイデアである。家の閉ざされた扉の後ろで子どもが何を語ったのかを正確に記録に取るというやっかいな作業を進んで申し出てくれたのは，後にも先にも彼女しかいなかった。ワンダが家でしている遊びはとても興味深いものであるかもしれない。それを記録すれば，もしかしたら，トラウマを受けた子どもの思考のプロセスを，それが展開していく経過の真っ只中でより良く理解できるかもしれない。すばらしいアイデアだ。かくしてシンシアは幼いワンダの遊びを記録に取り，それを私に提供してくれるようになった。かつてリトル・ハンスの父親が5歳になる息子の記録をフロイトに提供したのと同じように。

　ネッド・フォレストと彼が雇った大男とが彼女の身を捕らえてから数週間後，シンシアの記録にはワンダの寝室で新たな遊びが始まったことが記されていた。ワンダは何人かの想像上の友人たち――男の子1人に2～3人の女の子たち――に話しかけていた。

　この遊びが家で始まるちょうど1週間前，ワンダは想像の産物である「小さなワンダ」――幼い悪い女の子――と「大きなワンダ」――小学校に通う良い子――のことを私に話してくれていた。彼女は遊びの中に，この2人の「ワンダ」以外にも何人かの子どもを登場させていた――スーザン，オットー，意地悪カールなどなど。これらはいずれもワンダがメーン州の小島で出会った子どもたちであった。しかし，遊びが始まって程なく，これらの子どもたちは彼女の遊びから退場し，登場人物は例の2人――小さなワンダと大きなワンダ――に絞られるようになった。この2人のプレイ・メイトは，それぞれワンダの人格の一部分――良い自己と悪い自己――であるように思われた。ワンダ自身は，この2人の見えない子どもたちの教師役を演じた。彼女は子どもたちに熱心に興奮した口調で授業を繰り返した。その授業とは次のようなものであった。「もし誰かがあなたを誘拐しようとして目の前に現れたら走って逃げるのよ。わかったわね，走るの。学校からおうちに帰るときには大急ぎで行きなさい。途中で立ち止まってはだめ。おしゃべりしてもだめ。走りなさい！　誰かがやって来てあなたをさらってしまうかもしれないのよ」

　ワンダの遊びは誘拐から約5カ月が経過した時点で一定のパターンを示すようになり，その展開は反復的で，完全に予測可能なものとなっていた。その内容は，優秀な速記者の手によって記録され，日付が付された。小さなワンダと大きなワンダに対する彼女の授業は，誘拐の約1年後に終了した。この頑固なほど同じパターンを繰り返す遊びを消滅させるために私が行った精神医学的な解釈は，実に20を数えた。こうした私の解釈によって，ワンダは，本当は自分自身に対して授業を行っていたのだということを「知った」のだ。

　大きなワンダと小さなワンダを使った遊びが消失して4カ月が経過した頃，この少女は私をびっくりさせるようなことを口にした。「ねえ，知ってる？　私，前に，小さなワンダと大きなワンダに警告する遊びをやってたでしょ。あの遊びは，グリ

ーンの上着を着た男の人とパパが私を島から連れ出す前からやってたのよ。もし私が，あの『警告の遊び』をもっとちゃんと聞いてたら，誘拐されるようなことにはならなかったと思うんだ」

　シンシア・フォレストはワンダが遊びの中で発した言葉を非常に正確に記録してくれていた。その記録は1年分にも及んでいた。このシンシアの記録を見れば，想像上の遊び仲間とのこの遊びが，誘拐から数週間経った頃から徐々に始まったことは明らかであった。決して誘拐の前からあったものではない。このワンダの遊びは，誘拐の5カ月後から1年にかけて，完全なストーリーを持つに至った。つまり，この子は時間を「歪めた」のだ。自分で自分のことをコントロールできたのだと感じられるために，あるいは，トラウマを受けた後にも自己の有能感を維持し人間らしさを失っていないと感じることができるために，ワンダは時間の同時性と連続性という原則を無視したのだ。自分のコントロールがまったく及ばないような事態の犠牲になったという惨めな思いを抱くよりは，自分が「警告」を受け取っていたにもかかわらず脱出に失敗したのであり，その責任は自分にあるのだという見方をワンダは選んだのだ。

　ここで，ベッキー・スー・リビングストンについて触れておきたいと思う。彼女の「良い点」についてである。彼女は，ワンダをメーンの島に捕えていた2年間というもの，基本的には良い母親であったのだ。しかし，ベッキー・スーは習慣性の問題で，注意力が散漫だったのだ——ワンダのことが眼に入らなくなったり心から消えてしまったり，ということがときどきあった。その後，彼女がカリフォルニアにワンダを訪ねてきたことは一度もなかった。ネッドの弁護士が，そして一度はネッド自身が，心のこもらない手紙を——ネッドの手紙はとても素敵だった——何通も送って彼女を招待したにもかかわらず，である。ワンダ自身も何とかベッキー・スーを自分のもとに呼ぼうとした。かわいそうな子——彼女はママを愛していたため，ママの不在に心が砕かれたのだ。私は少なくとも週に1回はワンダに電話をかけさせるようにした。そうすれば母親との関係は途切れないはずだった。しかし，時間が経つとともに，ワンダには電話で話すことがなくなっていったのだ。メーンで飼っていた猫が死んだということは，しばらくの間，2人の間では重大なテーマとなった。そして学校の話題。カリフォルニアの学校はとても楽しい。いつも楽しい。ベッキー・スーとワンダとの関係は次第に途切れがちな不安定なものとなった。幸いなことに，おばあちゃんはとてもエネルギッシュな人で，ワンダに全面的にかかわってくれた。

　ワンダのセラピーは長時間を要した。彼女が母親の喪失を嘆き悲しむプロセスを通過するには，非常に多くの手助けと長い時間を必要としたためである。その後，私とワンダは「時間」の問題に取り組んだ。一旦狂ってしまったワンダの「時計」の針を正常に戻すのはかなり困難なことである。しかし，何とかなると私は信じている。

すべからく「時間」というものは，リズム，長さ，流れ，時間的展望という四つの機能を有している。これらの機能それぞれが，子どもを精神的トラウマから保護してくれる。しかしながら一方で，これら四つは，精神を襲った恐ろしい一撃，もしくは連打の後に残された傷の指標としての機能をも果たすことになる。トラウマが，時間が有するこの四つの機能にどういった影響を与えるのかを調べれば，「超常的」で超自然的とも言い得るような性質のものに出くわすことになろう。トラウマは常識の範囲を超えた感覚を与えることになる。それは，テレパシーや予知能力，あるいは何らかの「超常的な力」の感覚である。ちょうど，ポストトラウマ性の視覚化が，ときとして幽霊の存在へと至ったのと同じように，ポストトラウマ性の時間の歪曲は「オーメン」(予兆)や神秘的な経験を生み出すのだ。

時間の機能の中でもっとも基本的なものはリズムの感覚である。このリズム感は，人類にとってもっとも原始的な「時間」感覚である。もちろん，動物にも生活リズムは見られる。たとえば，移動や冬眠，繁殖期がそうである。乳児にもリズムはある。内的なリズムがバイオリズムであり，外的なリズムは，授乳，おしめの交換，午睡，抱擁，睡眠という形で見られる。しかし，われわれは，この時間のリズムを精神的なトラウマとの関係で論じることはほとんどない。たとえば，チョウチラの子どもたちの，特に幼い子どもたちの半数がヴァンの車内で「幸せなら手を叩こう」を歌ったと私に話したところで，それは偶然に過ぎないと思えるだろう。彼らは，それぞれの歌詞の最後の部分に短調のリズムを付け加えるか，あるいは，二拍子の空白を挿入するという編曲を行っていた。1960年代にアメリカが若き大統領の暗殺死体を埋葬する際にドラムでリズムを刻んだのと同じように，チョウチラの子どもたちはリズムでもって自分自身を慰めようとしたのだ。かくのごとく，リズムとは，人類にとって慰めを得るためのもっとも原始的な様式なのだ。

身体麻痺を患ったある若き患者が，かつて私に語ってくれたことを思い出す。彼は，人生の最悪のときを，道の側溝に身を横たえながら時間を数えて過ごしたという。17歳のとき，スタンレー・サリヴァンは小さな赤いスポーツカーを駆って山道を登った。山頂付近で車のブレーキ系統が故障し，激しく横転した。ドアは開き，彼の身はまるでロケットのように車外に投げ出された。スタンの脊椎は損傷を負い，彼はそのことを自覚した。その瞬間から彼は下半身を動かすことができなくなった。彼は投げ出された場所に横たわっていた。意識は清明であった。まったくのひとりぼっち。もう二度と歩けないのだということをすぐに悟ったスタン・サリヴァンは，心を落ち着かせ，リズムを刻み始めた。「時間を数えたんだ」と，事故から4年後，彼は私に話してくれた。「なぜかって言うと，それしか思いつかなかったからさ」

時間を数えるということで，スタンレー・サリヴァンは同時に二つのことをやったのだ。しかも，無意識のうちに。一つは，自分自身と，自分の身に起こった出来事との間に距離をとろうとしたことである。彼が1秒を数えるごとに，彼の身に起こった出来事は確実に過去のものとなっていく。そして，彼は未来に向かってまた一歩近付いたことになるのだ。今一つは，リズムの確立である。静かな歌のように，

板張りのポーチに置かれたロッキング・チェアのように，あるいは「パッタケーキ」（訳注：日本の「セッセッセ」のような子どもの遊び）のように，スタンはおよそ0.5秒の間隔で数を刻んでいった。そうすることで，スタン・サリヴァンは，まさしく人生の初期に母親が与えてくれたもの——予期性，規則性，連続性，音——を自分にもたらすことができた。リズムが心に穏やかさをもたらす（そして，これこそがフロイトの言った「刺激障壁」ではないかと私は思う）。

　ルーズベルト・ラングのことを覚えておられるだろうか？　中西部の精神科病棟に入院中で，病棟スタッフの名前を次々と並べ上げていったあの男の子のことである。リズムという観点から見てみると，結局のところ，彼もリズムを放棄していなかったとも言えないだろうか。おそらく，彼はリズムが自分を落ち着かせてくれるという事実を経験していたのだろう。彼の母親が父親を刺殺した3歳の時点で，ルーズベルトはあらゆる「予期」の力から見放されてしまった。それ以降，ルーズベルトはリズムを再構築し，刻み続ける必要があった——おそらくは無限に。この少年は自分に落ち着きをもたらすことができるほどのリズムをいまだ手に入れることができていなかったのだろう。ビートは信頼できるものであったが，そこには二つ問題があった。確かにリズムには癒しの効果があった。しかし，その効果はあまりにも遅効性のものであったため，人生がかくも短いことを考えるなら，結局のところ，何の役にも立たないと言えた。さらに，ルーズベルトのリズムは，まるでシンバルの響きのような衝撃性を備えていた。そのため，彼は「奇妙」な存在に見えたのだ。

　トラウマとなる出来事が，自分とはある程度離れたところで起こった場合，リズムが役に立つことがある。たとえば，1986年1月28日に起こったスペースシャトル・チャレンジャーの爆発事故のことを思い起こして欲しい。たまたま発射現場にいてあの大惨事を目撃した子どもたちは，爆発後もカウントダウンを続けたのだ。後になってその体験を私に話してくれた子どもたちは，NASAがカウントダウンをやめた後にも自らの口でそれを続けた。おそらく，自分がどうしてそうするのか，彼らは誰一人として気付いていなかったであろう。彼らは，彼らの英雄クリスタ・マコーリフ（訳注：チャレンジャーに搭乗していた教師）に少しでも余分の人生を与えようとしていたのではなかろうか。さらに，このとんでもない戦慄を受け入れるために，いくらかでも余分な時間を自分自身に与えていたのではないだろうか。彼らはリズムを刻んだ。現実から抜け出すための時間。希望の時間。生きるための時間。鼓動の時間。時間。

●●●●●●●●●●●●●●●●●●●●●●●●

　リズムと時間の長さは正確であり，固定的なものである。絶対的に。メトロノームをセットしたら，あなたがそれを止めるまでメトロノームは正確なリズムを刻む。メトロノームを止めたとき，それが何回リズムを刻んだか正確に知ることができる。それが時間の長さである。四季——太陽と星に対する地球の動きがもたらすもの

——もリズムと長さの一種であり，安定している。この安定性がわれわれに安堵感をもたらしてくれる。たとえば，誰かを失って喪に服する際には，通常であればこの四季を一巡することで喪の作業を終える。また，合衆国では，この四季を18回めぐることで成人になるのだ。

しかし，時間，とりわけ時間の長さの感覚は相対的なものでもある。若いときには時間はゆっくりと流れ，成長とともにそのスピードは加速する。退屈な時間は永遠に続くように思われ，一方，すばらしい時間はあまりにも早く過ぎ去る。誕生の瞬間には将来は無限であるが，年老いてからの時間は有限である。しかし，心理学的な時間というものがどれほど主観的なものであろうと，圧倒してしまうような感情から人を保護する機能を果たすことには変わりがない。時間の長さ。それが絶対的な体験であろうと相対的な体験であろうと，あまりの恐怖，あるいはあまりの狂喜のときに，われわれに落ち着きを与えてくれるのが時間だ。トラウマが襲ったときには，時間の長さの感覚は変化する。そうした出来事があってかなり後になってでも，そのときに時間の感覚が変になっていたことは覚えているものである。

たとえば，自動車事故や飛行機の墜落事故などのような，戦慄をもたらすもののきわめて短時間の出来事の場合，時間は長く感じられるものである。短時間の惨事は実際の時間よりも長く感じられるのだ。その出来事がスローモーションのように思い出されるといった場合もある。一方で，長期間にわたる苦痛な出来事——たとえば井戸に生き埋めになるとか，故障したエレヴェーターに1日閉じ込められるとかいったような体験——の場合，時間は収縮する傾向がある。実際の時間よりも早く進むのだ。

こうした時間の拡張や収縮がトラウマを体験している人にどのような効果をもたらすのだろうか？ この時間の長さの弾力性は，もしかしたら，その人のサバイバルを助けるのかもしれない。たとえば，自動車事故の場合，時間の長さが拡張され，車の横転の動きの一つ一つが鮮明になり，脱出に向けた的確な行動をドライバーが取れる機会が増すことにはならないだろうか。乗客は燃え盛る車体から身を投げ出したり，あるいは安全な場所に身を押し込めることが可能になるかもしれない。一方，廃墟と化した採石場の採掘穴に閉じ込められて数日間を過ごした子どもの場合には，時間が早く過ぎ去るように感じることで生き延びる可能性が増すはずである。食料，水，十分な空気，そして何らかの慰めがないままに何日が過ぎたかを正確に意識しなければならないとしたら，多くの人は完全にあきらめの心境に至ってしまうだろう。絶望感を持ってしまった場合，人が生き延びる可能性は非常に少なくなる。時間が収縮することで，こうした完全なあきらめに至らなくて済むのだ。

ここで，これまでの各章に登場した人たちにもう一度登場してもらって，トラウマ性の時間間隔の変化についてもう少し具体的に見てみよう。まず1人目は，グランプス・モーティマーの燃え盛る車のバックシートで死との接触を経験した16歳のカート・プロヴォストである。彼が述べる時間の歪曲はかなり単純なものであった。「時間がゆっくりと過ぎていったんだ」と彼は述べている。それに対して，ナ

ターシャ・ディミット——「サメの車」に追突されたウクライナ出身の少女——は，こうした時間の長さに関する感覚の歪みを，もっと込み入った形で，もっと劇的に表現している。歩行中に遭遇した惨事から数カ月が経った時点で，「私，事故のときのこと，写真みたいに覚えている」と彼女は私に言った。「すごくゆっくりに感じたの。自分の体が消えていくみたいだった。どっかに行っちゃうみたいだったの（ナターシャは追突の直後，ほんの少しの間だが意識を失っていた）。とってもゆっくりとね」。彼女は，例の車がコーナーを曲がってこちらに向かって突っ込んでくるあたりから，時間がゆっくりと過ぎるようになったことを記憶していた。まるで映画の一場面のように。このロシア生まれの少女の視覚像は，まるで映画のスローモーションのようになったのだ。

　心理的なトラウマを描く映画の多くは，スローモーションという撮影技法を，まるで常套手段のごとくに用いる傾向がある。たとえば，『Bonnie and Clyde』（邦題『ボニーとクライド』）でフェイ・ダナウェイとウォーレン・ビーティが射殺されるシーンであるとか，『The Wild Bunch』（邦題『ワイルド・バンチ』）でアーネスト・ボーグナインや彼の手下が無残な死を遂げる場面では，このスローモーションが用いられている。それはあまりにもスローで，一瞬一瞬が不自然なほど明確に描かれている。しかし，それを見るものは誰一人として，あまりにも不自然なこの手法に異議を唱えることはしない。見るものの中に，情緒的なショックを受けた際にこの種の時間の歪曲が生じることを知っているものがいるに違いない。スローモーションの技法を使いながらあまりにも過剰な暴力シーンを描いたとしたら，その過剰さに対しては異議を唱えるものがいるかもしれないが，スローモーションの技法そのものはすべての人が受け入れているのだ。

　チョウチラの誘拐事件から4年後，誘拐された子ども2人が，自分たちの経験が27時間にも及んだとは感じなかったと述べている。また，別の2人は時間の経過についての混乱を呈していた。この種の現象は，短期間の出来事における時間の緩徐化とは対極の現象である。長きにわたって砂漠を放浪した後に，または廃坑となった坑道に長期間生き埋めになった後に，あるいは一切光が差し込まない地下室に1人長時間閉じ込められた後に，奇跡の生還を果たした人々の話を耳にされたことはないだろうか。彼らは異口同音に，時間の収縮を述べている。たとえば，シエラ山で雪崩に巻き込まれて5日後に救出されたアンナ・マリー・コンラッドは，その後の記者会見で次のように話している。「生き埋めになった当日は，何時間か意識を失っていました。それ以外は，意識はしっかりしていたように思います。でも，時間の感覚というものはなくなっていたようです。実際にそれほどの時間が経っていようとは夢にも思いませんでした。でも，経っていたんですよね」

　同様に，イラン戦争の際に捕虜となったあるアメリカ人は，最近，私への手紙に次のように記している。「私は，捕虜の身であった間，時間が早く進んでくれたために助かったように感じました」。彼は，「トラウマと時間」をテーマとした論文を送ってくれないだろうかと申し添えていた。

トラウマ性の時間経過の歪みは，神話や伝承の世界にも描かれている。この種の物語を詳しく見たなら，その背景には極端な無力感や戦慄が潜んでいることがわかる。聖書によれば，創造主がこの世界を生み出すのに要した日数はたった6日とされている。これは，おそらく，非常に長期にわたる大変動にともなうある種の時間の崩壊を意味しているのだろう。一方で，古代ギリシャ人は信仰心に厚いながらも地獄へと落ちる羽目になったアルクメネに関して次のように記している。彼女はゼウスの計略によって彼と一夜をともにしてしまった。ゼウスは，彼女の夫を装うというトリックを使ったのである。ある意味，アルクメネはレイプされたと言えよう。ゼウスの策略にはまってアルクメネが彼とベッドをともにした時間というのは，そんなに長くはなかったはずである。しかし，古代ギリシャ人は，それを三夜の出来事として記している。彼らの説明によれば，これほどの長時間を要したのはその行為が偉大なる英雄ヘラクレスの受胎をもたらしたがためだという。しかし一方で，これには精神的トラウマの際の時間の歪曲──時間の流れの緩徐化──が関係していると見ることも可能であろう。また，聖書において，ヨシュアとその軍団が砂漠から約束の地への帰還を成し遂げたときにも同様のことが言えよう。「敵の報復攻撃を受けているとき，太陽は動かず，月もまたそこにとどまった」（ヨシュア記10：13）のである。若き，しかも恐怖にとらわれた兵士たちにとって，この闘いは永遠のものと感じられたに違いない。彼らの抱いた戦慄は，聖書に見られるこの時間の歪曲を十分に説明してくれよう。もしかしたら戦闘はきわめて短時間のものであったかもしれない。しかし，そこにあった戦慄は，それを永遠に続くものと感じさせた可能性がある。物語ではそうなっている。そして，誰かがそれを記録したのだ。

　私はナザニエル・ホーソンが好きである。とりわけ，人々が「きわめて突出した出来事」──言葉を換えれば栄光に包まれた出来事やトラウマ性の出来事──を経験している際に，人がどれほど容易に時間の同時性や継時性の法則を無視してしまうものなのかに関する彼の認識が好きである。『緋文字』の中で，ホーソンは次のように書いている。

> 開拓時代から南北戦争の頃にかけてのニューイングランドで，何の前触れもなく住民を襲った出来事──それが良きことであろうと悪しきことであろうと──はいったいどれくらいあったろうか……そうした出来事がおびただしい数の群集の目の前で起こったことも少なくない。しかしながらその出来事の真実性は，そうした群集ではなく，信頼のおける「孤独な観察者」の眼にかかっていた。そのものは，後から「考え直してみる」といった行為にともないがちな偏見，誇張，歪曲といった類のことからとりあえず自由でいられたのだ。

　「後から『考え直してみる』といった行為にともないがちな偏見，誇張，歪曲」とは，なんとすばらしい表現だろうか。精神的トラウマにおいてはまさしくこうし

たことが起こるのだ。トラウマを体験した子どもたちは二つの質問を自分に投げかける――「どうして？」と、「どうして私に？」である。その出来事を後から考え直してみるという作業において、子どもは過去の記憶を、まるで熊手でかき集めるかのように必死で収集する。その作業において、子どもは、同時性と継時性という二つの法則を無視してしまうのだ。

　子どもたちは相対的な未熟さを抱えている。そのために、成人に比べて、継時的な思考を犠牲にしてしまう危険性がある。その結果、子どもたちは、さほどひどくない状況にあったとしても出来事の順番や因果関係を構成的に把握することにいとも簡単に失敗する。トラウマとなった出来事を、その発生の時間的順序にしたがって並べるといったようなテストが行われたなら、子どもは容易に落第してしまうだろう。こうした失敗の結果、子どもが語るトラウマ体験の物語は、自分のコントロールが及ばなかった出来事がさもコントロールできたかのような物語に変身してしまう。その際、子どもが往々にして作り出すのが「オーメン」（予兆）である。「オーメン」は妥協の産物なのだ。「オーメン」は、トラウマとなった出来事の中からその一部をランダムに抜き出して構成される。しかし一方で、このオーメンのために、子どもは自分の身に起こった出来事に対して罪悪感を抱いてしまうことになるのだ。

　26人のチョウチラの子どもたちのうちで、出来事の順番を変えたり、あるいは特に強調すべき出来事を作り出した子どもは19人にものぼった。すなわち、彼らは「オーメン」を作り上げたわけである。この19人には、ハイジャックされる直前にバスを降りた子どもも含まれていた。私が1980年から81年にかけての面接を終了した時点で、子どもたちはこの事件に関するそれぞれの記憶にものの見事にオーメンを織り込んでいた。チョウチラの子どもたちのオーメンは、非常にシンプルな「警告」から、出来事の要素の順序を入れ替えるというかなり複雑なものまで、多岐にわたっていた。しかし、こうした多様なオーメンも、その機能は同じであった。それは、「どうして私に？」という疑問に対して、部分的ながらも一定の答えを与えてくれたのだ。

　たとえば、誘拐のあった当時たった5歳であったメアリー・ヴェインは、誘拐のあった日の朝、彼女が登校途中に「悪い場所」を踏んだためだと自分の体験を説明した。「私、『不幸な場所』を踏んじゃったの。そこさえ踏まなかったら、それ（誘拐事件）は起こったかもしれないけど、**私が**誘拐されることはなかったのよ」と彼女は言った。通常の人生にいったいどれだけの数の「不幸な場所」が待ち受けているのだろうか？　数百、それとも数千？　しかし、まさしくそのうちの一つが、彼女にあのきわめて悲惨な体験をもたらした。その場所こそが、メアリー・ヴェインを誘拐へと巻き込んだのだ。「道の割れ目を踏んだから、ママが背中を痛めた」。こうしたメアリー・ヴェイン式の「論理付け」であの体験が自分の身に起こった理由を説明したのは、彼女だけではなかったはずである。

　子どもは、トラウマ性の体験の後に起こったことを、後から振り返ってその体験

の以前に持ってくることがある。これをやってのけたチョウチラの子どもは14人いた。私はこれを「順序の歪曲」と命名した。母親によって誘拐されたワンダ・フォレストは，この順序の歪曲がどのように作用するかを示してくれている。しかし，このワンダの例に移る前に，もう少しチョウチラの子どもたちのことを見ておこう。この時間の歪曲は「オーメン」を強化するのだ。レスリー・グリッグソンの場合を例に挙げよう。誘拐事件の直後，レスリーの名前を新聞で見たある人物が彼女にいたずら電話をかけてきた。このいたずら電話を受けた後，レスリーは考え始めた。そして，レスリーがこの電話のエピソードを誘拐事件の前に挿入して新たな物語を構成するのにさして時間はかからなかった。

　「その女の人は私が誘拐されるって電話してきたの」。レスリーは1977年に私にこう語った。「そして，誘拐されたわ」。つまり彼女は，警告の電話があったと信じるようになったのだ。その電話は事件後のことであったにもかかわらず。この順序の歪曲の作用で，いまや，彼女は誘拐されたという事実の責任の一端を担うようになった。自分は警告を受けていたのだから。しかし，そう考えることで彼女は以前に感じていた無力感の一部を解消できた。レスリーは，時間の順序を並べ替えるという複雑な歪曲の作業をやってのけた。継時性の誤認である。私は彼女にこのプロセスを説明した。

　しかしその後もレスリーの誤認は続いた。最初のフォローアップで私が彼女に1980年に再会したとき——このとき彼女は11歳になっていた——母親に付き添われたレスリーは，「あの男たちと一緒にいた別の男が私をつけてるってときどき感じるの。あの電話の女の人が言ってたように」と私に話した。

　母親であるグリッグソンさんは彼女の話をさえぎって，「後なの！　あの女の人が電話してきたのは誘拐の後だったのよ！」とレスリーを説得した。しかしレスリーは聞かなかった。「前だったわ，間違いないの。あれは警告だったのよ」

　私は，レスリーの思考の順序が誘拐後にどのようになったかについて私の考えを説明した。その後，私たちは別のいくつかの事柄について話し合い，その日の面接を終えた。レスリーはさよならを言い，玄関を出て行こうとした。そのとき，彼女は突然回れ右をして私のほうに向き直った。「でも，あの女の人の電話が先だったのよ」

　トラウマに関連したオーメンを形成するのは行為だけとは限らない。思考がオーメンに寄与することだってあり得る。チョウチラで被害にあった13歳のビリー・エステスは，誘拐に関して一つの考えを持っていた。1981年に私がようやく彼の居場所を突き止めたとき——彼はテキサスのおばのもとにいた——，「誘拐されたとき，ぼくは8歳だったんだ」と彼は私に言った。「夏休みもほとんどおしまいだった。ほんとに楽しかった。いつでもプールに行けたんだ。あの日，宝探しゲームがあって，キャンディ・ボックスが隠してあったんだ。みんな，探し回った。でも，ぼくは一つも見つけられなかった。それで，ぼく，思ったんだ。『ぼくには何にも特別なことは起こらないんだ』って。そしたら誘拐された」

私がチョウラで聞いたオーメンの中で，おそらくはもっとも興味深いのはジョニー・ジョンソンのものだろう。誘拐直後の11歳のとき，ジョニーは，かなり以前のある日の夕方に父親と一緒に映画を見に行ったときのことを，一つ一つ慎重に言葉を選びながら，しかしはっきりと私に話してくれた。彼ら２人は『Dirty Harry』(邦題『ダーティ・ハリー』)を見に行った。脱獄囚によってスクールバスがハイジャックされ，幼き乗客たちが捕虜になるというクリント・イーストウッドの映画である。映画を見ていたとき，「パパが繰り返し言ったんだ。『こんなふうに誘拐されちまったら，お前ならどうする』って」と彼は思い出しながら私に語った。しかし，映画に集中していた彼は父親の質問に答えなかった。数年後，ジョニー・ジョンソンが誘拐事件に遭遇したとき，彼は父親が警告を与えてくれていたのだと考えた。父親がせっかく警告のために質問を発してくれたのだから，誘拐に対してもっと準備しておくべきであったのだと，彼は考えた。それ以降，彼が不意を突かれるといったことは一切起こらなかった。彼は英雄だったのだ。おそらくはクリント・イーストウッドのように。あるいはボブ・バークレイのように。いや，もしかしたら，彼自身のようにかもしれない。

　スティーヴン・キングの小説には，特殊な能力を持つ人物がよく登場する。その力とは，テレパシーであったり，予知能力であったり，あるいは精神感応力であったりする。キングの描くヒーローたちは，こうした能力を，恐ろしい交通事故の後（『Dead Zone』(邦題『デッド・ゾーン』)）や，公衆の面前での恥辱（『Carrie』(邦題『キャリー』)）の後に手に入れる。彼の描く幼き主人公の１人は，親からの虐待の後に，自分に予知能力が備わっていることに気付く（『The Shining』(邦題『シャイニング』)）。彼ら，キングの主人公たちは，誰一人例外なくトラウマとなる体験をした後にこうした超常的な能力を手に入れる。こうした能力が主人公に備わった理由について，キングは，軍隊のLSDを用いた実験から人間が元来有している自然な力に至るまで，実にさまざまな説明を繰り広げる。しかし，ほとんど例外なく，キングの物語に登場する人物はまずトラウマを体験し，それからこうした力を「付与される」のだ。

　本章では，トラウマ体験の後に子どもたちが手に入れたさまざまな超常的な「天賦の才」を紹介してきたが，これらの力は本当の意味での天賦の才ではない。天賦の才のように感じただけであって，真のそれではない。たとえば，「サメの車」のナターシャ・ディミットの場合を見てみよう。彼女は，事故から数年後，自分のことを「超能力者」であると考えるようになった。13歳になった彼女は，「私，昔は未来のことがわかるなんて信じなかったけど，今は信じてるわ。ある日，新しく友達になったシェリーのこと，夢に見たの。その夢にはシェリーと，私が昔いたロシアのおうちのバルコニーが出てきた。この夢にどんな意味があるのか，私にはわかるわ。シェリーはバルコニーに近寄らないようにっていう意味なのよ」

　ナターシャは，幼稚園に通ってた頃，祖母の家のバルコニーに置いてあった冷蔵庫に閉じ込められて非常に怖い思いをしたことがあると，その数カ月前に私に話し

ていた。夢の話を聞いた私は，「どうしてロシアのおうちのバルコニーの夢がそんなに怖いのか，私はわかる気がするわ。それって，あなたが冷蔵庫に閉じ込められたときのことなのよ」とナターシャに言った。

「違うわ」と彼女は不同意を示した。「その夢は友達のシェリーのことなの。だから私，彼女に言ったの。『絶対，バルコニーに近寄ってはだめ！』って」

「ああ，昨日に戻れたら。時間よ戻れ」と，シェイクスピアがソールズベリー卿に言わせる（『リチャード二世』の第3幕，第2場）ずっと以前から，非常にショックな出来事を体験した後，人々は時間を戻したいという切なる希望を口々に述べてきた。出来事の順序を逆にしたいという希望はオルフェウス（訳注：ギリシャ神話。竪琴の名手で，冥界に亡妻を連れ戻しに行った）やペルセポネ（訳注：ギリシャ神話。冥界の王ヘジスの手によって囚われの身となる）の物語にも見られる。ガブリエル・ガルシア＝マルケスの秀作，『Chronicle of a Death Foretold』（邦題『予告された殺人の記録』）は，ポストトラウマ性の「オーメン」とも言えるべき事柄を中心として描かれている。この物語においてマルケスは，幾度となく時間を逆行させる。そうすることで，この物語に登場するさまざまな人物は，自分の身近で起こったある無意味な殺人に何らかの意味を与えようとするのだ。自分たちは，この物語の若き主人公が殺される運命にあることに気付いており，この悲劇を止めることができた決定的な分岐点があったのだと，彼らは口々に必死で述べるのだが，そうではなかったことが読者の目には明白なのだ。

事後の時間の修正がいかに自動的に，無自覚的に，かつ重要な作業として行われるのかを示す心理学的な実験がある。「結果に関する知識」（つまり，実際に何が起こったのかに関する知識）が，何が起こるのかについての予想に決定的な影響を与え得るのかを，バルック・フィショーフ（Baruch Fishoff）らは大学生を対象とした二つの実験で示した。彼らは，大学生の被験者に，何とも予想のつかないような出来事に関して，その結果がどうなったかをこっそり教えた——その情報が本当である場合と嘘である場合とがあった。被験者たちは，後になって，その出来事の成り行きに関してどのような予想を立てていたのかを問われた。彼らは，自分が予測を立てたはずの時点で知っていた事実に基づいてではなく，こっそり教えられた結果に関する情報——事実の場合も虚偽の場合も含めて——に基づいて，自分がかつて立てた結果に関する予測を述べた。別の実験では，いまだその結果がわかっていない出来事に関してその重要性の予測をさせられていた被験者たちが，1年後に，自分がどのような予想を立てたのかを書くように指示された。それに対して，被験者の学生たちは，もともとの自分の予測ではなく実際の結果を書く傾向があった。つまり，「あと知恵」が予測に勝ったというわけである。「だから言ったでしょう」という使い古された文言も，これと同じ出自を持つのだろう。

われわれはみな，時間を戻すことができたならと願う。スーパーマンの映画に興じる若者たちが，スーパーマンがルイス・レーンの命を救い損なったとき，大気圏外に飛び出して地球の自転を逆にするシーンに大喝采を送るのは決して驚くべきことではない。時間を逆行させることによって，スーパーマンは誰しもが望むチャン

ス，すなわち敗者復活のチャンスをわれわれに与えてくれるのだ。

偉大なる現実主義者ルイ・マルの映画，『My Dinner with André』(アンドレとの夕餉，1981) に登場するウォーリー・ショーンは，時間の順序に干渉しようとする傾向に一つの解決をもたらしている。彼は，感情のままに行動する友人，アンドレ・グレゴリが，夕食の席で自分の時間の歪曲に彩られた大胆な経験談を長々と繰り広げるのを聴きながら，1時間半にわたって自分の現実的な見解を心に留め置き決して口外することはなかった。しかし，中国のフォーチュン・クッキー (訳注：中華料理の席で食後に供されるせんべいで，中におみくじが隠されているもの) に書かれていることが将来の予言として信頼できるものであるかどうかに話が及んだ際に，ウォーリーはうっかり口を滑らしてしまう。

> しかし私のいとこの意見では，これ（おみくじ）は，単に数年前にせんべい工場で誰かが書き込んだに過ぎないもので，私には何らの関係もないものだ……仮に，私が飛行機を使っての旅行を計画していて，「行くな」と指示しているフォーチュン・クッキーを手にしたとしたら……確かにほんのちょっとは嫌な気持ちになるであろうことは認めるにしても，だからと言ってその旅行を中止にするようなことはしないよ。だって，その旅行が無事に済むかどうかは，その機体とパイロットの体調にかかっているのだから。この機体とパイロットの状態をフォーチュン・クッキーが知る立場にあったなんてことは一切ないはずさ。

時間の機能の中で，精神的トラウマによって歪曲されてしまうものがもう一つある。「時間的展望」である。通常の子どもの場合，その時間的展望は，現在と未来に置かれるものであり，決して過去ではない。子どもたちが描く未来は無限である。すべては，「今日」のことか，あるいは，現在からの眺望の消失点を越えたところに潜んでいる。たいていの子どもにとって，過去は何らの意味も持たない。子どもたちは，自分が将来結婚するであろう男の子や女の子のことを語り，あるいは自分の輝かしいキャリアについて語るだろう。目の前に広がるこの無限の将来は輝かしく，何の障害もないように見える。子どもはこうした将来への遠大な展望を持つことによって，日々の些細な欲求不満に耐えることができるのだ。しかし，それはトラウマが襲うまでの話である。

精神的トラウマは子どもの未来の感覚を破壊する。かつてはあれほど広大に見えた未来が，トラウマの出現とともに消失する。バーン！　未来は去った。トラウマとなった体験を思い出せないような場合であっても——たとえば幼きサラ・フェローズたちはポルノグラフィーを撮影したという記憶を持っていなかった——未来は窓から逃げていってしまうのだ。「みんな，軍隊かなんかで殺されちゃうの」と，彼女はたった5歳のときに語った。「わたし，軍隊に入りたくない——軍隊なんてきらい。でも，どっちにしてもみんな撃たれるの。たぶん，わたし，殺されるの」

タマ・ウィテカー——15歳になるトラウマの被害者——もまた，未来が考えら

れないということを私に話してくれた。彼女は言う。「私，60歳になるなんて考えられない。**そんなに長く生きられるとは思わない**。もし自動車事故かなんかで死ななくて子どもができたとしたら，たぶん60歳になれるかな。世の中はとっても危険な，おかしな場所だけど，それ以外はまあまあかな。これ以上悪いことが私の身に起きないことを望むわ。私って，よっぽど運に見放されているんじゃないかって，ときどき思うの」。タマは，2歳半のときに落下してきたフォークリフトの下敷きになって両足を砕かれるという事故に見舞われていた。

　起こり得ないと思っていたことが自分の身に起こるという事態を経験した子どもにとっては，どんなことでも起こり得ることになる。フランセス・カールソンを覚えているだろうか？　父親の友人がベッドルームの窓のところに来て自分を誘い出そうとしたという経験をしたあの女の子である。彼女は6歳のときに，自分自身のことだけでなく，母親の将来のことを案じていらいらしながら次のように言った。「ママは『若くして』死ぬかもしれないわ」と，彼女は爪をしきりに噛みながら言った。「だって，**実際に**，若くして死ぬ人がいるのよ」と彼女は続けた。「撃たれて死ぬ子どももいるし，他のことで死ぬ子もいるわ」。フランセスは，トラウマを体験していない子どもに備わった無敵さや永遠の生命とはもはや無縁であった。彼女は，非常に強いショックを与える出来事が，「若くして」起こり得ることを知ってしまったのだ。

　普通，遠大な時間的展望を持つことで，うまく防衛したり対処したりする可能性が高まるものである。トラウマを受けていない子どもたちは，すばらしいキャリアや配偶者との関係，あるいは長寿の人生を自由に思い描くことができる。そして，勤勉さが幸福をもたらすという結論に達するのだ。現在の自分の生活状況がさほど良いものでない場合でも，彼らは幸せな将来を思い描くものである。子どもたちは，自分の両親よりも幸福な人生を期待する。精神的トラウマは，自分を心地よくしてくれるこの将来に対する信頼を打ち砕く。何かが弾けるのだ。世界は反転する。時間は「バラバラ」になる。

　事件から4〜5年後に私が面接できた25人のチョウチラの子どもたちのうち，23人が自分の将来についてきわめて悲観的な見解を持っていた。彼らは，自分の人生は短いものだと考え，新たな災厄が自分を襲うだろうと予測した。結婚をし，子どもをもうけ，仕事に就くなどといったイメージが持てない子どもも多かった。ある男の子は子どもを持つなんて考えられないと語った――「だって，緊急事態では自分のことだけで手一杯だから」。11歳の少女は，自分が12歳で死ぬと信じていた――「誰かが私を付け回して撃ち殺すの」。将来が短くなった感覚なんかないと断言した子どもは2人いたが，そのうちの1人は1年後にテレビ出演した際に，自分は長く生きられないと思っていると全国に向けて「公言」したのだ。これら，トラウマを受けた子どもたちがさらなる災厄の可能性や自分の運の悪さについて考えるとき，それは「起こるかどうか」ではなく，「いつ起こるか」の問題なのだ。

　私は，マクファーランドとポーターヴィルのコントロール群の子どもたちに，自

分たちの将来をどのように見ているかを尋ねた。その結果，5人の子どもが自分の将来を限定的に語った。彼らのうち2人は，自分の寿命はそんなに長くないだろうと予想していた。50歳から60歳といったところである。後になってわかったのだが，この2人は，面接の時点で学校での友達関係や成績のことで悩んでおり，一時的にうつ的な状態にあったのだ。5カ月後の再面接の際には，彼らの将来に対する態度は劇的に変化していた。しかし，彼ら以外の3人の未来観はほとんど変化していなかった。これらの3人がトラウマとなるような出来事を経験していたことが，後になって判明した。14歳のトマス・マッカレイは，「ぼくの将来はそんなに良いもんじゃないと思うよ。どこにいるのかもよくわからないしね。たぶん，35歳くらいで死ぬような気がする」。9歳のヴェロニカ・ベントレーは50歳までに死ぬと言った。彼女にとって，50歳というのは「少しおばあさんで，少し若い」ものであった。彼女は，「私はおばあちゃんや大おばさん（75歳と93歳）みたいには長生きしないの。私，癌か何かで途中で死んじゃうんだと思う」と言った。最後の1人，マーティン・ヴァスケスは60代で死ぬと予測していた。そう言った後，彼は「あなた，疲れてるんだね。声でわかるよ」と私に言った。コントロール群に含まれていたこれら3人の子どもは，事故などの生命を脅かすような経験をして心理的に圧倒されていたのである。このように考えるなら，自分の人生が限られたものであると子どもが考えていること自体が，その子が何らかの精神的トラウマを経験している可能性を示唆する指標になると言えるかもしれない。

　スウェーデンの映画制作者であるイングマール・ベルイマンは，私が知る限り，どの映画人よりも巧妙に，「時間」に関するトリックを映画で描いた人である。もちろん，時間の感覚を一時的に攪乱する仕事を見事にやってのけた人は何人かいる。『Last Year in Marienbad』（邦題『去年マリエンバートで』）のアラン・レネはその好例であろう。しかし，その映画人生の長きにわたって，一貫して時間を破壊し続けた存在と言えば，イングマール・ベルイマンの右に出るものはない。

　彼は自分自身が幼い頃に経験したトラウマ体験について語っている（ピーター・カウイによるベルイマンの伝記にその記述がある）。おそらくこの体験をきっかけに，彼は「時間」というものに魅せられたのだろう。ベルイマンは祖母ととても仲が良かった。彼らはお互いを「特別な存在」と考えていた。彼が祖母と過ごしていたある日，ベルイマンははずみでクロゼットに閉じ込められてしまった。祖母は大慌てでクロゼットの鍵を探し回った。やっとのことで外に出ることができたベルイマンは，これまでにない非常な恐怖とショックを経験したと話している。祖母がクロゼットの扉を何とか開けるのに成功したとき，ベルイマンは中に吊り下げてあった衣類の裾をボロボロに噛み切っていたとのことであった。

　イングマール・ベルイマンは，この監禁されるという恐怖感をさまざまな映画で描いている。『Hour of the Wolf』（邦題『狼の時刻』）で描かれた世界は，幼少の子どもがクラスのお楽しみ会でするような物語と同種のものである。この映画において，

ベルイマンは彼自身の洋服ダンス事件を妻と関連付けて，主人公であるヨハン・ボルグ（マックス・フォン・シドー）の口を通して，「暗闇の中で小さな人間が足を齧るような感じ」と，暗闇での戦慄を表現している。件の監禁事件以降，ベルイマンはしばしば幻視を体験するようになった。それと同時に，非常に怖がりにもなった。この事件に遭遇したのがベルイマンほど繊細な子どもでなかったなら，これほどの恐怖に圧倒されることはなかったかもしれない。しかし，ベルイマンがこの事件で圧倒的な恐怖を経験したことはまず間違いがない。

　イングマール・ベルイマンはポストトラウマ性の視覚の歪曲を経験した。彼はその幼少期に数え切れないくらい長い時間「日差しに耳を澄まし」続け，あるいは祖母のお気に入りであったミロのヴィーナスが「動く」のを目にした。彼は保育所の窓のブラインドをじっと見つめるようになった。そこには，数え切れないくらいの物体——「小さな人や動物ではなく，あるいは頭や顔でもない。何とも言い表し難い何物かがいた」——が窓のカーテンの襞から出てきて緑色をしたランプシェードやテーブルにおいてある水差しに向かって這い進んで行ったのだ。『Fanny and Alexander』（邦題『ファニーとアレクサンデル』）では，ベルイマン自身の自伝的存在である主人公，若きアレクサンデルの目がこうした幻視を映し出している。

　おそらくは幼い頃にトラウマを経験したイングマール・ベルイマンは，映画において時間を破壊した。映画を見るものにとって彼のこの作業は決して心地よいものではない。しかし，彼自身はこの破壊を楽しんでいたように思われる。『The Magician』（邦題『魔術師』）において，彼は私宅に軟禁された中世の魔法使い（言うまでもなく，洋服ダンスに閉じ込められた幼きベルイマンの姿が重なる）に「魔法をかけ」，彼自身の誕生日である7月14日に皇帝による宣誓でもって軟禁を解いている。これはもちろん楽屋落ちのジョークなのだが，同時に「時間」のトリックでもあるのだ。ベルイマンは，フラッシュバックやフラッシュフォワード（訳注：フラッシュバックの逆），あるいは他人の過去や現在，あるいは未来への投射によって，映画を見るものを混乱に陥れるのを好んだ。ときには，観客に完璧な失見当をもたらすことで，現実感を消失させることもあった（『Through a Glass Darky』（邦題『鏡の中にある如く』）や『Persona』（邦題『ペルソナ』）など）。『ペルソナ』では，ビビ・アンデショーン演じる看護師が，医師の診察室に入ると同時に患者の病室にも入っている。

　こうした時間の捻じ曲げというベルイマンのトリックの中で最大のものは，『ファニーとアレクサンデル』のそれであろう。このトリックは，ベルイマン自身の「閉じ込められ体験」を直接表現している。この映画の一場面でベルイマンは，2人の少年に，底意地の悪い継父である司教によって小さな部屋に閉じ込められるという体験をさせている。優しいおじアイザックが大きなトランクを手にその司教の家を訪れる。家の小部屋に閉じ込められた子どもたちは床に横たわっているが，彼らは同時にアイザックのトランクに入って家から連れ出されるのだ——何とも小気味の良い時間の法則の捻じ曲げだろうか（この捻じ曲げは，しかしながら言うまでもなく，現実のベルイマンの身には起こらなかった）。4歳のイングマールは，真

っ暗な洋服ダンスから連れ出されることをどれほど強く望んだことだろう。おそらく、囚われの身であったイングマール少年は、自分が無事救出されるシーンを幾度も心に描いたに違いない。救出のシーンを強く思い描くことで、あるいは換言すれば幻視を体験することで、若き日のベルイマンは「同時に二つの場所にいる感じ」を覚えたに違いない。これこそが、『ファニーとアレクサンデル』を見たものが持つ感覚なのだ。監禁と脱出のシーンに同時性を与えることによって、イングマール・ベルイマンは彼自身のトラウマ性の不安を幾ばくか解消したに違いない。しかし観客はと言えば、こうした混乱させるようなイメージを与えられた結果、多少の不安や混乱を抱えつつ映画館を去らねばならないのだ。

ベルイマンがその映画において描き出す未来は、まるで子どもの頃にトラウマを体験したものに典型的に見られるそれのような荒涼としたものである。『The Seventh Seal』(邦題『第七の封印』)の若き騎士(マックス・フォン・シドー)は、荒れ果てた海岸に腰を下ろしてチェスをしている。その相手は「死」である。見るものの目には、騎士が敗れることははじめから明らかである。時は黒死病がヨーロッパを席巻した頃だ。しかし、騎士と「死」はゲームを続ける。見るものは次第に魅入られていく。そのイメージが心に焼き付けられる。この『第七の封印』にはスリルもサスペンスもない。ただひたすら悲劇を、アンフェアな死を受け入れるのみなのだ。未来はない。そこにあるのは絶望感であり、何日か後あるいは何年か後に起こるであろうことをひたすら受け入れるのみなのだ。

私は、ウォーリー・ショーンの描く「時間のない世界」が好きである。そこで、時間とトラウマに関する思惟を彼のもう一つの映画である『My Dinner with André』(アンドレとの夕餉)からの引用で締めくくろうと思う(そう、私はいまだにベラージオにいるのだ。時間はこれまでよりも修正され、以前ほどの興奮はもたらさなくなってはいるが)。現実主義者としてのウォーリーはこうした「風変わり」なことども——前科学的なテレパシーであるとか、彼の友人であるアンドレ・グレゴリが好んだような超能力の存在に関する主張——について、自分自身の考えを述べる。ウォーリーはアンドレに次のように言っている。

> もし君がオーメンの存在を信じるなら、この宇宙——それが何なのかは、とても説明し難いが——では、未来が何らかの形で現在にメッセージを送ることができるということを意味することになるのだ。そうであるなら、未来は、ある意味で、現在に対してメッセージを発信するためにこの時点ですでに存在しているということになってしまう。

精神的なトラウマとなる出来事を体験しているときには時間の感覚が歪んでしまうのだと考えるほうが、すでに決まった未来が「現在に向けてメッセージを発している」と考えるよりも、ずっと受け入れやすいであろう。少なくとも、私に関してはそうである。

第 9 章

トラウマの記憶

> ぼくは見知らぬ人に襲われたんだ。彼はぼくのことを追っかけて……そしてレイプした。ぼくの人生は，なんていうかな，危機に陥ったんだ。……まだ小さかった頃，9歳か10歳のとき，悪夢を何回も見た。ぼくを追っかけてくる年とった男の夢だった。……すごく怖かった。ぼく，死にたくない。
>
> クリスチャン・ヤング，16歳

　カリフォルニアのマクファーランドは，かつて，誰かがロック・パイルと名付けた土地である。このロック・パイルという名前は，ボタン・ウィローや，クロウズ・ランディング，あるいはレモン・コーヴなど，セントラル・ヴァレーでいまだあちこちに点在する町の名前と同じ類のものだ。しかし，19世紀も終わりの頃，その町の名がロック・パイルからマクファーランドへと変更され，それに見合ったものとして「農業の鼓動」というスローガンが掲げられた。ロサンゼルスから99号線を北上していくと，町の入り口でこの言葉を見ることができる。しかし奇妙なことに，「パイル・ロック」という名前も，「鼓動」という言葉も，この街にはまったく似合わない。さらに北にある町ピナクルではもっと素敵な「ロック」があるし，あるいはここセントラル・ヴァレーのあちこちにもっと力強い印象を与える農園があるからだ。マクファーランドはどちらかと言えば貧しい町である。ここで豊かなもの——すなわち「鼓動」——は何かと言えば，ここに住む子どもたちであろう——本書で，「正常な」，おそらくはトラウマを経験していないであろう子どもたちが，チョウチラの子どもたちと比較してどうであるか検討する際に，彼らはあちこちに登場する。しかし，ここで私が話したいのは，こうした子どもたちのことではない。この町のことで私の心に強く突き刺さっているのは，実は道なのだ。私がコントロール群を設定した二つの町，マクファーランドとポーターヴィルを結ぶ近道のことである。

　マクファーランドを離れるときに99号線を迂回するために使われる迂回路がある。マクファーランド高等学校の校長であったフランク・ダイアーは，1981年のある日の午後，私にこのすばらしい近道の存在を教えてくれた。フィールド研究を行う場合には，こうした近道は非常にありがたい。フィールド研究では，何もかもが予想した以上に時間を食うからだ。フランクが請け合ってくれたように，この道を通ることで時間を節約できるのなら，時間の遅れを取り戻すことができてポーターヴィルの子どもたちの何人かと面接ができることになる。ということは，明日の午後中には予定していた面接を完了することができ，夜中にはサンフランシスコに

戻れるはずだ。なんと素敵なことか。

　フランク・ダイアーが教えてくれた道は片側一車線の細い道で，永遠に続くかと思われるようなレモンの林を潜り抜けるようにして走るかなりスリルのある道であった。真昼のやさしい香りをかげば，誰でもゆったりとしたペースで車を走らせドライヴを楽しもうという気持ちになるだろう。しかしこの日の私はいささか違っていた。私は考え得る最高速である時速60マイル（訳注：96キロ）でカーブを飛ぶようにクリアし続けていた。突然，私の目の前に，先行する旧型ビュイックのリアが現れた。女性が運転していた――彼女は髪を紫色に染めていたように思う。彼女はレモンの花の香りに完全に心を奪われていたようで，その車はどれだけ速く見積もっても，時速35マイル（訳注：56キロ）程度しか出ていなかっただろう。車線のラインは追い越しの禁止を命じていた。さらに，前方には一連の車列がこちらをめがけて反対車線を走って来るのが見えた。「まあいいわ，こうなったらこのレモン天国を楽しみましょう」と考えた私は，スピードを落とした。

　紫髪の女性の車から車間距離をとった私は，車窓の外に見える樹木を観察し始めた。「ふーん，おもしろいわね。レモンって，花が咲くのと果実が実るのが同時なんだ。ふーん，レモンの葉っぱって，エナメル革みたいな輝きを持った深い緑色なのね。まるで，ロンドンの街の素敵なおうちの床の色みたいね」などと思いをめぐらしている私の目は，突然，バックミラーに飛び込んできた何者かの姿をとらえた。巨大なトラックであった。スティーヴン・キングが描くようなモンスターだ。なんてことなの，すごいスピードで突っ込んで来る。

　巨大で，いらついており，もちろんレモンなんぞに何らの関心も抱くはずのないトラックは，私の背後でブレーキをきしませた。私を追い越そうと左車線に出てはみるものの，反対車線をこちらに向かってくる車列のために追い越しを断念せざるを得なかった。彼は何度も追い越しを試みるものの，つきがなかった。車が多過ぎたのだ。しかも，路肩もほとんどなかった。さらに運の悪いことに，先行している2台を連続して追い越さねばならない。トラックは左右に車体を揺すり，私との車間を詰め，ブレーキをきしませ，警笛を鳴らし，再び車間を詰め……。その動きは，まるで欲求不満に陥ったゴジラそのものであった。いい加減にしてよ。この人，ポーターヴィルかさらに遠くの目的地に気が狂わんばかりに急いでいるんだわ，きっと。私も何とかこの場所から抜け出さなきゃ。

　私は，前方から接近してくる車列との距離を計りつつ，次のカーブの様子を確認した。さらに，対向車線を走る車列の先頭の車の色をしっかりと記憶した。前方の車列とこれだけ距離があるのだから，できる限りのスピードであのカーブをクリアすれば大丈夫だ，と私は判断した。もちろん，どこか見えないところにこの道への進入路があって突然新たな車が入って来ない限りにおいて，であるが。機械のモンスターは，私の車との車間をたったの2〜3フィートに詰めており，ブレーキをきしませながら車体を左右に揺らしていた。

　彼が再度の雄叫びをあげた瞬間，私は追い越しにかかった。アクセルを思いっき

り踏みつけた。ウィーン……。私が前方の女性を追い越すに要したのはたったの0.5秒といったところであろう。車の速度は再び60マイルに回復した。ああ神様，あの場所から抜け出させてくれたことに感謝します（ところで，彼はどこに行ったの？　どうして私の後をついて来なかったのだろう？）。

　私はルームミラーを覗き込んだ。私の目には，はるか後方で茶色の砂埃のようなものがまるで何かの爆発があったかのように一面に立ち込めているシーンが映った。いったい何事なの？　私はもう一度ミラーを見た。今度は，例の女性が運転していたビュイックが映った。ビュイックは宙を舞い，丘の中腹の木々に突っ込んで行った。そして再び何も見えなくなった。例のトラックは私の車からかなり離れてはいたが，私のほうに向かって走って来ていた。いや，待って，違うわ。私は彼を追い越して引き離したのだ。トラックはスピードを落とした，いや違う，止まったんだ。自分の犠牲になったものを確認するために。カーブだ。またカーブだ。それ以来，私は紫の髪をした女性と彼女を餌食にしたモンスターを見ることはなかった。しかし，それは嘘である。車間距離を詰めて運転するときや，色，紫色のことを考えるとき，あるいはレモンやゴジラのことを考えるとき，それからトラックのブレーキ音を耳にしたときにはいつも，彼らの姿を「見て」しまうのだ。

　私が目にする映像は非常に小さなもので，横長の長方形のフレームに入っている。つまり，ルームミラーに映った映像だ。私の中では，この映像は，無声の恐怖映画のコレクション——非常に限られたものしかない，きわめて希少なコレクション——に分類されている。そして，このフィルムは出口のない小さな映画館で上演される。この映像で映し出されるイメージはとても奇妙だ。遠くになるにつれて絵が小さくなっていく。非常に興味深いカメラワークだ。入場料については心配いらない。ただで上演されている。何せ，思い出すだけなのだから。ところで，今この瞬間，このフィルムは上演中である。

　戦慄を覚えさせる体験というのは，心に恒久的なイメージを植えつけるものである。しかも，きわめて生き生きとしたイメージを。ときには，映画のように動くイメージの場合もある。チョウチラの子どもたちは，彼らの記憶を非常に詳細に生き生きと語ってくれた。そのときの彼らは，まるで絵描きのようであった。

　トラウマの記憶は，通常の記憶よりもよりまばゆい光を放つ。そして，それを「撮影」したフィルムは，他の，かなり古ぼけてしまった一般的な記憶を撮ったフィルムとはなかなか一緒には編集できない。最高のレンズ——あらゆる細部を拾い上げるレンズ，どんな線もしわも染みも逃さないレンズ——が用いられる。トラウマになった出来事が起こっているときには，通常の環境に置かれた普通の目には到底残らないような詳細な事柄が刻み込まれるのだ。

　トラウマとなった出来事について話している際の子どもの妙に落ち着いた声が，その語りに深刻な響きを与える。まるで，ヴィンセント・プライスやボリス・カーロフが抑制のきいた声でホラー物語を語るようなもので，声の落ち着いた調子がか

えってインパクトを強める。チョウチラの誘拐事件の7カ月後に12歳になるシーラ・シェルダンが学校で書いた作文にはこの点が色濃く現れている。この作文はきわめてシンプルな言葉でしたためられている。シーラは形容詞や副詞をほとんど使っていない。シーラは非常に直接的に自分の体験を語り，読むものに恐怖をもたらし，そして，すぐに姿を消すのだ。人にスリルを与えようという意図や虚飾はかけらもない。それにもかかわらず，この作文は読む人の心をとらえ，そして痛めつける。では，その作文を，原文のままでここに掲載しよう。子どもたちとドライバーの名前——これは私が勝手に付けた——以外はまったく無修正である。

　それは7月のサマースクールもほとんどおしまいになる日のことでした。3年生と4年生の子どもたちはみんなプールに行きました。学校が終わってから，わたしたちはバスにのりました。みんなうれしそうにしてました。運転手のジャックがバスにのってきました。みんなに静かにするように言いました。バスは出発しました。ジャックはときどきバスを止めて，子どものうち5人がバスをおりました。バスをおりたのは，ジャネット，フラニー，スチュアート・レティネン，ティム・ドナリオ，そしてフランキー・スカーボローでした。5人がおりてから，バスは21番街に行きました。そこの道には白いヴァンが止まっていました。ジャックはなんとかぎりぎりでそのヴァンとすれちがおうとしました。そしたら，そのヴァンから男が飛び出してきました。男はストッキングでふくめんをしていて，ジャックに後ろに行けと言いました。ジャックは後ろに行きました。もう1人別の男がバスにのってきました。この人は前の座席にすわって，みんなに銃を向けました。もう1人別の男が運転して道を走り，バスはブレンダ沼地というところに入っていきました。その男は，いすにしっかりすわってろよってみんなに言いました。バスが沼地のデコボコのところに入っていったからです。沼の窪地の一番下のところにきたとき，わたしたちは白いヴァンと緑のヴァンに分かれました。二つの車は13時間走って，最後にとまりました。男たちはわたしたちにヴァンから出るように言いました。1人ずつ出てこいと言いました。そして，男たちはわたしたちの名前と歳を聞きました。それから穴に入れと言いました。穴にはマットレスやお水の箱やパンがたくさんありました。ちょっとしたら，みんな泣き出しました。大声で泣きました。男たちは24時間したらもどってくると言いました。でも，もどってきませんでした。ジャックとボブ・バークレイやほかの男の子たちは穴をほりはじめました。ついに，体の半分が外に出せるくらいほれました。2時間くらいして，穴の外に出ることができました。そこは採石場でした。警察が来てわたしたちを別の場所に連れて行きました。その場所で服をきかえて，ご飯をたべました。それから別のバスにのって，おうちに帰りました。みんなしあわせになりました。おしまい。

　心理学者は記憶を三つの働きに分類している。その三つとは，知覚（あるいは入力），保持，再生である。これら三つの機能はいずれも流動的なもので，外部の影響を受けて変化し得る「生きた」存在である。たとえば，ある出来事に関する子どもの知覚，あるいはその「記銘」は，実験者の「何気ない」言葉（もちろんあらかじめ計画されたもの），実験者のチームが身につけている制服，実験が行われてい

る部屋に置かれた人形などによって実験的に変更可能である。また，子どもの記憶が保持の段階にある場合にも，理論的には，心理学的な情報をインプットすることによってそれを変更することが可能である。たとえば，新たな物語が作られ得るし，実験者がそっと「滑り込ませた」新たな「データ」によって，記憶の一部を改変することもあり得るのだ。あるいは，催眠によって子どもの記憶を変えたり，重要なポイントを変更したりすることもできる。さらに，記憶の再生段階においても，こうした操作が可能となる。実験者が，子どもの語る記憶の話をまったく信じなかったり無視することで，子ども自身がその記憶をなかったことにしてしまう場合がある。こうしたテクニックは，すべて，これまでに実験で試されており，子どもの記憶に影響を与える効果を有することが確認されている。場合によっては，もともとの記憶がまったく失われることさえある。しかし，こうした実験はすべて，トラウマ的な状況ではない，どちらかと言えば心地の良い実験環境で行われていることには留意する必要がある。

　一方で，トラウマ性の記憶は，子どもの一般的な通常の記憶とはまったく異なった働きをする可能性がある。しかし，実験心理学者などの記憶の専門家たちがトラウマ性の記憶を研究しようにも，そういった記憶が生じる状況を実験的に作り出すことは不可能である。トラウマ性の記憶にも，先に述べた知覚，保持，再生の三つの段階があると考えられる。しかし，トラウマ性の記憶は，通常の記憶に比べて，より鮮明でより詳細で，かつ，より長期にわたって保持される傾向がある。知覚の段階に関して言えば，その出来事が起こっている際に生じた圧倒されるような興奮状態が，思考の状態を変えてしまう。そのため，あいまいな点がほとんどないより鮮明で詳細な像が作られることになる。

　1976年7月15日にチョウチラで誘拐された子どもたち全員が──その後，町に住み続けたか否か，新聞やテレビニュースなどによって記憶の強化があったかどうか，あるいは親や教師などから事件に関する何らかの示唆を受けたか否かにかかわらず──誘拐の体験を明確に記憶していたということは，これまで私が述べてきたことからすでに明らかであると思う。自分たちを誘拐したのは，ある「淑女」であるとか，あるいは「義足の黒幕」がいたと信じている子どももいるし，なかには，出来事の順番を入れ替えて認識している子どももいたが，いずれにせよ，彼らが保持している出来事の心像は非常にクリアなものである。子どもの中には，この記憶が自分の人生でもっとも明確な記憶だと断言したものもいた。時間とともに心像を霞が覆うといったことは断じてなかったのだ。

　事件から4～5年が経過した時点で，チョウチラの子どもたちの記憶は依然として明瞭であり，実際に体験したものにしかない内容がはっきりと記憶されていた。保持および再生のプロセスでの内容の修正はまったくないか，あったとしても些細なものであった。

　たとえば，「子どもたちのヒーロー」であるボブ・バークレイが，9年後にアメリカ放送の番組でどのように話しているかを紹介しよう。番組出演の時点でこの若

き「ヒーロー」は23歳になっており，ロデオ・カウボーイの職に就いていた。番組の中でボブは，私が知る限り，チョウチラの誰もがそれまでに外部の人間に話したことのない詳細な事柄を話したのだ。

　　え〜っと，ジャック・ウィン（メディアや市当局によって「英雄」であると宣言されたバスの運転手）は，ほんとはとてもよくない状態だったんだ。子どもたち，（ジャックの）バスに乗っていた26人の子どもたちを守る責任は彼にあったわけだろ。彼はその重責に耐えられなかったのさ。彼にはあまりにも重荷過ぎたんだ。彼は，例の「穴」の中で，俺を横にしてこう言ったんだ。「このままずっとここから出られない」ってさ。そして，彼はそこにあったバケツを蹴ったのさ。
　　彼は大人だろ。だから俺は彼の言ったことを鵜呑みにしたわけだ。で，考えたんだ。「そっか，じゃあ，ここで死ぬしかないんだ。どうせ死ぬんだったら，ダメもとで何とかしてここから脱出する方法を探したほうがいいな」ってね。そうこうして，最後にはジャックが子どもたちを穴から脱出させることができたってわけさ。まあ，彼が俺にあの台詞言わなきゃ，俺も脱出しようなんて無謀な考えは持たなかったろうけどね。

　9年間の時を経たボブの記憶は，ある意味，ジャックに対して「好意的」なものになっていたと言えよう。彼の語った話は決して保身的なものではないと，私は断言できる。というのは，いずれにせよ，子どもたちはボブが彼らの「英雄」——ジャックではなく——であると一貫して認めていたからだ。ボブには，それを「立証する」必要などさらさらなかったわけである。ジャックがボブを横にして言った台詞と，その後「バケツを蹴飛ばした」というエピソードは，私にとってまったく新たな情報であった。こうした詳細な内容は，トラウマ性の出来事の記憶の典型例である。明瞭で，正確で，かつ控えめなのだ。記憶の保持および再生の段階で何らかの加工が行われたという痕跡は見当たらない。そして，激しい戦慄をもたらすものである。ボブが出演したテレビ番組を見た夜，悪夢にうなされた人がいたとしてもおかしくない。
　トラウマを受けた子どもが，その1回限りの経験を否認することはまずない。確かに，後になってその体験がもたらした影響の一部を否認することはあり得る。たとえば，「すべては結局のところ良い方向に転がったのさ」といった具合に。しかし，彼らがその体験の記憶そのものを否認することはない。イギリスの映画制作者であるジョン・ブアマンのことを思い出して欲しい。ブアマンは彼の演出による作品，『Hope and Glory』（邦題『戦場の小さな天使たち』）の序文を，自分自身の体験である子どもの頃のロンドン大空襲に関する記述で書き始めている。彼は言う。「戦争というものはいかにすばらしいものであるか」と。この文章は，大空襲に関連した苦痛の否認であるかのように響く。しかし，一方でブアマンは非常に明瞭で頑固な記憶があることを認めている。また，そうした記憶を何度も反芻する必要が自分にはあることも認めているのだ。ブアマンはこの原稿に関する興味深いエピソードを記

している。ある日，彼の娘が，書き上げた映画の台本を手に取って読み始めたという。そして，彼女はそれを読み通すのにたった20分しかかからなかったというのだ。「私が知ってるところは全部飛ばして読んだの。そしたらほとんど読むところがなかったの」と，彼女はこの偉大なる映画監督に説明した。

　このブアマンの自叙伝的映画が描く世界は非常に詳細な記憶に満ちているが，それは，ルイ・マルの『Au Revoir Les Enfants』(邦題『さよなら子供たち』) で描かれた第二次大戦中のフランスの情景にも当てはまる。マルは，この映画は「私自身のもっとも悲惨な体験の記憶」によって生み出されたと述べている。彼は1944年当時，フランスのフォンテンブルーにある寄宿制の学校に在籍していた。彼には「新入り」の友人がいたが，この友人が，ある日，ゲシュタポによって連行されていったという。この少年はユダヤ人だった。彼はこの学校に身を隠していたのだ。この映画の冒頭の部分で，マルは，この少年時代のエピソードを描きたかったのだと述べている。さらに，時間が経つにつれ「記憶はより鮮明になっていった」と彼は記している。そうなのだ。トラウマ性の記憶と通常の記憶が決定的に異なるのはこの点なのだ。トラウマ性の記憶は色褪せない。

　トラウマ性の記憶が他のすべての記憶から抜きん出て顕著な状態にとどまるという事実を見るために，NBCテレビの報道局がチョウチラ事件から9年後に収録したある子どもの話を紹介しよう。その子の名前はアリソン・アダムスという。彼女は誘拐当時10歳で，このインタヴューの時点では19歳になっていた。彼女は高校を中退し，3歳の子どもを連れて離婚していた。アリソンを苦しめ続けた喘息はもうかなり以前に軽快していた。テレビの報道チームは，彼女がチョウチラの両親のもとに身を寄せていることを知り，彼女がこれからどんなふうに生きていこうとしているのかに関心を持ってインタヴューに臨んだ。

　インタヴュアー：誘拐犯たちは今でも刑務所にいますが，それはどうしてだと思いますか？
　アリソン：だって……知ってのとおり，あんなことしたからよ。特に，「穴」に私たちを入れたでしょ。私たち，いったいどうなるかぜんぜんわからなかったのよ。息もできなかったのよ。死ぬかもしれなかった。とっても怖かった。何が怖かったかって，死ぬことよ。そしてパパとママに二度と会えなくなることよ。

　1981年，私は4～5年後のフォローアップで得たチョウチラの子どもたちのデータ (夢，将来に対する期待，恐怖，遊び，世界観) を携えて，マクファーランドとポーターヴィルのコントロール群のもとに赴いた。私はまず，マクファーランド高等学校とバートン小学校の校長に会い，私が準備した子どもの名簿から，何らかの精神的トラウマを経験した可能性がある子どもをチェックしてもらい，該当する子の名前を名簿から除いてもらった。つまり，面接を予定している子どものリスト

から，あらかじめトラウマを受けた可能性のある子どもを除外したわけである。

　コントロール群の子どもたちには，全員，面接の最後の質問として，「これまでのあなたの人生の中で，あなたの身に起こったとっても怖かった出来事って，何かある？」と聞いた。この質問に対する子どもたちの答えは私をひどく驚かせた。いや，それどころか，私は今でも驚いている。この子たちは，少なくとも教師が知る限り，何らのトラウマも体験していないはずであった。しかし，過去に起こった恐怖の出来事を非常に明瞭に記憶している子どもが少なからずいたのだ。「ひいおばあちゃんのおうちが地震で崩れて，私，下敷きになったの」（ルイス・エストローム，9歳），「家の近くで交通事故があって……女の子が死んだんだ」（ジョン・バトラー，15歳），「ヴァレーで地震があった日の翌朝，大きな木がひっくり返って根っこが見えていた。もし地震のときにその場所を歩いていたら，ぼくは木の下敷きになってしまったんだって思って怖くなった。それから，（ハイキングのときに）足を滑らせて落っこっちゃった，（谷底まで）落ちたんだ。痛くはなかったけど，岩が滑り落ちてきてぼくの腕の上に乗っかって，ぼく，動けなくなったんだ。パパが助け出してくれた。腕は折れちゃった」（ダーレーン・プロクター，13歳）。子どもたちの世界は隠された恐怖体験に満ちている。そして，彼らはそれを記憶している。実際のところ，彼らの記憶は非常に生き生きとしている。

　マクファーランドとポーターヴィルのコントロール群の子どもたちが私に話してくれた物語は，レイプや犬に襲われたといった直接自分が体験したものから，おばあちゃんの家が地震で全壊した，誰かが家の近くで殺された，お父さんが車の事故で怪我をしたといった，間接的な体験までに及んでいた。「何かとっても怖いことがあった？」という私の質問に対するコントロール群の回答は，一様に，明瞭で，強烈で，生き生きと新鮮なものであった。それがつい最近起こったことなのか，それともかなり以前の体験なのかはまったく関係がなかった。私が聞いたのは，かつての体験であり，同時に，現在の体験でもあった。

　ポーターヴィルのバートン小学校に通う11歳のマーティン・ヴァスケスの話。「ある日，ぼく，病気になったんだ……そう，病気。何歳のことだったか覚えてない（後になって彼は8歳と10歳という二つの年齢を思い出している。おそらくどちらか一つは彼の記憶違いであろう。もしかしたら二つとも誤りかもしれない）。その日はイースター祭で学校が休みだった。……ぼく，すごく怖かった。ママが言ったんだ，ぼくが死ぬかもしれないって。ママ，泣いてた。ママはほとんど聞き取れない声でそう言ったんだ。**それを聞いて**，ぼく，とっても怖くなったんだ！『**こんな歳で**死にたくない』って，ぼく，何回も言ったんだ」

　マクファーランド高等学校の1年である14歳のトーマス・マッカリーの話。「ぼくは交通事故か何かで死ぬんじゃないかと思って怖くなることがある。パパとおねえちゃんが，2〜3年前に交通事故にあった。本当に怖かった。ぼくはまだ小さかった。交通事故でめちゃくちゃになったトラックの事故のときの写真を後になって見た（トーマスは事故現場を直接見たわけではない。それにもかかわらず，強い恐

怖を体験している）。（後になって）トラックの実物も見た。パパとおねえちゃんに会ったのは病院でだった。パパが病院から電話をかけてきて，ママに事故のことを話したんだ。ママと2人で病院にとんで行った。ママ，泣き出したよ。最初のうち，ママは事故のこと，信じなかったんだ」

　ポーターヴィルのバートン中学校の2年生である13歳のジョシー・ブレークの話。「小さかったとき，転んで前歯を折ったことがある。唇も深く切った。……（家族でキャンプに行ったとき）弟とおっかけっこをしてて，ぼくは叫びながら走って逃げてた。……ママが『静かにしなさい！』って大声で言った。……そしたら，ぼく，バーベキューピットのところで転んだんだ。すごくびっくりした。何が起ったかわからなかった。叫ぶのをやめてキャンピングカーのほうに歩いてった。ママは，ぼくたちがおっかけっこを始める前に静かにしなさいって言った。ぼくは，転んだときに，もっと大きな叫び声を上げた。そしたら，ママは静かにしなさいってまた言ったんだ！」

　「ぼく，何にも感じなかった。口はまるで麻痺したみたいだった。口の中の上顎のところが膨れて口をふさいでる感じだった。ぼく，しゃべれなかった。……病院の緊急処置室に2～3時間いて，その夜は病院に泊まった。それから2週間，ずっとサンクレメンテにいたんだ。お医者さんが，問題なしって言うまで……」

　「そのとき，夢を見た。ぼくと弟が公園にいた。ぼくは暗い場所に入って行った。男の人が出て来てぼくを部屋に閉じ込めたんだ（この夢の『部屋』は，たぶん，緊急処置室だろう）。おばあちゃんが来て，ぼくを救い出してくれたんだ」

　「どうしておばあちゃんが助けてくれたのか，何か理由はある？」と私は聞いてみた。

　「怪我をしたとき，ぼく，おばあちゃんのことを考えていたんだ。おばあちゃんがいてくれたらなって思ったんだ」

　マクファーランドとポーターヴィルの「コントロール群」の子ども25人中13人が，「覚えているうちで最悪の，一番怖かった経験を教えて」という質問に対して，過去の非常に明瞭な記憶を述べてくれた。この13人中10人に極端な恐怖，あるいは精神的トラウマの存在を示唆する症状が確認された。そうした症状が観察されなかった3人のうち1人には，交通事故による父親の死に関連した長期にわたる悲嘆反応が見られた。残りの2人には，精神的トラウマに関連すると思われる症状が部分的に見られたものの，「診断」を下せるほどのものではなかった。これらの観察から，子どもの頃の戦慄の記憶は，ほとんどの場合，ポストトラウマ性の症状の少なくとも一つと関連しているとの結論が導き出せよう。また，就学年齢以降になって経験した1回限りのトラウマ性の体験の記憶は，ほとんど例外なく非常に明瞭であり，当時の衝撃がそのまま保持されていると言えよう。

　マクファーランドとポーターヴィルの「コントロール群」の子どもたちのうち，いったい何人が虐待を受けていたのだろう？　幼稚園や保育所に入るまでに繰り返し壁に叩きつけられた経験を持つ子どもはどれくらいいたのだろう？　インセスト

の被害にあった子どもは？　保育所でレイプされた子どもの数は？　何人の子どもが「宗教」の名のもとに執り行われる野蛮な悪魔的儀式や猟奇的な祭礼の犠牲になったのだろうか？　この25人の中で，私は1人としてそういった経験をした子どもを見出さなかった。しかし，だからと言って必ずしも，私が面接した子どもたちが5歳に達するまでにそうした経験をしていなかったと断言できるわけではない。つまり，1回限りのショックな体験とは違って，反復的な虐待の記憶は心のさらに奥深くへと沈潜してしまう可能性があるかもしれない——1981年の時点で私はそう考えたのだが，しかし，確かにそうだと断言する自信はない。慢性的な虐待の記憶は，「否認」や「解離」などの防衛機制によって完全に意識から切り離されるか，非常に部分的な記憶，あるいは薄ぼんやりとしたセピア色の記憶になってしまうのかもしれない。もしかしたら，5歳以前には，反復的な虐待の記憶というもの自体がそもそも形成されない可能性だってある。5歳頃までの乳幼児は，いまだ記憶を形成できるほどには成熟していないといったことも，もしかしたらあり得るかもしれない。私がマクファーランドとポーターヴィルで聴取したのは，就学年齢以降に起きた1回限りのトラウマ性の出来事に関する記憶である。空手チョップだ。その意味で，チョウチラの子どもたちの経験と同種のものである。長期にわたる，反復的な，そしてもっと幼い頃の経験の記憶が，彼らにはもしかしたらあったのかもしれない——しかし，私の耳には届かなかった。

　「偽りのトラウマ性記憶」（false traumatic memory，訳注：実際にはなかったトラウマ性の体験が何らかの形で「記憶」として形成されることがあるとする考え。性的虐待の記憶が「よみがえった」として，父親などをかつての性的虐待の罪で告発する事件が増加する中で出現した概念）なるものが存在するのだろうか？　子どもが，自分の身にはまったく起こらなかったことを思い出すということがあり得るのか？　あるいは，実際にあったことなのだが自分が直接経験したわけではなく，間接的に知ったことを自分の身に起こったこととして子どもが記憶を作り出すといった事態が生じ得るのだろうか？

　このコンテクストで私の心に浮かんだのは，マリー・アントワネットに関するステファン・ツヴァイクの著作である。フランスの幼き王子が，革命軍の手によって，自分自身と，母親であるアントワネット王妃，そして姉たちの間のインセストの物語を語らされる経過をツヴァイクは描き出している。革命軍はマリー・アントワネットを処刑するための「法的」な理由を必要としていたのだ。幼き王子が母親を責める内容の証言を行った直後，王子の姿は見えなくなった。隠された歴史である。そしてマリーはギロチン刑に処された。王子は虚弱で常に病気を患っていたのだと革命軍は説明する。確かにそのとおりなのかもしれない。しかし，まったくの嘘である可能性も否定できない。この若き王子は，自分が語った物語を信じて死んでいったのだろうか？　洗脳者たちが語るインセストの物語があまりにも説得力を持ったものであったがために，彼は実際には起こらなかった痛恨の出来事を自分の経験として思い描いたのだろうか？　彼は私の関心を大いに引く存在である。明らかに偽りの物語を語った哀れな王子。

子どものインセストという領域を専門とするものたちの中には，性的虐待を受けた子どもは嘘をつかないと主張するものもいる。しかし，私自身は，精神科としての臨床場面で，偽りの物語を語る子どもたちに出会ったことがある。例の悪名高き「ダンボの鼻」ゲームでおじのロジャーを訴えることになってしまった幼きヴィオラ・エドワーズの場合，母親，警察官，そしてソーシャルワーカーの働きかけによって，文字通りの意味での虚偽性とは言えないまでも，誤認を生じてしまったと言えよう。確かにヴィオラは例外かもしれない。私たちは子どもの性的な被害の訴えについては，すべて非常に慎重に対応しなければならない。子どもの全身の医学的なチェックを行い，精神医学および臨床心理の観点から評価を実施し，家族関係について調査し，そして保護者の状態についてチェックするといった慎重さが，どの子どもの場合にも要求される。それにもかかわらず，私が思うには，数は少ないかもしれないが幾人かの子どもの性的虐待に関する虚偽の訴えが大きなセンセーションを巻き起こすことがある。そして，その訴えが，誰かの存在を消し去ったり幾ばくの金銭をもたらす手段になってしまうことが，実際に起こっている。事実，セーレム（訳注：魔女裁判で有名なマサチューセッツ州の町）で起こったではないか。リリアン・ヘルマン作の演劇『The Children Hour』（邦題『噂の2人』）の学校でも同様のことが起こったのだ。再び起こらないという保障はどこにもない。

　子どもたちは虚偽の訴えをする可能性がある。子どもたちは，自分の利益のためだけではなく，誰かの利益のために虚偽の訴えを行う可能性がある。あるいは，これがもっとも起こりやすいケースなのだが，虚偽の訴えを誰かに強要されることもある。一方で，子どものまったくの自由意志に基づく場合もある。虚偽の訴えをする子どもの中には，自分の話を信じきるようになる子もいる——おそらくは，不運に満ちた人生を送ったかのフランス王子のように，あるいはヴィオラ・エドワーズのように。私が知っているある子どもは，ソーシャルワーカーから，パパが自分の「おちんちん」をしゃぶるように彼女に要求したかという質問を25回もされている。彼女は，25の質問すべてに「ううん」と答えた。しかし，26回目の同じ質問に対して，彼女はついに「うん」と答えた。彼女はその行為について何ら詳細な記述は行っていない。裁判官は，彼女のこの26回目の回答によって，父親の子どもとの面接交渉権を1年間停止した。

　かつて，私は，インディアナ州の裁判所の依頼でロレッタ・ジョーンズという8歳の女の子に会った。ロレッタの親権は，インディアナ州とカリフォルニア州で問題になっていた。ロレッタの母親は自殺していた。その後，ロレッタの養育は，母親の遺言でインディアナポリスに住む母親のいとこに託された。ロレッタはそこで半年間生活した。彼女について何が問題だったかというと，彼女にはカリフォルニアで暮らす（母親と離婚した）父親——ジョー——がいたのだ。彼の元妻ベルが自殺したということを，彼は知らされていなかった。彼は，ロレッタがいとこのところにいるということも知らなかった。ジョーは，まったくの偶然から，その事実を知ることになった。

ここで少し時間を戻そう。ジョー・ジョーンズと彼の妻ベルの離婚は，ロレッタが２歳の頃にカリフォルニア州で成立した。そしてロレッタが３歳になったとき，カリフォルニアの裁判所はロレッタに対するジョーの面接交渉権の停止を命じた。これは，父親が自分にオーラル・セックスを強要したとロレッタが訴えたためにとられた措置であった。オーラル・セックスの訴えに関する警察の報告書に基づいて，カリフォルニア州の裁判官は，父親にロレッタとのあらゆる関係を禁じたのだ。ジョー・ジョーンズは，月々のロレッタの養育費を私書箱を通して支払っている。しかし，彼は彼女に会うどころか，電話さえも許されていない。ロレッタは，面接にあたった女性警察官に「パパのおちんちんについたネバネバの白いやつ」と「大きくて，かたくて，黒い」ペニスについて話したということであった。その表現は，かくのごとく幼児語で行われ，そして，裁判官は何の疑いも抱かなかった。

　ベルの死を知ったジョーは，インディアナ州の裁判所に休日にロレッタが自分のところにやって来ることを求める申し立てを行った。裁判所は同意する旨を決した。この裁判所の新たな決定によって，私がロレッタに初めて会ったときには，彼女はすでにジョーのことを知っていたわけである。彼女はジョーと，そしてジョーの再婚相手であるスーザンのことを気に入っていた。私が知り得たところでは，８歳のロレッタにとって，私のオフィスへの来訪が生まれて初めての精神科受診であった。彼女は，自分が女性警察官に話したことのために，父親との関係を完全に閉ざされていたのだ。たった一度だけ口にしたことのために。

　ロレッタには，ずっと以前の性的「トラウマ」に関連したような精神的症状は見られなかった。恐怖，怒り，恥辱感，精神的麻痺といった症状は皆無であった。また，父親との性的な経験に関する記憶もなかった。彼女が強迫的にマスターベーションをするといった観察も，あるいは他の子との奇妙な性的遊びがあるとの報告も一切なかった。あるいは，セックスや男性に関する悪夢を彼女が報告することもなかった。一方で，彼女は母親の自殺によってトラウマを受けており，それに関連したいくつかのトラウマ性の症状――長期の悲嘆反応，オーメン（予兆），罪悪感，悪夢，母親との再会に関する空想的な思い――が見られた。

　私は，彼女が３歳の頃，カリフォルニアの「女のおまわりさん」のところに行ったことで何を憶えているか彼女に問うてみた。「おぼえてない。でも，インディアナのおまわりさんのところに行ったのはおぼえてるよ。（７歳の頃に）ママのボーイフレンドのフランクにおうちから出て行ってもらったの」。彼女はさらに続けた。「おまわりさんに，白いやつとフランクのおちんちんの話をしたのよ。とってもうまくいったの。そのあと，私とママはフランク・モーラに会わなくてもよくなったのよ」

　「ねえ，ロレッタ，その話をおまわりさんにしたのはどうしてだったのかな？」

　「どうしてかって言うと……」と，この小さな女の子ははしばみ色の悲しげな瞳で答えた。「どうしてかって言うと，ママが大変なことを考えていたからなの。わたし，ママに自殺してほしくなかった。ママが自殺するかもしれないってこと，わ

たし，いつも知ってた。おまわりさんにわたしが言ったようなこと，ほんとはフランクはしなかったの。でも，わたし，ママを守りたかったの。それで，ママがこう言いなさいって言ったことをおまわりさんに話したのよ」

　確かに，こうしたことは起こり得る。ロレッタ・ジョーンズは良い子であり，道徳的に正しいことをしたのだ，と私は思う。自分の母親の命か，それとも「父親たち」との関係か，という非常に恐ろしい選択を，3歳で――そして再び7歳で――彼女は迫られたのだ。ロレッタはベルの生命を選んだ。そして，この選択は，少なくとも5年間は，正しかったのだ。しかし最終的には，この母親の自己破壊衝動が勝ることになった。

　私はロレッタの父親に，私が理解した内容を伝えた。彼には，ロレッタのジレンマが十分理解できた。もし自分が3歳の頃にそのような選択を迫られたとしたら，ロレッタと同じ判断を下しただろうと彼は言った。ジョー・ジョーンズは彼女を許した。そして，インディアナ州の法廷は，父親の親権を完全に回復する旨の判決を下した。私が知る限り，その後の2人の関係はうまくいっているとのことである。ロレッタはロサンゼルスで精神療法を受けているとも聞いている。

　「偽りのトラウマ性記憶」のほとんどは，嘘や暗示とはまったく無関係である。そうではなくて，こうした誤った記憶は，トラウマとなるような事態を経験している最中に耳にしたことや感じたことから，直接的に生じたものなのだ。たとえば，かつて紹介したベツィ・ファーガソンが経験した祖母が殺される場面の視覚像は，それを目撃したからではなく，その話を聞いたこと，そして後になって，そういったふうになったらどんな感じがするだろうと自分で考えたことから生み出されたという事実を思い起こして欲しい。あるいは，ヘンリー・ホールのことを思い出してもらってもいいかもしれない。彼は，自分の弟の死体に後頭部がないことを，はじめは手で感じ，後には，後頭部を欠いた恐ろしい頭をはっきりと「見る」ようになったのだ。このトラウマの幼き被害者は2人とも，内なる真実を語ったのだ。彼らは，知覚的印象を一つの様相（感じたり，聞いたり）から別の様相（見る）へと移し変えたのだ。両者とも，暗示の犠牲になったわけではない。彼らは，単に，知覚的印象の変形を経験したに過ぎない。その結果，この子どもたちは，自分が一度も目にしなかった「場面」の視覚的記憶に苦しむことになった。

　すでに皆さんには紹介した，悲劇に見舞われたハリソン家の最年少のメンバーであるウィニフレッドは，非意図的な誤った視覚的記憶の創造に関する好例を提示してくれている。5歳になる姉ホリーが，およそ考えられないような子ども用プールの事故で内臓が吸い出されるという経験をしたとき，ウィニフレッド・ハリソンは2歳1カ月であった。彼女は，その事故に関して，何も見ていない。姉であるホリーが子ども用プールの排水溝――何の防護壁やカバーもされていなかった――の上に吸い寄せられ，内臓が体外に出てしまうという事故が起こったとき，ウィニフレッドは母親に抱えられて成人用のプールにいた。母であるハリソン夫人は，息子であるデュエインの顔に驚愕の表情を見た。彼女は，子ども用のプールのところに

人が群がってくるのを見た。しかし，小さなプールの死角のところにいたホリーの姿を見ることはできなかった。ハリソン夫人は，ウィニフレッドを，ちょうど近くにいた知人に手渡した。知人はそのままウィニフレッドを自宅に連れ帰った。それから2日間は，何が起こったのかをウィニフレッドには伝えないでいた。2日後，両親はホリーの身に起こった事故のことを彼女に説明した。

ウィニフレッドが4歳になったとき，両親は，「チェック」のために彼女を私のオフィスに連れて来た。彼らの申し出で，私は1回限りの面接を彼女と持つことになった。ウィニフレッドは，事故のことをまったく憶えていなかった。また，ポストトラウマ性の症状も一切認められなかった。

その後，ホリー・ハリソンは死んだ。自宅で療養生活を送っていたホリーは，ペンシルヴェニア州ピッツバーグの病院に入院し，そこで，果敢にも肝臓と腸の移植に臨んだのだ。ホリーは肝臓と腸を必要としていた。しかし，彼女の手術は失敗に終わった。ハリソン家の人々は，一様に，ひどいショックを受けた。彼らは，ホリーの死亡という事実を認めることを完全に拒否した。ホリーの死亡の知らせは，ウィニフレッドに重大なトラウマを与えた。その直後から，彼女は「ホリーの幽霊」の訪問を毎夜受けることになった。私のオフィスでウィニフレッドは——彼女は私のクライエントとなっていた——ピッツバーグへの死の旅路をテーマとしたゲームを繰り返していた。さらにこの時点で彼女は，ホリーの内臓が吸い出されていく場面を見たと初めて主張したのである。「憶えているよ」と彼女は言った。

この，新たに形成されたウィニフレッドの「記憶」は，いったいどのような要素から成っていたのだろうか？　それは，明瞭な視覚的要素から構成されていたのだ——尻餅をついて奇妙な格好で座り込むホリーの姿，今にも叫ばんばかりに大きく開かれたデュエインの口，プールの底までつながる長く伸びた腸，ホリーを抱え上げようとするパパの姿。この，かなり後になって形成されたウィニフレッドの記憶は，父親，母親，デュエイン，シンディ，そしてホリーが家で語った記憶と完璧に一致していた。つまり，ウィニフレッドの記憶は，自分以外のすべての人の記憶の合成物だったのだ。彼女は，眼ではなく耳で自分の「記憶」をかき集めたのである。家族の語る物語から自分の記憶を作り上げた。そして，それらの物語が視覚像へと変化した。その結果として生まれた記憶は，まるで本当に視覚神経路を通って大脳に入力されたがごとく，非常に明瞭で，かつ現実的なものとなっていた。

偉大なるスイスの子ども心理学者であるジャン・ピアジェは，誤った視覚的記憶を持ち続けた1人であった。彼は，その著『Play, Dreams, and Imitation in Childhood』(子どもの頃の遊び，夢，そして模倣)に，次のような物語を記している。2歳の頃から15歳になるまでのジャンには，乳母車に乗っているときに誰かに誘拐されそうになったという記憶があった。その記憶は視覚的なもので非常に明瞭であった。彼の乳母がその誘拐未遂犯を追跡して彼を無事に連れ戻したのだ。

ジャンが15歳になったとき，ピアジェ家とは長らく音信の途絶えていた件の乳母がジャンのもとを訪れ，ある出来事を告白した。その出来事以来，彼女はずっと

苦しみ続けたという。ピアジェの誘拐の物語は，ピアジェ家の人々の賞賛を獲得して自分の地位を確たるものとするための彼女の作り話だったというのだ。誘拐もなければ救出劇もなかったのである。ピアジェは虚偽の話を2歳のときに聞いた。そして，その偽りの話から，その場面をはっきりと「見る」ようになった。2歳から15歳にかけて，ピアジェはまったくの作り話の視覚的記憶を持ち続けたことになる。それがまったくの嘘であったと知ったとき，ピアジェはその記憶を放棄することができた。

　非常に幼い頃のトラウマの記憶はいったいどうなるのだろうか？　もしかしたら皆さんにはおわかりのことかもしれないが，私がこうしたことを考え始めたのは，例のマクファーランドとポーターヴィルのコントロール群の研究を終えてからのことである。強い恐怖を与えた出来事に関する言語的記憶が生じるカットオフ・ポイント，つまり最下限の年齢とはいくつくらいなのだろうということに，だんだんと興味を覚えるようになった。チョウチラの子どもたちは，事件当時5歳から14歳という年齢であり，彼らは全員，事件のことを明確に記憶していた。では，もし彼らが1歳や3歳だったとしたら，その記憶はどうなっていたのだろうか？

　フィールド研究で幼児たちのトラウマの記憶を研究するには，どのような方法をとればよいだろうと私は考え始めた。そのことに苦慮しているとき，私はふと，サンフランシスコのオフィスのカルテ庫には，5歳以下の年齢でトラウマを体験した32人の子どもたちの記録が収められていることを思い出した。彼らのアセスメントはすべて私自身が行っていた。さらに，子どもが口にした言葉はそのまま逐語的に記録していた。では，彼らが私に語った言葉が現実のことであったかどうかをチェックする方法はあるだろうか？

　私はあることに思い至った。もしかしたら，カルテの中に，子どもが経験したことを何らかの形で記録した書類があったかもしれない。私がかかわりを持った子どもたちの多くは民事訴訟に巻き込まれていた。彼らの両親は，子どもを私のところに連れてきた時点で，すでにさまざまな書類――写真，警察の報告書，加害者の陳述，第三者の証言，興信所の報告書など――を提出していた可能性がある。私は，トラウマを受けた可能性があると考えられる子どもには，常に，自分の身に起こった最悪のこと，もっとも恐ろしかったことの記憶を話してもらうようにしている。そのため，彼らのカルテには，子どもたちの恐ろしい記憶が多数記載されている。こうした記憶のいくつかは，カルテに挟み込まれている外部機関に提出された書類と比較して検討することが可能ではないか。

　実際にカルテを検討したところ，何らかの外部機関への書類と比較検討が可能な幼児期の子どもの記憶が20あった。20人という数字は，20世紀の疫学的研究における大規模な研究として見るならば，惨めさを覚えるくらい少ないと言えよう。しかし，自分が何を追い求めているのかがわからない限り，そうした大規模な研究は実施不能である。そして，この時点で，私は何を求めるべきなのかわかっていなか

った。私が手にしたトラウマを体験した5歳以下の20人の子どもたちの記録は，この興味深い疑問に対する回答を求めるための予備的研究の対象としては十分であろう。この幼き子どもたちの記憶はどんなものであったろうか？　視覚的な記憶？　あるいは行動的なもの？　もしかしたら言語的記憶だったか？　もし子どもがその出来事を言語レベルで記憶していなかったとしたら，そもそもトラウマを受けたと言えるのか？　トラウマとなった出来事についての幼児の言語的記憶は正確なものなのだろうか？　行動的記憶はどうであろうか？　彼らは，自分の中に吹き込まれたずっと以前のトラウマを正確に思い出すことができるのだろうか？

　手元にあった20ケースを検討した結果，トラウマとなる出来事をおおむね28～36カ月以下の年齢で体験した子どもたちの大半は，その体験を言葉で想起することはできないということがわかった。彼らの中には，その体験のごく一部を記憶していたり，非常にあいまいな，あるいは漠然とした記憶を持っているものもいた。しかし，28カ月という年齢以前には，トラウマとなった出来事の完全なイメージを言語レベルで記銘，保持，再生することは不可能だったのだ。20人の子どもたちの中でトラウマとなった体験の時点で年齢が28カ月以下であった子どもは7人いたが，そのうち，何らかの言語的記憶があったのは3人しかいなかった。しかも，彼らの記憶とは，「メアリー・ベスさんのおうちですごく危険なことがあったのよ」（15カ月から18カ月の頃にヒルガード事件の被害にあったサラ・フェローズ），「ほんとにあったことなのか夢なのかわからないけど。洗面所に行って顔をあらったことを憶えている」（11歳のフェイス・グッドマン。彼女は23カ月のときに船の事故に遭遇し，燃え盛る船内エンジンに顔から突っ込んでいった）などの，擦り傷のような痕跡に過ぎなかった。28カ月以下で経験した出来事に関する彼らの言語的記憶の中で，完全なものは皆無であった。

　このように，トラウマとなった体験を言語的に記憶できるかどうかのカットオフの年齢は28～36カ月であろうと考えられるが，この知見は，幼い子どもの大脳の発達に関する近年の生理学的研究の知見とうまく符合する。大脳（右利きの人の場合，言語的な技能に関する領域は左半球に存在する）の急速な発達が，ほぼ3歳頃に生じる。大脳の言語中枢が成熟すれば完全な言語的記憶が生じ得ることになる。

　20人の幼児のトラウマ性体験に関する記憶を外部の資料と照合しながら検討するという私の研究の結果，もう一つ興味深い示唆が浮かび上がってきた。それは，行動記憶（恐怖，遊び，再現，夢）はどの年齢段階の体験についても存在しているという事実である。非常に幼い年齢で恐怖を体験していたとしても（私のカルテにあった子どもの中で最年少はグロリア・リバースであった。彼女は，新生児の頃から生後6カ月にかけて，ヒルガード保育園に在籍していた），子どもはその体験に関連すると思われる行動を繰り返した。ほとんどの場合，子どもたちは「記憶」の表現と思われる，複数のパターンの行動を繰り返すようであった（グロリアは，私のオフィスで，まるでそれが人間であるかのようにクッションを重ね合わせた。また，私が見ていないと彼女が思っているときには，オフィスに置いてある一番素敵

な人形の陰部にあたるところに指を突っ込みもした）。こういった行動は，トラウマ性の出来事を非常に幼くして経験した子どもの心に，その体験の記憶の痕跡が存在し続けていることを指し示している。

　この研究の対象となった20人の子どものうち，18人は，彼らの身に起こった特定的な出来事の内容と完全に一致する行動を示した。年齢が幼過ぎるために言語的な記憶をまったく持っていない子どもたちが，自分の身に起こった出来事を行動で示したのだ。私のデスクの中に，彼らの遭遇した事件に関する正式な書類がファイルされていたことは，私にとってきわめてラッキーであった。子どもの身にどんな出来事が起こったかわかっていない場合に，子どもの行動からその出来事の内容を遡及的に解明していくという作業は，私の今回の研究に比べて非常に困難であろうことは火を見るより明らかである。場合によっては，まったく不可能な作業とも言えよう。しかし，それとは逆に，子どもがその種の行動記憶をまったく示さない場合には，子どもが経験したと考えられているトラウマ性の出来事を，その子が本当に経験したのかを再考する必要があるかもしれない。少なくとも，子どもがその出来事を直接には体験していない可能性が生じると考えていいだろう。

　この20人の子どもたちには，2人の例外が含まれていた。私が見る限り，この2人は，過去においても現在においても，行動記憶をまったく示していなかった。そして，それは説明可能であるように思われた。最初の例外は，ウィニフレッド・ハリソンであった。少し前に述べたように，彼女は誤った言語記憶を持っていた。彼女が体験したと言われていた「出来事」を，彼女は本当には体験していなかったため，当然，その出来事に関連する行動記憶は不在であった。二つ目の例外は，非常に聡明な42カ月のドリス・ベヤであった。彼女は乳児であった弟が寝室の窓から数階下の地上に落下するという事故を目撃していた。しかし，彼女が私のオフィスにやって来たのは，今日ではポストトラウマティック・プレイと呼ぶようになった遊びや再現——子どもの頃に観察される行動記憶の非常に強力なパターン——の存在を，私が認識するようになる1年前のことだったのだ。私がトラウマ性の出来事を集団で経験した子どもたちを対象とした研究（チョウチラの子どもたちに関する研究）を実施する機会を得たのは，ドリスとの面接から1年が経った頃のことであった。したがって，ドリスと出会った頃の私は，いったい何に着目すればよいのかわかっていなかったのだ。私には「見る目」がなかった。それゆえに，ドリスの行動記憶をとらえられなかった公算が非常に高い。

　精神的トラウマは子どもの心に消し去ることのできない痕跡を残す。それが，何歳のときの体験であるかはまったく無関係なのだ。おそらく，トラウマ性の出来事は，まず視覚的なイメージとして，あるいは感情や感覚として——どんなに幼い子であっても——刻み込まれるのだろう。こうした知覚的な記銘は，言語的な記憶が成立するずっと以前から生じると考えられる。私の研究の対象となった20人の子どもたちが示している記憶は，おそらく，2種類に分類できよう。一つは知覚ー行動記憶であり，この種の記憶はきわめて原初的なもので，誕生の直後から機能し始

めると考えられる。今一つは，言語的記憶で，これが完全に機能し始めるのは生後28～36カ月に達してからなのだろう。非常に幼い子どもの記憶の痕跡をもたらすものとしてトラウマ性の体験をとらえるという視点は，記憶のプロセスに関する研究に新たな知見をもたらしてくれる可能性があるかもしれない。

　私の研究は，さらに興味深い知見をもたらしてくれた。子どもたちが遭遇したのがどのような出来事であったかが，子どもが自分の経験したことをどの程度言語的に完全に想起できるか，あるいはどのように想起するかに，かなり重大な影響を与えているのではないかという点である。簡潔に言えば，1回限りの出来事は，概して完璧に想起される。研究の対象となった20人のうちで，その体験時に28カ月以上の年齢であったのは13人いたが，うち7人が経験した出来事はきわめて短時間の1回限りのものであった。そして，この7人は全員，自分の体験をほぼ完全に言葉で想起することができた。そして，彼らが語る内容は，ほとんど事実とたがわなかった。一方で，私の研究の対象となった20人の子どもの中には，生後28カ月以上の時点で，非常に長期に及ぶ恐ろしい出来事を体験したり，そうした出来事を繰り返し反復的に経験した子ども——最短で11時間，最長では3カ月に及ぶ——が6人いた。彼らのうち，自分の身に起こった出来事を完全に記憶していたのはたった1人，アラン・ボスコムだけであった。4人は部分的にしか憶えておらず，また，まったく記憶がない子どもが1人いた。28カ月以上の年齢で長期的もしくは反復的なトラウマ性の体験にさらされた子どもの記憶は，同様の年齢で単一のトラウマ性体験をした子どものそれに比べてあまり正確ではないと言うことができよう。

　このようなトラウマ性の出来事の性質が，その出来事に関する言語的な記憶にどうしてこういった影響を与えるのだろうか？　次のように考えると，この現象にはある程度説明がつくかもしれない。つまり，あまりにも突然の強烈な，そして迅速な出来事は，子どもがその時点で活用し得るあらゆる防衛機制を凌駕し去るのではなかろうか。一方で，出来事が長期間に及んだ場合，否認，乖離，自己暗示，解離などといった子どもの防衛機制の働きを刺激することになり，こうした防衛機制の作用が記銘，保持，再生を妨害することになるのではなかろうか。体験が突然の，まったく予期不能の戦慄を与えるものであり，かつ1回限りの出来事である場合には，これらの防衛機制が完全に圧倒されてしまい，その結果，過度に明瞭な，あまりにも生き生きとした記憶が形成されるのではないか。それに対して，長期に及ぶ反復的な出来事の場合には，子どもにとって戦慄を予期することが可能となり，そのために前もって防衛機制を稼動させることが可能になる。その結果，言語的記憶は不明瞭で部分的なものとなり，あるいはまったく欠落してしまうとは考えられないだろうか。過去何年間かの記憶がすっぽりと抜け落ちてしまっている子どもも実際に存在するのだ。

　ここで，20人の子どもたちの代表例として，3人の子どもの記憶をごく簡単に見てみよう。3人のうち1人は，非常に短期間のトラウマ性の出来事に遭遇し，したがってきわめて明瞭かつ完全な言語的記憶を保持している子どもの例である。そ

して，残りの2人は，長期に及ぶ出来事を経験し，その記憶がかなり不正確で痕跡的な状態になっている子どもの例である。

最初の1人はデュエイン・ハリソンである。彼は，妹のホリーの内臓が吸い出されるところを完璧に記憶していた。彼自身は，できることならきれいさっぱり忘れてしまいたいと思っていたにもかかわらず。この事故に遭遇した時点で，彼は4歳であった。すなわち，言語的記憶のカットオフ・ポイントと目される28〜36カ月を十分超えていたわけである。また，彼の経験した出来事は，きわめて短時間の，かつ1回限りのものであった。彼の記憶は正確であり，また完璧だった。

一方で，マフィー・ミラーとシルヴェスタ・ストーリングスはともに長期にわたるトラウマ性の体験の被害者であった。そして，彼らの記憶は不正確で不明瞭であった。マフィーは，27カ月のときに母親を失っていたが，彼女の死因は毒物による中毒であった。マフィーは，母親がベッドに横たわり死に向かっている2週間もの間，母親の寝室のドアの外側にいて寝室のドア――そのドアはロックされていた――を見つめながらじっと座っていたのだ。彼女は，トラウマ体験の言語的記憶の形成ができるかどうかのぎりぎりの年齢にあった。彼女にとってこのトラウマ性の体験は，少なくとも2週間に及んだ。さらに，彼女は，母親の喪失に対する長期にわたる複雑な悲嘆反応をも経験していた。

11歳になったマフィーは，幼い頃のトラウマ性の体験の一部を言語的に記憶していた。「私，鍵がかかったドアの外に座り込んでいたの」と彼女は言った。これは，経験の全体を代表する部分的記憶であった。記憶の痕跡ではあるが，しかし，彼女の人生に重大な影響を与えた体験の全体像の記憶ではなかった。

さらに，マフィー・ミラーのその体験自体に関する記憶そのものも不正確であった。彼女の家で家政婦をしていたエラ・ミーは，母親が死んでちょうど1年が経った頃に解雇されていたが，マフィーの記憶ではその順序が混乱し，さらにエラの解雇と母親の死亡が混同されていた。彼女は次のように言っている。「エラ・ミーはどうなったのかしら？」と私は11歳の少女に尋ねた。「たぶん……エラ・ミーは私のお母さんが死ぬ前に死んじゃったんだと思う。違う，いなくなっちゃったんだ。やっぱり違う，お母さんが死んだ後……そうじゃない，前だった。待って，エラは死んだのよ，やっぱり。いや，お母さんが死んだ後で死んだんだわ（この時点で彼女はひどくいらいらし始めた）。エラは出て行ったのよ，お母さんが死んだ後に。違う，違う，やっぱり前だった」

長期にわたる，もしくは反復的な幼児期のトラウマ性の出来事に関する不鮮明で，不正確で，断片化した記憶の例をもう一つ紹介しよう。3歳半になるシルヴェスタ・ストーリングスは，母方祖母に連れられて公園を散歩している最中に，弟とともに腕をつかまれて拉致されるというトラウマ性の体験をしていた。シルヴェスタの父親――ここではグラハム・ストーリングスと呼ぶことにしよう――はハリウッドの映画スターであった。彼は，シルヴェスタと2歳4カ月の弟クリントを拉致して，2週間に及ぶ世界をめぐる逃避行――この「旅行」には，彼のエージェント，

弁護士，マネージャー，その他2名の男性の友人が同行した——に彼らを連れ回したのだ。子どもたちの母親は探偵を雇った。探偵は，2人の亜麻色の髪をした男の子たちと，彼らを連れたおそらくは比較的大きな大人の集団を追い求めた。ほんの数分の違いで彼らを捕え損ねたこともあった。この旅行で，子どもたちは混乱し，過剰な興奮を覚え，また，強い恐怖を感じた。同行していた大人たちは彼らにあまり関心を向けなかった。子どもたちには，いったい何が起こっているのかまったくわからなかった。拉致から2週間半が経った時点で，グラハム・ストーリングスは，ようやく彼らを母親のもとに連れ戻したのだ。「ヴァケーションだよ」と，グラハムは言った。

　母親であるグロリア・ストーリングスは子どもたちが戻って来た次の日，私に「往診」を求めてきた。かくして，「トラウマとなった出来事の終結」から「面接」までの間隔は，ワンダ・フォレストのケースよりはわずかに長いものの，きわめて短いものとなった。少年たちは2人とも，興奮から覚めやらぬ様子であった。彼らは子ども部屋で飛行機のおもちゃを飛ばして遊んでいた。

　これまでに自分の身に起こった「悪いこと」に関する私の質問に対して，6歳になっていたクリント・ストーリングスは，2週間の逃避行に関する一切の言語的記憶を持っていなかった。この出来事は彼にとって長期にわたる経験であり，かつ，事件当時，彼は言語性記憶が形成されるかどうかのぎりぎりの年齢であったからだと考えられる。

　しかし，シルヴェスタは違っていた。公園で父親の手によって拉致されたとき，彼は42カ月であった。何らかの言語的な記憶を記銘し保持するには十分な年齢である。この逃避行から数カ月が経過したクリスマスの頃，グラハム・ストーリングスは裁判所が彼に認めた「面接交渉権」を行使した。彼は，「子どもたちをビーチに連れて行って，のんびり過ごすつもりだ」とグロリアに言った。しかし実際は違っていた。グラハムは彼らをブロードウェイに連れて行き，小さなタキシードを着せ，ラジオ・シティ劇場の真夜中の舞台に上がらせたのだ。舞台に上がること自体は何らトラウマティックな出来事ではない。しかし，彼らにとって，それは非常に恐ろしい体験であった。

　シルヴェスタ・ストーリングスはこの二つの体験を混同してしまったようだ。彼の心の中では，父親による「誘拐」の体験と，その後1カ月を経た頃の「クリスマス・ショー」の経験が入り混じって一つの出来事として記憶された。「一度，旅行でとっても怖い思いをしたことがある」と，8歳になったシルヴェスタは数年ぶりに再会した私に語った。「ぼく，シカゴに行って，スイスに行って，それからたぶんアフリカに行ったんだ。3歳のときだった（これらはすべて正しい。彼の話は本当にあったことである）。それって，……たぶんクリスマスのときだったと思うよ(間違い)。クリスマスのときにとっても怖い旅行をしたんだ。えっと，タキシード……そう，タキシードだった……そのとき，ぼくはちっちゃい子ども用のタキシードを着てたんだ（これも間違い）。お母さんがぼくのところからいなくなるような

……そんな，気がした（正しい。帰宅後，彼は母親が自分の視野から消えることを決して許さなかった）。その旅行では，何回も飛行機に乗ったよ（正しい）。ぼくが歩いていると，たくさんの人が体に触ってきたよ（間違い。おそらくこれはクリスマス・ショーの経験だろう）。ママがいなくなったんだって考えたってこと，憶えてるよ（正しい）」

　私の研究からは，年齢が幼いがためにトラウマを受けなかったという子どもは1人もいないように思われる。また，年齢が低過ぎて行動記憶が保持されていないという子どもも見当たらない。しかしながら，こうしたトラウマ性の記憶の性質について何らかの普遍性を持った結論を述べるためには，幼い子どもたちの精神的なトラウマに関して，より大きな対象とより洗練された方法による研究が必要であることは言うまでもない。

　ベルギーの画家であるルネ・マグリットは，14歳のときに母親の自殺を経験した。彼が画家になる決心をしたのは，母親の自殺の2年前であった。ある日，12歳の彼が近くの墓地で枯葉や石のかけらで遊んでいたとき，彼はたまたま作品の制作を目的に都会からやって来ていた画家と出会った。ルネは非常に強い衝撃を受け，画家になろうと決意した，と，伝記作家であるスージ・ガブリックに語っている。

　若きルネ・マグリットの母親は深刻なうつ状態にあった。彼女は気分障害の激しい波に幾度となく襲われ，ときには真剣に自殺を考えていた。彼女は，ときとして末の息子の部屋で寝ることがあったが，その際には，家族の中でもっとも眠りが浅い末息子が母親の行動を見張る役割を担った。ある夜のこと，この末息子は，母親の姿がベッドから消えていることに気付いた。彼はそのことを家族に知らせ，母親の捜索が行われたが，母親の行方はわからなかった。2日後，サンバー川で，彼女の遺体が発見された。彼女の遺体は，習慣により，しばらくの間自宅に安置され，その後茶毘に付された。

　親の自殺は，子どもに非常に大きなショックをもたらす。親の遺体を見ることもまた，そうである。その遺体がしばらくの間水中にあったとしたら，なおさらであろう。マグリットは自分の体験を話すことを好まなかった。彼は，自分の過去に直面することも，また，将来を見据えることもできなかった。この画家の死後数年を経てマグリット夫人に面接を行ったニューヨークの精神分析医，ミルトン・ヴィーダーマン（Milton Viederman）によると，夫人は「夫は過去のことも将来のことも一度たりと話さなかったし，ちょっと先の計画を立てることも，でき得る限り避けた」と語ったという。実際のところ，マグリットは，意図的に自己の年代記を破棄し，ときには自分の作品への署名の際に日付を間違えることもあった。つまり，彼は「時間」に関して問題，あるいは困難性――すでに見てきたように，こういったことは子どもの頃のトラウマに特徴的である――を抱えていたわけである。また，彼には，トラウマを行動で再現する傾向もあった。彼は棺にひどく魅せられたのだ。彼は葬儀屋で展示してある棺に入り込み，午後いっぱいをそこで過ごしたこともあ

る。

　ルネ・マグリットは，彼の母親の死が自分にとってトラウマであったことを一貫して認めなかった。彼の自伝作家であるスージ・ガブリックに対して，母の死のことはすべて（そのときに，友人や家族から大いなる同情や関心を得たという，良き部分は例外として）忘れたと述べている。彼は，誰にも，自分が母の死の記憶によって否定的な影響を受けたとは考えて欲しくはなかったようである。また，マグリットは全生涯を通じて，（彼の作品にひどく魅せられた）精神分析医たちとの接触を避けた。これも，おそらくは自分の抱えるトラウマを直視できなかった結果であろう。彼は『The Therapeutist』(邦題『臨床医』)と題する，精神分析家を嘲笑するような彫像すら作成している。この作品では，分析家は空になった鳥かごを胸のところに抱え，しかも，頭部がないのだ。

　自己の戦慄すべき記憶に対するマグリットの徹底した回避は，いったい何を意味していたのだろうか。彼が経験した出来事は非常に短期間で，かつ1回限りのものであった。当時，彼は14歳になっていた。したがって，彼がその記憶を失ったということはまずあり得ないと言えよう。

　マグリットの旧友の1人であるベルギー人の詩人，ルイス・スクテナイアは母親であるマダム・マグリットの死の物語を綴っているが，それはおそらく，マグリットから聞いたものだと考えられる。スクテナイアの話からは，その悲劇の瞬間にマグリット家全体に隅々まで広がっていたに違いない戦慄の雰囲気が感じられる。また，マグリットが，実はその記憶にとらわれ続けていたことが実感されるのだ。

> 　　母親と寝室をともにしていた末っ子が深夜に目を覚まし，母親がいなくなっていることに気付いた。彼は家族全員を起こし，捜索がはじまった。しかし，母親は見つからなかった。その後，玄関先と家の側面の通路に足跡が発見された。家族のものたちがその足跡を追ったところ，街（シャテーレ）を流れるサンバー川にかかる橋にたどり着いた。画家の母親はここから身を投げたのだった。彼らが母親の水死体を川岸に引き上げたとき，彼女の顔にはナイトガウンが巻きついていた。彼女が，自分が選択した死の姿を見ることがないように自分自身の手でガウンを顔に巻きつけたのか，それとも水流の関係でそうなったのかは不明であった。

　マグリットが母親の自殺の影響を受けたのだと断言できる根拠はどこにあるのだろうか？　それは彼の作品である。彼の作品には，その経験に由来する視覚的記憶が描かれているのだ。何度も何度も何度も。マグリットはシュールレアリズムの作家だと言われている。彼の描く異様な作品は，シュールレアリズム運動の一端として受け止められている。確かにそうであろう。しかし，マグリットがその作家人生をかけて完成した作品を全体として眺めたとき，それらの作品が母親の自殺の記憶と死体の記憶――川，ナイトガウン，棺，死体の顔（醜く膨れ上がり，岩との衝突や激しい水流で変形し，あるいは鰻や魚に食いちぎられた無残な顔）の表現であることに気付く。

ルネ・マグリットの画家としての才能は，決して，母親の自殺によって引き出されたものではなかった。その時点で彼はすでに画家になることを決意しており，その才能の片鱗は示されていた。母親の自殺が彼にもたらしたのは，ポーの母親の悲劇的な早過ぎる死が，ポーにもたらしたそれと似ていた。すなわち，画家としてのライフワークのテーマを決定したのだ。

　スクテナイアが語るナイトガウンの話に戻ろう。マダム・マグリットの遺体の顔にはガウンが巻きついていた。ルネ・マグリットは，白い布で顔を覆われた人を描いている——1928年以降に描かれた（彼には時間をごっちゃにしてしまう傾向があったことを思い出して欲しい）少なくとも二つの作品——『The Heart of the Matter』（邦題『主要なはなし』）と『The Lovers』（邦題『恋人たち』）——にそうした人物が登場する。彼は，スクテナイアに語った思春期の恐怖の記憶を，こういった形で行動的に再現しているのだ。

　多感な思春期の頃の彼を襲った最大のショックが何であったかは，彼の作品を見れば一目瞭然である。1945年に描かれた『The Rape』（邦題『強姦』）と題された作品には女性の顔が描かれているが，その顔では，乳房が目であり，へそが鼻であり，そして性器が口となっている。この非常に恐ろしい作品は，自分の母親の裸の死体にさらされた14歳の青年の衝撃を見るものに与える。

　また，マグリットは，しばしば棺を描いている。棺の中に横たわる女性も多く描かれている（『Th Threatened Assassin』（邦題『暗殺者危うし』，1926-1927），『The Reckless Sleeper』（邦題『無謀な睡眠者』，1927），『A Night's Museum』（邦題『一夜の博物館』，1927））。『David's "Madame Recamier"』（邦題『レカミエ夫人』，1967）では，空の棺がソファーに置かれているところが描かれているのだが，その棺は前方部分，すなわち遺体の上半身が収納される部分が約90度折れ曲がり，ソファーに対してほぼ直立する形になっている。つまり，この棺は，ほぼ1世紀前にフランス人の画家であるダヴィッドが，美しきモデルであるレカミエ夫人を描いた作品とまったく同じソファーに横たわり，彼女とまったく同じポーズをとっているのだ。どんなに美しい女性にだって死は訪れるのだ，とマグリットは主張する。しかしその主張の背景には，美しき女性の死によって彼がこうむった精神的衝撃が垣間見られるのだ（マグリットの母親の古い写真を見れば，彼女がいかに美しい人であったかがわかる）。

　さらに，マグリットは，川や橋に関する恐ろしい記憶をもその作品に描いている。水の情景を描いた作品は数限りない。これらの水にかかわる情景の多くは，恐ろしげで，かつ寂寞としたものである。有名な作品である『Homesickness』（邦題『ホームシック』）は，ベルギーがナチの占領下にあった時代（1941）に描かれたものであるが，この作品でマグリットは，孤独にさいなまれる野鳥狩猟家の男性とその傍らに座るベルギー・ライオン（訳注：ベルギーのシンボルとされるライオン）を描いている。その男性は橋の欄干に寄りかかって，川の水面を眺めており，おそらくは自殺を考えているのだろう。この作品には，戦争時代にベルギー人が感じていた恐ろしいストレスが描かれると同時に，マグリット自身の個人的なトラウマの痕跡が描かれてい

る。彼が何と言おうと，ルネ・マグリットの内なる「目」は母親の自殺を見続けたのだ。

　マグリットが母親の体を描くとき，彼の視覚的記憶は見るものにさらなる苦痛と恐怖を与える。彼の描く"魚女"——川から引き上げられた死体のメタファーであることは間違いない——はさまざまな様態をしているが，その大半は非常に醜い。また，マグリットは，『The Forbidden Universe』(邦題『禁じられた世界』，1943) において，ソファーの上で横たわり，目を閉じている——おそらくは死んでいる——マーメードを描いている。しかし，これらよりずっと醜悪なのは，『Le Chants de Maldrodor』(邦題『マルドロールの歌のためのプラン』，1948) に描かれた，女性の裸体の両脚と臀部のところに魚の頭を配したものであろう。さらに最悪なのは，『Collective Invention』(邦題『共同発明』，1953) である。この作品には，海岸に打ち上げられた魚の頭をした女性溺死体が波にあらわれる様子が描かれている。ここに，偉大なる芸術家の手による古の個人的な戦慄の完全なる視覚的記憶を見て取ることができる。この『Collective Invention』に描かれているのは，明らかに発見が遅れた溺死体である。この絵画を見たものは，誰しも，不幸な運命にあったマダム・マグリットがその死に場所として選んだ川で発見され，遺体を引き上げられるまでに少なくとも2～3日を要したであろうとの確信を抱くはずだ。この膨れ上がった溺死体は，それを見るものに，殺人を目撃した子どもの明瞭で生き生きとした記憶がその話を聞くものに与えるのと同様の衝撃を与えるのだ。

　マグリットの「トレードマーク」は——美術館めぐりが好きな平均的な鑑賞者の大半は，この作品で彼を記憶しているはずである——顔のない人の絵である。マグリットは，クリケット用の帽子，りんご，雲など，思いつくものなら何でも使って人の顔を隠してしまう。この傾向は，彼の作家活動の開始期から見られ，やがてシュールレアリズムを経て作家人生の終盤に至るまで一貫して認められる (『Familiar Object』(邦題『見慣れた物』，1927-1928)，『The Idea』(邦題『着想』，1966)，『The Pilgrim』(巡礼者，1966)，『The King's Museum』(邦題『王の美術館』，1966))。つまり，ルネ・マグリットは，なんと40年以上の長きにわたって，顔なき人々の行進を私たちに提供し続けたことになる。記憶にいつまでもとどまっている非常に恐ろしいイメージである無残に崩れた母親の顔を描き続けたというよりは，むしろ，ルネは，見るものに顔を見せたくなかったのではないだろうか。

　作家人生を通じて，ルネ・マグリットは，さまざまな色調で彼のトラウマを表現し続けた。彼の画風はきわめてスムースで写実的であるがため，カンバスに描かれたものすべてが完璧に見える。そして，描かれている内容に気付いたとき，見るものは大きな衝撃を受ける。『Pleasure』(邦題『娯楽』，1928) では，完璧なブラック・バード (訳注：ムクドリモドキ) の群れの中に佇む完璧な女性が描かれている。しかしその淑女は，なんとそのブラック・バードを生きたまま貪り食っているのだ。ひどい嫌悪感。戦慄。ほほえむ口元には完璧な小さな歯がのぞき，喜びを伝えている。マグリットがここでやってのけたのは——その後，他の作品にもしばしば見られるのだ

が——トラウマの情緒的な側面の表現である。彼は自分のトラウマを確かに記憶していたのだ。少なくとも行動レベルでは。そして，彼はそのトラウマを彼の作品を見るものに手渡す。非常に穏やかな風景や，これでもかと言わんばかりに写実的かつ完璧に描かれた場面に，突然，まったく意表をつく形で戦慄が姿を現す。写実と戦慄の並列が，それを見るものの心を大いにかき乱す。絵を鑑賞する人の心に，精神的トラウマのかけらが忍び込むのだ。彼の作品を見るものにとって，トラウマとなる経験はほんの数秒間のことに過ぎない。しかし，なぜか，美術館を訪れるものは，彼の作品の前に立ち止まらないで通り過ぎることはできない。誰しも，マグリットを無視して美術館を立ち去ることはできないのだ。

第10章

学校の成績とファンタジーの仕事

あなたはジャッキーがいまだにあの誘拐の影響を受けてるって言うけど，どうしてなのか私にはわからないわ。ジャッキーは今年，とてもいい成績をとったのよ。私たちの言うことだってよく聞くし，成績もトップグループだし，なんて言うかなあ，学校ではリーダー的な存在なのよ。　　　　　ジュディ・ジョンソン（ジョニーとジャッキーの母親）

　5歳のとき，ホリー・ハリソンは子ども用プールで悲惨な事故に遭遇し，取り返しのつかない状態となった。ホリーの妹であるウィニフレッドと，ホリーの弟であり，またもっとも仲のよい「親友」でもあったデュエインの視点から見て，この惨劇がどのような影響をもたらしたかについてはすでに述べた。しかし，精神科医という立場にある私がこの影響をどのように見るかについてはまだ語っていない。そろそろ私の番だろう。私がホリーにかかわるようになったのはその事故から1年が経過した頃，そして彼女が亡くなる1年前のことであった。彼女は小学1年生になっていた。彼女はその黄疸のために，クラスメイトから「みどりちゃん」と呼ばれてからかわれることもしばしばであった。また，ある子は，彼女の腹水のたまったおなかを見て「おでぶちゃん」とからかいもした。こうしたからかいはあったものの，ホリー・ハリソンが学校を休むことはなかった。彼女は学校が好きだった。そして，成績は抜群であった。登下校時には母親が車で送り迎えをした。とはいえ，病院への通院——静脈に栄養を注入するためのチューブが詰まって新たなチューブに交換する処置のための通院——のために学校を何日か休むことは確かにあった。また，医者たちは6インチ（訳注：約15cm）程度「残存」していた彼女の直腸を何とか利用しようと試みたが，うまくいかなかった。そのため，彼女は「オストミー・バッグ」（訳注：オストミーとは，排泄物を体外に排出させるために腸管に人工的に設けた小孔のこと。オストミー・バッグとは，排泄物を一時的に溜めるための袋のこと）を装着せざるを得なかった。

　ホリーは学校の宿題もちゃんとこなしていた。彼女にとって，宿題などたいしたことではなかった。ときには宿題をしないこともあったが，それは栄養静注にひどく時間がかかってしまったり，在宅看護の看護師がおしゃべりをし過ぎたりした（彼女の名はミルレッドといったが，在宅看護師の例に漏れずおしゃべりであった）ときに限られていた。こうしたことがありはしたものの，全体的に見れば，ホリーが学校の課題を難なくこなしていたことは明らかである。学力に関して言うなら，

彼女は1学年上のレベルにあった。

　ホリーが最後の、そして致命的となった手術——この手術はピッツバーグで行われており、機能しなくなった腸と肝臓を移植した——を受けた時点で、彼女は3年生のための書架に納められた本はすべて読めた。『Charlotte's Web』(邦題『シャーロットのおくりもの』。訳注：シャーロットという名前のクモが、ハムにされる運命の子ブタを助けに行くという児童書のベストセラー)をデュエインやウィニフレッドに読み聞かせることもあった。もしかしたら、シャーロットの物語に描かれた死を通して、ホリーは自分自身の死について考えていたのではないか、と私は思う。しかし、彼女が私に死について語ったことは一度もなかった。したがって、ホリーが死について実際にどのように考えていたのか、確たることはわからなかった。ただ、一度だけ、腸をもとの場所に戻すための手術を受ける直前に、彼女は母親に「ママ、私、死にたくない」と漏らしていた。寝台に乗せられたホリーが手術室に運び込まれるとき、マーガレット・ハリソンはその後に追いすがりながら、「あなたを死なせはしないわ！」と約束したという。マーガレットは本気だった。ホリーが心からの願いを口にしたときから5カ月後に帰らぬ人となったとき、ハリソン家が非常に大きなショックにとらわれた理由の一つは、このマーガレットの約束であった。約束は果たされなかったのだ。

　しかし、今は彼女の突出した国語力に話を戻そう。彼女の国語力は抜きん出ていた。算数もかなりのものであった。足し算と引き算は完璧であり、また、5の段や10の段など容易なものであれば掛け算もある程度こなせた。死ぬ直前には2の段に取り組んでいたのだ。

　ホリーは非常におもしろい陽気な子でもあった。ジョークや駄洒落をよく言い、奇妙なパントマイムを好んだ。ホリーとデュエインの間には、2人だけが理解できる「言語」があった。彼女たちは、中国語風の言葉——他人にはまったく意味のないものに聞こえた——を使って何時間も「会話」をした。また、ホリーは人をからかうのが好きだった。パパとデュエインのことは本当によくからかった。しかし、彼女はママをからかうことだけは絶対になかった。ママは英国の出身だ。英国人をヘヴィーなジョークでからかうのはあまり得策ではなかった。

　気分が良いときには、彼女は弟や妹にアーサー王に仕える円卓の騎士のコスチュームを着せて劇を演じることもしばしばであった。一度だけ、姉のシンディがその劇に参加したことがあった。もちろん、彼女は、年上であるという優位性を完全に放棄せねばならないことを十分に理解していた。ホリーは常にボスでありリーダーであった。きょうだいたちは、あの致命的なプールでの事故に遭遇する前から、ホリーはみんなのリーダーだったと言っている。そして、事故後は、その傾向がますます強化されたらしい。彼らは、個人的に雇われた看護師みたいなものであった。個人的な看護師はあらゆる注文に応えるよう訓練されている。家族の誰しもが眠りに落ちている時間であっても、きょうだいたちはホリーの指示に従って動いた。ホリーは彼らがどのように振舞うべきかを指示した。そう、彼女は自分がボスである

と考えていた。そして，その事実に抗うものなどいなかったのだ。

　かのフロイトは，精神的な健康を「愛することと働くこと」と定義した。この非常に短いリストに「遊ぶこと」を付け加えたらどうだろうと考えた人がいたかもしれない。では，このリストを子どもに適用したらどうなるだろう？　子どもにとって「愛すること」とはどういったことだろうか？　それは，家族への深いかかわり，他者への共感性，何人かの友人との親密な関係，子どもの世界で日々発生するさまざまな問題に対する柔軟性，ギブ・アンド・テイクや感覚的な喜び，あるいはかわいいものを抱きしめるときの感覚であると言えよう。とするなら，ホリーは愛する能力を持っていたことになる。内臓が体外に吸い出されるという経験をし，強烈な心理的戦慄を体験したにもかかわらず，彼女は愛することができたのだ。

　「働くこと」。子どもに関して言うなら，「働くこと」は学校ともっとも深い関係を持っている。子どもに職業を尋ねたとしたら，たいてい彼らは「生徒」と答えるだろう。生徒であることこそ，彼らの「仕事」なのだ。だからこそ，子どもの精神保健の領域の研究者たち，特に心理的な問題を抱えた子どもたちを対象とする研究者たちの多くは，学校の成績や試験の得点を，子どもたちが何らかの「災難」を経験しているかどうかを判断する際の「客観的指標」とするのだ。では，ホリーの場合はどうだろうか？　彼女の成績は，前に述べたとおり，非常に抜きん出たものであった。それを見る限り，研究者は，彼女が心理的に非常に健康で，人生や生活で起こり得るさまざまな外的な力の作用に十分抗していく力を持っていると考えるに違いない。もちろん，「働くこと」には，学校関連以外のものも含まれる。たとえば，家事の手伝いであるとか，レモネード・スタンドでアルバイトをして小遣い稼ぎをするであるとか，ピアノのレッスンを受けるであるとかといったことも含まれよう。ホリーは，その疾病のためにこうしたことはまったくできなかった。しかし，もしそういったことが可能になれば，ホリーは間違いなくやり遂げたはずだ。ホリーは優れた「労働者」であった。彼女は「働くこと」を知っていた。

　ホリー・ハリソンは，子どもの精神的健康の程度を示す基準として新たに付け加えてもいいかもしれない事項である「遊ぶこと」も十分に満たしていた。彼女は，世界でもトップクラスの「遊びの達人」であった。ホリーが「ねえ，遊びたい？」と聞いてきたときに，弟のデュエインが「どうして遊びたくないって思えないのか」と何度も悔しがったのも，彼女のこの能力のおかげである。ホリーと遊ぶのはとても楽しかったのだ。デュエイン・ハリソンが，ホリーのこの申し出を断ったときには，ホリーは家に置いてある子ども用プールのカバーを取り去って，その中に身をかがめたものである。彼女は好奇心に満ちた生き物であった。遊びが大好きだった。小さい子どもなら誰でも，子ども用プールの排水口にかぶせてある奇妙な蓋を取ってそのパイプの入り口のところに小石を置いたら，水がみるみる大きな渦巻きを作って小石をどこか知らない場所に流し込んでいくことを知っている。子ども用のプールに入ったことがあるものなら誰でも，一度は試したことがあるはずだ。ホリーは，この排水パイプをまるで人格を備えた存在であるがごとく扱った。「私がこの

パイプさんの口の上に座って，パイプさんに私を吸い込ませたとしたらどうなるでしょう？」と。これはまさしく「遊び」である！　彼女はその死の直前までこんなふうにして遊んでいたのだ。

　そう，精神的トラウマを受けたこの小さな女の子は，働くことも，愛することも，そして遊ぶこともできたのだ。勤勉に，非常に深く，そして完璧に。彼女は，かのフロイトが述べた精神的な健康度を示す伝統的な基準を満たした。のみならず，後年になって付け加えられた基準さえ満たしたのだ。それでもなおかつ，私は，ホリーがトラウマ体験によって心理的な影響をこうむっていたのだと断言する。その理由を簡略に述べよう。先に挙げた精神的な健康度に関する基準は，いずれも内的な原因が生み出した精神的不調に適用されるものであって，戦慄すべき外的な現実に直面した後に発展してくる精神的問題には適用されないということなのだ。子どもがトラウマをこうむった場合には，働く能力や愛する能力の欠如などといったような，より一般化された形で問題が生じるのではなく，もっと個別的で特殊な問題が起こることになる。いつまでも治らずに膿を出し続ける腫れ物ができてしまう。子どもはそれまでと同じ普通の生活を営み続ける。しかし，何かがそのトラウマ性の膿瘍に触れたとき，子どもはひどい苦痛を覚えるのだ。

　ホリーはすばらしい少女だった。彼女の心理療法で，フロイトが述べた健康さの基準にかかわる問題を扱わなければならなくなったことは一度としてなかった。一方で，彼女は，うだるように暑いある日の午後，近所のプールで悲劇的なトラウマ性の出来事を経験することで心の中に膿瘍ができてしまったことを示した。この膿瘍とは，長期にわたる絶対的な無力感であった。ホリーと私のセッションは何度となく繰り返された。そこで，私は，彼女が悪夢を消し去り，時折繰り返される再現を克服し，現在も続いている恐怖を軽減するのを援助しようとした。初めて彼女と会ったときから，私には，ホリーは助からないだろうという思いがあった。しかし，いずれは命を落とすとしても，彼女には，自分の苦痛を軽減するためのなにがしかの援助を得る権利があるのだ。この点は，回復の見込みのない癌の患者と同じだ。トラウマは，確かに，激しい苦痛をもたらす。

　精神科の研究文献によれば，トラウマを受けた成人の中には，仕事の効率の著しい低下を示す人がいるとされている。成人期にトラウマを受けた人の中には，その人が補償を求めた裁判を起こしているかどうか，あるいは障害年金を受けようとしているかどうかとは無関係に，まったく働けなくなる人が，数は少ないながらもいることは事実である。この点に関して言えば，ヴェトナム戦争が，その後長きにわたって莫大な金を納税者から引き出すことになったという事実は特記すべきであろう。かつて戦闘員として戦場に駆り出され，現在はまったく働くことができなくなった多くの大人たちをサポートするために莫大な社会的コストが投入されたのだ。

　トラウマを受けた成人がその仕事の効率を低下させてしまう，あるいは完全に喪失してしまう理由の一つは，トラウマ体験の記憶の否認と，それにともなうフラッシュバックにあると考えられる。カリフォルニアの優れた精神分析医・研究者であ

るマージ・ホロウィッツ（Mardi Horowitz）は，トラウマとなる体験をした後に全般的な否認の傾向を示す人は，フラッシュバックの繰り返しに苦しめられる傾向があることを見出した。まるで，否認がフラッシュバックをもたらしているかのようである。そして，フラッシュバックは，非常な不快感，不眠，あるいは注意集中困難などの問題を引き起こす。その結果，仕事の効率が著しく減退することになる。一方で，子どもたちが，突然のフラッシュバックに悩まされることはまずない。たとえ恐ろしい出来事に対する否認が生じたとしても，彼らの再体験は白昼夢の形で現れることが多い。こうした形の再体験はフラッシュバックに比べて楽であり，むしろ暇つぶし的な感じさえするものである。そのため，子どもたちは，トラウマの後遺症を抱えた状態にあっても，注意の集中に問題を生じることはまずない。したがって，仕事の効率が落ちることもないのだ。

　チョウチラの事件から4〜5年が経過した頃のフォローアップでは，研究の対象となった25人の子どもたちのうち，学業上の問題を生じていたのは2人に過ぎなかった。この2人——エレン・メンドーサとサンドラ・スタージスは，誘拐後の1年間，まったく成績が伸びなかった。彼女たちは注意の集中と思考に大きな問題を抱えていた。しかし，1年が経った頃には，その遅れを何とか取り戻すことができていた。エレンは8カ月間ほどは学習の遅れに悩まされたが，学習の問題がそれ以上続くことはなかった。サンドラは，私が彼女とヴィサリアで初めて会った1980年には，完全に学力の遅れを取り戻していた。彼女たちの例を見るなら，急性のトラウマは急性の学力上の問題をもたらしはするものの，その遅れは程なく取り戻されることがわかる。

　エリザベス・ヴェインが経験した学校での問題は，まったく違った原因によるものであった。誘拐以降，エリザベスはスクールバスに対して恐怖を感じるようになったのだ。誘拐後の1年間，彼女はスクールバスが来ると姿を隠した。エリザベスの様子を不審に思った母親のミセス・ヴェインがスクールバスの停留所に様子を見に行くと，彼女は茂みに身を隠していたり，近所の家の玄関の横に隠れていたり，あるいは，停留所から丘を下ったところにいたりした。とにかく，母親が見に行ったときに彼女がバスに乗っていたことは一度もなかった。誘拐後の1年間，エリザベスは学校に行けない状態になり，その結果，進級できなかった。しかし，彼女の落第は，学習上の問題によるものではなかった。恐怖感の問題だったのだ。

　チョウチラで出会った子どもたちのうちで，もう1人「学校での問題」を抱えていた子どもがいた。アリソン・アダムスである。彼女も進級ができなかったが，それはエリザベス同様，学業以外の原因によるものであった。誘拐があった日の朝，彼女は母親と言い争いをした。アリソンはその日，学校を休むつもりだったが，母親はそれを許さなかった。その結果，彼女は誘拐される羽目になった。彼女はその怒りを学校で教師に対して表したのだ。アリソンは，教師に対して，非常に不遜な態度をとるようになった。特に，女性の教師に対する彼女の態度は非常に無礼なものであった。こうした態度を示す子どもが良い成績をもらえるはずはない。その結

果，彼女の成績は急落し，進級ができなくなったのだ。

　誘拐の被害にあったチョウチラの子どもたちの大半は，学校の記録では何の瑕疵もなく学年を終えている。彼らはもともと，優秀な子どもたちの集団であった。彼らはサマースクールに通っていたわけで，親たちが，夏休みの間も彼らに学習の継続を望むような家庭の子どもたちだったのだから。セレステ・シェルダンは最後までオールAの成績を維持したし，レイチェル・メンドーサはチアリーダーとして活躍しつつ，学校のバンドで演奏をし，かつ，女子のバスケット・チームでプレイを続けた。ジョニー・ジョンソンは，すばらしいエッセイを書き続けた。そして，最終的には彼ら全員が——あのエリザベス・ヴェインを含めて——スクールバスに乗ったのだ。なぜなら，そうするしかなかったから。もしあなたが，あの誘拐が子どもたちに心理的・精神的な傷を与えたかどうかを知ろうとして学校にある彼らの記録を見たとしたら，難なく結論を導き出すことになろう。しかし，その結論は間違っているのだ。

　数年前，オレゴン健康科学大学の精神科医であるデイヴィッド・キンジー (David Kinzie)，リチャード・エンジェル (Richard Angell)，ウィリアム・サック (William Sack) は，教師，心理学者，医師からなるチームを編成して，最近ポートランドに移って来た50人のカンボジア難民の子どもたちの面接と検査を実施した。その際，アセスメントのための方法の一つとして学校での成績ならびに行動や態度を分析したところ，難民の子どもたちはこの二つの「尺度」に関して非常に優れているとの結果となった。カンボジアの子どもたちはずば抜けて勤勉であった。彼らは繰り返しトラウマを受け，あるいはひどく抑うつ的になっているにもかかわらず，である。彼らの多くは，ポルポト政権下で強制収容所に押し込められ，何年もの間，学校教育システムから排除されていた。合衆国にやって来た彼らは，そうした経験にもかかわらず，喜び勇んでただちに学校に戻って来たのだ。この幼き少年たちの生活の中でもっとも健康的なのが，学校であった。そう，確かにアジアの文化では，伝統的に勤勉な子どもたちを生む。しかし，チョウチラの子どもたちは白人，ラテン系，ネイティヴ・アメリカンであって，アジア系ではない。しかし彼らもまた，学校では非常に勤勉であった。したがって，私の研究だけではなくその他の研究が指し示しているように，精神的トラウマは通常子どもの学業成績には影響しない——少なくともその体験からしばらくの時間が経過すれば——という結論を下すことができるかもしれない（性的虐待や身体的虐待など，家庭の中で起こるトラウマは，もしかしたらこの一般則にとって例外であるかもしれない。しかし，この点に関して確たることを言うためには，さらなる研究が必要である）。

　愛する能力に関してはどうか。私がチョウチラを訪れたのはいつも土曜の午前中だった。私にとって大きな問題は，子どもたちに会うための約束がなかなか取れないということであった。彼らは友達と遊びに出かけていたり，みんなでピザを食べていたり，マーシッドに住んでいる親友と買い物に行っていたり，といった調子で，時間がなかなかもらえなかったのだ。チョウチラの子どもたちには確かに友人がい

た。そして，彼らはかなり多忙であった。つまり，彼らはフロイトの二つの面に関するテスト——「愛すること」と「働くこと」——に合格したのである。しかもかなりの成績で。

　学校で良い成績をおさめるために必要とされる精神的な認知的「作業」は，ファンタジーの「仕事」のそれと同じものでないことは言うまでもない。
　たとえばホリー・ハリソンは，非常に優秀な学業成績を収めていたが，例の邪悪な排水管を「男性」であると理解していた。ホリーは，あの忌々しい事故が起こった夏の初めに，プールで「彼」を「調べる」遊びをしていた。春が終わろうとしていた頃，友人の何人かがホリーに子ども用プールの排水口の上にかぶせてある四角のスティール性プレートが外せることを教えていた。そう，プレートは固定されていなかったのだ。だとすれば，排水管がものを「喰う」ところを見ることができる。たとえば，小石はいとも簡単に管の胃袋に飲み込まれていった。しかも，すごくダイナミックに。小石は排水口のところをクルクル回ったかと思うと，あっという間に吸い込まれて見えなくなった。「彼」の胃袋深くへと飲み込まれて，もう誰も小石の姿を見ることはできなくなった。一方で，大きな石は頑として抵抗し，絶対に飲み込まれない。もっと大きくてもっと軽いもの——たとえばおもちゃの船——は，「彼」の食道の奥へと吸い込まれていきそうになった。船は音を立てながら回り始めた。しかし，船は再び水面へと浮かび上がった。すんでのところで，彼の旺盛な食欲を免れたかのように見えた。じゃあ，人間の体はどうなのだろう？　これは非常に興味深い疑問であった。彼は**何の目的で**人間の身体を欲しがるのだろう？　それはわかりきったこと，彼は人喰いなのよ，彼の口のところに足を持っていけば，彼は思いっきり足を引っ張るわ。抵抗できるかもしれないけど，彼はとっても強い力で引っ張る。でも，口のところに指を持っていってみても，彼は全然気にもかけない。プールのモンスターは「ヘンゼルとグレーテルのゲーム」（訳注：魔女がヘンゼルの指を握って太り具合を確かめようとしたのを，鳥の骨を握らせて騙した，というエピソードを指す）になんて全然関心がないのよ。彼が欲しいのは丸ごとの足で，小さな指なんてどうでもいいのよ。
　ホリー・ハリソンは，あの８月の戦慄の日，初めてモンスターの口の上に座った。それまで彼女はこんな「実験」をしようなんて考えもしなかったのだ。そして，邪悪な排水管は彼女の腸を丸ごと飲み込んだ。ホリーは内臓が吸い出されたときのことを憶えていた。彼女は「まるでテーブルに腰掛けるみたいにそこに座った。すぐに立とうとしたのよ。でも**彼**は，すっご〜〜〜い力で引っ張ったの」と１年後，私に話している。
　ホリー・ハリソンは，彼女に致命傷を与えた排水管を，彼女のファンタジーで脚色したのだ。ホリーは彼——そう，モンスターは「彼」なのだ——が彼女に大変な災厄を見舞う前から，排水管に関してかなりの「ファンタジーの仕事」を行っていた。おわかりだろうか？　ホリー・ハリソンは，水が渦巻きながら吸い込まれてい

くプールの底で，ものすごく強い力でモンスターの胃袋に向かって引っ張られながら，エディプス・コンプレックスに関係したファンタジーにとらわれていたのだ。彼女は4歳と11カ月であった。その後，彼女はその発達段階に特有のファンタジーにとらわれ続けることになる。

　ホリーは病院に急送された。医師たちは重大な損傷を受けた彼女の大腸および小腸を除去しなければならなかった。摘出手術の後，外科医は彼女の腹部にドレイン用の管を挿入した。手術後に出てくる体液を排出するためである。ホリーはこの管を憎んだ。外科医は自分の体に「ヘビ」を入れたんだ，と彼女は考えた。エド・ハリソン——ホリーの父親——は，「（入院中）彼女は『おなかにヘビを入れておくのはいや。だって，噛むんだもん』と言い続けていた」と語っている。エドはさらに続けて「ドレイン用の管を入れたときには全身麻酔がかけられていた。ホリーが麻酔からさめてその管を見たとき，彼女はおなかから管が出ているのをひどく嫌がった。それ以前に彼女がヘビを嫌がったことは一度もなかった。一度だけ，ヘビを見て『すごく気持ち悪い』と言ったことはあったけどね」と言っている。ホリーにとっては，プール・モンスターが自分の体にモンスターの「子ども」か「クローン」を生みつけたこととなった。彼はホリーの体に新たなモンスターを入れたのだ。

　こうしたホリーの思考からは，トラウマに関連したイメージと発達段階に特有のファンタジーの精巧なる合成を見て取ることができる。トラウマは，生命に対する危険や他者とのつながりの断絶など，その本質的な要素ばかりを現すとは限らない。トラウマを経験する以前から存在していたもの，心の内部に起源があるもの，あるいは無意識的な発達上の葛藤などがトラウマと絡み合うことは珍しいことではない。トラウマとなる体験をしたとき，ホリーは5歳になろうとしていた。5歳と言えば，ヘビやモンスター，あるいは恐竜などに強い関心を抱き始める年齢である。あるいは，成人の「神秘」——セックス，愛，恋愛，そしておそらくは死——に好奇心と嫉妬を抱くようになる発達段階なのだ。そして，彼女の好奇心と嫉妬は，日頃からプールの排水管に向けられていた。ホリーにとって，「管」はエディプス性のファンタジーの中で象徴となっていたのだ。

　ホリー・ハリソンが内臓を吸い出されるという経験をしたとき，彼女のトラウマはその時点で彼女の心の中で活発に動いていた象徴と交じり合うことになった。だからと言って，ホリーのトラウマ性の体験が，外的な経験に由来する「膿瘍」としての性質を失ったということでは決してない。ホリーが，その「膿瘍」に，発達段階に固有のメタファーや象徴を「注入」したということなのだ。その結果，「膿瘍」はますます大きく，複雑なものとなった。ホリー・ハリソンは，自分のトラウマ体験がどのようなものであったのかを正確に知っていた。彼女の記憶には，欠落やあいまいな点はまったくなかった。しかし，その記憶そのものに，4～5歳の子どもに典型的なファンタジーが混じり込んでいたのだ。ホリーにとって人生最大の戦慄すべき出来事の奥底には，子ども用プールの排水管，すなわちエディプス性のモンスターが潜んでいたのだ。

ホリー・ハリソンは，あたかも自分がモンスターであるかのごとく振舞い始めた。母親は，ホリーの人工肛門用の排泄袋に「異物」が混入しているのを見つけるようになった。死に向かっているこの少女はすでに食欲を失っていたが，彼女はそれに代わる別の「欲求」を見出していた。小石である。そう，マーガレット・ハリソンは，毎日，ホリーの排泄袋に小さな丸い石を見つけるようになったのである。ホリーは，まるでパイプ・モンスターであるかのように，石を食べる習慣を身につけたのだ。

　モンスターに関するファンタジーを持ったなら，同時に魔法使いについてもファンタジーを持つようになるかもしれない。私がホリーに初めて会ったとき，すでに彼女は魔女の象徴を創り上げていた。彼女は男性のモンスター――つまり排水管――の話をした後で，次のように付け加えた。「もっと怖いことがあるのよ。私が夜寝てたら，魔女が窓のところにやって来て，窓を通り抜けるの。たぶん，毎晩だと思うわ。魔女は私のおもちゃを持ってっちゃうの。それに，私の栄養チューブもとって，ほうきの中に隠すのよ。私，事故の前からこの魔女のこと知ってたわ」

　このセッションに同席していたマーガレット・ハリソンはここで口を挟んだ――「あの事故の前に，ホリーが魔女のことを話したことはなかったです」。この５歳の女の子は，おそらく時間を歪めてしまったのだろう。トラウマの後に持つようになったファンタジーを，その前に，あるいはトラウマを警告する位置に持ってきてしまったのだろう。

　「後になって，病院に行ってから」と，ホリーは自分の話をやや修正しながら言葉を続けた。「私，魔女のことを考えたの。白昼夢で魔女を見たこともあった。でも，今になったら思うの。それって（つまり魔女の白昼夢），ずっと前からあったことだって。きっと，あの恐ろしい出来事を引き起こしたのは魔女だったのよ」

　この魔女にまつわる短い話で，発達段階に由来するファンタジーが彼女のトラウマを加工したということがわかる。彼女の認知の機能は学校や病院で忙しく動き続けていた。しかし一方で，ファンタジーも十分に機能している。現実にエディプス的な加工を加えていたのだ。トラウマを体験した彼女は５～６歳になっていた。そのため，彼女は自分を襲った事故にエディプス的な意味を見出したのだ。事故のことで，パイプ・モンスターや魔女を責めるようになっていた。

　モンスターと魔女は，この５歳の女の子の心の奥底で，エドとマーガレットと結びついていた。魔女は，ホリーのヘビを盗もうとして彼女のベッドの陰に身を潜めていた。ヘビのモンスター――もともとは噛んだりひっぱったりするものとして恐怖の対象であったが――は，ホリーが６歳になる頃には，彼女にとってなくてはならないものに変わっていた。彼女の心はヘビに現実的な機能を付与していた。それは，静脈内に栄養を送り込むためのチューブという，彼女にとっては生命の維持にかかわるものになっていたのだ。さらにホリーは，それと同一化することさえあったのだ。かくして，内臓が吸い出されるというトラウマ性の出来事に由来したホリーのトラウマ性の心像には，当初からエディプス・コンプレックスが関連したファ

ンタジーが入り込むことになった。ヘビに備わった意味が、「恐怖の対象」から「必要不可欠なもの」へと変化するにしたがって、象徴の持つ意味も変化した。しかし、それが発達段階に関連したものであれ、あるいは現実に関連したものであれ、新たにどのような要素が絡んでこようとも、「トラウマ」そのものは何ら変わることがなかった。

　心の内部に起源を有し、ファンタジーによって脚色される発達的に固有の関心事について、就学前の幼児たちがそれを恥ずかしく思うことはまずない。彼らの多くは、エディプス期に特有の感情が「醜悪でみっともないもの」とは感じず、これら内側からこみ上げてくる欲動をかなりあからさまに言葉に表すものである。乳児たちは自己の食欲をあからさまに訴えてくるし、また、自分の心の内部に由来する「口唇期欲求」に応えるべく、足や手、指、あるいはゴム乳首を誰はばかることなく吸うものである。幼児たちは、「誰は誰にコントロールされているか？」というテーマに引き付けられている。彼らは、それがレストランであろうと、歩道であろうと、トイレであろうと、歯科医のところであろうと、あるいはスーパーマーケットであろうと、場所にはお構いなしに「誰がボスか？」をテーマとしたオペラの大舞台を演じるのだ。午睡の静かな時間に２歳児のトイレの自立の失敗を処理するときを除いて、幼児を相手に繰り広げられるトイレでの戦いにはその個人に固有の要素といったものなど一つもない。２歳という年齢はいわゆる「肛門期」にあたり、「恐ろしき２歳」という称号が付与されるにふさわしい、周囲に不快をもたらす幾多のファンタジーに満ちた年齢段階である。３～４歳に達した幼児は、コントロールを求めての戦いに没頭するという欲求を潜り抜け、「男根期」へと入っていく。この年齢段階においては、女の子たちは立っておしっこをしようと試み、身体のさまざまな部分が非常に重要な意味を持つようになり、血を見て叫び声をあげるようになる。また、この段階では、優秀さを求めての競い合いが繰り広げられる。この段階にある子どもは、たとえばブロックを積み上げてタワーを作るが、それが倒壊するまでひたすら積み上げる。誰もが、人よりもかっこいいミニカーを、より多くのぬいぐるみを欲しがる。ほとんどの子どもが、別の子よりも良いものをより多く欲しいと言う。みんなが何かを競い合う。より速く、より速く……。ズ───ン，ブロ───ン。

　やがて男根期は終焉を迎え、エディプス期の幕開けとなる。その様は、少し前にホリー・ハリソンの様子で見たとおりだ。その後、「思春期」に向かう。ただ、ここでは、この思春期の問題に入っていく前に、これまで述べてきた各段階に特有のファンタジーが幼児たちのトラウマの意味にどのような影響を与える可能性があるのかを、いくつかの例を見ながら検討しよう。

　トラウマ性のイメージが口唇期性の象徴によってどのように加工されるのかを提示するのは容易ではない。たとえば、性的虐待が１歳以下の年齢で生じた場合、子どもは自分が経験した「セックス」を遊びで繰り返す傾向が見られるが、そこには口唇期的な加工は行われないことのほうが一般的である。さらに加えて、１歳では

言語的記憶は成立せず、口唇期的な加工が行われやすいのはまさにこの言語的記憶なのだ。しかし、トラウマのファンタジーに口唇期的な加工が生じた例が一つもないかというと、必ずしもそうではない。ニッキー・グレゴリーの場合、彼が飛行機事故というトラウマ性の出来事を体験したのは28カ月という年齢——したがって口唇期の主要な部分はすでに通過済みであった——であったが、ニッキーは明らかに口唇期特有の考えを引きずっており、それがトラウマのイメージに影響を与えたのだ。私は35カ月のニッキーに、ミッキーマウスのスーツケースがどうなったか尋ねてみた。このスーツケースは、彼のおばであるミミが、この不運なフライトの直前におみやげとして持たせてくれたものであった。この問いに対してニッキーは次のように答えた。「飛行機がぼくのスーツケースを飲み込んじゃったんだ。そして、お空に向かって吐き出したんだよ」

　ニッキーはさらに、自分の経験の記憶に肛門期的要素や男根期的要素まで挿入していた。彼が飛行機事故に遭遇したのは28カ月のときであったため、このときの彼の心理状態としてもっとも活発だったのは肛門期的要素であったと思われる。事故から7カ月が経過した時点で、ニッキーはその事故がどんなであったか、つまり現実の体験を正確に思い出すことができた。彼は自分の手を飛行機に見立ててそれを床に墜落させた。「こんなふうだったよ、こんなふうに落ちたんだ」と彼は言った。彼は飛行機に見立てた手を再び床に落とし、今度は機体の最上階の部分から脱出用のスロープを下した。まっすぐ下へと。彼の母親はうなずいてこの少年の体験談が事実であることを示した。彼女もまた、この飛行機に乗っていたのだ。しかし、この後、ニッキーは肛門期的要素を加え始めた。「悪いパイロットだ」と、彼は脱出の様子を示した後で、私に言った。「パイロットは悪者だったんだ」（彼にとって、X航空のパイロットは、悪意に満ちた幼児だったのだ）。「帰りはY航空の飛行機に乗ったんだ。この飛行機にはトイレが空いてますっていうライトがついてた。それにトイレの水もすごく勢いよく流れた」（ニッキーは、Y航空の飛行機は、トイレの空き状況を知らせるライトが付いた、それにトイレの水の流れの良い、肛門期の子どもにとって味方になるような飛行機であると断言したのだ）。「X航空の飛行機のパイロットはまぬけさ」（X航空のパイロットにとって、なんと恐ろしき2歳児であることか）。

　私がニッキーに会ったのは35カ月の頃で、このときすでに彼は男根期に入っていた。私のオフィスに姿を現した彼は、常に人と競い合い、モンスターに対して戦いを挑むような少年であった。彼は私のおもちゃのキャビネットからZ航空の飛行機を取り出した。飛行機は私のデスクを滑走し空中に舞い上がったものの、次第にエンジンが奇妙な音を立て始め、ついには激しい爆発音とともに墜落してしまった。そして彼は、おもちゃのキャビネットにおいてあるX航空の飛行機——彼が墜落事故にあったのと同型機——を見た。「ぼくはゴズキ（訳注：アメリカ版のゴジラ映画に登場する「小さいゴジラ」のこと）に乗ってるんだ」と彼は言った。「ゴズキは小さいけどとても良いモンスターなんだ。あんたは」と彼は私を指差しながら続けた。「あんたは、

悪者のゴジラに乗ってるのさ」。ここで再び，ニッキーはキャビネットのX航空の飛行機を見た。私はその飛行機を手に取った。彼は自分の小さな飛行機を，私の飛行機，つまりゴジラめがけてぶつけてきた。おわかりだろうか？　3歳の年齢に達していれば，飛行機事故ですら男根期の競合になってしまうのだ。このニッキーの例は，現在の発達段階に特有のファンタジーがトラウマの経験にどのように影響を与えるかを見事に示してくれている。それがトラウマを受けたときの年齢以降に開始したものであったとしても，その新たな発達段階がトラウマ体験に重大な影響を与える場合もあるのだ。

　エディプス期は5～6歳に始まり，約1～2年続く。ホリー・ハリソンのエディプス性のファンタジーが彼女のプール事故に関する思考にいかなる影響を与えたかはすでに紹介済みだ。小学校1年生の頃，一般的には子どもの情緒的発達はエディプス性の問題を一旦横に置いて，「潜在期」へと入っていく。親との「ロマンス」の解消が，事の善悪についての強い関心と秩序や詳細への関心に彩られた長期にわたる段階の扉を開くのだ。子どもは学習の妨げとなるような心理的な問題から解放される。彼らは良心を手に入れる。この時期が「潜在期」と呼ばれるのは，学齢の子どもにとってセックスが重要な問題ではなくなるからだ——少なくとも初期のフロイト派の人々はそのように考えこの名称を当てた（しかし，今日の発達の専門家たちは，この年齢段階の子どもにとってもセックスは重要であると主張している）。この潜在期の子どもにとって，もっとも重大な力を及ぼすのはルールと組織である。だからこそ運動場での戦いが繰り広げられるのだ。だからこそ，秘密基地を共有する仲間組織が崩壊するのだ。「潜在」の段階は，法律と秩序の上に成り立つ。もっとも，子どもなりの法律と秩序ではあるが。

　ハリソン家の子どもたちの中で最年長のシンディ・ハリソンは，子ども用のプールで戦慄すべき衝撃のシーンを目撃したとき，すでに潜在期に入っていた。7歳のシンディは，自分のトラウマ体験に潜在期特有の象徴による加工を施していた。彼女は，混沌の中に何らかの秩序を，無秩序の中に何がしかのルールを見出す必要があった。そのため，シンディは，彼女の戦慄体験に「紐」という加工を行った。

　シンディ・ハリソンは，例の事故が起こったとき，ホリーの水着の下から何か「組み紐」のようなものが出ているのを見た。われわれの大半が腸をチューブと概念化するのに対して，シンディはロープか組み紐のようなものだと考えたのだ。この時期，7歳の少女にとって何にも増して重要なのは，ものごとの秩序を保つことであり，そのためにこの潜在期特有のファンタジーが生まれたのだ。シンディはこのトラウマ性の事件を正確に認知し，後になって正確に思い出している。しかし，彼女はそこに「紐」を付け加えた。それは，このトラウマが彼女を襲ったとき，彼女が潜在期にあったために他ならない。この事故の直後から，シンディはリボン，ロープ，紐，組み紐，毛糸，糸などを収集し始めた。そして自分が集めたこれらの「紐」の端を固く結び合わせて，紐の玉を作った。事故から1年後に私が彼女に会ったとき，彼女の寝室の床には巨大な紐の玉が転がっていた。彼女は1カ月に一度

私のオフィスにやって来たが，待合室で順番を待っている彼女はいつも毛糸の玉を作っていた。この少女は，潜在期特有の象徴が混入したトラウマ性のファンタジーに没頭することで，機織競争でアテナを打ち負かそうとして破れ，蜘蛛になってしまったリディアのアラクネの現代版となった。「腸の紐」の目撃という実際のトラウマ性の体験と，織り上げるものである「組み紐」のファンタジーが凝縮されたのだ。

シャーロット・ブレントは45歳のときに，2〜3歳の頃にサンフランシスコの海岸で経験したトラウマ性の体験を表しているように思われる精神的な表象を述べている。思春期の頃のファンタジーには性に関する事項，親に対する反抗，勇猛果敢な自立などのテーマが含まれることが多い。シャーロットが私に思春期性のファンタジーについて話したのは一度だけであった。私は，数回にわたってセッションでこのテーマを取り上げようとしたのだが，シャーロットはこれ以上思い出せないと言い張った。彼女がこのファンタジーについて話し合いたくないことは明白であった。しかし，彼女が創った「物語」は，トラウマ性の体験に発達的な加工が施されたことを明確に示している。その「物語」とは次のようなものである。奇妙な一家がオーシャン・ビーチでシャーロットを誘拐した。彼らは宮廷のような豪華な家にシャーロットを住まわせたが，学校に行くことも，あるいはデートに出かけることも許さなかった。シャーロットが逃げ出すことを恐れていたためである（この部分には，新たな家族への加入と学校でのプレッシャーからの回避という，思春期のシャーロットの希望が表現されている。また，2〜3歳のときにビーチで経験したコントロールの喪失というトラウマの直接的な再現も見られる）。この新しい家族は，シャーロットに特別の関心を向けた。彼らはシャーロットにとても美しい衣類を与えた。また，彼女の髪型が他の女の子たちに負けず劣らずすばらしいものとなるように整えてくれた（ここには，思春期の女の子に通常見られる希望が描かれている。しかし，こうした衣類や髪型は，シャーロット本人が自ら求めるのではなく，家族が提供している点が特徴的である。おそらく，ティーンエイジャーのクラスメイトに対して彼女が畏怖の念を抱き，彼女たちを避ける傾向があったことや，自分の欲求を満たしてくれないがために両親に対して失望を感じていたことなどが現れているのだろう）。ファンタジーの中の両親はシャーロットと非常によく話をした。しかし一方で，彼らは，シャーロットにセックスを求めた。女性も男性もともに，シャーロットがセックスに参加するよう執拗に求めた（この部分は幼少期のトラウマ体験の直接的な再現である。このシャーロットの物語から推測するに，男性と女性が関与していたのだろう）。ティーンエイジャーのシャーロットはこうした性的な行為を好きではなかったものの，ビーチで感じたほどには恐ろしいとは思わなくなっていた（ここには，トラウマからの回復を求める思春期の彼女の希望が現れている——いわゆる「補償ファンタジー」である）。セックスは，ほとんどオーラル・セックスであった（幼児期のトラウマ体験の直接的再現）。

シャーロット・ブレントはティーンエイジャーとしての想像力が描き出す性的行

為を忌み嫌った。少なくとも意識の上では。彼女はそのように私に話している。しかし，意識できないところで，彼女はこうしたファンタジーになにがしかの刺激を感じていたことは間違いない。彼女は，思春期の頃，こうしたファンタジーを思い描きながらマスターベーションをしたこともあったのだ。性に対してきわめて保守的な態度を身につけていたシャーロットは，こうした行為を行う自分をきわめて汚れた存在だと考えていたに違いない。彼女は性的な欲求を超越した存在になろうと決意した。そのために，彼女は10代の半ばである誓いを立てた。セックスから身を遠ざけるという誓いを。そして，彼女がこの誓いをたがえることはなかった。

　われわれはこれまで，発達段階に特有の脚色を施されたトラウマ体験についての思考を見てきた。しかし，これまで触れてこなかったことがある。それは，トラウマ性の体験の後に生じる，これまでに述べてきたものとは別のタイプのファンタジー──「補償のファンタジー」である。補償のファンタジーは，トラウマに対する考えそのものに直接由来している。補償のファンタジーは，時折姿を現すものの，周囲の関心を呼ぶことはまずない。しかし，これもまた，戦慄すべき体験をした子どもがその経験をどのように考えどのような行動をとるかに重大な影響を与えるのだ。

　この点に関して，チョウチラの子どもたちの中からいくつかの例を示そう。チョウチラの誘拐事件から1年が経過した頃に私が出くわした補償ファンタジーの中で，もっとも一般的であったのが「復讐のファンタジー」であった。子どもたちの英雄であるボブ・バークレイは，「やつらを，僕らがいた場所に閉じ込めて，あの穴をふさいでいた金属製のプレートに鍵をかけてやりたかったさ。僕らに与えられたのと同じだけの食べ物を与えてね」と語った。7歳のレスリー・グリッグソンは，「穴」に閉じ込めるよりももっと確実で迅速な復讐を望んだ。「彼（フレッド・ウッズ）を死刑にすればいいわ。射殺かガス室で」。ベンジ・バンクス（6歳）はもっと個人的な復讐を希望した。「ぼくは今でもあいつらのことを憎んでいるよ。この憎しみは普通じゃない。普通の憎しみの2倍，いや3倍だよ。あと何日かしたらこのギブスがとれるから（彼は足の骨を折っていた），そしたらあいつらの顔を蹴り上げてやるつもりさ」。5歳のスーザン・ハンターはもっと単純だった。「あいつらを絞め殺してやりたい」。彼女は，事件以降，急激に太った。

　チョウチラの子どもたちの中には，事件以降，ヒーローになりたがるものもいた。彼らは，この希望を現すファンタジーを発展させた。実際にヒーローとなったボブ・バークレイとカール・ムリオですら，もっとすばらしいヒーローになりたがったのだ。ボブは，ロデオの世界大会で優勝することで誘拐犯たちを見返してやると，母親に語っている。カールは，ニューメキシコの学校の子どもたち全員に，自分にはカリフォルニアにボブという双子のきょうだいがいると話していた。彼いわく，2人はともにたくさんの危険を切り抜けてきたとのことであった。カールはファンタジーの中でもう1人のヒーローであるボブ・バークレイと双子になったのだ。カ

ールの本当のきょうだいである8歳のルイスは，銃の使い方を教えて欲しいと私に言ってきた。彼もまた，ヒーローになりたかったのだ——少なくともファンタジーにおいて。また，彼は，誘拐犯たちが収容されている刑務所の場所を教えて欲しがりもした。ルイスはそこに行って「あいつらをパパイヤで殴ってやる」つもりだと言った。

　誘拐事件によって鼓舞されたヒロイズムのファンタジーには，復讐のファンタジーが含まれることが多い。11歳のジョニー・ジョンソンは二度と太るまいと心に決めた。家に戻ってからの彼は，ヒーローになることに備えてシェイプアップに余念がなかった。テリー・ソーントンは，自分がずっとヒーローであったと固く信じるようになった。「わたし，穴から脱出できるって，ずっと信じていたわ」と私に訴えた。「やろうとさえ決めれば，何でもできるのよ」

　チョウチラの子どもたちの中には，トラウマ性の経験をした後で親に対して怒りのファンタジーを持つようになったものもいた。白昼夢において，彼らは誘拐犯に対する怒りを身近な存在である親に置き換えたのだ。たとえば，ベンジ・バンクスは，両親は自分が死んだら自分の寝室をきれいに改装するつもりなのだと考えた。彼は本気でそう考えた。彼は自分があと数カ月で死んでしまうと考え始めていた——自分にはどのくらいの未来があるかという感覚が劇的に短縮されたようだ。イメージの中で，ベンジは両親が自分の死を喜んでいるところを想像した。両親をすごく愛していた7歳のマンディ・ヴァンダースタインですら，自分が「穴」に戻ればいいと考えているんだと言って両親を責めた。

　一方で，子どもたちの中には，家族と一緒であれば永遠に安全なのだと信じるものもいた。たとえば，5歳のティミー・ドナリオがそうである。ハイジャックにあう前にバスを降りたティミーは，母親が「魔法」を使ったのだと考えた。というのは，彼女が，誘拐の数日前に，ティミーの下車の順を最後から最初に変更してもらっていたからである。誘拐事件以降，ティミーはどこに行くにも母親の後をついてまわった。母親は「幸運」を持っている，と彼は考えた。マンディ・ヴァンダースタインも，ティミーと同様，家族の魔法の及ぶ範囲内にいれば安全なのだと信じるようになった。彼女は「わたし，結婚しないよ」「一生ママと一緒にいるの」などと母親に言っている。また，マンディは，「わたしはお金持ちの男の人と結婚するの。そして，近くにママのためのおうちを建ててあげる。そしたら，ママをベビーシッターに雇えるわ」と言うこともあった。ベビーシッターの給料として「1ペニー」(訳注：約1円)を支払うとまで言っているのだ。

　ときとして，トラウマを受けた子どものイマジネーションが，復讐，ヒロイズム，あるいは魔法といった類のものを超え，さらに発展する場合もある。弱った自己，あるいは亡くなった友人のペルソナの精神的なイメージを取り込んだり，あるいは解き放ったりすることで，より狂気じみた奇怪なファンタジーが生まれることもある。たとえば，自動車事故の被害にあって親友のジョーを失った17歳のソロモン・ウィルソンは，亡くなったジョーが，ソロモンの思考やソロモンの弟の魂を乗

っ取るイメージを持った。最近，私は「多重人格性障害」(訳注：今日では，解離性同一性障害と呼ばれる)に苦しむ成人の多くが，他の人の輪廻転生を自分が引き受けたのだと主張しているという話を耳にした。精神科医の多くが，今日，子どもの頃の長期にわたる虐待という経験が多重人格性障害を生むとの見解を持っている。多重人格性障害という状態にある人に見られる補償ファンタジーは，ソロモン・ウィルソンなど子どもの頃のトラウマの被害者が語るファンタジーと深く関連していると言えよう。

われわれが日頃のおしゃべりで友人から耳にしたり，あるいはスーパーマーケットのレジ待ちの間に目にするタブロイド誌の一面を飾っている「悪魔払いの霊能者」やチャネリング，あるいはシャーリー・マクレーン型の体験の「物語」のすべてが，子どもの頃の精神的トラウマから発展したわけではないことは言うまでもない。しかし，おそらく，補償型のポストトラウマ性のファンタジーは，こうした物語の主たる源になっているのではないかと思う。子どもの頃のトラウマ体験の後には，現実的な思考がほとんど破綻しかけた状態になることもある。しかし，社会はこうした「物語」を受け入れてくれる。そのために生き延びられる人も存在する。

話をもっと普通の補償ファンタジーに戻そう。そう，復讐，パワー，あるいは安全のために家族のもとを離れないといった類のものである。こうしたファンタジーや考えは，子どもの生活や人生のある部分に少なからぬ影響を与えることになる。スーザン・ハンターは太った。これからは決して飢えることがないように，との考えからである。ジョニー・ジョンソンは逆にやせた。「ヒーロー」にふさわしい筋肉をつけるべく。マンディ・ヴァンダースタインは可能な限り家から出なかった。彼女は一生涯チョウチラを離れないという計画を立てた。そしてベンジ・バンクスは小さい子をいじめるようになった。「ぼくは，2倍，いや3倍，やつらを憎んでいる」と言っていた彼は，誘拐犯に対する怒りの対象を小さな子どもたちに置き換えたのだ。ボブ・バークレイはロープ投げや裸馬乗り，あるいは子牛抑えの練習をしようと決めていた。「ロデオ世界チャンピオン」になるためである。

ポストトラウマ性の補償ファンタジーという主題を終えるにあたって，あるケースを詳細に見ておきたいと思う。そのケースとは，アラン・ボスコム——そう，身代金目当ての誘拐事件の被害者となったあの南部出身の少年である——に関するものである。彼が私に教えてくれた補償ファンタジーは，これまで私が聞いたものの中でもっとも気味が悪い話だった。彼は，誘拐事件から5年後に私のオフィスにやって来た。そのときアランは，自分のイマジネーションからトラウマのイメージを消し去ったと宣言した。彼は，良い部分から苦痛な部分や悪い部分を「分離」したのだ。彼のファンタジーがどんなものだったかを紹介しよう。私はアランに，家に戻ってから何かのふりをしたことがあるかと問うた。「いや」と彼。「そんなことはなかったと思う」。しかしその後，彼はまっすぐに座り直して，私の質問を今一度考え始めた。

「待って」と，彼は私のほうに椅子を近付けながら言った。「ああ，そうだよ。ぼ

く，あるふりをしたよ。ずっと前，たぶん5歳の頃，うそっこの人を作ったんだ。その人はいつか死ぬって，ぼく，自分自身に言ったんだ。それで，その人は**ほんとに死んじゃった**。それで，お葬式をしたんだ」

「ぼく，そのうそっこの人のこと，『オリーヴ』って呼んでた。そのとき，テーブルの上にグリーン・オリーヴのビンが置いてあったから，そう呼んだんだ。それって，2年前，5歳のときのことだよ。今でも彼はぼくの心の中にいるよ。オリーヴは何もしゃべらないんだ（アランが，誘拐事件の間，ほとんどしゃべらなかったことを思い出して欲しい。「オリーヴ」はアラン自身と同じように振舞ったわけである。オリーヴはアランである。少なくとも彼の一部なのだ）」

「ぼく，オリーヴが死んだことにした。今，空を見上げるとオリーヴの顔が見えるよ。オリーヴはぼくと同い年だった。黒い髪で，青白い顔，眼は黄色なんだ（オリーヴの配色はちょうどアランのネガ・フィルムと言えるものだった。アランにとって，オリーヴは自分自身のネガ・フィルムであったに違いない）。ぼく，腐ったオリーヴをビンから取り出したんだ。だから，うそっこのオリーヴを創ったんだと思う。ぼく，自分の人形——男の子の人形——を取り上げて，『お前も腐ってる』って言ったんだ。それからオリーヴのほうを見た。彼って，ぼくの人形みたいだった。でも人形の顔は青くないし，目も黄色じゃない（アランのファンタジー上の「もう一つの自己」であるオリーヴは，アランが「腐ったもの」という考えを思い描いているときに生まれたに違いない。アランの目には，脆弱なものすべてが腐っていると映ったのだろう）」

もっと話が聞きたかった私は「オリーヴはどうして死ぬことになったの？」と尋ねてみた。

「ぼくが6歳のときだった。ぼくの誕生日にオリーヴは死んだんだ。彼はおうちから出て行って，そして心臓発作を起こしたんだ（おわかりだろうか，オリーヴにとって，戸外に出ることは危険だったのだ。アランは，家の外に出ることがいかに危険なことであるかを，身をもって経験していた）。ぼく，病院に電話したよ。でも，いっぱいだって言われた。だから，**どうしたら**いいか，わからなかった。そしたら，オリーヴが死んじゃった（オリーヴの死に様がトラウマ的であることに気付いていただきたい。アランを含めてすべての人が，コントロール不能の状態だったのだ）」

「それから，どうなったの？」

「ぼく，棺おけがあるふりをしたんだ。その中にオリーヴを入れた。それから，ママが葬儀屋さんに電話をかけたことにしたんだ。それで，次の日にお葬式をしたんだよ」

「オリーヴはそれでおしまいになったの？」と私は聞いてみた。この少年が，少なくともファンタジーの中では，自分自身の病んだ無力な部分に決着をつけることができたかどうかを知りたかったからだ。

「ううん」とアラン。「オリーヴは，今，宇宙にいる。夜になると顔が見えるよ。

棺おけの周りを漂ってるんだ（この部分は幻覚と言えよう）。E.T.（スティーヴン・スピルバーグの映画に登場する地球外生命体）が指の先っぽを光らせながら彼の頭の上に乗っているよ（アランは，自分のポストトラウマ性のファンタジーに，最近の映画の要素を混入させたわけである。これから先，さまざまな要素が付け加えられるかもしれない）。彼らは上のほうに浮かんでるんだ」

「それって，どんな気持ちがする？」

「別にいやじゃないよ。でも，そんなに気持ちよくもないかな。オリーヴが二度と戻って来ないのは，悲しいな」

さて，オリーヴの話は以上だ。「オリーヴ」を創り出すことによって，アラン・ボスコムは学校に行き，オール5の成績を収め，家では良い子でい続け，いろんなところに友達を持ち，決して問題を起こすようなことはないという状態を可能にしたのだ。自分自身の一部——トラウマを受けて腐ってしまった自分自身——を有能な学齢期の少年から「分離」することによって，アラン・ボスコムは表面上は精神的に何の問題もない状態を維持することが可能となった。彼は，愛すること，そして働くことを完璧にやってのけた。また，彼は遊ぶこともできた。

しかし，このファンタジー上の「分離」はそれなりの代償を必要とした。「アラン」——良い自分——は常に完璧を維持する必要があった。完璧なテーブルマナー，完璧な生徒，完璧な交友関係。アランはあまりにも良い子過ぎたのだ。実際のところ，この少年は，世界中で起こるあらゆる事柄に責任を感じていた。自分の中からすべての弱さや無力さを追放してしまうと，人は，完璧な強さと完璧な責任を身につけなくてはならなくなる。以下の会話に耳を傾けていただきたい。

「オリーヴは死んじゃったんだよね。じゃあ，オリーヴって，あなたのために何かしてくれているのかな？　つまりね，オリーヴの幽霊が何かあなたの役に立ってる？」

「たぶん」と彼は答えた。「彼はぼくの安全を守ってくれているんだと思う。ぼくはもうひどい目——再び誘拐されること——にあうことはないと思うんだ。誰かがぼくを誘拐しようとしたら，避難ルートを使うよ。ぼくには避難ルートがあるんだ。ぼくって，たぶん，誘拐が起こるってわかる気がする。別の誘拐が起こるって思ったら，ほんとに起こった（アランと同じ街に住んでいた3歳の子どもの誘拐殺人事件のこと）。犯人は**ぼくの**（誘拐事件）からその誘拐を思いついたんだ。ぼくがその誘拐を**引き起こした**んだと思う。また起こるって予知できると思うよ」

「たとえば何か，今，予知してることがある？」

「えっと，たとえばハワイで火山が噴火するよ。それと，カリフォルニアのどこかで地震が起こるよ（これらの予知は非常に陳腐である。ハワイが火山島であり，カリフォルニアが活発な地震帯に位置していることを知らないものはいないだろう。しかし，噴火や地震が本当に起こったときのアランの罪悪感がいかほどのものか，想像できるだろうか？　アランは責任を感じているのだ。あまりにも多くのことに）。それと，ぼくの友達のトロイ。トロイは大人に**なる**よ（トラウマを経験し

ていない子どもは，トロイが成長して大人になるかどうかなどと考えはしないだろう）。トロイはロック・スターになりたがっているけど，なれないよ。トロイは精神科のお医者さんになるよ，お父さんと同じく（これもかなり容易な予知だ）。ぼくが考えると，そのことが起こっちゃうんだ。だから，ぼくは魔法使いなんだって思うようになった。誘拐された後からね」

　私は，その後の時間を費やして，彼がファンタジーの中でオリーヴを創り出したのだということを説明した。彼が自分の弱い部分やトラウマを受けた自分自身を「分離」したのだということを指摘した。「でもね，アラン，すべてに『良く』やることって，すべてに完璧を求めることって，ずいぶん大変だよね。あなたはオリーヴでもあるのよ。元気で健康的な部分と，傷付いて弱くなった部分と，両方とも持っていなきゃね」と。アランは，いつもどおりの完璧な態度で私の話を聞いていた。しかし，彼は何も言わなかった。

　アランの補償ファンタジーは，オリーヴというドッペルゲンガーを生み出した。アランのドッペルゲンガー（『ウェブスター・インターナショナル辞典第三版』には「生きている人の生霊あるいは分身のような存在で，生涯を通してその人に付きまとう。ほとんど場合，本人にしか見えない」となっている）は，ポストトラウマ性の防衛である「分離」の産物である。アラン・ボスコムは病んだ部分を追放することで健康さを維持した。この少年の物語はヘンリー・ジェームズの幽霊物語『The Jolly Corner』(邦題『にぎやかな街角』)と似通っている。『にぎやかな街角』では，その語り手である中年後期の男性が英国からニューヨークに戻って来る（ジェームズは成人期を通じて英国に住んでいたが，少年期にはニューヨークに住んでいた）。ニューヨークで，物語の語り手は自分自身の幽霊に出会う。自分の幽霊は，それまでずっとニューヨークに住んでいたのだ。この幽霊は非常に惨めな人だった。ジェームズの物語の主人公から分離された一部。その一部はアメリカで暮らし，孤独で，怒りに満ちた醜い存在であった。『にぎやかな街角』の主人公は，言い換えれば，ファンタジーの中で自分自身を「分離」していたということになる。アラン・ボスコムと同じようなやり方で。ジェームズのフィクションとアランの実話の双方において，主人公はいずれも幽霊が自分自身の分身であることを認識できなかった。自分自身の弱い，追放された一部であることを。

　子どもの認知や思考は圧倒的な外的出来事の影響を受ける。しかしながら，「考える」ということは，「感じる」ことや「振舞う」こと——本書ですでに概観した二つの「構造」——と決して無縁ではあり得ない。子どもの頃のポストトラウマ性のファンタジーは，決してファンタジーのままでは終わらない。実際の行為を導き出すかもしれない。実際に危険な，あるいはその人にとって有害な行為を駆り立てるかもしれないのだ。

　ホリー・ハリソンの「魔女」を憶えておられるだろうか？　ホリーが亡くなる前のクリスマスの日，それは起こった。そのとき，彼女の健康状態はさほど悪くはな

かった。しかし，彼女は何だか悲しそうで物静かだった。気分にムラがあったのだ。ホリーはあまり笑わなくなっていた。それは彼女にとって変なことだった。小児科の主治医は，腸がまだうまく結合しないことにホリーががっかりしているのではないかと考えた。しかし，彼女はそうじゃないと私に言った。彼女は人工肛門にもすっかり慣れていた。「死のことを考えているかしら？」と私は心の中で考えた。違う，ホリーの心にあるのはそんなことじゃなさそうだ。「誰かにからかわれた？」。そうじゃない。「じゃあ何？」

　私はなぜそんなに悲しそうなのかとホリーに聞いてみた。「マイルドレッドが，私の看護師さんが私のことぶったの」とホリーは答えた。「いっぱい叩かれたの，すごく痛かったの」

　「ほんとう？」と私。私は信じられなかった。確かにマイルドレッドはおしゃべりが過ぎる。そういう意味では口さがないおしゃべりで人を「傷付ける」ことはあろう。しかし，彼女はホリーに好意を持っていた。それに，彼女は十分な訓練を受けた看護師だった。

　私は「あざを見せてくれる？」と言ってみた。ホリーはあざを三つ示してくれた。

　このやりとりを聞いていたマーガレット・ハリソンは，非常に驚いた。彼女は「虐待を扱う機関に通報しなくちゃ。それに看護協会にも！　でも，どうしても信じられないわ。ホリー，それって本当なの？」

　私はその場でホリーの主治医に電話をかけた。「ホリーって，自発性の出血があるの？」と尋ねた。「あるよ」と彼。「肝機能不全のために起こるんだ」

　「ホリー」と私は尋ねた。「あなたが嫌な気持ちになるような，どんなことをマイルドレッドが本当にしたのか，教えてくれる？」

　「マイルドレッドって，冷たいの。私のこと，痛い目にあわせるの」

　これで決まりだった。マイルドレッドはホリーの担当を辞めなければならない。ホリーがそれを求めているのだ。そして，われわれは，常にホリーの望みに応えてやらねばならない。一切の疑問を差し挟むことなく。マーガレットも，私も，あるいは小児科医も，誰もが看護師のマイルドレッドがホリーを虐待したなんて思わなかった。この子の皮下出血は自然に起こったものだ。しかし，この瞬間，マイルドレッドはホリーによって「魔女」にさせられてしまったのだ。母親と私がホリーのファンタジーの中で強力な女性の復讐者を演じることが，ホリーにとっては絶対に必要だったのだ。看護師は交代させることができると，ホリーは知っていた。これまでにたくさんの交代劇が繰り返されていた。ホリー・ハリソンのエディプス的な「魔女」は，今度はマイルドレッド看護師の頭上に舞い降り，行動を求めた。この「魔女」を自分の前から追放するためなら，ホリーは何だってやるに違いない。

　ハリソン家は新しい看護師を雇った。マイルドレッドは派遣協会に戻された。非常に優秀な看護師であったとのハリソン家からの評価表を携えて。もちろん，虐待の通報は一切なしである。途端にホリーは悲しげなもの静かさから抜け出した。そ

して，それ以降，彼女が魔女のことを口にすることはなかった。彼女がその生涯を終えるまで。

　アラン・ボスコムに関しては——そう言えば，彼のその後を私は知っていた。「オリーヴ」がどうなったかを。少し前に，アメリカ精神神経学会はボスコムが住んでいる街に程近いところで，専門医試験を実施した。私は試験官の役をおおせつかっていた関係でその町に滞在していた。その際，私にアランの診察を求めた精神科医の友人が，私がやって来るという話をアランの両親にしていた。彼らは，私とその友人をぜひレストランに招待したいと言ってくれた。すばらしい夕べだった。すばらしい食事と最高級のワイン，それにすてきなおしゃべり。テーブルは暖かさでいっぱいになった。

　すばらしい夕べがそろそろ終わろうかというとき，ジャネット・ボスコムが私に話しかけた。「ねえ，今夜，電話でアランと話してみたくない？　もう13歳になったのよ。とってもお茶目でいたずら好きで困るわ。でも，彼のこと，とっても好きなの。とってもおかしい子なのよ」。彼女はさらに「いまや成績はBばっかり。昔みたいにオールAじゃないのよ。それに決して『良い子』じゃないわ。でもね，私は昔の彼より今のアランのほうが好きなの。とってもおもしろい子。すばらしい子よ」と続けた。

　実際のところ，私は彼と話してみたかった。その夜，私は電話をかけてみた。彼は私からの電話をずっと待っていたと言ってくれた。アランは電話で驚くほどオープンにしゃべってくれた。彼が最後に私のオフィスにやって来たときからこの電話までの5年間という月日が吹き飛んでしまったかのような様子であった。

　「あの日，サンフランシスコに行ったことがとっても良かったんだ」と彼は言った。「あの後，すごく楽になったんだ」

　私たちはあれこれおしゃべりに興じた。そしてついに，私はある質問を切り出した。「ところで『オリーヴ』はどうなったのかしら？」——最大限の「何気なさ」を装って。

　「ああ，彼のこと，あきらめたよ，サンフランシスコから帰った次の日にね。オリーヴは行っちゃった。それからは一度も戻って来てないよ」

第11章

繰り返す夢

> ちょうど2週間ほど前に誘拐の夢を見た。バスに乗ってるところじゃなかった。でも，人が大勢いた。俺たちは家の中にいて，その男が見張ってたんだ。俺は，誘拐犯が見てないのを見計らって，何人かの子どもを窓から外に出したんだ。それから，誘拐犯が角を曲がったのを見て，俺は逃げたんだ。その後はあんまり憶えていないけど，誘拐犯が追っかけてきたようだった。俺，もう少しで捕まるとこだった。でも何とか逃げた。誰かが出てきて，俺のこと助けてくれた。そして，その人と一緒に，誘拐犯を警察に連れて行ったんだ。それからしばらくその人の車に乗って，最終的にはまたもとの家に着くんだ。俺のことを助けてくれたように見えたその人は，実は彼（誘拐犯）を助けていたんだ。この夢って，結構，現実のように感じられた。
> ボブ・バークレイ，23歳
> 1985年に放映されたNBCテレビのニュースで

　私はミシガン大学に9年いた。ミシガンにやって来たときはカレッジの学生であり，離れるときは子ども専門の精神科医であった。アナーバー（訳注：ミシガン州南東部の都市。ミシガン大学の所在地）にいる間，私にかなりの影響を与えることになる専門家たち何人かに出会った。なかでも私がもっとも影響を受けたのは，『The Magic Years』（邦題『小さな魔術師：幼児期の心の発達』）の著者，セルマ・フライバーグ（Selma Fraiberg）であった。セルマはソーシャルワーカーで精神分析家でもあり，ミシガン大学で教えていた。彼女は私のことを気に入ってくれた。私は彼女が書いたものを読み，彼女が言いたいことを理解しようとし，彼女を尊敬し，そしてもちろん，好意を抱いた。彼女が亡くなるまで，私たちは親友だった。

　セルマは，トレーニング期間中であった私が，火曜日ごとに――いや，もしかして水曜日だったかもしれない――ランチのバッグを持って小児精神科病院にやって来ることを認めてくれていた。だから私は彼女の研究グループの活動を実際に見ることができたのだ。私はこの時間がとても好きだった。彼女たちのグループは，目が見えない赤ちゃんたちがピアジェの発達段階をどのようにたどるのかを研究していた。私にとって，研究が楽しいということを認識した初めての機会だった。

　しかしここで書きたいのは，研究者としてのセルマのことではなく，教師としての彼女のことだ。なぜそうしたいかと言うと，精神的トラウマの世界に私を導いたのがセルマ・フライバーグその人だったからだ。かと言って，彼女自身が，外的な出来事の影響の心理学に興味があったとも，あるいはいまや私の「テーマ」となっているこの事柄に私を導いたのが自分であるとの認識を持っていたとも思わない。トラウマの世界に私が誘われたのは，次のような経過によってである。当事，小児

精神科病院のメンバーに，ジャック・マクダーモット（Jack McDermott）という優秀な若手医師がいた。彼は現在，ハワイ大学の精神科部長であり，アメリカ児童青年精神医学誌の編集委員長でもある。1965年のこと，セルマを中心としたグループが行っていた「連続ケースカンファレンス」へのケース提出者としてジャックが選ばれた。彼が提出した事例は，当時11歳の男の子であった。この少年は，毎夜，住んでいた中部のとある州の州都の通りをぶらつき，酒を飲み，喧嘩をし，窃盗を働き，あるいは，ときには性を売ることもあった。最大の問題は——彼が非常に金持ちで，名前の知られた政治家の家族の出であるということであった。彼の行動は，家族が定める標準にまったく合致しなかった。彼の行為が家族の知るところとなるや，ただちに彼はアメリカ北部に送られ，当時，子どもの精神科としては全米で3本の指に入る病院に入院させられた。

　ジャック・マクダーモットは，これ以上ないというほど完璧で詳細な記録を携えて，毎週毎週，そのケースカンファレンスにやって来た。その記録には，少年が語った言葉すべてと，それに対するマクダーモットの反応およびそのニュアンスがつぶさに記載されていた。すなわち，われわれは，ジャックとセルマの手による集中的精神療法を知る機会を得たわけである。セルマ・フライバーグは，奥に潜んだものを探り出すような洞察に満ちたコメントを発した。治療をどのように進めるべきか，あるいは進めてはならないかが，細心の注意をもって検討された。ジャックはセルマの示唆にしたがって次のセッションを組み立てた。そして翌週には，われわれ全員がその結果を知ることができた。そうすることで，われわれは，「会話」による精神療法をどのように組み立てていくべきかを，ライブで学ぶことができたのだ。この連続ケースカンファレンスは，ある意味，精神科版「ソープ・オペラ」（訳注：テレビのメロドラマ調の連続ドラマ）だった。「来週もこのチャンネルでお会いしましょう。いまや財務担当大臣となった父親の息子の治療でいったい何が起こるのか！お楽しみに」という具合である。

　毎週毎週，少年はジャックに夢の話をした。きわめて暴力的な，性的な，恐ろしい夢。夢では，背後から，暗い路地で，あるいは玄関先で突然生じる脅威が語られた。少年の悪夢には，必ず，身の毛もよだつような突然の襲撃があったのだ。映画でこのような場面があったなら，必ずや目を覆ってしまうような場面が。

　ある日，セルマは夢の分析について語るジャックを途中でさえぎった。「彼の語る夢の話は，本質的には全部一緒ね」と彼女は言った。「ジャック，気付いてる？　夢はみんな同じ話なのよ。いろんな装飾が施されてるけどね」と言いながら，セルマは部屋を見渡した。「あなたたちはみんな，それがどんなことを意味するのか，わかるはずよ」と彼女は続け，そして口を閉じた。

　この言葉を聞いたわれわれは，全員，頭が真っ白になったに違いない。夢の繰り返しにいったいどのような意味があるのか，私には皆目見当がつかなかった。私にはそのような経験がなかった。私がかかわっていた患者の中にも，そういった夢を語るものは1人もいなかった。

しばらくの後，セルマは再び口を開いた。「この若き患者の人生で，その夢と同じようなことが実際に起こったに違いない。夢が何度も繰り返されるときは，通常の内的な産物とは考えにくいわね。むしろ，実際に起こった現実の出来事に起源を持つような恐ろしい経験の繰り返しと見たほうがいいわ」

　「フライバーグ先生，夢の繰り返しは，何か外的な出来事の反映である可能性があるということでしょうか？」と，グループの1人が首を突き出しながら聞いた。われわれの多くは，この連続カンファレンスでは，あまり多くの発言をしないのが常であった。何かを語ることが怖かったのだ。

　「いい質問ね，そうよ」とセルマは答えた。彼女は質問に対して，いつも，「いい質問ね」と答えた。たとえ質問が非常にこねくり回した冗長なものであっても，あるいは彼女の反応で質問者が生皮をはがされるような場合であっても，である。「このケースの場合，この患者の人生で，たった1回だけ，トラウマ性の出来事が起こったんだと，私は思う。まあ，私の推測だけどね，ジャック」。セルマはジャック・マクダーモットのほうを振り返って聞いた。「この子は，過去のトラウマ性の経験の話をまだ何もしていないでしょ，そうよね？」

　「してません」とジャック。

　「じゃあ，次のセッションではそのことを聞きなさい」とセルマは指示した。「この夢の繰り返しの背後には，トラウマ性の不安が潜んでる，確かに。トラウマは反復を求めるのよ。それとね，ジャック」とセルマはモナリザのような微笑——私がこれまでに見た生きた人間の微笑みの中でもっとも神秘的なもの——を浮かべながら言った。「少年のトラウマは，もしかしたら，路地裏での彼の行動の繰り返しも説明してくれるかもね。見ててごらんなさい」

　どうしてかはわからなかったが，私は妙に興奮した。これまでに聞いたことのない考えだった。夢の繰り返しからその人の実際の体験を推測するという考えを，私はとても気に入った。私の好奇心は大いにそそられた。ああでもないこうでもないと心を悩ます問題に対する非常に明快な解答ではないか。チェスのゲームで一手を動かすことでチェック・メイトにもっていくようなものだ。あるいは，アガサ・クリスティの作品の3ページから10ページの間に出てくるヒントを慎重に読み，登場人物の表を検討して殺人犯を推理した上で最後から3ページ目を読んで，その推理が的中して喜びのあまりに本を落としてしまうようなものだ。セルマ・フライバーグは，あるタイプの悪夢を解剖してその神秘を取り去ることをやってのけたのだ。私はとっても気に入った。こんがらがった紐がさっと解けた。マジックだ。

　翌週，ジャックはその少年が語った「物語」を胸にケースカンファレンスに臨んだ。この少年は肛門性交のレイプを受けていたのだ。彼を襲ったのは，一家の庭の手入れを任されていた造園業者であった。少年はそのときのことをはっきりと憶えていた。この，8歳か9歳の出来事が，彼に癒されることのない渇きを与え，彼はそのために夜の街をさまようようになったのだ。彼は，これまで一度も，その体験と自分の行動とを結びつけて考えてはいなかった。彼はそう認識していなかったが，

彼の夢と夜の街での行動は，ともに同じ物語であった。庭でのレイプという，消し去ることのできない過去の戦慄の繰り返しだったのだ。

　自分の物語のすべてをジャックに向かって吐き出して以来，この少年の行動は目に見えて改善し始めた。そのため，必要とされる治療プログラムもみるみる減っていった。病棟での彼の行動も劇的に変化し，友好的な態度を示すようになった。約２カ月の後，ジャックは退院に向けてのプログラムに取り組むことになった。程なく，この一家に雇われたものが中部から病院にやって来て彼を故郷に連れ戻った。われわれは，連続ケースカンファレンスにかける次の患者を探さねばならなくなった。しかし，その後このケースカンファレンスが以前のような興奮をもたらすことは，残念ながらなかった。

　例の１回のカンファレンスが私の記憶に刻み込まれた。私は，何か非常に貴重なことを，セルマとジャックから学んだのだ。そして，何よりも重要だったのは，私が，精神医学がもたらす興奮に触れたことであった。「反復」と「トラウマ」に関するフロイトの記述を読まねば，と思った。それに，二つの世界大戦の間に，大戦中に，そして大戦の直後に，精神分析派の研究者や臨床家たちがどんなことを書いたのかを知らねば，とも思った。さらには，カーディナー（Kardiner），ヴェルダー（Waelder），フェニケル（Fenichel）たちの文献も読む必要があった。それに，古き時代の子ども専門の精神科医である——かつ私の大のお気に入りである——デイヴィッド・リーヴィーがどのように考えていたのかもチェックしなければ。とにかく，できる限りのことをやってみよう。この「トラウマ」という概念は非常におもしろい。本当に興味深い。当時の私はそう考えた。

　精神的なトラウマがもたらす夢の繰り返しには四つのタイプがある。実際の出来事を正確に繰り返すもの。何らかの修正が働いた夢の繰り返し。かなりの修正や修飾が加えられた結果，もとの体験からかなり異なった外見を持つようになったもの。そして，覚醒時には記憶されていない悪夢である。これらの夢はすべて，それを見るものに，不快感やたまらない不安感をもたらす。この不快感は夢から覚めてもなかなか消えない。それは，繰り返し同じ夢を見るという行為が，トラウマによって引き起こされた緊張感の低減につながらないからである。そうなのだ。夢を見るという行為が緊張の低減をほとんどもたらさないがゆえに，人は子どもの頃から，あるいは思春期の頃から何年にもわたってトラウマに関連した夢を見続けるのだ。シャーロット・ブレントがそうだ。作家のウィリアム・マンチェスターもそうである。

　ポストトラウマ性の夢の中でもっとも単純なものでは，その出来事がそのままの形で夢に現れる。このタイプの夢では，そのトラウマ性の出来事やそのときの考えが非常に詳細に繰り返される。もし仮に，あなたがチョウチラで誘拐された子どもたちの１人だとしたら，あなたは，自分が乗っているバスにハイジャック犯が乱入して来たところを，「穴」に入れられたところを，あるいは暗闇の中で動き回って

いるところを夢に見るだろう。あるいは，誰かがあなたを捕まえて海に投げ捨ててしまうといった考えを夢で見るかもしれない（ルイス・ムリオは，誘拐の直後，誘拐犯たちが自分を水に溺れさせるはずだと考えた。彼は誘拐される前から水を恐れていた。そのため，彼は，トラウマ体験によって喚起された考えを何度も繰り返し夢に見たのだ）。

非常に興味深いことに，トラウマを受けた子どもは自分が見ている夢はかつてのトラウマ体験の再現なのだということに，通常，気付かないものなのだ。先に述べたように，その夢が現実をそっくりそのまま再現したような場合であっても，である。夢がかつての恐怖体験の繰り返しであることを，子どもの親もまたなかなか気付かないようである。たとえば，メーン州立医療センターの子ども専門の精神科医の妻——彼女は英国生まれであった——であるティナ・ゴールドファインは，自分がかつて繰り返し見ていた夢の内容をかなり正確に記憶していたが，彼女の家族は，何年もの間，その夢の意味が理解できないでいた。ティナ自身，その夢の意味がわかったのは10歳になってからである。2歳のときに幼きティナはロンドン大空襲を避けるために，おじである作曲家ラルフ・ヴォーガン・ウィリアム（彼の一族の発音は，「ライフ」のように聞こえる）のもとに疎開した。彼らはサリーに住んでいたが，そこはグレート・ブリテンの上空を飛行するドイツ空軍機の航路にあった。4歳になったティナは繰り返し悪夢を見るようになった。彼女は庭にいた。燃え盛る飛行機が彼女の頭上に落ちてくるのだ。彼女は日中もその夢のシーンをはっきりと憶えていた。そして，夜見る夢は，まるで本当のことであるかのように生き生きしたものであった。幼きティナは，ついにたまらなくなって母親に尋ねた。今までに自分の頭の上に飛行機が落ちたことがあるかと。母親は答えた。「いいえ，もちろんそんなことはないわよ。あなたは怪我をしたことはないわよね，そうでしょ？ 火傷をしたこともなかったわよね」と。しかし，彼女を安心させようとする母親のこうした言葉にもかかわらず，ティナはその夢を見続けた。夢はいつも同じだった。飛行機が庭で燃え盛る。空から落ちてきたのだ。そして，まったく同じ光景を白昼夢でも見るようになった。

10歳になったティナは，意を決して，母親に対してさらに突っ込んだ質問をしてみた。「私たちがライフおじさんの家に住んでたときに，ドイツの飛行機がおじさんの庭に落ちてきたことはなかった？」と。母親は答えた。「ないわよ。あれはおじさんのおうちの庭じゃなかったわ。飛行機が落ちたのは，おじさんのおうちの庭の隣にあった原っぱだったわ」と。母親はついに「正解」を出してくれた。飛行機が落ちたのはこの幼児の頭の上ではなかった。実際には，ライフおじの家の庭近くの原っぱという，彼女の近くに落ちたのだ。しかし，このトラウマ体験によって喚起された「考え」は，その後，夢の中で繰り返されることになった。ティナの認知では，飛行機の墜落は実際よりももっと自分の近くで起こっていた。ティナの恐怖は現実の恐怖であり，その後の悪夢はその戦慄すべき現実の再現であった。しかし，彼女が「正しい疑問」を提起するまでは，誰一人として彼女の夢の意味を理解

できなかったのだ。母親のこの答えを聞いたティナは，ついに自分の悪夢の意味を理解できた。そして，悪夢の頻度は次第に減っていった。いまやロンドン大空襲の悪夢は彼女のもとから去った，とティナ・ゴールドファインは言う。「11歳の頃にはまったく見なくなったわ」

　繰り返す夢の多くは，新たな要素が加わって修正が施されたものになる。こうなると，現実の経験「そのまま」ではなくなる。新たな生活状況が夢に加わるのだ。このように修正された夢は，トラウマ性の原子核に，それをめぐる可動性の軌道が備わったものとでも言えようか。たとえば，あなたが，サミー・スミスがそうしたように，スクールバスの誘拐劇から無事に帰還した夜にソファーで寝たとしたら，サミーがそうであったように誘拐犯があなたをソファーから引きずり下ろして拉致する夢を見るかもしれない。あるいは，誘拐事件から4年後にサミーと同じようにキャンプに行ったなら，寝袋で寝ているあなたをそのままかついで誘拐する夢を見るかもしれない。さらには，発達的に正常なモンスターへの恐怖という要素が夢に加わる可能性もある。7歳のレスリー・グリッグソンは，たとえば，「ワニの『穴』にいてワニに喰われる夢」を見た。レスリーの「穴」は誘拐時の穴と基本的に同じであった。しかし，3人の誘拐犯は，1匹の「噛み付きモンスター」へと姿を変えていた。なかには，「誘拐犯を刑務所に入れる」ということによって，ポストトラウマ性の夢に満足のいく決着をつけるものもいる。5歳のメアリー・ヴェインは，ある夜，これをやってのけた。また，場合によっては，夢を見ることで不安になりながらも，同時に，父親との喧嘩に由来した怒りのいくらかをポストトラウマ性の夢によって解放することもあり得る。ジョニー・ジョンソンは，「誘拐犯たちが父親を袋に入れて吊るす」という夢を見た。誘拐犯は依然として夢に登場した。しかし，今度は父親が参加してきたのだ。

　どのような修飾や加工が行われようと，ポストトラウマ性の夢の核にある恐怖は変わらない。たとえば，チョウチラで被害にあった11歳のシーラ・シェルダンは，「穴」の中にいたときに自分が窒息してしまうという恐怖を抱いた。誘拐から1年後，彼女は次のような夢を見た。彼女は7人の友人，それとバスの運転手であったジャック・ウィンと一緒に，3人の誘拐犯によって小さな1人用のテントに閉じ込められた。このシーラの夢は，彼女の友人の窒息死で終わる。夢に加えられた修正によって，彼女は，誘拐に由来する最大の恐怖である窒息の恐怖から逃れることができた。しかし，いずれにせよ彼女にとって夢は以前と変わらない恐怖をもたらすものだった。夢の中核部分には，トラウマによって喚起されたシーラの最悪の恐怖が存在したのだ。

　時間の経過とともに，繰り返す夢が象徴性によって姿を変えたり，自己の欲求の満足という要素が加わったり，あるいは最近の体験の内容による修飾が施されたりすることによって，ちょっと見ただけではトラウマとなった体験に関連したものであるとはわからなくなることがしばしばある。しかし，詳細な検討を行うことによって，そうした夢がもともとはトラウマ性の体験と関連したものであったというこ

とがはっきりすることもある。カモフラージュが施されたこれらの夢を理解するための方法の一つは、その夢に対する子どもの「連想」を尋ねることである。今一つの方法は、子どもが体験したことについてあなたがすでに知っている内容を、その夢が象徴している事柄に結びつけて考えてみることだ。いくつか例を示そう。一つはチョウチラの子どもの例であり、今一つはフォークリフトの事故に巻き込まれた２歳半の子どもの例である。最初の例では、かなりのカモフラージュが施された夢が、その夢に対する当の子どもの連想――しかも、たった一文の連想――によって、その意味の理解に至っている。二つ目の例は、子どものトラウマ体験の内容をあらかじめ知っていたため、その夢のどこにトラウマがかかわっているのかが理解できたというものである。

　1977年、私は７歳のレスリー・グリッグソンに、チョウチラの誘拐事件とは関係のない夢を教えて欲しいと求めた。ブロンドの髪をした女の子は笑って、「ディズニー・ランドでアイスクリームを食べる夢を見た」と話してくれた。この話をした直後、レスリーの表情から笑みが消えた。「ディズニー・ランドではアイスクリームを食べられなかったの」と彼女は付け加えた。その表情はとても暗かった。

　この夢の意味を理解するためには、夢の連想、すなわち夢について語る前もしくは語った後にどのような考えが浮かんだかが鍵となる。チョウチラで誘拐事件の被害にあった子どもたちは、1976年の８月にオレンジ郡のライオンズクラブの招きでディズニー・ランドを訪れた。子どもたちは実に楽しいひと時を過ごした。このとき、ディズニー・ランドでレスリー・グリッグソンをエスコートする役割を与えられたホスト役のハル・ウォーレンバーグは、彼女がチョウチラに戻ってからも連絡をするよと約束した。しかし、彼が電話をかけてきたり手紙をよこすことはなかった。この小さな少女は見捨てられた気持ちになった。この体験は、彼女に、誘拐より前に経験した悲劇を思い出させた。彼女の父親は離婚して彼女のもとを去っていた。そして、母親からの要請によって父親は親権を完全に放棄していたのだ（訳注：アメリカの多くの州では、「共同親権」などによって、離婚後に両親ともが親権を持つことが可能である）。この時点でレスリーの苗字は公式に「グリッグソン」となった。こうした事柄を考えるなら、この夢に対するレスリーの連想――「ディズニー・ランドではアイスクリームを食べられなかったの」という一文――には、三つの出来事――二度にわたる父親および父親的存在からの「見捨てられ」と誘拐事件――が凝縮されていることがわかる。この夢は、基本的には希望の満足――レスリーにとって一時的に「父親」となった存在であるハルを象徴するものとしてのアイスクリーム――という意味を持ち、それにトラウマ性の不安が加味されたものである。そして、チョウチラの子どもたちは、あの恐ろしい誘拐の被害にあわなければディズニー・ランドに招待されることはなかったことを考慮に入れるなら、レスリーの「アイスクリーム」の根底には誘拐事件が存在したと考えられるわけである。この、非常に巧妙にカモフラージュされ、相当の象徴化が行われた夢は、当初、誘拐とはまったく無関係に思われた。しかし、その実、非常に深く関連していたわけである。

この種のポストトラウマ性の夢の今一つの例は，15歳のタマ・ウィテカーの夢である。タマは，2歳半のときにフォークリフトの事故にあっていた。ティーンエイジャーであったタマの兄は，自分のガールフレンドとタマを車に乗せて，自分たちの父親が現場監督として働いていた工場の中を走り回った。このティーンエイジャーはフォークリフトのことを何も知らなかったため，前を走るフォークリフトの後部めがけてかなりのスピードで突っ込んでいった。幼い女の子は悲鳴をあげた。「もっとゆっくり！」「黙ってろ，ばかやろう！」と兄は叫び返した。その途端，車はコントロールを失い，タマ・ウィテカーは車外に放り出された。その様子に慌てたフォークリフトはコントロールをなくし，側道に乗り上げ，そこに横たわっていたタマの足を押しつぶしてしまった。その後，数回の手術の後，主治医はついに彼女の脚を切断した。この事故が起こったのは彼女が9歳のときであった。私が彼女に会ったとき，彼女は15歳になっていた。そのとき，私は彼女に彼女を襲った事故とは関係のない夢の話をして欲しいと頼んでみた。

　事故にあった2歳半のときから6歳になるまで，例の事故の場面は繰り返し夢に現れたと彼女は言った。タマの夢の中で，そして目覚めているときに思い出す記憶の中で，もっとも鮮明なのは「黙ってろ，ばかやろう！」という兄の言葉であった。この言葉は何度も繰り返し現れた。しかし，彼女のこの種の夢は，ある日，何の前触れもなしに消失した。ここまで話したタマは，顔を少し赤らめて最近見た夢を話してくれた。フォークリフト事故とはまったく関係のないと彼女が考えている夢の話を。

　「ボーイフレンドが私にプロポーズするの。私たちは海岸を歩いて，18世紀に建ったとってもきれいなおうちに入っていくのよ。そこには，映画の『シャイニング』のあの男が斧を持って私のことを待っている。私はボーイフレンドの腕を引っ張って海岸に行くの。そこにはジャイアント・クラブがいて私を襲おうとしているのよ」

　15歳時のタマの夢には，いくつかの希望と，そして二つの恐怖の瞬間が含まれている。これらの希望——ボーイフレンドと一緒に歩き，ボーイフレンドにプロポーズされ，18世紀の美しい建物に入っていく——は，思春期の女の子としてはごく普通の内的な由来を持つ内容である。ティーンエイジャーの女の子としては至極普通のファンタジーだ。

　しかし，これら三つの希望が表現され，そして満たされたとき，最初の戦慄がタマを襲う。映画『シャイニング』の1シーン——精神に変調をきたしたジャック・ニコルソンが斧を手に妻と子どもを追走するシーン——が再現される。このとき，脅威はタマだけに向けられている。子どもたちの夢にホラー映画の一場面が登場することは珍しくない。しかし，タマの場合にはそうした通常のケースとは明らかに異なっている。彼女は現実に斧の一撃を受けていたのだ。彼女の脚は切断されたのだ。『シャイニング』の一場面が，タマの現実に経験した恐怖の記憶に入り込んだのだ。タマにとって，スタンリー・キューブリックの作品は単なる「昔のホラー映

画」ではなかった。個人的な経験と重なり合うものだったのだ。

　タマのこの悪夢は，もう一つの戦慄のシーンで幕切れとなる。実際，この場面が彼女を目覚めさせたのだ。ジャイアント・クラブが彼女を海岸に追い詰める。このパニックの瞬間は，タマにとってのもともとのトラウマ体験を表している。つまり，車から放り出され，フォークリフトが自分めがけて襲ってきた瞬間の再現だ。大きな光り輝く明るいオレンジ色の物体は，アラスカ・ジャイアント・クラブ以外の何物に見えようか？

　しかし，トラウマを経験した子どもたちは，どうしてまったく同じ夢を毎晩毎晩見続けるのだろうか？　あるいは，月に一度同じ夢を，あるいは7年の間に一群の夢を見続ける必要性はどこからくるのか？　フロイトは，夢の繰り返しの背後にはある種の不安があると言う。この不安は精神的トラウマに特有のもので，彼はこれを「トラウマ性不安」と呼んでいる。この恐怖感は「信号不安」と呼ばれるもっと一般的な予期不安とは異なり，1回の夢や悪夢の力では消失しない。「信号不安」は，1回夢を見るだけでうまく消失してくれる。夢が，この種の不安の背後に存在する不適切な内的希望を満たしてくれるからである。しかし，夢は，トラウマ性不安——外的出来事に起因する不安——を解消する力を備えていない。トラウマによって喚起された不安はあまりにも巨大で，あまりにも強烈であるため，1回や2回の通常の悪夢では何ともならないのだ。夢——内的な情緒的葛藤から身を守るための対処装置——は，圧倒的な恐怖，戦慄，恥辱の後ではうまく「機能」しなくなる。この種の強烈な経験を扱うための精神的メカニズムとしては，夢はあまりにも微力過ぎるのだ。精神は，通常の慣れ親しんだ装置である夢を活用しようとする。しかし，その夢はトラウマに対してうまく効果をあげられない。そのため，この装置は過剰に働く。同じ夢が何度も何度も繰り返すのだ。多くの場合，この装置はやがて燃えついてしまう。その場合，夢を見るものは，しばらくの間——1カ月，あるいは1年——その夢から解放されることになる。しかし，ポストトラウマ性の夢はいずれよみがえることになる。トラウマ性不安が自然に消失することはない。この種の不安が一旦作動するや，その人が新たなストレスに遭遇した場合——特にかつての無力感や喪失と類似した要素を含むストレスの場合——には，この不安が再発することになる。

　著名なアメリカの伝記作家で現代史の研究者でもあるウィリアム・マンチェスターを例にとって考えてみよう。マンチェスターは1979年に『Good-bye Darkness』(邦題『暗闇よ，さらば：太平洋戦争の回顧録』)というノンフィクションを出版している。彼が第二次世界大戦の太平洋戦線に海兵隊員として従軍してから約35年が経過した頃である。マンチェスターは大戦時にはまだ思春期の少年であった。彼は年齢を偽って志願し，日本軍との太平洋諸島での激烈な戦いを経験したのだ。そして，彼には自分の経験を物語ることが必要となった。しかし，彼がその物語を出版するには多くの時間が必要であった。ちょうど，ジョン・ブアマンやルイ・マルが自伝的な映画の作成にとりかかるのに多くの時間を待たねばならなかったように。友人であ

るジョン・F・ケネディが暗殺された直後から第二次世界大戦の夢を繰り返し見るようになったと，マンチェスターは言う。この夢は，誰もが思いもしなかった突然の悲劇——それは合衆国にとっての悲劇であるとともに，マンチェスターにとっては個人的な悲劇であった——がきっかけとなったのだ。その夢では，若い海兵隊員が，疲れ，恐れ，そして怒りに包まれながら小高い丘を登っていた。この海兵隊員はウィリアム・マンチェスター自身であった。第二次大戦の太平洋戦線の物語を執筆中にこの夢を頻繁に見たと，マンチェスターは述べている。ということは，このポストトラウマ性の夢を，かれこれ14～5年にわたって見続けていることになる。その作品『暗闇よ，さらば：太平洋戦争の回顧録』の冒頭は，彼のこの反復夢の1シーンで始まる。その後，マンチェスターは，この夢が日本軍との激烈な戦いを経験した彼の部隊の現実をどのように現しているかを，われわれに示してくれる。

　この繰り返す夢のおかげで1970年代には太平洋の主たる戦場を再び訪れざるを得なかったとマンチェスターは言う。また，この夢のおかげで，これらの戦闘に関する物語を執筆せざるを得なかったとも言う。しかし，あえて大胆な推測をしよう。マンチェスターは，太平洋の諸国を再訪し，物語を書き，あるいはその他の様式で個人的にポストトラウマ性の反復を経験したとしても，その不安を完全に消し去ることはできなかったのではなかろうか，と。10代の頃の戦慄すべき戦闘で喚起された不安はおいそれとは消失しないのだ。時間が必要だ。しかし，時間が必ずしもすべてを癒し得ないことは，アルフレッド・ヒチコックが身をもって示している。反復夢を今でも見ているかとマンチェスターにあえて聞いてみよう。彼の答えは，おそらく「イエス」であろう。

　われわれにとって，いまや旧知の友となったサンフランシスコのビーチのシャーロット・ブレントも，ウィリアム・マンチェスターと同様，繰り返し夢を見ていた。彼女が何年も前によく行っていた場所の夢である。彼女はこの夢を何年もの間見続けたが，この点もマンチェスターと同じだ。シャーロットは，間歇的にある時期集中してその夢を見た。マンチェスターもおそらく同様だったろう。しかし，シャーロットの夢は軍人としてではなく民間人として味わった恐怖——ホームタウンでの性的行為の強要——に由来していた。シャーロットが生活上の重大なストレスに見舞われたとき，悪夢が彼女を襲った（マンチェスターの夢が，彼の友人であった大統領の暗殺とともに始まったのと同様に）。彼女の母親が死んだとき，父親が病気——しかも父親の人生最後の病気——になったとき，彼女自身が仕事からの引退を考え始めたとき，そして彼女の人生で唯一のボーイフレンドであるジムに出会ったとき，シャーロットは夢を見た。「チャーリー」の人生で重大なストレスが発生するたびに，彼女は睡眠の中で過去のサンフランシスコのビーチへと戻って行ったのだ。彼女の悪夢はいつも同じだった。ビーチと，そして砂丘の陰に潜む人のもたらす脅威であった。同じ夢だが，しかし，きっかけとなるストレスはそのたびごとに異なったものであった。

　子どもの頃のトラウマは，恐ろしいイメージを心の回路に組み込む。こうしたお

ぞましいイメージは，日中も回路を回り続けてその人を物思いにふけらせたり，ファンタジーに没頭させたり，身体的な不快感を覚えさせたり，何らかの行為や遊びをさせたり——しかも無意識のうちに——する。また，この映画は夜にも「上演」され，マクベスが言うところの「眠りの殺害」なる夢となって現れる。

　マクファーランド高校とバートン小学校でコントロール群の面接を実施したとき，私は，チョウチラの子どもたちの研究で明らかになった新たな発見について調べてみようと思った。新たな発見とは，将来を失った感じ，迫りくる世界的な災厄に対する懸念，ポストトラウマ性の遊び，そして繰り返す夢であった。私は，マクファーランドとバートンの子どもたちに会う前から，これらの新たな発見を基準にすることによって，正常とされる一般の子どもたちの「トラウマ」を予測することが可能になるのではないかと考えていたのだ（そして，面接の結果，これらの特徴がトラウマ体験の可能性を指し示す基準としてかなり良い成績を上げることがわかった）。

　マクファーランド高校に，クリスティン・パーキンスという赤毛をした魅力的な女の子がいた。彼女は，反復夢と将来の縮小感の組み合わせが外傷後ストレス障害の診断をほぼドンピシャでやってのける——もちろん診断マニュアルに従えばもっともっと多くの要素が必要とされることは言うまでもない——ことを示してくれた。かつては夢を見ていたと，彼女は私に話した。しかし，夢の話の前にまず彼女が話したがったのは，災厄がいかに不可避なものであるかということであった。この二つの現象——反復夢と災厄は不可避だという信念——が存在することで，クリスティンが最後に述べたこと——トラウマとなった出来事——が実際にあったのだということをほぼ裏付けていると言えよう。そのときの私たちのやり取りを以下に引用しよう。

　「将来に起こる災厄について，あなたには何か考えがあるの，クリスティン？」
　「間違いなく起こるわ。私にも起こったんだから。今，あんまり話したくないけどね」
　「同じ夢を何度も繰り返して見たことがある？」
　「私がまだ小さかった頃——9歳か10歳のとき——私，悪夢を繰り返し見た。年老いた男が私を追っかけてくる夢だった。この夢のせいで，私，夜中に目が覚めたわ」
　「それって，本当にあったことなの？」
　「そう，10歳のときのことよ（クリスティンの時間の歪曲に気付いて欲しい。彼女は，その夢が始まったのは「9歳か10歳」と言った。しかし，その2〜3分後に行った私の質問に対して，その恐ろしい出来事が起こったのは10歳のときだと述べたのだ。時間の歪曲，すなわち時間経過の中に出来事を位置付けることの困難性が，彼女の，自分の夢には予知能力があるとの結論を導き出させたのだ）。私の一生って，なんて言うか，危険に満ちてるの。わかんない……世界や将来のことを

考えると，私，怖くなる。戦争のことが心配だし——徴兵されるんじゃないかと思って——，経済恐慌が心配だし。そんなこと，なんて言うか，考えないようにしてる。でもね，何か悪いことが起こるのは間違いないけど，私って，結構楽天的なのよ」

「何があったの，クリスティン？」

「年老いた男（見知らぬ人）に性的暴行を受けた。その男……私を追っかけてきて……レイプした」

　トラウマを受けた人のすべてが悪夢を見てそれを覚えているというわけではない。まず，夢を見てその夢を憶えているためには，トラウマとなる経験をした際にある程度の年齢に達している必要がある。それに，そのトラウマ性の出来事を体験している間にも意識を保ち，その意味を実感できている必要がある。さらに，そのときの感情を表現する言葉——夢という経験に適用可能な言葉——を持っていなければならない。

　あなたが幼い頃——たとえば乳児や幼児の頃——にトラウマを受けたとしたら，あまりにも幼過ぎて，あるいは未成熟なために自分の夢を記銘もしくは想起できないかもしれない。あるいは，あまりにも長く続く恐怖に対処するために自己催眠や感情麻痺が生じていたとしたら，恐怖の夢を見ながらもそれを憶えていない可能性がある。さらに，トラウマを受けた時点である程度の年齢であったとしても，もし，あなたが元来とても口数の少ない子どもであったとしたら，眠っているときに恐怖を覚えて何かを叫んだり，しゃべったり，歩き回ったり，あるいはベッドの上に座り込んだりするかもしれないが，翌朝目覚めたときにはその夢のことをすっかり忘れている可能性がある。

　5歳になる前に精神的なトラウマを受けるような出来事を経験した20人の子ども——彼らの経験した出来事については，何らかの公的な記録が残されている——を対象とした私自身の研究で，夢を見たことを示す何らかのサインを見せたのは8人だけであった。トラウマを受けた時点で生後34カ月以上であった4人は，その夢の内容を思い出すことができた。トラウマ時に20～32カ月であったその他の4人は，途中覚醒があったため夢を見たであろうと考えられた。この20人の過半数，つまり残りの12人には，悪夢の徴候はまったく見られなかった。これらの観察から，「悪夢の繰り返し」を体験し，それを記憶しておくためには，トラウマとなる体験をした時点である程度の認知的，情緒的成熟が必要となると考えられる。また，こうした幼い年齢段階において明確なポストトラウマ性の夢が生じるためには，その体験が一度限りのもの，つまり反復的な体験でないことが要件となるように思われる。

　虐待を受けた子どもの場合は，ほとんど例外なく虐待という体験を秘密にしておこうとするが，そのために恐怖の夢を見るけれどもそれを憶えていないと述べる傾向がある。こうした子どもは1人で寝るのを怖がったり暗闇を嫌う傾向がある。彼らが夢によって生じたらしい「不快な感じ」を経験することもときとしてある。し

かし、その夢そのものについては彼らは何も記憶していない。子どもが寝ている最中に「助けて！」とか「こっちにこないで！」と叫ぶのを耳にする親もいる。しかし、翌朝になってその親が子どもに夢の話を聞いたとしても、子どもは夢の内容をまったく思い出せない。おそらく、長期にわたる虐待が子どもの言語性を阻害するのだろう。そしてこの言語性の阻害が、恐怖の夢を覚えていないという状態をもたらすのだろう。

　子どもが、記憶にはないけれども恐怖の夢を見ているということは、子どもの睡眠時に見られるさまざまな様子から推測される。それらの様子とは、就寝時間を怖がったり、途中で目が覚めたり、寝言を言ったり、眠りながら歩き回ったりするなどである。そして、その夢の内容は、目が覚めたときには記憶されていない。こうした睡眠時のパターンは、虐待を受けた子どもに特徴的というわけではないし、まして精神的トラウマだけに見られるものではない。しかし、幼い年齢段階で子どもにこうした様子が見られた場合、とりわけそれが慢性的で、長期にわたって繰り返し起こる場合にはトラウマ性の出来事を子どもが経験している可能性があると考えられるため、何らかの調査や介入が必要となると考えていいだろう。虐待を受けた子どもは、一般的に言って、あまりうまくしゃべれないことが多い。そういった特徴と、こうした子どもに見られがちな全般的否認傾向とが相俟って、虐待を受けた子どもは夢を記憶していないことが多くなるのだろう。本章の最後で取り上げる予定のヴァージニア・ウルフは飛び抜けて言語性が高い人であったが、彼女などはこの「法則」の例外である。彼女は自分が経験した長期にわたるトラウマ体験を表す悪夢を見て、それを一生涯記憶していた。しかし、虐待を受けた子どもの大半は、口をしっかり閉ざし、ペンを手にしないことを覚えるのだ。彼らも夢は見る。しかしその夢は静寂に包まれている。

　アメリカ人は自分の感情を言葉にするのがあまり上手ではない。だからと言って、彼らすべてがトラウマを経験したというわけではない。彼らの多くはただストイックなだけなのだ。ゲイリー・クーパーみたいなものだ。チョウチラの子どもたちもまた普通一般のアメリカの子どもと同じように、もともと感情を口にすることがうまかったり不得手だったりと、まちまちであった。これはトラウマの問題ではなく性格傾向の問題だ。誘拐事件後、私は、感情を言語化する子どもたちの能力のランク付けを行ってみた。その結果、７人の子どもが、感情を口にするのがもともと不得手なタイプであったことがわかった。そして、この７人のうち６人までが、誘拐事件後に悪夢を見るもののそれを覚えていないことがわかった。この６人の中には、寝ているときに「やめて！」とか「触らないで！」と叫び声を上げる子どもや、半覚醒の虚ろな目のままで夜中に家中を歩き回る子どももいた。この６人は、翌朝には夢のことをすっかり忘れてしまっていた。つまり、これらのチョウチラの子どもたちは、記憶に残らない悪夢を見ていたということになる。彼らのトラウマ体験は基本的に１回限りのものであった。それにもかかわらず、彼らにもともと備わっていた言語化が不得手という傾向のために、悪夢は見るものの翌朝にはその記憶が失

われるということになったのであろう。しかし，こうした子どもたちの睡眠パターンが正常でないということに，彼らの家族は気付いていた。しかし，あえてそのことを子どもに聞こうとはしなかった。「言葉にするともっと悪くなる」と親たちは考えた。そうなのだ。家族もまた，もともと言語化が不得意な人たちだったのだ。

ずいぶん前に出会った子どものことを思い出す。彼女の父親は，寝ている間に彼女がどんなことをしているかに気付き，それを彼女に伝えた。その子は父親の話に本気で驚いた。父親の名はマニュエル・モンタヤといい，サンフランシスコのミッション地区でメキシコ料理店のシェフをしていた。彼は何カ月もの間，7歳になる自分の娘に「眠り方」を教えようと努力していた。彼が言うには，デビー――娘――は眠ることができていたのに，最近それを「忘れてしまった」とのことであった。デビーの夜の行動がいったいいかなる出来事によってもたらされたものであるのか，マニュエルにはまったくわからなかった。デビーに眠り方を教えようとする彼の努力が1年間の長きにわたったにもかかわらず，幼きデビー・モンタヤが「眠り方」を忘れてしまった本当の理由を人々が知るのは，2人の弁護士が彼女のもとを訪れ，さらに彼女が診察のために私のオフィスにやって来た後のことである。ここでは私の話を切り詰めて，みなさんに直接デビーに会ってもらうことにしよう。この少女は，2種類のポストトラウマ性の夢を経験した。一つは，ほんの少し前に説明した記憶されていない悪夢であり，今一つは，セルマ・フライバーグが連続ケースカンファレンスで明らかにしたタイプの修正が加えられた反復夢である。また，デビー・モンタヤは，「悪い夢」の最中に見られるある種の体の姿勢や動きには何らかの意味がある可能性があることを示してくれている。デビーの物語は，実際のところ，子どもの口から語られる話としてあなたがこれまでに聞いたものの中で，もっとも驚くべきものの一つであろう。

デビー・モンタヤの英語は，軽く弾むようなスペイン語のリズムがありはするものの，完璧であった。彼女の瞳は黒く，髪は思わず手を伸ばして触りたくなるような輝きを放っていた。デビーは恐怖に包まれていた。どうやら，去年，学校で何事かあったようだ。現在，彼女は2年生である。彼女は優秀な生徒だった。1年生のときにいったい何があったのか，一切話さなかった。あまりにも怖かったのだろう（それほど怯えながらも，彼女は数を覚え，読んだり書いたりすることも十分できていた。トラウマを受けた子どもの学校での成績が悪くなることは珍しいと前章で述べたが，彼女もそのことを示してくれている）。去年このデビー・モンタヤの身を襲った戦慄とは，慢性的で，反復的で，そして秘密にしておかねばならないことであった。その恐怖は，デビーの1年生時の担任であるジョージアーナ・トラスクによってもたらされた。

マニュエルは，初めの頃から何かおかしいと気付いていた。「デビーの眠り方がおかしいんだ，息の仕方もね。夜，寝てるときにデビーの体に触れようもんなら，デビーは立ち上がるんだ。ベッドの上で直立不動にね。目を大きく見開いてさ。ベ

ッドの中でさ。すごく変なんだ。まるでゾンビみたいだ。ある日なんか，目を見開いて歩き回るんだ，眠りながらね。そして急に倒れたんだ。すごく怖かったよ」とマニュエル・モンタヤは言った。

　デビーは眠りながら「息が詰まる」こともあった。彼女は父親に「女の人が首を絞めてきた」夢を見たと話した。マニュエルはデビーが口を大きく開きながらのどを振り絞るような声を出していたことを思い出した。「デビーは**本当に**首を絞められていたみたいだった。一度，そんな様子のときにデビーの写真を撮ったことがある。それをデビーに見せたんだけど，あの子はぜんぜん信じなかった」。ここまで話して，マニュエルは胸がいっぱいになったのだろう，しばらくは黙ってしまった。「この話をしているととても辛くなる」と言って，ティッシュペーパーで鼻をかんだ。

　こうしたことがあったものの，マニュエルが下した結論は，この幼い少女に「眠り方」と呼吸の仕方を「教える」というものであった——教育委員会から派遣された2人の弁護士がデビーのもとを訪れるまでは。「何時間もかけてどうやったらうまく眠れるかを教えたさ。丸1年，そのことにかかりっきりだった。眠る，息をする，眠る，息をする，ってね。デビーはどうやったらうまく眠れるかをすっかり忘れてしまったんだと思ったんだ」

　教育委員会派遣の2人の弁護士はデビーの1年時のクラスに何らかの問題が生じていた可能性があるとして，調査を行っていた。教育委員会は，調査が終了するまで，担任であったトラスクを停職処分に付していた。教育委員会の法務部からやって来た2人の弁護士に対して，子どもたちの多くがデビー・モンタヤの名前を口にした。子どもたちは，デビー・モンタヤがトラスクからひどく恐ろしい目にあわされたことを記憶していたのだ。彼らはそれを目撃していた。また，それを目撃することで，彼ら自身，非常な恐怖を覚えたのだ。

　デビー・モンタヤは1人で私のオフィスに来ることを拒んだ。「男の人よりも女の人のほうが怖い」というのが彼女の言い分だった。彼女は父親に付き添われて私に会った。おそらく，誰か付添い人がいたほうが少しは安心できるのだろう。それに，父親が同席することで，父親にとっても娘の話を聞く機会が得られることになる。デビーはトラスクについていくつか話してくれた。ここではまず，デビーの言葉で彼女の話を聞いていただこう。その上で，デビーの睡眠と夢の問題にどのような意味があるのか，私の考えを示すことにしよう。

　「トラスク先生は，校長先生が1年生にパジャマを買ってくれるようにしようとしたの」とデビーは話し始めた。「それで，校長先生は買ってくれたの（おそらく，トラスク自身が子どもたちにパジャマを買ったのだろう）。先生は誰か（子ども）をトイレに連れて行って，それで言ったの。『服を全部脱いでパジャマを着なさい』って。誰もそんなことしたくなかったけど，パジャマに着替えなきゃいけなかったの。それで，一度，こんなことがあったの。わたし，おともだちが貸してくれたおもちゃを別のおともだちにあげたの」

この，友人から借りたおもちゃの物語が，彼女を，別のおもちゃ——デビーが家から学校に持っていったお気に入りのアヒルのおもちゃ——の話へと導いた。「トラスク先生は（おもちゃを）取り上げてこわそうとしたの」とデビーは続けた。「わたしの固いプラスティックのおもちゃ——うちから持っていってたアヒルのおもちゃ——を取り上げた。足で踏んづけてこわそうとしたの。それからかなづちを持ってきて叩いたの。でも，そのおもちゃ，こわれなかったのね。それで今度は，先生，斧を持ってきたの。それでもこわれなかった」

　ここで彼女の話を中断して，デビー・モンタヤの悪夢の一つを紹介しよう。デビーは「女の人が斧でわたしの首を切ろうとする」という悪夢を見ていた。この夢は何度も繰り返した。この夢の話は，「何か夢を見るのか」と父親がデビーに問うたときに彼女の口から出たものである。信じられるだろうか？　1年生の担任が教室で斧を振り回すということを？　私の友人であるウィスコンシン州マディソンの精神科医ジョー・グリーン（Joe Green）は，自分が今まで読んだ中でもっとも恐怖を覚えた小説はスティーヴン・キングの『Misery』(邦題『ミザリー』)だと言った。しかし，キングが描いたのは，成人男性である作家を作家のファンである成人女性が斧で切りつけようとするものだった。6歳や7歳の子どもたちの目の前で，教室で担任教師が斧を振り回したとしたら，いったいどれほどの恐怖が子どもたちを襲うだろうか？　デビーのこの夢は現実の出来事の修正版の再生なのだ。斧と女性という要素は現実のままである。夢では，プラスティックのアヒルが，デビーの首に置き換えられている。

　デビー・モンタヤの小さなプラスティック製のアヒルを斧でこわせなかったトラスクは，「私はこのアヒルを家に持って帰って焼きます。いや，家で飼っている犬に食べさせるわ」とデビーに言った。「そのあと，わたし，アヒルと会ってないの」とデビーは私のオフィスでささやくような声で言った。「アヒルがどうなっちゃったのか，トラスク先生は何も教えてくれないの」。彼女にはその必要がなかったに違いない。トラスクのような人物が飼っている犬のことだ，どのような会話も止めてしまうようなタイプに違いない。

　しかし，このトラスクの飼い犬について，私たちは新たなパンドラの箱の蓋を開けなければならない。「トラスク先生はみんなに言ったの。『私の犬を学校に連れてきます。彼はジョナ・アンドリューを食べてしまうのよ。だから，ジョナ・アンドリューはいなくなるのよ』って」。トラスクは，ジョナ・アンドリューの口がいつも開きっぱなしであることが気に入らなかったようである。ジョナは口で呼吸をする癖があった。「トラスク先生は言ったの，『ジョナを動物園に連れて行きます』って」と，デビーは思い出しながら言った。「先生，箱を持ってきて，それにジョナを詰め込んで動物園に連れて行ってライオンに食べさせるって言ったの」「ある日，2年生の担任のヤマト先生が教室にやって来たの。そのとき，ジョナは箱に入れられてたの。でも，トラスク先生が『お勉強でやってます』って言ったから，ヤマト先生はそのまま行っちゃったの」

デビーは深夜に目を覚まし，口を大きく開け，息を吸い込もうとしてあえぐことがあった。父親は，彼女が息の仕方がわからなくなったのだと考えた。しかしそうではなかった。デビー・モンタヤは，夜，ジョナ・アンドリューに**なった**のだ。口で呼吸をし，箱に閉じ込められたのだ。彼女はあの哀れなジョナの身体に同一化していたのだ。もっとも，目覚めたときにはすっかりその夢の内容を忘れてしまっていたのだが。「誰一人として，孤島のような存在はない」とは，詩人ジョン・ダンの言葉である。「誰がために鐘はなるとは聞くなかれ。汝のためなり」。6歳という年齢のデビーがこのジョン・ダンの言葉を理解できるはずもなかった。しかしジョン・ダンにはデビーが理解できたはずだ。彼女は眠りの中でジョナ・アンドリューになっていたのだ。この非常に哀れな仲間である人類に，彼女は完全に同一化した。デビー・モンタヤは「孤島」ではなかった。

　「わたし，憶えてる」とデビーは続けた。「トラスク先生が，ジョナの口が開きっぱなしなのを初めて見つけたとき，先生は針と糸を持ってきてジョナの口を閉じさせようとしたのよ。針と糸をつかって口を縫い合わせて開かないようにしようとしたのよ。ジョナはそんなに痛くないって言ってた。先生が縫ったのは，皮膚のたるんだところだからって。でも，見ててとっても怖かった。みんな学校で言ってたわ，『もう学校に来たくない』って。次の日，本当に学校に来なかった子もいたのよ。でも，ほとんどの子は次の日も学校に来たの。『トラスク先生がジョナに近寄らないようにしよう』って考えてた子もいた。でも，ジョナを助けてあげることはできなかった（それは当然であろう）。ジョナは，一度，トラスク先生に『おまえのおちんちんをちょん切ってやるって言われた』って言ってた。その次の日，ジョナは学校に来なかった。だから，おちんちんをちょん切られなくてすんだの」

　デビー・モンタヤはトラスクの脅しに対してジョナが対抗するのを助けようとしたものの，かなわなかった。「先生のおうちの犬は肉を食べるって，先生言ってた。**子ども**の肉だって。だから，『自分の言うことを聞かない子や態度が悪い子の体をスライスして犬にあげる』って言ったの。その話を聞いたあとで，校庭でみんなで話したわ。みんな，トラスク先生は牢屋に行くべきだって思ってた。そんなことしたら先生は牢屋に入れられちゃうと思う（しかし，そうならなかった）」

　「一度，トラスク先生がすごく怒ったことがあったの。わたしが，おうちから持ってきたおもちゃをヘーゼルに貸してあげたからなの。先生はわたしをトイレに連れて行って便器に向かってわたしの頭を押さえつけたの。わたし，必死で便器にたまった水から顔を離そうとしたわ。背中がとっても痛かった。先生はわたしの頭を腕で抱えて，もう一つの腕でトイレの水を流すハンドルを握ってた。先生は，わたしのことを水で流してしまうって言ったの。でも，わたし，信じなかった。あんな小さな穴に入るはずないもん――だから，先生の言ったこと，わたし，信じなかった」

　ここに至って，デビーがどうして睡眠中に体を硬直させてベッドに座り込み，目を大きく見開いて立ち上がろうとし，咳き込み，首が絞められるような声を出すの

かが明白になった。目覚めたときにはこの小さな女の子の記憶にはまったくとどまっていなかったものの,彼女は夢の中で,トイレの便器に頭を押さえつけられているところを再体験していたのだ。デビーはその場面を夢に見ていた。しかし,朝目覚めたとき,彼女はその夢の内容を表す言葉を見つけられなかったのだ。彼女の身体的反応——ひどい咳,首を絞められるような声,上を向こうとするもがき——は,すべて,記憶にとどまっていない夢の中での反応だった。夢は,トイレでの恐怖の瞬間を再生していたのだ。デビーの体は,眠りながら,かつての戦慄を体験していたのだ。

「もっと知ってる」と彼女は言った。私は「もう十分,話さなくていい！」と叫びたかった。しかし,もちろんそんなことを言えるわけはない。このかわいそうな少女の話を聞き続けた。「わたし,**全部**見ちゃったの。トラスク先生がまだ行っちゃう前のことよ。先生はわたしのおうちを見張ってた。先生はわたしが何してるか全部知ってるって言ってた。いつもわたしを見張ってるって言ってた。それを聞いたとき,わたし,信じなかった。でも,ほんとだったかもしれない。夢で見たの。どこか大きな町に行ったのね。遠足だった（動物園への遠足か？）。トラスク先生が,『ここで待ってなさい』って言ってどこかに行ったの（デビーは,この夢で,1年生をライオンの餌にするとトラスクが言ったときのことを再現している）。先生はそのまま自分の家に帰るのね。そしたら先生のお父さんが死んでたの。トラスク先生はとても悲しかったんだ。わたし,わかる。お父さんには心臓発作があったのよ。わたしたちが1年生だったときのことよ。学年の途中でお父さんが死んだの。お父さんはお薬を飲んでたわ。夢の中では,そのお薬のせいでお父さんが死んじゃったの。トラスク先生は,お父さんが死んでから学校にやって来なくなった。でも,わたしにはわかるの。先生はまだ近くにいるって。学校の近く。そしてわたしのおうちの近く。それにね,先生がお父さんを殺したんだって,わたし思うの」

次にデビーは,こうした考えに呼応するような別の夢の話をしてくれた。「2日ほど前,先生が斧を持ってる夢を見たわ。先生がうちに来たの。先生は,わたしのいとこ,おばさんと,それに友達のジュリオを殺したの。その後,パパとママと弟たちがやって来て,みんなで逃げたの。それ以外の夢はあんまり憶えてないけど,トラスク先生の夢はいっぱい見る。怖くて起きちゃうの。今でも,2日に一度はそんな夢を見るの」。デビーがこれらの話をしてくれたのは,精神的な問題を抱えた1年生の担任との接触がなくなってから丸1年が経過した頃のことである。おそらくデビーは,残りの人生を1年生のままで過ごすことだろう——少なくとも夢の中では。

「わたし,トラスク先生がわたしのお部屋の中にいるような気がする」と彼女は話を結んだ。「昼か夜に。わたしのクロゼットの中にいるような気がする。だから,わたし,クロゼットの中を見るのが怖い。トラスク先生が前に一度言ったことがあるわ。『わたしは夜,窓の外からみんなのことを見てる。誰も寝る前に歯磨きをしてませんね』って。それを言われたときは信じなかったけど,今はほんとかもしれ

ないって思う。トイレのときみたいに。先生がわたしをトイレの水で流しちゃうって言ったときみたいに。信じなかったけど，よくわからなくなっちゃった。よくわからないけど，トラスク先生がどんなことをしたか，パパやママに言わなかったのは，わたしがおうちで何をしてるかを先生が見てるかもって思ったからなの」

　さて，デビーの話はもう十分だろう。デビー・モンタヤは，いまだにトラスクが寝室の窓越しに自分を見ているのではないかと怯えている。恐怖のために，自分の体験について話すことすらままならない。いまだに，街角やテレビ番組でかつての担任教師の姿を「見かけて」いる。たとえば，テレビ・ショーの『Give Me a Break』(もう，いい加減にしてよ)のネルがそうだ。「ネルは悪者よ」とデビーは言った。「彼女は子どもたちを怒鳴りつけてハンマーで頭を叩こうとするのよ。トラスク先生がわたしたちの学校に戻ってくることはないと思うの。先生は真っ黒にメーキャップされて『ネル』になってテレビに出てるのよ。それが先生の新しいお仕事なのよ」

　さまざまな形でトラスクはデビーの将来に侵入していた。「わたし，結婚できない。だって，結婚したら子どもが生まれるでしょ。わたし，子どもを育てられないの。子どもを育てるってすっごく大変だから，わたしにはできないと思う。7歳になった頃からそう考えてた」。また，1年生のときに起こったことについて，デビーは屈辱感や恥辱感を抱きもしていた。「わたし，恥ずかしいの」と彼女は言う。「トラスク先生がわたしや他の子どもたちにしたことで，とっても恥ずかしい気持ちになるの。だから，何があったかをみんなに知られたくない」「わたし，何だか小さくなって人間じゃなくなったみたいに思う」

　学校からの派遣によって2人の弁護士が自宅を訪れる以前から，マニュエル・モンタヤが訝しく思っていたのは夢の作用についてであった。しかし，それはデビーの「物語」のほんの一部に過ぎなかった。それでも，夢は一つの徴候ではあった。それによってマニュエルは彼女のトラウマに気付くことができたのだ。教育委員会からの2人の人物の訪問を受ける以前に。デビーは，学校での戦慄すべき現実とそれにともなう思考を，修正が加わった夢という形で何度も再生していた。しかし，それよりもデビーを苦しめたのは——しかもより頻繁に，さらにはマニュエル・モンタヤにとってはより顕著に——，記憶に残らない恐怖の夢であった。この夢の中では，ときとして，トイレの水流が彼女の呼吸を止めようとした。鼻はふさがれ，口を大きく開いたデビーは，眠りの中でジョナ・アンドリューになった。口を針で縫われ，ペニスを切り取られたジョナになったのだ。大きく見開かれた目で，デビーは見えないトラスクの幽霊を見つめていた。トラスクの幽霊は動物園のライオンを檻から放し，あるいは地獄から連れて来た犬をデビーめがけて放つのだ。遠くの一点を見つめるデビーの目は，自分のクロゼットやテレビ番組に狂気の教師の姿を探している。トラスクが彼女のもとから姿を消すことはない。永遠に。眠りの中にあっても彼女の心の目は閉じられることはない。その瞳には，この世の「トラスクたち」が授業をしているのだ。1年生の教科を超えて。

ところで，今後，デビーやその他のクラスメイトたちへの損害賠償を求めたトラスクに対する訴訟が行われることになるだろう。実は，トラスクは，現在でもサンフランシスコの南のほうで小学校の教壇に立っている。どうしてそんなことがあり得るのかと多くに人に尋ねたのだが，誰一人答えてくれなかった。

　トラウマを受けた子どもの中には夢の中で自分の死を経験するものもいる。チョウチラでその話を初めて聞いたとき，私は非常に驚いた。私は5年以上もの間，チョウチラの子どもたちにかかわり続けたのだが，全部で14人の子どもが悪夢の中で自分の死を経験している。彼らが話してくれた死の夢には二つのタイプがあった。一つは，「死後」にも自分の死体を見ているというものであり，今一つは，自分が「死ぬ」瞬間に夢そのものが真っ暗となって終わるというものである。
　夢における当人の死という現象は新たなテーマだ。かつて，精神科医たちは，夢の中でその当人が死ぬことはないと考えていた。それにもかかわらず，チョウチラの子どもたちの半数以上が夢の中で死んでいるのだ。さらに，自分が生きているという周囲からの保障を受け入れなかった。こうした子どもたちは，さらなるトラウマ性の出来事がいつ何時でも自分の身に降りかかってくる可能性があると考えていた。彼らにとって，自分の死の夢はある種の予知夢だったのだ。
　死の夢に関する噂が，チョウチラの子どもたちのゴシップ・チャンネルに溢れた。「死ぬ夢を見たら本当に死ぬの？」とメアリー・ヴェインとエリザベス・ヴェインは私に聞いてきた。子どもたちは，友達同士の間でこういった話をしていたに違いない。彼らは死を予期していたのだ。
　無意識は自分の死を信じない，とフロイトはかつて述べた。「無意識においては，誰しもが自分の不死を確信している」と彼は述べている。しかしここチョウチラにおいては，その「無意識」——夢の舞台となる心の装置——が次々と死を製造していた。夜に夜をついで。ポストトラウマ性の夢はフロイトに例外を突きつけた。
　「正常」な子どもたちがどの程度自らの死の夢を見ているかを知るため，私はマクファーランドとポーターヴィルのコントロール群の子どもたちを調べてみた。子どもたち1人ひとりに，人生への態度，夢，遊びや行動の繰り返しを尋ねた。彼らのうちの8人が夢における死を経験していた。そのうち2人の死の夢は説明がつかなかった。彼らはトラウマとなるような体験はしていなかった。彼らの死の夢は，おそらく，夢の「事故」だったのだろう。しかし，残りの6人の死の夢は，コントロールを失うというかつての体験——意識の消失，あるいはトラウマ性の体験——に由来しているものと思われた。子どもが意識の混濁や消失，あるいは発作や頭部の外傷を経験した場合，これらの体験が「死」と似通ったものであるがために，死を夢に見る可能性がある。突然意識を奪われるというこれらの体験は，子どもにとって，死そのものの体験に非常に近いのではないかと私は思う（そして，コントロール喪失体験は，精神的トラウマとまったく同じではないものの，かなり近いものであろう）。子どもが精神的なトラウマを体験した場合にも自分の「死」を夢に見

ることがあり得る。トラウマそのものには，コントロールの喪失が内包されているためだ。トラウマを受けた子どもの中には，トラウマとなった体験の最中あるいは直後に死ぬ可能性――いや，蓋然性と言ったほうがいいだろうか――があると考えるものもいる。一度トラウマ性の体験をすることで，自分自身の死を確信するようになるのだ。

死の夢と，将来が限られたものであるのだという感覚の出来は，自分が傷付かない無敵の存在であるという子どもの頃に一般的に認められる確信の喪失を表している。この種の喪失が，トラウマ性の体験の後に起こるのだ。たとえ，そうした災厄が自分自身ではなく，身近なものの身に起こった場合であっても，子どもは自分が死すべき存在であるという思いに「とらわれて」しまう可能性がある。一旦こうした思いにとらわれると，子どもは想像や夢の中で自分を死なせることがあるのだ。

しばらくの間，ポーターヴィルとマクファーランドの子どもたちが語る死の夢の話に耳を傾けてみよう。

9歳のヴェロニカ・ベントレー。「ときどき同じ夢を見るの。夢で見たら，そのことが起こるでしょ（彼女は予知夢を確信している）。一度，わたし，夢の中で死んだの。6歳か7歳のとき。夢では，わたし，20歳だった。車を運転してたわ。男の人の車がわたしの車に突っ込んできたのよ。その人，わたしを病院に連れて行ったんだけど，その病院でわたし，死んだの。すごく変な感じだった。夢はそこで終わったのね。……わたし，ほんとに病院に行ったことがあるの。8歳のときだった。肺炎になったの。腕に針を刺されたのよ。7歳のときには交通事故にもあったわ。わたし，トラックに乗ってたんだけど，誰かに追突されたの。男の人よ。そんなにすごい追突じゃなかった。だから怪我もしなかった。でも，とっても怖かったの」。二つの怖い体験――入院と交通事故――が，夢の中では一つの恐怖体験として圧縮されていることに気付いていただけるだろうか。「圧縮」は夢の古典的なメカニズムの一つである。

11歳のマーティン・ヴァスケス。「マヤ時代の夢でぼくは死んだんだ。女の子と男たちが集まってて，その中から生贄が選ばれるんだ。2人の女の子がなんとか死を免れようと必死になってた。そのうちの1人がぼくを生贄に指名したんだ。その子がぼくに殴りかかってきて，ぼくはうまくよけた。そしたら，みんながぼくのことを押さえ込んで，ぼくを突き落としたんだ。それで，ぼく，死んじゃった。みんながお葬式やらなにやらしてた。お葬式が始まろうとしたとき，目覚まし時計が鳴った。ぼく，（夢の中で）自分の顔を見たよ。なんだか，ふわふわ浮いてたみたいだった。この夢はぼくが11歳のときだったよ……」

彼はさらに続けた。「熱を出しておうちにいたんだ。3日間，ずっと寝てて，4日目に起きたんだ。とっても具合が悪かった。ぼくの体温は42.2度もあったって，お医者さんが言ってた」

14歳のトーマス・マッカリー。「死んだ夢は何回か見たことがある。崖にぶら下がって谷底に落ちて死んだ夢とかさ。死んだ途端に真っ暗になった。たぶん，予知

夢だと思うんだ」

その後，彼は続けて次のように語った。「計画を立てることができないんだ……事故とか遭難とかで死ぬんじゃないかって怖くなる……お父さんとお姉ちゃんが交通事故にあって2年か3年か経ったとき，車が家に突っ込んできたんだ。ぼくが外でバスケをしてたときだった。事故の夢をよく見る。いつも同じ夢さ。たぶん，10回くらいかな。その夢で，ときどき，ぼくは死ぬんだ。死ぬ瞬間に夢は真っ黒になる。一瞬でね……世界は終わっちゃうんだ……たぶん，2000年になる前に。そう思う。みんなそう言ってるよ。ぼくの行ってる教会の牧師さんはそうは言ってないけどね。たぶん，地震でだと思うよ」

15歳のドロシー・ブレイク。「わたし，自分が死ぬ夢って，2回見たわ。一度は14歳のとき。とっても変だった。わたし，病気で熱が出て死んだのよ。そのときは**本当に**病気で，**本当に**熱があったの（現在の状況が夢に入り込んでくるということを示している）。わたし，棺桶の中に横たわっていた。棺桶のそばには家族がいたわ。まるで，まだ生きているのに棺桶に入ってみんながなんて感じるかを想像しているみたいだった。そこで夢は終わったの」

彼女はさらに続ける。「15歳のとき，長い間友達だった女の子がバレーボールをしてて大怪我をしたの。膝がめちゃくちゃになって二度とバレーボールができなくなっちゃった。その後でわたし，自分が大怪我をした夢を見たわ。歩けなくなっちゃうんだ。そして，誰かがわたしを銃で撃つの。誰が撃ったかも，どこで撃たれたかもわからなかった。とっても変でしょ」

私は，過去に何かとても怖い経験をしたことがあるか，あるいは気を失ったことがあるかを彼女に質問してみた。ドロシーは少し考えてから次のように言った。

「一度，気を失ったことがある。小さかった頃，たぶん7歳か8歳のとき。暑かったから，太陽のせいね。ほんとに暑かったわ。夏だった。学校の運動場で工作の授業をしてたの。**とっても怖かった**。どうやって教室に帰ったのかもわからない……わたし，死ぬんじゃないかって思ってとっても怖かった。嫌な気持ちだった。先生に水が欲しいって言ったわ。その後，一瞬で真っ暗になった——夢は見なかった。何も見なかった。しばらくして目が覚めて，泣いたの。家に帰ってから，ソファーで寝てたの」

この少女の夢では，熱射病の体験——暑い中の戸外での授業，膝の不安定さ，意識の喪失——が形を変えて再生されているように思われる。また，この2番目の夢は，自分以外のものに起こった最近のトラウマ性の体験——バレーボールで友人が「膝をめちゃくちゃに」したこと——とも関連しているのだろう。二つの恐怖体験——直接自分が体験したもの（熱射病による意識喪失）と身近な他者を襲った出来事（膝が「めちゃくちゃ」になる）——が圧縮されて第二の夢となったのだ。

世の中は予知夢の存在を信じている。フロイトの時代からおよそ100年が経過した現代において，われわれは夢を運命からのメッセージ——われわれのまったく外

側に存在するあらかじめ決定された運命からのメッセージ——であるととらえているようである。偉大なる作家たちも、この点に関しては一般の人々と同じだ。シェークスピアは、元老院に赴こうとする（つまり殺されに行こうとする）皇帝ジュリアス・シーザーの前にその妻を跪かせて次のごとく言わしめる。「ジュリアス、どうか、行かないで下さい。あなたの銅像の無数の場所から血が流れ出している夢を見ました。そして、元老院の議員たちが、あなたの血を浴びているのです」。ジョン・アーヴィングは、その作品『World According to Garp』(邦題『ガープの世界』)に夢による予言や予兆を散りばめている。これらの予言や予兆は、人生をいかに進めるのかに関して他の選択肢をまったく排除しているかのようである。チャールズ・ディケンズが吝嗇なスクルージにティム坊やの死を夢に見させたとき、それを信じない読者などほとんどいない。この少年には「明らかに」未来はないと断定し涙するのだ。このスクルージの夢は正夢だと誰しもが信じる。ことほどさように、われわれは、夢は未来を予言するという考えに馴染んできている。マーチン・ルーサー・キング・ジュニアはこうした「確からしさ」の感覚を、もっとも記憶に残る、もっとも予言的な、もっともビジョンを持った、そしてもっとも夢のような二つのスピーチ——「私は夢に見る」と「私は山に登った」——で創り上げた。このスピーチは、自分の身に迫っていた死を彼自身が予感していたことを示すものとしてしばしばテレビで放映されている。

　夢が未来を予言するという考えには心理的な真実がある。しかし、それは内的な真実であって、外的なそれではない。われわれの心の奥底に存在する欲動がわれわれにある行動を強いる——未来の行動を、である。その欲動が夢に現れるために、われわれはそこに自分の将来を見ることになるのだ、とフロイトは言う。しかし、こうした未来はわれわれ自身の内部に由来する「運命」であって、決してわれわれの外側に存在するものではない。

　私は、預言者、霊能者、超能力者、あるいは占い師などについてコメントする立場にはない。しかし、トラウマを体験した人の中にはこうした能力が身についたと**主張する**人がいることは事実である。そして、トラウマということになれば私の範疇だ。すでに本書では、夢による予知の例のいくつかを述べてきた。子どもの頃のトラウマでは、超常的な「能力」がその圧倒的な体験の後に——決して前にではない——生じることがある。時間の歪曲と反復夢の作用によって、トラウマを受けた子どもは自分が超能力者であると信じるようになることがある。超能力を職業としているもののいったい何人が、その過去にトラウマとなる出来事を経験したのだろうか？　精神的なトラウマがその「能力」の感覚を確立することに寄与したのだろうか？　超能力者や預言者のトラウマ体験を探るという研究はとてもおもしろそうだ。ただ、彼らの協力は得られないだろうが。

　偉大なる作家、ヴァージニア・ウルフは、子どもの頃にポストトラウマ性の夢を繰り返し見ている。その内容を、彼女は自ら命を絶つ２年前に吐露している。彼女

は性虐待を受けた子どもであった。5～6歳の頃，ヴァージニアと半分血のつながったきょうだいである当時ティーンエイジャーだったジェラルド・ダックワースは彼女を性的対象とした。おそらく，その行為は繰り返し行われたのだろう。彼女が思春期に達した頃，今度は2番目の兄——彼とも半分血がつながっていた——であるジョージ・ダックワースが彼女を性的に虐待した。つまり，ヴァージニアは，その若き時代に，二度の期間にわたって2人の男性から虐待を受けたわけである。その作品『Sketch of the Past』（過去の素描）において，ヴァージニアは早期の性的トラウマの最初の体験を記している。この作品が書かれたのは彼女が57歳の頃，すなわち，ヴァージニアがポケットに石を詰め込んでウーズ川に身を沈める2年前のことである（ヴァージニア・ウルフは，おそらく躁うつ病——今日の言葉で言えば「双極性障害」だったのだろう。つまり，彼女は2種類の精神科的状態を同時に抱えていたことになる。すなわち，生物学的な基盤が存在する深刻な気分の変調と，環境因に由来する精神的トラウマである）。

> ダイニング・ルームの外に，食器を重ねておくための台が置いてあった。私がまだ幼かった頃，ある日，ジェラルド・ダックワースが私の身体を抱え上げてその台の上に乗せた。そして，彼は私の体を触り始めた。私は今でも，身につけた衣類の下に侵入してくる彼の手の感触を憶えている。その手はゆっくりと，しかし確実に，下へ下へと向かっていった。彼が途中でやめてくれることをどれほど望んだかも憶えている。彼の手が私の下腹部に届こうとしたとき，私は身体をこわばらせつつも，彼の手を避けようと身をよじった。しかしその手が止まることはなかった。彼の手はついに私の下腹部をとらえた。どれほど悔しかったか，辛かったか，憶えている——こんなに混乱したとんでもない気持ちをどんな言葉で表せばいいのか？　そのことを思い出して以来，この感情はとても強烈なものだった。

そう，ヴァージニアは自分が体験した虐待を表現する言葉を持っていた。子どもの頃に繰り返し虐待を経験した子どもが往々にして失ってしまう言葉を。「私にももともと備わっていた自然を愛でる気持ちは，何か根源的な恐怖によって押さえ込まれていた。しかしそれでもなお，この恐怖が自然で強烈な恍惚や歓喜の感情を妨げることはなかった。こうした感情を，何らの恥辱感も感ずることなく，あるいはほんの少しの罪悪感をともなうだけで感ずることができたのだ。それらの感情が私の身体から切り離されている限りにおいては」

ヴァージニア・ウルフは，これらの言葉からも明らかなように，自分の性器を麻痺させるよう自分自身を訓練していたのだ。これは，われわれがフレデリック・ウォータース——継父からの数え切れない虐待を受け続けた少年——のケースですでに見たのと同種のものである。しかし，ここでの私たちの主たる関心は夢にある。そして，この夢という文脈においては，ウルフの「鏡」の象徴を理解する必要がある。鏡は，ウルフの心の中で生き続けるトラウマを表していた。おそらく，半分は血のつながった兄とのインセストを鏡は目撃していたのだろう。さらに，この鏡は，

ヴァージニアの母親、ジュリア・ステファンの死の物言わざる目撃者ともなったのであろう。成長し、自由の身となって十分な機能を回復した後、寸暇を惜しんで自分の物語をまるで何物かにとり憑かれたかのように書き連ねたヴァージニア・ウルフが、この鏡のことをどのように記したか、見てみよう。

　タランドの家（ヴァージニアが子どもの頃を過ごした家）の廊下には小さな姿見の鏡があった。私の記憶では、その鏡の下の縁にはちょっとした棚が付いており、ブラシが載せられるようになっていたはずだ。つま先立ちをすれば、何とか、私は鏡に映る自分の顔を見ることができた。たぶん6歳か7歳の頃、その鏡に映る自分の顔を見るのが習慣になっていた。しかし、私がこの習慣を実行するのは、誰も見ていない1人きりのときだけだった。私はこの行為を恥ずかしく思っていた。この行為には、自然と強い罪悪感がつきまとっていたのだ……とにもかくにも、この姿見にともなう恥辱感は、私の人生が続く限り消えることはなかった。おてんば娘の時代がはるか昔に過ぎ去った頃になっても、である。私はいまだに人前で化粧直しをすることができない。自分の身につける衣類にまつわることは何でも——服を試着するとか、初めての服を身につけて人前に出るとか——いまだに強い恐怖感を私にもたらす。少なくとも、こうした行為は私を内気にし、自意識を高め、不安を感じさせるのだ。

子どもの頃にトラウマの被害を受けたものは、恥辱感を持つようになる。性虐待の被害者は二重の恥辱感を味わう。人間以下の存在に貶められたという恥辱感と、性的に汚れてしまったという恥辱感である。幼いヴァージニア・ステファンが初めて「汚された」のは、ダイニング・ルームの外に置かれた棚の上であったと自らしたためている。その近くに鏡があった、と彼女は言う。実際のところ、ヴァージニアは自分が性虐待を受けている姿を鏡面に見たのではなかろうか。彼女は自分が「汚された」ことを知っていた。そして、そのときから、彼女はまともに鏡を見ることができなくなったのだ。

ヴァージニア・ステファンはまだ幼かった頃、ある夢を見た。彼女は常にその夢を憶えていた。

　ここでちょっと、ある夢の話をさせて欲しい。この夢は、鏡にまつわる出来事とどこかで関係しているかもしれないからだ（ウルフは、心の中で、姿見の鏡とこの夢を結び付けて考えている。このことからも、夢の話と鏡が密接に関連していることがわかる）。夢の中で鏡を覗き込んでいると、とても恐ろしい顔——動物の顔——が私の背後に突然現れた。あれが夢だったのか本当の出来事だったのか、判然としない。私が実際に鏡を見ているときに、私の背後で何かが動き、それが生きているように見えたのか？　私にはわからない。しかし、私はいつも思い出すのだ。もう一つの顔が鏡に映っていたことを。それが夢なのか本当にあったことなのかは、わからない。でも、本当に恐ろしかった。

ウルフのこの夢は、彼女によれば1回限りのもので、反復夢ではなかった。しか

し，この幼少期の悪夢は，ついに彼女がこの世を去るまで彼女の心に居座り続けたのだ。このことは重要である。ヴァージニア・ウルフは，この夢が実際にあったことなのか，それとも想像の産物なのか，自分自身わかっていない。しかし，その記憶があまりにも明瞭であることから，この夢がポストトラウマ性のものである可能性があると考えられる。夢の中の鏡は，私が思うに，彼女のもともとのトラウマ体験，すなわち6歳のヴァージニアに対するジェラルド・ダックワースの性虐待を映しているのではないだろうか。では，鏡に映った獣は誰か？　おそらく，彼女の虐待者，その人なのだろう。ヴァージニアは，ジェラルドや，彼の弟であるジョージのことを動物にたとえることがよくあった。ウルフいわく，ジョージは「神のごとき巻き髪を持ち，小鹿の耳をしていた」と言う。しかし，と彼女は続ける。「その目は，誰が見ても，豚の目そのものだった」と。彼女の手紙や日記には，ジェラルドは豚として描かれ，後には薄汚い醜いワニとされている。

ヴァージニア・ウルフは，その他の繰り返し虐待を受けた子どもと同様，ごく自然に解離状態になったようだ。彼女は，周囲に対する見え方が奇妙に変化する「現実感の喪失」を経験していたようである。それは，彼女が鏡や水面に映った自分の姿を見ているときに起こった。

> あるとき，道に水溜りができていた，それを見た瞬間，すべての存在が現実感を失った。私はまるで宙に浮いているような感じであった。その水溜りをまたぐことができなかった（私の高校の年老いた英語の女性教師，古色然としたB先生は，女の子たちに絶対に水溜りをまたがないようにと言っていた。「そこには男の子たちがいるのです。スカートの中を見ようとしてね」）……しかし，事はそれだけでは終わらなかった。その日の夜，入浴中に，あのどうしようもない戦慄が再び私をとらえたのだ。私は，再び出口のない悲しみに襲われた。前に記した，すべてが崩れ去る感じである。何か，大きな岩を砕くハンマーによる一撃を受けたような無力感。これまで積み上げられた「意味」の山が，私に向かって一気に，雪崩のように襲いかかってくる。何の備えもない私は，それを防ぐ術もなく浴室の隅で丸くなる。一切の動きを失って。何が起こっているのか，まったくわからないままに。もう一方の隅で体を洗っているネッサ（ヴァージニアの妹であるヴァネッサ・ステファン）にすら，何一つ言えなかった。

「獣のモンスター」であるジェラルド・ダックワースが「鏡に映った」姿を見るというヴァージニアのもともとの体験は，繰り返し彼女を解離モードに入らせたのだろう。6歳のとき以来，彼女は自分の身に起こっていることを詳細に意識した。しかし，彼女は情緒を麻痺させていたのだ。とりわけ鏡は，彼女にとって「スペース・アウト」（訳注：もともと「ぼうっとする」という意味で，解離状態になっている人の状況を表す言葉として用いられる）するための「シグナル」の役を果たしていたのだろう。次に，ヴァージニア自身の手による，彼女の母親の死についての物語を見てみよう。そこにも鏡が登場する（母親であるジュリア・ステファンがその突然の死を迎えたのは，

ヴァージニアが13歳のときのことであった）。

　　私たちは寝室に連れて行かれた。確か，ろうそくがともされていたように思う。部屋には日光が差し込んでいたのではなかったか。**いずれにせよ，そこには，背の高い姿見があった**（太字は筆者）。両サイドには箪笥が置かれていた。それに，洗面台もあった。そして，すごく大きなベッドがあって，そこには母の体が横たえられていた。ベッドの横に連れて行かれ，その傍らで看護師がすすり泣いているのに気付いたにもかかわらず，私は，笑いたいという欲求に襲われた。私は，危機事態の瞬間に往々にしてそうであるように，「私には何にも感じられない」と自分に語りかけていた。それから体を少しかがめて母の頬に口付けをした。母の頬はまだ温かかった。彼女が亡くなってからほとんど時間は経っていなかった。

　ジュリア・ステファンが亡くなった日以降，ヴァージニアの夢に「モンスター」が再び姿を現した。ヴァージニア自身は，彼女がかつて幼児の頃に夢で見た「鏡の中のモンスター」と，13歳で「幻視」した「男」とを結び付けて考えてはいない。しかし，私は結びつける。ヴァージニア・ステファンは，おそらく母の死の１日後に，彼女と半分血のつながった姉であるステラ・ダックワースに連れられて，再び母の亡骸が横たわる寝室に入る。ヴァージニアは，このとき，母親に最後のキスをしている。このとき彼女は，母親の肌の冷たさに驚き，恐れおののいた。後になって姉のステラが彼女の部屋にやって来る。

　　ステラは私に言った。「許してちょうだい。あなた，とっても怖がってたよね」。ステラは私がどんな状態になったかに気付いたのだ。ステラが私にショックを与えたことについて許しを請うたとき，私は声を上げて泣いていた——その日，私と姉は涙に暮れていた。そして，私は言った。「ママに会ったとき，**ママの側に男の人が座ってた**」（太字は筆者。ヴァージニアは明らかに幻視を体験していた。トラウマを受けた子どもに幻視体験が見られるのは，われわれにとってはもうお馴染みのことである）と。ステラは，その言葉に怯えたように私の顔を見つめた。私は，周囲の関心を集めたくてこのような言葉を発したのだろうか？　それとも，本当のことだったのか？　今の私にはわからない。常日頃から，周囲の関心を集めたいと思っていたのは事実である。しかし，ステラが「私のこと，許して」と言ったとき，それが事実であったこともまた確かなのだ。私は母親の横に，ベッドの隅のほうで，男性が身をかがめて座っているのを実際に見たように思うのだ。

　男性のモンスター——ヴァージニアを虐待した半分血のつながった兄——が，子どもの頃の彼女にとって最悪の時期に常に彼女の背後に身を潜めていた。彼女が夢の中で鏡にその姿をとらえたモンスターは，彼女の子どもの頃の体験を象徴する存在となった。私が思うに，ヴァージニア・ウルフは子どもの頃に反復的で慢性的なトラウマの被害を受け，その結果，身体感覚の麻痺と情緒の「死」を経験したのだろう。彼女の小説に登場する人物の多くは感情の「死」を経験しているが，それは

彼女の体験そのものである。彼女が描くフィクションに情緒的に反応し難い場合がある。これは，私の観点からすれば，彼女の躁うつ状態に起因するものではない。そうではなくて，彼女の子どもの頃のトラウマにその原因があると，私は考える。彼女自身の情緒が麻痺しているのだ。ヴァージニアは解離し，現実感の喪失を体験していた。そのため，彼女の描く物語も精神的麻痺と解離という「症状」を呈したのだ。

　トラウマ性の夢は伝染する。それは，文学の世界だけではなく現実の生活においても，である。レスリー・グリッグソンの妹であるマジョリー・グリッグソンが最初に見た夢は，3歳の頃の，姉の体験に影響を受けた悪夢であった。彼女は，誘拐された姉が「穴」でどのような体験をしたのかの話を聞いて恐怖を覚え，ある日の夜半，叫び声とともに目を覚ます。恐怖に怯えるこの幼い少女をなだめることは容易ではなかった，というよりも，ほとんど不可能であった。「わたし，『あな』のなか，『あな』のなか」と，少女はようやく言葉にできた。

　反復夢のすべてに伝染性があるわけでも，あるいはすべてがポストトラウマ性のものであるわけでもない。ほとんどすべての子ども——トラウマを受けたか否かにかかわらず——を怖がらせる夢のテーマが二つある。誰でも落下をテーマとした夢を見て恐怖する。今一つは，巨大な獣に追いかけられる夢である。カール・セーガンは，誰しもに共通するこうした夢のテーマはわれわれの祖先が共通して感じていた脅威と関連しているのではないかと指摘する。つまり，睡眠中に樹上から落下する脅威であり，あるいは，野生の動物に追われる脅威である。もしセーガンの言うことが正しければ，こうした夢は遺伝的な「記憶」として世代を超えて伝えられてきたことになる。この仮説はいまだ誰も証明できていない。しかし，こうした夢は誰しもが乳児期に抱く，心の深層に存在する恐怖を表しているのではないか，と私は思う。乳児は，落ちるということと，遠くからこちらに向かってくる大きな物体に対して，ほぼ例外なく本能的な恐怖を示すものである。

　トラウマ性の夢が，こうした夢の共通のテーマに結びつく場合がある。しかし，その夢がポストトラウマ性のものである場合には，その終末は一般的な夢のそれとは違ってくるようだ。たとえば，チョウチラのある子は，自分が落下する夢を見た。夢の中で彼は着地し，というより地面に叩きつけられ，そして死んだ。犬に噛み裂かれた子どもは，動物に追われながら道を走って逃げる夢を見た。その動物はすでに死んでおり，それでもなお彼女を捕らえ，噛み付き，殺したのだ。彼女が目覚める前に。

　ところで，ドイツ軍機がライフおじの庭に墜落する夢を見た例のティナ・カール・ゴールドファインは，ヴァージニア・ウルフの家族の中で，女性側の味方であったようだ。ティナは言う。「私の家族の誰もが知ってるわよ，ダックワースの男の子たちがヴァージニアを虐待してたって。家族の中ではいつもそういうふうに言ってるわ」

第 3 部

子どもの頃の精神的トラウマと行動

第12章

ポストトラウマティック・プレイ

> 2台の車が人々に襲いかかっていった（少女は2台の車のボンネットを取り外して、それを何人かの指人形めがけてぶつけた）。ボンネットのとがった部分が人々に向けられた。人形たちは怯えた。そのとがった部分は、人々のおなか、口、そして、彼らの──（少女は自分のスカートを指差しながら）──を突き刺すの。わたし、おなかが痛くなってきた。もう遊びたくない。
>
> ロウレン・フィルポット，3歳6カ月

　私のオフィスは、世界一大きなメディカル・オフィス・ビルの25階にある。このビルは、その他のビルと肩を並べて、サンフランシスコの心臓部にあたるユニオン・スクエアを見下ろしている。しかし、アレルギーの専門医である夫と共同で使っている私のこのオフィスは、ユニオン・スクエアとは反対側にある。私のオフィスの大きな窓越しからは、テレグラフ・ヒルやダウンタウンのウォーターフロント、そしてアルカトラズ島を望むことができる。実際のところ、1日中この窓にへばりついて外を見張れば、狭いゴールデン・ゲートを通って出入りし、アラメダからマール島、そしてオークランドの海軍施設にかけて停泊する軍の艦船のすべてを数え上げることが可能である。

　ニューヨーク・タイムズの建築評論家であるアダ・ルイス・ハクスタブルは、かつて、私たちのオフィスのあるビルのことを評論した記事を書いている。彼いわく、「サター街450番地のビル」は「古典的」なマヤ調のアールデコだとのことである。ビルの外壁と2階分の高さを持つロビーには、1930年代の豪華なマヤ調の彫刻が施してある。恐ろしげなマヤの怪物が外壁を登り、ロビーでエレベーターを待つ人々に恐怖を与えるべく建物の内部に侵入せんとしている。しかし、今までのところ、この怪物について苦情を言ったものはなかったようだ。このビルを訪れた子どもたちを含めて。この怪物はあまりにもアールデコ調であるがため、人々に戦慄を喚起する能力を失ったのであろう。ロビーより上の階では、マヤ調の雰囲気はまったく影を潜める。ただ、3階の薄暗い会議室だけは例外だ。この部屋は「マヤ・ルーム」と名付けられている。

　この「450サター」で働く医者と歯科医は、それぞれのオフィスに個人的な好みを存分に反映させている。重厚な色彩の壁にアンティークを施して英国のクラブ風に仕上げているものが何人かいる。全体を牧歌調に整えて50年代の雰囲気を醸し出しているものもいる。ハイテク調のミラノ風のデザインに囲まれて仕事をしているものも何人かいる。また、「カリフォルニアの農場」風を好むものもいる。しかし、オフィスの大半は、検査台、レントゲン写真台、ファイル・キャビネット、う

ず高く積まれたカルテの分厚い束などが所狭しと置かれ，このメディカル・ビルのことを何年も前から「450サファー街」（訳注：このビルの所在地は「450 Sutter」であるが，患者たちは"sutter"をもじって"suffer"——苦しみ，苦痛の意——と呼んでいる）とニックネームで呼ぶ患者たちには，哀れなるかな，ほとんど足の踏み場もないありさまとなっている。

　25階のオフィスで働く医者や歯科医は，誰一人として，オフィスでレコード音楽を流すことはしていない。神に感謝せねば。かつてはエレベーター内で音楽が流れていたのだが，幸いなことに電気回路がショートしたらしい。あるいは，誰かが苦情を言ったのだろう（クリーブランド・シンフォニーの前指揮者であったジョージ・セイルは，歯科治療でもっとも苦痛なのはミューザク（訳注：事務所やレストランで流されるバックグラウンド・ミュージック）であると述べている）。かなり込み合った，恐ろしくのろい，しかし慈悲深くも音楽の流れていないエレベーターから降りたら，いかにもメディカル・ビル然とした廊下を一番奥まで歩いていただく。そこが，私たちのオフィスだ。

　私たちのオフィスは，明るく，どちらかと言えば折衷的なデザインである。壁は白である。サンフランシスコでは，白壁はかなりの期間，白壁としてとどまる。アブと私は同じ待合室を使っている。その待合室においてあるガラス板の低いテーブルの上——このテーブルにはドナルド・ダック，デイジー・ダック，そしてヒューイとデューイがおのおの気取ったポーズをとっている私のお手製の刺繍がかけてある——で，アブの患者と私の患者が一緒にお絵かきをしているところを見かけることもある。私の診察室は白を基調として，窓や椅子，あるいはソファーなどにブルーを用いている。このソファーは，断じて，座るためだけのものだ。決して，体を横たえて自由連想法を行うためのものではない。まあ，あまりにも疲れ果てていてこの2人がけの短めのソファーに収まるほど体を丸めることができるというのなら話は別であるが。一方の壁にはチーク材の書棚とキャビネットが置いてある。この書棚とキャビネットには，書物に混じって陶器や彫刻などが収まっている。子ども用の机が備え付けられており，その傍らにはドアが閉められるカップボードが置いてある。カップボードのドアが横に開くと，「プレスト」のおもちゃが姿を現す。おもちゃは，子どもの精神科にとっては「聴診器」であり「薬剤」なのだ。

　子ども専門の精神科医が使うおもちゃには，ある程度の「標準」がある。精神科医はほとんど全員，家族人形を持っている。私の家族人形は小さなゴム製のもので，陶器の犬と猫が一緒になっている。それにおじいちゃんとおばあちゃんの指人形を加えれば，三世代の家族ができあがる。また，もしそうしたいなら，おじやおば，いとこなどを参加させることも可能である。その他に，『スター・ウォーズ』の人形もある。長年の経験でわかったことだが，私のオフィスにあるパペットや人形たちは，子どもたちの思いのままに何にでもなり得るのだ。

　子どもの精神科のオフィスには，ほとんど例外なく人形の家が置いてある。私のは2部屋の木製の人形の家で，これはイタリアで見つけた。折りたたむときれいな

小さな箱になる。また，ほとんどの精神科医がブロックを備えている。私のブロックは透明で明るい色をしたプラスティック製のものだ。さらに，車の1台や2台は誰のオフィスにもある。私のオフィスのデスクは，上板が開閉可能になっていて，そこには50台のミニカーが収納されている。さらに，備え付けの机には折りたたみ式の道路のおもちゃがあって，ミニカーのレース・コースとしてはうってつけである。このデスクの上板を開けたときの子どもの表情は見事だ。デスクの格納庫に整然と収められた50台のミニカーに彼らは「狂喜」する——ミニカーは光り輝き，「かっこいい」のだ。私もこのコレクションが好きだ。しかし，子どもがいないときにこのミニカーで遊ぶことはない。断じて，誓って。小さな患者と一緒に眺めてあれこれ言う——それだけで十分だ。

　私の部屋には，他の精神科医はもしかしたら認めないようなおもちゃがいくつか置いてある。たとえば，ミニチュアの兵士，タンク，ジープ，大砲などである。マッチ棒を数フィート飛ばせる銃もある。非常に攻撃的で乱暴な子どもたち，あるいは慢性的に抑制的である子どもたちにとっては，外の通りや学校の運動場でよりも私のオフィスでこういった軍隊などのおもちゃを使って遊ぶほうがより効果的だと私は考えている。私は，個人的には戦争には反対であるが，上記の理由で子どもたちには軍隊のおもちゃなどを提供している。一方で，精神科医の多くが備えているもので私のオフィスには置いていないおもちゃもある。子ども専門の精神科医の中には，最近，アナトミカリィ・コレクト・ドル（訳注：第7章参照）をオフィスに置いているものが増えたが，私のオフィスにはない。その理由はすでに述べた——アナトミカリィ・コレクト・ドルはあまりにも暗示的なのだ。それに，同僚たちとは違って私は粘土を置いていない。「完全無欠」な子どもの精神科の診察室を作ろうとした私のもともとの野望は，新しい絨毯に取り換えた時点で潰えたのだ。その代わりに，洗面台や針の付いてない注射器が置いてある。それと，言うまでもないことだが，大量のペーパータオルが常備されている。幼き患者たちは，治療の一環として，必ずあちこちを汚してしまうものなのだ。

　書棚がある壁とは反対側に私のデスクがある。そのデスクの上には，私の精神科としての実践が，あまりにも深刻な混乱状態にある人，あるいはメル・ブルックス監督の映画『High Anxiety』（邦題『新サイコ』）に描かれている「とても，とても，とても不安定な」人を対象としたものではないことを示すコレクションが置いてある。そのコレクションとは，石，貝殻，化石，それと小さな箱である。精神病的な子どもなら——もし私がそうした子どもを診ていたらの話であるが——非常に興奮して収拾がつかなくなってしまいそうな小物たちである。こうした机上の宝物のほとんどは，購入したものではない。拾ってきたものだ。たとえば，長斜方形をした大理石の小片は，アブと私がエズとモナコの間の岩盤地帯を散策中に見つけたものだ。あるいは，ほとんど加工していない矢じりは，11歳になる男の子がサント・ドミンゴの海岸から拾ってきてくれたものである。もうすでに優雅な成人女性に成長したに違いないある女の子は，砂や石灰岩の粉で覆われた半透明の物体を持ってきて

くれた。彼女はそれをトレジャー・アイランド（訳注：サンフランシスコとイースト・ベイの中間に位置する小島。直訳すると「宝島」となる。海軍の基地がある）で拾ったらしいが，いまだにこれが何なのか——ガラスなのか水晶なのか——わからない。彼女がこれを私のオフィスに持ち込んで以来，多くの子どもがその正体を突き止めようと試みたがいまだ誰も成功していない。

これまでの観察によると，オフィスで創造性に満ちた遊びを繰り広げる際には，子どもたちはカップボードのスライド・ドアの後ろに納められたおもちゃにはあまり関心を示さず，石や貝殻や小箱を使う傾向があるのかもしれない。「これ，子どもね」と，サント・ドミンゴの矢じりを指差しながら4歳になるヘレン・サイムズは言った。「あの人たち，この子をヴァンに乗せるのね。それで，良くない場所に行くの」。ヘレン・サイムズは，2歳から3歳にかけて，サンフランシスコ市内のある家屋に連れて行かれ，何人かの幼児のグループと一緒に悪魔的な儀式を強いられたのではないかと考えられている。「もっとたくさんの子どもを乗せるのね」と，彼女はデスクに置いてあるアップル・ウッド製の箱に数個の小石を詰め込みながら言った。「みんな，怖がってるの」と言った彼女の顔には，恐怖の表情が広がっていた。

私は彼女の顔ではなくて小箱を見るよう細心の注意を払いながら，「そのおうちで怖いことがあるみたいね」とさらっとコメントした。

「わたし，もう遊びたくない」と言って，この少女はすべてをおしまいにし，使っていた小石や貝殻，小箱をもとの場所に片付け始めた。ヘレンの遊びに何か口を挟むのは，まだ「危険」なことだったのだ。おそらくその準備ができた段階で，ヘレンは何らかの「サイン」を送ってよこすことだろう。しばらくの間は彼女の思うままに遊ばせておくべきだ。それを注意深く観察していくべきなのだ。

私はこれらのおもちゃが大好きだ。私のところには，非常に魅力的でつい手に取りたくなるマダム・アレクサンダーの人形が2体ある。しかし，この美しい人形で遊ぶのを好む少女たちは，私の知る限り，実に手荒にこの人形を扱う。それでもいいのだ。人形がこわれたら，それがたとえ些細な傷であっても新しい人形を購入する理由ができる。そうしておけば，私の小さな友人たちは，人形の髪を梳かし，服を着せ替え，下着を調べることができるのだ。こうした行為のすべてが，素敵な遊びとして行われる。結局のところ，自分自身が遊びを好きでいなければ私がやっていることはできないだろう。子ども専門の精神科医の心の中には子どもが住んでいるに違いない。

私が「ポストトラウマティック・プレイ」に初めて気付いたのはチョウチラにおいてであった。しかも，私が最初にそれを「見た」のは，チョウチラの子どもたちの中で初めて面接した7歳のレスリー・グリッグソンに出会ったときである。レスリーの遊びが普通とは違った特別なもの——子どもの通常の遊びとして説明不可能なもの——であることに気付いたとき，私はこれまでの文献にあたってこの種の遊

びが過去の研究で報告されていないかを調べた。アンナ・フロイトとドロシー・バーリンガム (Dorothy Burlingham) が，その著，『War and Children』(邦題『戦争と子ども』) において，バーティという空襲の被害を受けた少年のことを報告していた。彼は，何ヵ月もの間，紙飛行機で自分のベッドを爆撃し続けていた。しかし，フロイトとバーリンガムは，このバーティの遊びを特別なものだとは考えなかった。彼らは，単調さを特徴とするこの遊びを，彼が経験した空襲の特殊な残留物だとは考えなかったのだ。この戦争からかなりの時間が経った頃，ウェールズのアバーファンで起こった大規模な落盤事故の被害を受けた子どもたちを対象として研究を行ったゲイナー・レイシーもまた，通常の遊びとは異なる子どもたちの遊びを記録している。しかし，彼もまた，その遊びを通常の遊びと区別していない。1942年というかなり早期の段階で，デイヴィッド・リーヴィーは，手術を体験したアメリカの子どもたちの苦痛をともなった遊びの繰り返しを記述していた。しかしリーヴィーは，当時のその他の優秀な臨床家と同様，この遊びがトラウマと関係しているとは考えていない。

　子どもにとって，日常の遊びとは自由で気軽なものである。陽気で，軽い気持ちで行われるものだ。一方，トラウマの体験に起因する遊びは痛ましく，そして単調である。トラウマと無関係に起こる日常の子どもの遊びでも，たとえば人生の階段を上っていく過程で直面する課題を乗り越えたり（マスタリー），心に秘めた欲求を満たしたり，恐怖感を扱ったり，あるいは不愉快だった経験の残滓に対処するといった機能を果たす場合がある。こうした通常の遊びでは，子どもは自分以外の存在にたやすくなることができる。たとえば，熊になったり，スーパーマンになったり，あるいは医者になったり，といった具合に。子どもが自分以外の存在になることによって，遊びはマスタリーなどの機能を果たすことが可能になるのだ。

　もしあなたが着飾った女の子で，たとえばウエディング・ドレスを身につけて，4歳のときに結婚するといった遊びをしたとしよう。その場合，おそらくあなたはその遊びを3回か4回，あるいは5回くらい繰り返すかもしれない。それで十分なのだ。この結婚ごっこの遊びは，成長したいというあなたの希望や，大人の愛を経験して赤ちゃんを産むといった希望を満足させてくれる。この種の遊びは，子どものあなたが持っている，成長することや人と愛し合うことに対する不安を取り扱ってくれるのだ。4歳の普通の子どもにとって，結婚ということはさして重大な問題ではない。だから，この種の遊びにおいて，子どもは平気でさまざまな役になることができる。たとえば，ある日には「神父」の役になって，別の4歳の女の子とまだ乳児である自分の弟とを結婚させるかもしれない。かと思えば別の日の遊びでは，「花嫁に付き添う若い娘」の役になるかもしれない。そしてやがては「花嫁」の役をする。そして，おしまい。少なくともしばらくは結婚ごっこは遊びのレパートリーからはずされるだろう。あるいは，その遊びの内容が途中で突然変化するかもしれない。たとえば，「花嫁遊び」が「新婚旅行遊び」に変化して，やがて「旅行代理店」の話になり，旅行費用やバスのチケットなどが遊びの中心となるといった具

合である。こうした遊びは流動的で，それほどの重要性を備えていない。遊びは不安への対処という意味を持っている。だから，不安が低減すれば遊びも終わるのだ。

　しかし，それがトラウマに由来するものである場合には，遊びが容易に終わることはない。そして，長期にわたってその内容に大きな変化も見られない。通常の子どもの遊びとは違って，ポストトラウマティック・プレイは強迫的に繰り返される。痛々しい。さらに，このポストトラウマティック・プレイは，ある一定の状況――特定の場所，特定の人形たち，特定の遊び友達，あるいは特定の手続き――がないと展開しないものである。場合によっては何年もの間繰り返されることがあり得る。この種のプレイは，トラウマとなった体験の一部を繰り返す。何とかハッピー・エンドにしようとして何らかの防衛を働かせたり，物語を解決に導こうとしたりといった意図が見えることもあるが，それらはあまりにも弱々しいものである。ポストトラウマティック・プレイが不安を低減させることはほとんどない。むしろ，危険な場合さえある。というのは，ポストトラウマティック・プレイを行うことで，もともとあった恐怖がさらに強化されてしまうことがあり得るのだ。また，この種のプレイが子どもの恐怖を減少させてくれる場合であっても，その効果はあまりにも遅々としたものであるため，トラウマ体験に由来する不安を完全に消去するには非常に長い時間が，場合によってはその子の人生よりも長い時間がかかってしまうのだ。

　ある例を提示しよう。4歳のヘレン・サイムズは，先述の「花嫁ごっこ」と似通ったポストトラウマティック・プレイを繰り返した。彼女は「花嫁」役をやりたがった。一方で，彼女は「花嫁」をやりたいという他の子どもたちの当然の欲求を拒否した。この遊びの最中，不意に子ども部屋を訪れたヘレンの母親は，4歳になる自分の娘が大の字になって床に横たわり，おもちゃの先端をヴァギナに向けて構えているところを目撃した。彼女とともにいた2人の遊び友達は目を丸くしてヘレンを見ていた。こうした「大人の遊び」がヘレンにとって持つ意味と，通常の子どもにとっての意味とはまったく異なっていたのだ。ヘレン・サイムズは，通っていた保育所の関係者から性的暴行を受けていた。彼女は悪魔的な儀式に付され，長時間にわたって手足を大の字の形に縛られ，そして性器に異物を入れられた。ヘレンが自分を助けてくれそうな大人に対してこの出来事の話をしたことは一度もなかった。しかし，かなり後になって――ヘレンが小学校に入ってから，この非常に奇妙でかつ単調な性的遊びが，何人かの大人の目に留まるところとなったのだ。そして，幾人かの子どもたちが――ヘレンではない――そのことについて話し始めた。夢の話をした子どももいた。

　「ごっこ遊び」は正常な子どもの遊びのレパートリーの中でもっとも劇的なものであろう。ごっこ遊びは，ある意味でシナリオ制作的な機能を果たし，象徴的な表現の中に深く埋め込まれた即興劇的なものである。遊びを行っている子どもは，その遊びの主人公が実は自分自身だということに気付いていない。トラウマを体験し

ていない通常の子どもは、遊びの比喩的な表現に完全に姿を隠しながら、何かを成し遂げる。彼は、遊びの中で、自分が主人公のヒーローであることを認識する必要はない。A.A.ミルン作の詩『Nursery Chairs』(幼稚園の椅子)では、幼稚園の椅子に座っている間、幼きクリストファー・ロビンは、何の苦もなく探検家にでも、ライオンにでも、あるいは船長にでもなり得た。このクリストファーにとって最大に難しい役とは、何でもない小さな男の子、つまり自分自身の役だったのだ。

　ミルンの描くクリストファー・ロビンはトラウマとなるような経験をしていない。トラウマとなる体験をした後では、子どもは遊びの中で自分の役にはまってしまう。おいそれとは冒険家やライオンや船長などにはなれないのだ。一方で、トラウマを受けた子どもは、自分のトラウマ体験に関係した「悪者」や「犠牲者」に完全に同一化することが難しいという傾向もある。そして、遊びという比喩で表現されていることと現実の自分の身に起こった出来事とを結び付けて考えるようになると、その遊びに施されたカモフラージュは容易にはがれ、背後に存在した現実のトラウマ性の出来事が顔を現すのだ。遊びが、その由来となった現実に起こった出来事からまったく姿を変えることはほとんどない。たとえば、インセストの被害にあった3歳のある子は、父親のペニスを自動車のボンネットに置き換えて遊んだ。しかし、ほんの数秒で彼女の比喩は崩れた。「おなかが痛くなっちゃった」とこの少女は言った。遊びは中断された。この「比喩」はあまりにも現実に近過ぎたのだ。遊びに期待する痛みの軽減や安堵感の獲得には、そのトラウマ性の出来事からかなり距離をとる必要がある。この女の子にはそれができなかったのだ。

　言い換えれば、トラウマは「比喩」に置き換えることができない、ということになる。トラウマは逐語的な状態にとどまることになる。そして、ポストトラウマティック・プレイは、子どもに十分な満足を与えない。遊びは痛々しく、単調で、あまりにも特定的なのだ。ポストトラウマ性の遊びのプロセスが、不安を乗り越えるという点ではあまりにもゆっくりしたものであるため、十分な安堵感を得るためにはその遊びを何年にもわたって続けなければならないのか、それともその遊びそのものが、屋上屋を重ねる形で新たな戦慄を作り出しているのか、それを見分けることは非常に難しい。

　ここで話をレスリー・グリッグソンに、つまり、ポストトラウマティック・プレイというものに私が初めて注目する「機会」を提供してくれた子どものことに戻そう。1976年12月16日、私がチョウチラを初めて訪れたその日、ミセス・グリッグソンは私のところにやって来た。彼女が言うには、レスリーと、彼女の妹であるまだよちよち歩きのマギーが、キッチン・テーブルの上で「奇妙な遊び」をしているとのことであった。ミセス・グリッグソンはどうしていいかわからないでいた。レスリーのこの遊びが始まったのは、誘拐事件の1〜2カ月後のことであった。彼女はその遊びのことを「バス・ドライバー」と言った。この「バス・ドライバー」で、レスリーはキッチン・テーブルの上に椅子を2脚置いた。そして、レスリーとマギーはその上によじ登って椅子に座った。その高さは床からゆうに4フィートはあっ

た。そう，確かに危険だった。レスリーはいつも前の椅子に座り，まだ足元のおぼつかないマギーは後ろに座った。「とても心配なんです」とミセス・グリッグソンは言った。私が初めてチョウチラの親のミーティングに参加した日のことである。「とても恐ろしいの。マギーは転んで落ちるかもしれない。それに，子どもたちはまったく同じ遊びを1週間に2回も3回も繰り返すのよ」

最初の面接のために私がレスリー・グリッグソンに初めて会ったのは1977年1月だった。そのとき私は，彼女にこの遊びのことを聞いてみた。しかし，この天使のようなブルネットの髪をした少女はあまり遊びの話をしたがらなかった。彼女はこの遊びのことを秘密にしておきたかったようだ。「どこかにいって，あなたおりなさいって言うのよ」と，嫌々ながらもついに彼女は答えてくれた。「マージョリーがおきゃくさんよ。でも，ほかにもこどもたちがのってるつもりね」

「それって，何だか誘拐みたいね」と，私はさりげなくコメントをした。

「ぜんぜん，ちがうよ。**あんぜんな**バスなの。わたしのバスにのってる人はだれも，ぜったい，ゆうかいされないの」と，彼女はそのブルーに瞳を輝かせて私を見た。

いくつかの質問によってようやく，私はついに，彼女がキッチン・テーブルの椅子に座りながら1人ひとり降ろしていくバスの乗客の名前を彼女に明かさせることに成功した。その名前とは，チョウチラの子どもたちのものであった。このようにレスリーの「ごっこ」は現実的で，決して「比喩的」なものではなかった。レスリーが「ごっこ遊び」と称してやっているのは，実際に起こった出来事を「なし」にしようとする試みであった。

私はこの遊びに潜む意味をレスリーに説明し，次にまた同じ遊びをレスリーが行った場合に，彼女に対してその意味をどのように説明すればいいのかをミセス・グリッグソンに教えた。その後，ミセス・グリッグソンは何度か私の教えたとおりにやってみたようである。しかし，私もミセス・グリッグソンも，同じような抵抗に遭遇した。それを見るものにとっては明らかなのだが，レスリー自身はこの「バス・ドライバー」ごっこが，彼女が実際に体験したスクールバスの誘拐事件と何らかの形で関連しているということを頑として認めなかったのだ。それどころか，彼女は私たちの説明を「聞こう」ともしなかった。1977年3月，私たちは，彼女の「バス・ドライバー」ごっこを無条件で禁止する旨を決定した。この遊びはあまりにも危険過ぎたのだ。

子どもたち全体を見渡すことで，チョウチラではこの種の単調で逐語的な遊びがあちこちで発生していることがわかった。興味深いことに，当の子どもたち自身は誘拐事件をテーマにして遊んでいるという認識を持っていなかった。私は，その遊びに関するさまざまな質問を子どもたちに発した。その結果，25人の子どもがチョウチラ中学校の校庭で「誘拐鬼ごっこ」という遊びをしていることがわかった。この遊びをしていた25人のうち，誘拐の被害にあったのは1人だけ——ジャニス・ベネット——であった。この遊びでは彼女が「主人公」だった。しかし，20

数名にものぼるジャニスの親友たちが，子どもたちにタッチする誘拐犯の役をやっていたのだ。彼らは悲鳴をあげ逃げ回った。その光景があまりにも奇妙であるため，1ヵ月間は様子を見ていた教師はついに禁止令を発令した。このジャニス・ベネットの遊びはポストトラウマティック・プレイの今一つの重要な側面を私に教えてくれた。この種の遊びはきわめて伝染力が強いのだ。トラウマの被害を受けていなくとも，この遊びに参加することができる。

●●●●●●●●●●●●●●●●●●●●●●●●●

　1950年，フランソワ・ボワイエという名のフランス人が『Forbidden Games』(邦題『禁じられた遊び』)という本を書いた。時を置かず，この本はルネ・クレマン監督の手で映画化された。ボワイエは，第二次世界大戦下という戦慄の時代のフランスを非常に詳細に観察していたに違いない。ボワイエがこの小説で描いたフィクション，そしてクレマンが映像化した情景は，ポストトラウマティック・プレイであったのだ。『禁じられた遊び』は，ドイツ軍から逃れようとするフランス人の両親に連れられた女の子の物語である。彼らは，長蛇の列をなすフランス人避難民の群れの中にいた。人々の列ははるか地平線にまで届くほど長かった。そこに戦闘機が一機姿を現した。この戦闘機は避難民の列を見つけ，機銃掃射を行った。女の子の両親は重傷を負い，死亡した。避難民たちは彼らの遺体を路傍に埋め，避難の行進を続けた。ひどいショックに打ちひしがれた少女もまた，彼らに連れられていった。避難民の隊列がある集落に差し掛かったとき，少女は隊列を離れ，その村に住むある一家に迎え入れられる。この家族には，父親と母親，そして少女より少し年下の男の子がいた。
　まもなく，少女はポストトラウマティック・プレイを始める。少女は，まず，ネズミの死骸を見つけた。少女はその死骸を入れた小さな箱を土中に埋める。次に少女は，昆虫と蜘蛛の死骸を見つける。この二つの死骸も最初の場所の近くに埋められた。この単調な遊びは，路傍での両親の埋葬の場面をそのまま再現したものである。そのうち少女は問題に出くわす。彼女が求めるほどには埋葬する死骸が見つからないのだ。そのため，少女は小動物――小鳥やウサギなど――を殺し始める。少女の遊びは，両親の埋葬の再現であるとともに，彼らの殺害の再現ともなっていく。
　少女が身を寄せた一家の男の子は，避難民の少女の遊びの場面を目撃し，その遊びに加わる。やがて2人は，自分たちが見つけた動物の死骸と，そして自分たちが殺した動物の死骸でいっぱいとなった大きな墓地を作り上げる。
　この墓地には十字架がない。そこで少女は考えた。少女は，男の子に，教会の尖塔に登ってそこにある十字架を取ってくるように求める。その求めに応じた男の子は教会の屋根に登るが，足を滑らせて転落し，そして死ぬ。この少女以外に彼の転落死を目撃したものはいない。禁じられた遊び，すなわちポストトラウマティック・プレイは，秘密にされなければならないのだ。

翌日，少年の捜索が開始される。しかし誰も少年を発見できない。やがて，教会の尖塔から十字架が消えていることに誰かが気付く。「あそこの地面に突き刺さっているのはいったいなんだ？」「それに，あそこのあたりが最近掘り返したように見えるのはどうしてだ？」。もうおわかりだろう。彼らは秘密の墓地に埋められた少年の遺体を発見するのだ。この時点で物語は終わる。小説も，映画も。
　第二次世界大戦の状況を目の当たりにした2人のフランス人，ボワイエとクレマンは，自分たちの作品で「新奇」な精神医学的な現象を描いたのだ。この小説家と映画監督が描いたのは，秘密で，危険で，単調で，恐ろしげな，そして無意識の中でももとの体験に関係した，トラウマを受けた子どもが示す一種の「ルーティン」であった。この2人のフランス人は，それを見事に，そして正確にやってのけた。私がチョウチラで面接した25人の子どものうちの18人が，私が研究を実施していた5年間のいずれかの時点で，このポストトラウマティック・プレイを示したのだ。彼らが示したこの種の遊びには，「誘拐鬼ごっこ」「バス・ドライバー」「ソファー・パンチ」「クロゼット・ジャンプ」「誘拐犯」などがあった。誘拐をテーマにした物語を書いたり，テレビドラマ用の台本を作ったりした子どももいた。彼らの遊びはまるでペストのように伝染力が強かった。

　何年も前，私がミシガン大学付属病院のレジデントをしていた頃，そこから15マイルほど離れた場所にあったイプシランティ州立精神病院には3人の「キリスト」が入院していた。われわれは交代でその病院に勤務していた。同じ病院内に3人もの「キリスト」がいるにもかかわらず，彼らはどうしてお互いにうまくやっていけるのだろうと私は考えた。しかし，彼らはうまくやっていたようだ。実際に，彼らが同じセラピー・グループに一緒に参加していた時期もあったのだが，何とかなっていたようだ。州立病院の敷地は非常に広いため，3人のキリストはお互いに顔を合わせないで1日を過ごすことも可能だった。また，6,000人もの入院患者がいたため，それぞれのキリストは十分に満足のいく「信者」を得ることができたのだろう。3人のイエスはそれぞれ独自のスタイルを持っていた。彼らは，それぞれにイエスだったのだ。
　私がチョウチラで見たポストトラウマティック・プレイも，この点では同じであった。26人の子どもがまったく同じ一つの出来事を経験した。しかし，ポストトラウマティック・プレイを示した18人は，それぞれ思い思いのやり方でそれを行った。ある子どもにとって，この出来事の中核をなすもっとも戦慄を覚えた経験は，別の子どもにとってはさほど恐怖をもたらすものではなかった。そのため，彼らが見せたポストトラウマティック・プレイは，どれ一つをとっても同じものはなかったのだ。先に述べた3人の精神病のキリストがそれぞれ異なったイエスであったのと同じだ。精神疾患は，そしてもっと重要なことに人格は，それぞれの独自性を持っている。ポストトラウマ性の再現が，いかにもともとの体験を逐語的に表現するものであっても，そこにはその人の「精神」がかかわるわけで，そのため，再現は

それぞれの子どもにとって独自のものとなる。

　ここで「チョウチラの3人のバービー」について話そうと思う。スクールバスというまったく同じ状況にいた3人の女の子が,「バービー人形」を用いた遊びに駆り立てられた。しかし,同じバービーを使った遊びで,この3人の少女たちはそれぞれ独自の苦悩,きわめて個人的な恐怖を表現した。したがって,チョウチラの3人のバービーは,子どもたちを襲った戦慄の別々の側面を表現することとなった。イプシランティ州立精神病院の3人のイエスがそうであったように,チョウチラのバービーたちは三者三様の顔を持ったわけである。

　まず,レスリー・グリッグソンのバービーである。レスリーは私たちにとってすでにおなじみの女の子だ。ミセス・グリッグソンと私が禁止令を発令するまで「バス・ドライバー」ごっこを続けたあの女の子である。レスリーは,1980年に行ったフォローアップ調査の際に私が最初に会った女の子だ。その際,私は,当時11歳になっていた彼女にまだ「バス・ドライバー」ごっこを続けているかと聞いてみた。「えっ,ううん」と彼女は答えた。「あの遊びのことは考えたこともないわ」。そうか,私たちの禁止令は有効だったのだ。レスリーは何か他の遊びをしているのだろうか？「野球とか……」と彼女。「そんなもんね」。その後,しばらく考えてから,彼女は「それと,えっと,ときどきバービーで遊ぶの」と付け加えた。

　「バービーでどんなふうに遊ぶの？」。野球にはきちっとした構造があるため,何らかの意味が挿入されることはまずないだろうと考えた私は,野球をすっとばしてバービーに焦点を当てた。

　「別に」

　「ねえ,聞いて,私,バービーに興味があるのよ」と,レスリーに話してくれるよう促した。

　「別に何もしないわ。どこかに行くだけよ。それから,帰ってくるの」。少女はたわいもないことといった雰囲気で肩をすぼめた。

　「ねえ,説明してみてくれないかなあ」と私は求めた。おそらく,声が裏返りかけていたことだろう。レスリーはのらりくらりと私の質問をかわした。彼女の遊びには何かしら秘密めいたところがあった。

　「バービーをおうちにあるバービー用のキャンピングカーに乗せるの。それから洋服全部と,アクセサリーと,とにかくバービーのものを全部キャンピングカーに入れるの。そして,どっかに行くの。それから,おうちに帰ってくるの。それだけよ！」

　「ということは……バービーは,行った先で何もしないっていうことなのかしら？」

　「そう,しないの。何もする**必要はないの**。どっかに行くことが大事なの。それで帰ってくるの。それだけ。それでおしまい」

　レスリー・グリッグソンは「バス・ドライバー」の遊びを実は続けていたのだ。彼女は決して止めてはいなかった。1976年から1977年にかけての「バス・ドライ

バー」と，1979年から1980年にかけての「バービーの旅行」との唯一の違いは，後者がミニチュアを使って行われたものであり，それゆえ前者よりも安全だという点に過ぎない。キッチン・テーブルの上に大きな椅子が置かれていないし，その側によちよち歩きの幼児もいない。彼女は，われわれが「アメリカの恋人」であるプラスティック製のバービー人形を使っているだけだ。しかし，レスリーのこの二つの遊びのテーマは基本的に同じである。誰かがどこかへバスかキャンピングカーで連れて行かれる。そしてその誰かは無事に帰宅する。これらの遊びは常に無事終わる。しかし，安全な結末は当のレスリー・グリッグソンにとってほとんど意味がない。そのため，この物語は何度も何度も何度も，際限なく繰り返される。実際の体験の物語があまりにも強い戦慄を喚起するため，いくら繰り返してもその恐怖を解き放つことができないのだ。1976年7月15日のチョウチラでのバスの乗車は，それほど危険に満ちた体験だった。この，黒髪の青い瞳をしたレスリー・グリッグソンは，その恐怖を身をもって体験した。

　2人目の「バービー」のテーマは，1977年に幼きメアリー・ヴェインによって生み出された。メアリーは，幼稚園への入園を目前に控え，誘拐事件に遭遇した。メアリーにとって究極の恐怖は，「穴」に生き埋めにされたということであった。「穴」に閉じ込められているとき，メアリーはもう二度とママに会えないと思っていた。彼女には呼吸器系の疾患があった。窒息するという考えと，ママに見捨てられたという考えによって，この小さな女の子は打ちひしがれてしまった。そのため，彼女のポストトラウマティック・プレイは「穴」に埋められるというテーマを中心として構成された。その遊びにメアリーはバービーを使った。彼女は「おばあちゃんのうちはコンクリートのところが穴みたいになっているのよ。わたし，そこにバービーとお洋服をつめ込むの。そのなかに埋められちゃったごっこなんだ」と，私の耳を手で覆いながら打ち明けてくれた。

　5歳のメアリー・ヴェインは自分のバービーを埋めた。生きたままで。それでも「バービーを生き埋めにする」ことと，自分自身が「穴」で経験した窒息する感じとの間に何らかの関係があることに，彼女はまったく気付けなかった。私が，両者には関係があるのだということを彼女に認識させようとすればするほど，メアリーは「バービーの生き埋めごっこ」をしたという事実自体を次第に認めなくなっていった。私が彼女に再会したのは彼女が9歳のときであったが，その時点では彼女は人形を窒息させるという行為にほとんど「嗜癖」とでも言えるような状態になっていた。彼女が同じく誘拐された姉といとこのライアンと一緒になって実際に危険をともなうようなタイプの「誘拐鬼ごっこ」をしていないときには，彼女は人形を窒息させる遊びに興じていた。メアリーは1978年にカンザス州に引っ越し，それから再びカリフォルニアに戻って来た。町から引っ越して行った後には，当然，おばあちゃんの家のコンクリートの穴を「バービーの生き埋めごっこ」に使うことはできなくなった。しかし，彼女はこの障害をものともせず自分の体験を遊びで再現し続けた。「あのね，いま，車の後ろのシートでバービーがもがいているのよ」と9

歳になったメアリーは言った。「バービーは何度も死んだの。そんなことにならないとよかったんだけど，でも，死んじゃったの」。メアリーの遊びは，ルネ・クレマンの『禁じられた遊び』に少し似ている。メアリーと同じように，私もまたバービーが死ななければよかったと思う。メアリーの家族が何らかの精神科的な援助の場に彼女を連れて行ってくれることを私は望んだ。しかし，私が幾度となく勧めたにもかかわらず，メアリーの両親は精神科受診を拒んだ。自分たちの子どもが「大きくなりさえすれば大丈夫」だと信じて。

　私がチョウチラで耳にした3人目のバービーの物語は，カリフォルニア州ヴィサリアに在住のバービーに関するものであった。このバービーは，12歳のサンドラ・スタージスが所有していた。4年前の誘拐事件中に起こった出来事の中で幼きサンドラをもっとも苦しめたのは，その体験の際に起こった汚辱感，つまり自分の尊厳がまったく失われたという感覚であった。サンドラは，非常に強い嫌悪感を今でも経験していた。というのは，誰かの汗が彼女の腕に流れ落ちてきたからである。また，11時間にわたるヴァンでの「ドライヴ」の間に，誰かが漏らしたおしっこが自分の足にかかったと感じた。そして，そのドライヴの後で「穴」に入れられたとき，やっとトイレに行く機会を得たのだが，サンドラは行かなかった，いや，行けなかった。「だって，すっごく臭かったんだもん」

　1976年7月，トラウマ体験となる2日間の後，サンドラは帰宅した。「サンドラは，帰るやいなや，『とにかくお風呂に入りたい』と言った……風呂こそ彼女が求めたものだった」と父親であるポール・スタージスは述べている。「それ以来，サンドラはガソリンスタンドのトイレに行かなくなったのよ」とウィルマ・スタージスは付け加えた。「ひどく臭うから，って嫌がるんです」。誘拐後の数カ月間，サンドラは日に2回入浴した。彼女は，自分が「きれい」になったと感じることはほとんどないと述べた。ヴィサリアへの転居の後もサンドラ・スタージスの入浴回数は多過ぎた。しかし，ポールとウィルマはサンドラの気持ちは理解できる，と思った。サンドラは常に身だしなみに気をつける子どもだった。清潔で身なりが整った子どもだった。だから，今の彼女は「ほんの少しその度合いが強まっただけ」なのだ，と彼らは考えた。しかし私は違った角度から彼女の状態を理解した。サンドラは誘拐事件に由来した汚辱感と羞恥心を強く感じるようになり，それらを強迫的に行動化している，というのが私の考えだった。事件の被害にあうまでのサンドラには，症状とまでは言えないものの強迫的傾向があった。そのサンドラが，いまや強迫性の症状を示すようになったのだ。彼女は自分が汚れていると感じていた。

　私はサンドラに尋ねた。この4年の間に何かごっこ遊びをしたことがあるかと。「わたし，『スパのバービー』っていう遊びをしたわ」と彼女は答えた。彼女の声はとても小さかったので，すぐそばにいた両親にも彼女の声は聞こえなかったに違いない。「『スパ』でバービーの体を洗うの。毎日その遊びをするのよ。1日に2～3回この遊びをするときもあるわ」「そんなにたくさん洗って，あなたのバービーは平気なの？」「バービーのうちの1人はだめになって捨てちゃった。こわれちゃっ

たの」とサンドラは消え入りそうな声で言った。

「スパのバービー」はサンドラの秘密の遊びだった。汚れた秘密、とでも言えようか。完全主義で潔癖主義という彼女の以前からの心理的傾向が、彼女のポストトラウマの体験を彼女独自のものとした。そして、サンドラのその経験が彼女の遊びを形作った。サンドラの「バービー」遊びは彼女独特のものだ。バービーは体をこすられ過ぎて死んだのだ。

ポストトラウマ性の遊びをすることで、子どもはより創造的になるのだろうか？あり得ないことではない。しかし確たることは誰にもわからない。何もわかっていない。だが、遊びに関してトラウマがなすことで一つだけ明らかなことがある。それは、子どもの遊びの年月が通常よりも長期に及ぶようになるということだ。通常の、トラウマを受けていない子どもの場合、ごっこ遊びをするのは1歳半か2歳頃から、上は12歳くらいまでだろう。一方、トラウマを体験した子どもの場合には、もっと長期にわたってごっこ遊びをすることがある。たとえば、生後7カ月と15カ月のときにトラウマとなる出来事を体験した2人の乳児——男の子と女の子——は、その時点でなんと遊んだのだ。共同遊びができるようになるにはあと2年は必要という段階で、彼らは一緒に「遊ぶ」ことに没頭した。この2人の赤ん坊は悪魔的なカルトの被害にあっていた。2人のベビーシッターが、後日、2人の母親にすべてを告白する手紙を書いている。この2人は、ベビーシッターが参加していたカルト集団の儀式で、成人のメンバーの手でうずくまらされ、その姿勢のままで排尿や排便を強いられた。男の子であるサーシャのペニスは儀式で用いるナイフで切られていた。私は傷口を見せてもらったが、鋭利な刃物でまっすぐに切られた傷跡があった。

この2人の乳児がどんなふうにそのトラウマを再現したか？ 15カ月のキャサリーンは家にいてチャンスさえあればいつでもサーシャの顔の上に座り込んだ。彼の顔の上に何度も何度も座ったのだ。そして、男の子のほうはと言えば、彼女のなすがままであった。まったく沈黙を保ち、何の抵抗も示さなかった。これって、遊びと言えるだろうか？ しかし、それ以外にこの行為を何と呼んでいいのか、私にはわからない。創造的か？ 創造的とは言い難い。しかし、この活動は通常の子どもが共同遊びをし始めるずっと以前に開始された。そして、強迫的に繰り返された——儀式的な性質のものだと言っていいだろう。これは、何らかのポストトラウマ性の行動的反復と考えていいだろう。そして、おそらくは「遊び」と呼んでもいいかもしれない。

トラウマを体験した子どもは、普通の子どもたちよりも、人生のより多くの時間を「ごっこ遊び」に費やすようである。そして、彼らにとって、遊びは非常に重要な意味を持つ。そのため彼らは、普通の子どもにとっては大きな誘惑となるテレビやその他の電気製品から顔を背けるのかもしれない。それゆえ、ポストトラウマ性の「遊び」が子どもに創造的な経験をより多く与える可能性がなくはない。その意

味で，トラウマは通常の子どもの何の変哲もない生活よりも，より多くの芸術的な試みの機会を子どもに提供する可能性もなくはない。

しかし，ほとんどのポストトラウマティック・プレイは，単に創造的というだけでは終わらない。それに，展開されるテーマはきわめて狭い範囲のものである。この種の狭い範囲のテーマの繰り返しから何らかのものを生み出し得るのは，天才的な才能を持つものに限られるのではないだろうか。トラウマのテーマ——人間の無力さ，世界の無秩序性，そして予期せぬ醜い死——を芸術という形で表現するという作業は，一般の人間には非常に困難である。

チョウチラのボブ・バークレイは，特に周りをうんざりさせるような遊びを繰り返した。このチョウチラの「子どもたちの英雄」は「掘る」ことをテーマにした遊びを繰り返したのだ。「毎夜，ボブ（当時15歳）はソファーにおいてあるクッションを取り外すのよ」と，事件から1年後，ミセス・バークレイは言った。「それからそのクッションを叩き続けるんです，くたくたになるまで。家にはバーベルがあるんですけど，ボブはそれには目もくれないんですよ。ものすごく攻撃的で，ボブはとても気持ちが高ぶっているみたいなの。あまりにも強く叩くものだから，そのショックで反対側の電気のブレーカーが落ちてしまったくらいなんですよ。夏休みの旅行でボブがいなくなってくれたときには，正直，ほっとしました」。ボブの「遊び」は毎晩2時間，2週間続いた。この「遊び」は，誘拐事件の1周年が近付いた頃に始まり，その様子に音をあげた母親が彼をワイオミングの親戚の家に旅行に行かせるまで続いた。この少年の遊びは，冷徹で，見ているものをうんざりとさせ，単調なものであった。それに，危険性すら感じさせるようなものであった——たとえ，トレーラー・ハウスの電気のブレーカーを落とすことが別段危険ではないにしても。この少年の「掘る」という行為は，子どもたちのグループ全体にとっては「英雄的」なものであったことは事実だ。しかし，当の少年にとってはトラウマティックな体験だったのだ——そのため，ボブはこの行為を繰り返さねばならなかった。何度も，何度も，何度も。

マクファーランド高校のコントロール群の1人に，14歳になるジャック・ファウンテンという男の子がいた。彼は非常に明るくて立派な体格をしたフットボールの選手だった。彼は，10歳から12歳の2年間，同じ遊びを繰り返していたと，私に教えてくれた。「いつもトランプの家を作ってた。出来上がったらこわすんだ。2年間はこの遊びばっかりしてた」。ジャックのこの遊びから，彼が倒れたか，あるいは何かが彼の上に倒れてきたという経験があるのではないかとの推論を導くことが可能である。2年間にわたって「人形の家」を作り，そしてそれが倒壊するの眺めているという行為は何か尋常ではなく，ポストトラウマティック・プレイを思わせる。

ジャック・ファウンテンは倒れたり落ちたりしたことがあったのだろうか？「地震が怖いんだ」と彼は言う。世界の未来について推測してもらったところ，彼は「地震が起こるかもしれない。それを思うと怖くなる。何かがぼくの上に落ちて

くるんだ。ぼくが助かる確率がどの程度あるのか，わからない」と述べた。さて，この言葉を聞けば，ジャック・ファウンテンは，自分自身が倒れる経験をしたのではなく，何かが自分の上に倒れてきたという体験をしていたのだろうと推測できよう。

ジャックは同じ夢を繰り返し見ていただろうか？　「イエス」と彼は言う。「同じ夢を何度も何度も見た。でも，どんな夢だったか忘れちゃった」。彼が反復夢を体験していたという事実で，この時点ではその夢の内容から具体的な手がかりは得られないものの，彼には何らかの精神的なトラウマがあることが確認された。では，ジャックは何か，本人でもその意味がわからないことをしていただろうか？──ここで私は，次章のテーマである行動上の再現を探ってみる。「イエス」とジャック。「ときどき急に腹が立って叫び声をあげる。しょっちゅうさ……それにあんまり言いたくないんだけど，暗がりで物音を聞いたときとても怖くなる。ぼくが12歳のとき，誰かがぼくの部屋の壁を叩いたんだ。1回だけ。兄貴はその話を信じてくれなかった。でも，ぼくはすっごく怖かった」

これらの話や，あるいは彼が抱いている恐怖から，ジャック・ファウンテンは実際に何か重いものが彼の上に落ちてきたという体験をしたに違いないという結論を導くことができる。トランプの家が倒壊するのを眺めるという反復的な遊び，地震に対する恐怖，暗がりでの突然の物音に対するパニック，理由のわからない怒りと叫びは，ある一定の出来事を指し示している。何かがこのフットボール選手の頭に激しくぶつかったのではないだろうか？　そのとき，耳を劈くような音がして，ジャックは叫び声をあげ，すべてが真っ暗になったのではないだろうか？　私がコントロール群の面接でいつも最後にしていた質問──「これまでに何かとっても怖いことがあなたの身に起こらなかったかしら？」──を発したとき，彼はついに彼の「物語」を話し始めた。

「ぼく，頭をかち割られたんだ」と彼は言った。「3年生のときだった。パパがはしごを作ったんだ。ぼくがはしごの脚を引っ張ったら，倒れてきたんだ。頭の骨が折れた。気を失いはしなかった。2日か3日，入院した。意識は朦朧としてた。夢は見なかった。意識がかなり混乱してたんだと思う。はしごが倒れてきたのを憶えてる。**それって**，とっても怖かった。ぼく，はしごと板がぼくの上に落ちてくる夢をいつも見てた。そうだ，さっき言ってた13歳のときに繰り返し見てた夢って，その夢だったんだ！　そうだった！」

ポストトラウマティック・プレイは，おそらく，子どもの頃のトラウマ体験の性質を知る上で最高の手がかりを提供してくれる──もちろん，そのトラウマとなった体験そのものを見ていないときには，であるが。この種のプレイは──それが実際に起これば──もともとの体験を逐語的に表現したものとなる。場合によっては，ポストトラウマティック・プレイには子どもの「補償的希望」が混じり込む可能性があるかもしれない。しかし，演劇がある種の気分を再生し，歴史書がある出来事を再生するがごとく，ポストトラウマティック・プレイは子どものトラウマを再生

するのだ。

　ブレント・バーンズ——トラウマを経験した4歳の男の子。年齢に比して体はかなり大きい——は，私のオフィスでトラウマを再生したどの子よりも，もっとも演劇的と呼べるに近い「遊び」を行った子どもである。ブレントのポストトラウマティック・プレイがビデオかオーディオ・テープに残っていないことを悔やむ。ここでは，私の記録を頼りに何とかそれを再現してみよう。彼は，例のヒルガード保育園のポルノ映画の「子どもスター」の1人であった（私は，この保育園で性虐待を受けた子どものうち，最終的には6人に会った）。彼がヒルガード保育園に入ったのは生後3カ月のときで，2歳のときに退園している。バーンズ夫妻が彼を保育園から退園させたのは，彼が言葉を話さなくなったからである。退園後も数カ月間は彼は一言も話さなかった。ブレントがヒルガード保育園で性虐待を受けていたという事実を夫妻が知るのは，ブレントが保育園をやめてから2年半後のことであった。リロイ・ヒルガードのところにはブレントを撮影した写真は残っていなかった。しかし，写真が保管されていた何人かの子どもたちの口から，ブレントという名の男の子が裸で踊ったりポーズを取らされていたという話が出てきた。後になって考えてみれば，ブレントが言葉を失ったという事実は，何か非常に恐ろしい事態が彼の身に起こっていたということを示唆していたのだ。では，2年という時間が経過した段階で，彼の遊びは何かを表していただろうか？

　1歳半から2歳までの間，ブレントが言葉を話さなくなったという事実から十分推測できることだが，この4歳の少年は私との初回と2回目の面接ではあまり話したがらなかった。また今度来たときに遊ぶといったことを彼が口にしたため，私はブレントに再度来て欲しいと伝えた。ブレント・バーンズは約束どおり3回目のセッションに現れた。

　私のオフィスにのろのろ入ってきたブレントは，私のデスクとは反対側においてあるカップボードのスライド式の扉を開け，美しい光を放つミニカーを取り出した。

　「みんなでホテルに行くの」と，ブレントはミニカーに乗っている「やつら」について話した。「ホテルが好きなんだ。ホテルの部屋に入るの。ドアと映画が好きなんだよ」

　「この人たち，映画を見るのかしら？」と，私はブレントのトラウマ性の体験とは反対側の方向に立つ言葉を発してみた。もちろん，意図的にである。

　「違うよ，ばっかじゃない」と，ブレントは私の言葉を修正した。「みんなで映画**を作るんだよ**。男の人，この人が映画をとるの——子どもの映画をとるんだ。どんなことするのか，わからないけどね。大人の人は着てるものを脱いで，映画をとるんだ。みんな，そうするのが好きなんだ」

　この遊びの「産物」が，このようにきわめてスムースに言語化される様子を見ると，ブレント・バーンズがヒルガード保育園で体験した恐ろしい出来事を言語的に記憶しているのではないかと思われるかもしれない。彼はこの遊びで，ホテルがあ

って，そこに集まった人が子どものポルノグラフィーを撮影するのだと言葉で表現しているのだから。しかし，こうした言葉を発しているにもかかわらず，ブレント・バーンズは自分自身が経験したことは何一つ憶えていなかった。何か恐ろしいことが彼の身に起こったかを問う私の質問に対して，ブレントは「ううん」と答えている。

「子どもたちは喧嘩したり遊んだりする」と，彼はミニカーを操作しながら続けた。「子どもたちも，ときどき，写真をとるんだ――服を脱いでね」（この言葉で，大人たちだけではなく子どもたちも裸になったことが確認された）。みんな，お互いに好きなんだ。ホテルの大人はグミ・ドロップのママとグミ・ドロップのパパなんだ（この言葉は非常に興味深い。ブレントはメアリー・ベス・ヒルガードとリロイ・ヒルガードのライフ・スタイルのある局面を正確に記憶していた。彼らの家にはグミ・ドロップがたくさん置いてあることで有名だったのだ）。ぼく，子どもたちの名前は知らない。みんなグミを持ってるよ」

ブレントがベビーシッターのことや保育園のプログラムのことについて何がしかを憶えているかもしれないと考えて，私は，「グミ・ドロップのママ」や「グミ・ドロップのパパ」のことを何か憶えているか尋ねてみた。「おぼえてないよ」と彼は答えた。そこで，私は，現在のベビーシッターの名前を聞いてみた。もちろん彼は知っていた。そこで，ベビーシッターの名前を1人ひとり過去に遡ってみた。ブレントの記憶は3歳で途切れた。彼の青い瞳はぼんやりとしてしまい，それ以上過去に遡ることはできなかった。

「この人たち，まだ映画を作ってるよ」と少年は再び遊びに戻った。彼はカー・キャリアを持ってきて小さなミニカーをそれに載せた。「子どもたちはまだホテルにいるんだよ。ぜんぜん飽きてないんだ。みんな裸だよ。グミ・ドロップのおばあちゃんとおじいちゃん（ブレントはここではメアリー・ベスとリロイ・ヒルガードの年齢に見合った言い方をしている）が子どもたちの写真をとるんだ」

「ねえ，ブレント，**あなたの**おじいちゃんとおばあちゃんがそこにいるのかな？」と私は聞いた。過剰に指示的になるよりも，違った方向を示唆しようと考えたからだ。

「ぼくにはおじいちゃんとおばあちゃんがいるよ」とブレント。「おじいちゃんとおばあちゃんはジミーの近くに住んでるよ。でも，**ぼくの**おじいちゃんとおばあちゃんはぼくの裸の写真はとらないよ」

4歳の男の子は次第に興奮してきたようだ。何か性的な刺激に反応したようである。彼の顔は紅潮し，呼吸は速く，あえぐような感じになってきた。おそらく，遊びが実際の体験にきわめて近付いたのだろう。この少年は，いまや1人称単数を使い始めた。彼自身はその変化に気付いていないようだった。「ぼくのおじいちゃんとおばあちゃんはぼくの裸の写真はとらないよ」と彼は言った。遊びに戻ったブレントは「こんなことしてるんだ！　写真！　興奮して！」と興奮して口走った（このとき，コーデュロイ・パンツの下で彼のペニスが勃起していた可能性は非常に高

い）。「あ〜（彼は長いため息をついた）。ちんちんがほどけて——離れて——，体から離れちゃうんだ（これが，幼児の目から見たペニスの勃起と萎縮である。性的なトラウマ性の環境にさらされた彼は，生まれて初めて見たペニスの勃起と萎縮をこのようにとらえた。2歳に達する以前に，ブレントは，非常な興奮の後にペニスがなくなってしまうと考えたわけである。その後，ブレントは茶褐色のスポーツカーを手に取りそのボンネットを持ち上げた）。この車のここのところ（ボンネット）は上がったり下がったりするよ。見て（ブレントは車のボンネットを開けたり閉めたりを繰り返しているが，これはペニスの勃起と萎縮であろう。彼は車のボンネットを用いて『比喩的』表現を行っている）。子どもたちが遊んだり，けんかしたり，写真をとったりして，その後で，みんなのちんちんはやわらかくなるの。スポーツカーのここのところはいつ外れるのかな？」

　この少年の心の中では，ヒルガード夫妻の手によってもたらされたような過度の興奮は処罰——去勢——される可能性があるとなっているようだ。ブレントは次のようにコメントしている。「みんな，ちんちんがどこに行ったかって，ホテルを探し回るんだ」

　ブレント・バーンズの本日の「演劇」もそろそろ終演に近付きつつあった。時計もセッションを終了すべきであることを告げていた。今日の「上演」は，幼きブレントがヒルガード保育園で経験した出来事を見事に再構成してくれた。私はブレントのために法廷で証言するための材料を手に入れることができた。私の考えでは，この遊びが表現している恐怖を経験していない子どもがこのタイプの遊びをまったく無から作り上げるといったことはまずあり得ない。ブレント・バーンズの遊びは，彼自身の体験を表現しているのだ。そこには「遊び」としての楽しさはほとんどない。トラウマを経験していない子どもの遊びの周囲にまるでシャンペンの泡のように漂う楽しさなど，ほとんどないのだ。もちろん，ブレントの遊びには興奮という要素はあった。しかし，この興奮は戦慄と競り合っていた。ペニスが体から離れてどこかに行ってしまうなどと考えるのは，決して「楽しい」ことではない。

　サンフランシスコ・ベイを望むこの白とブルーのオフィスで，幼い子どもが性的に興奮してしまうことは時折ある。性的に興奮すると，子どもたちはほとんどコントロールを失ってしまいそうになる。子どもは急激に粗暴になり，叫び声を上げ，ヒステリックになる。胃痛や頭痛が彼らを襲う。子どもがこのような状態になるのを見ているのは決して楽しいことではない。興奮状態に陥ったブレント・バーンズは，自分の性器を失う恐れとコントロールを失う恐れを片言で口にした。このコントロールの喪失は，事件当時のブレントを極端な恐怖に陥れ，その結果，彼は言葉を失ってしまった。その状態は彼が2歳になるまで続いた。そのコントロールの喪失が，今度は彼に「ホテル」ごっこを強いているのだ。ミニカーのコレクションを元の場所に戻したブレントは，唐突に次のように言った。「知ってる？　トラックの人たちは，遊び終わって，今はとっても静かなんだ」

　この幼き「男性」は，ミニカーを収納した箱の扉を閉じて棚の元の場所に戻した。

「彼はもうしゃべらないんだ」と彼はつぶやいた。彼はいまだに「トラックに乗った裸の男」というイメージに反応していたのだ。彼は一言も口にしないままに私の白と青のオフィスから静かに出て行き，待合室で待っている母親の腕に抱かれた。ブレントはトラウマとなった体験を再現しただけではなかった。彼は，その後の「言葉を失った状態」をも再現して見せたのだ。

　1987年の初頭，私はロブ・ライナー監督の『スタンド・バイ・ミー』を見た。この映画の主要なテーマが思春期に入っていく子どもたちの姿であることは誰の目にも明らかだ。この作品はきわめてアメリカ的で，魅力に溢れ，「男性」の入り口である12歳という年齢がいったいどのような意味を持っているのかということをきわめて正確に描き出している。映画ファンは，4人の少年の過剰な「マッチョ」意識や，家族との「子どもっぽい」つながりを断ち切ろうとする思い，自分の性器に対する過剰な関心と不安，あらゆる「大人」に対する深遠なる不信感，「親密」や「偽善」といった抽象的な概念に対する意識の芽生えといった事柄を十分に楽しむ。前思春期の少年たちの会話は非常に印象的だ。「女の子」である私は，当然のことかもしれないが，12歳の友人たちが「先っぽがぬれちゃった」といった言葉や「俺の太いのをしゃぶってみろ」といった罵りを口にするのを聞いたことがなかった。それでもなお，私は前思春期の少年たちのことが十分に理解できた。『スタンド・バイ・ミー』の少年たちはアメリカの子どもの代表なのだ。

　前思春期という時期を彷彿とさせるこの種の映画を見るとき，誰しもが望むのは思春期の入り口というテーマであろう。しかし，『スタンド・バイ・ミー』にはそれ以外の何かがある。この「何か」とは，私が本章の結論として扱おうとするもの——戦慄の香りである。冒頭から見るものの心に戦慄が忍び込む，と私は思う。成人の男性がピックアップ・トラックの座席で新聞を広げている。彼の子ども時代からの親友であるクリス・チェンバースは，ファースト・フードのレストランでの揉め事を仲裁しようとしてナイフで刺し殺された。人生は，突然に，何の前触れもなく幕を閉じてしまうのだ。何という恐怖だ。

　しかし，映画を見るものにはじっくり内省する時間などほとんど与えられない。あっという間に時間はこのトラックのオーナーの過去に戻り，4人の少年に出会うことになる。まず，テディ・ドゥチャンプである。彼の父親はヴェトナムの退役軍人で，精神的な病を抱えていた。彼はテディの耳に火傷を負わせ，その結果，テディは聴覚障害となってしまった。そう，彼は虐待された子どもだったのだ。次は，バーン・テシオ。肥満気味で，少し頭の悪い，お金に対する執着が強い少年だ。彼は，家では，かなりの非行少年である兄からいじめられていた。3人目は，このグループのリーダー格であるクリス・チェンバースだ。彼が死ぬ運命にあることは，われわれはすでに知っている。クリスの父親は，前後不覚の酩酊状態になるまで飲み続けることが多かった。しかし，ときには意識を保って家に戻ることがあったが，そんなときは決まってクリスを激しく殴りつけた。最後の1人はゴードン・ラチャ

ンスである。彼は，後に原作者となるこの映画の語り手であった。このゴードンにとっても，生活は悪夢そのものだった。彼の兄であるデニスは数カ月前に交通事故で死んでいた。ゴードンは，家では「見えない子ども」であった。彼の両親は，ある個人的な災厄のために感情を失ってしまっていた。といった状況を考えるなら，私が出会ったこの4人の少年たちは極端なストレスを経験していたことになる。2人は明らかに精神的なトラウマの被害者であり，後の2人も非常に重大な恐怖をもたらす――しかも現在進行形である――外的な出来事の影響をおそらくは受けていた。コントロール群として「普通」の25人の子どもを調査した私は，うち10人が精神的なトラウマをこうむり，あるいは極端な恐怖体験にさらされていたという事実に遭遇していた。しかし，その私ですら，この映画では4人中4人がそういった状態にあったということに，正直，驚きを禁じ得なかった。実際のところ戦慄すら覚える数字だ。この映画は，もはや通常の「思春期の入り口」を描いたものではなくなった。少なくとも私にはそう思えた。しかし，映画館に入った人たちには，とりあえず映画の中頃あたりまでは，何気ない，変哲のない思春期への旅といった趣に映るだろう。しかし，シーンは突然，恐ろしく残忍なものとなり，子どもの頃のトラウマがあちこちに姿を現すことになる。このシーンに差し掛かったとき，「誰がこの物語を書いたにせよ，その人はポストトラウマティック・プレイを私に見せて楽しんでいるのだ」と私は独り言を口にしたことを覚えている。私は，かつてからの馴染みであったゲームに浸りかけていることに気付いた。そのゲームのことを人は「探偵ごっこ」と呼ぶだろう。

　「この映画の原作者は，間違いなく男性だ。だって，少年の生活がこれほど正確に描かれているのだから。作者はその人生の大半を創作活動に費やしたに違いない。なぜならこの映画に登場する少年は，12歳にしてすでに非常に活発に創作活動を行っており，自分が**作家になる**ことをすでに知っているようだ。それに，この人物は子どもの頃に損壊した死体を見たことがあるはずだ。作者は，この思春期への旅路というテーマのゴールを，少年の傷付いた死体の発見と目撃という，非常に奇妙な出来事に置いている。ということは，作者は実際にそういったことを経験したに違いない。さらに，この物語の作者は，列車が関係するトラウマを経験したはずだ。そして，その経験は，作者が幼い頃，おそらくは1950年代に起こったはずだ。なぜなら，この映画はその時代をかなり綿密に描き出しているから。ストライプ柄のカラーシャツや初期のロックの音色，ホット・ロッド・カー，あるいは当時の流行であったコミックなどが散りばめられているから。すばらしい推理だ」と，自分自身に言い聞かせた。「でも，それって本当だろうか？　明日調べてみよう」

　『スタンド・バイ・ミー』の原作は"The Boys"という小説で，原作者はスティーヴン・キングだった。彼の小説は世界中で読まれ，彼の原作による映画は世界中で上演され，存命中の作家の中ではもっとも多くのインタヴューを受け，さらに誰もが彼のホラー小説のスタイルを真似ようとしている，そんな作家だ。『スタンド・バイ・ミー』に何かしら恐怖を感じた私は，彼の描く戦慄そのものに踏み込む

ことになった。

　翌日，私はお気に入りの本屋に赴き，スティーヴン・キングについて調べてみた。私の「ごっこ」の中の探偵の昨夜の推理が間違っていなかったことが判明するのに，さして時間はかからなかった——この「探偵」はよく間違いを犯すのだが。近年の恐怖小説の歴史に関するノンフィクションであるキングの手による『Dance Macabre』(邦題『死の舞踏』)の中に自叙伝的な記述を発見した。また，彼に関するダグラス・ウィンターの作品にも同様の記述があった。さらに，スティーヴン・キングのインタヴューを集めたアンダーウッドとミラーの『Bare Bones』(邦題『悪魔の種』)には，膀胱のコントロールを失うことに関する記述もあった。

　　その出来事は私がまだ4歳だった頃のことだった。だから，(母親が聞かせてくれた) 物語は覚えているものの，実際の出来事の記憶が私にはないことも，それなりに言い訳が立つだろう。
　　母親によると，その日，私は隣家に遊びに行ったらしい。その家は，鉄道の線路のそばにあった。私が家に戻ったのは1時間くらい後だった (と母親は言った)。そのときの私は，まるで幽霊みたいに蒼白だった。その日は，1日中，私は一言もしゃべらなかったらしい。どうして母親が迎えに来るのを待っていなかったのか，あるいは迎えに来てくれるように電話をしなかったのか，私は何一つ説明しなかった。あるいは，仲良しだった友人の母親が家まで送ってくれることをせず，どうして私を1人で家に帰したのかすら，言わなかった (1983年のインタヴューで，その日，帰宅したとき「私は下着を濡らしてしまっていた」とキングは述べている)。
　　後でわかったことだが，私がその日一緒に遊んでいた友人が，線路の上で遊んでいたときか線路を横断したときに，貨物列車に轢かれてしまったのだ (飛び散った肉片をみんなで集めて藤の籠に入れたということを，数年後，母親から聞かされた)。この事故が起こったとき，私が彼の近くにいたのか，あるいは私が彼のところに到着する前にこの事故が起こったのか，それとも事故の後，私がどこかをさまよっていたのか，母親にはまったくわからなかった。たぶん，母親にはそれなりの考えがあったのだろう。しかし，先ほど言ったように，私にはその出来事の記憶は一切ないのだ。数年後に聞かされたことの記憶しかないのだ。

　『スタンド・バイ・ミー』は，ある意味，4歳の頃にトラウマを経験した人のポストトラウマティック・プレイだと言えよう。人生には，1回限りのトラウマが起こるわけではない。より多くの出来事が生じるのだ。この点は自警の念をこめて警告したい。われわれがこの作品を見るとき，その作者の人生や創作の中の幼少期のトラウマのごく一部を垣間見るに過ぎないだろう。しかし，少年たちが向かってくる列車から逃れようとして走る姿を描いたシーンは，実際のところ，私がそうに違いないと考えるところのもの——作者であるスティーヴン・キングのポストトラウマティック・プレイそのものなのだ。
　スティーヴン・キングは，インタヴューに応え，恐怖現象や超自然現象に関する会議に出席し，半ば自嘲的な短編自伝的エッセイを書くことを別にすれば，プライ

ベートを好む人間であるように見える。彼は，妻であるタビサと3人の子どもとともにメーン州のバンゴアに居を構えている。彼らは，蜘蛛の巣を模した玄関を見下ろす門柱に2羽の大蝙蝠がとまっている家の奥に住んでいる。キングの人生について，われわれはその骨格を手に入れることはできた。しかし，そこには肉付けがされていない。キングが2歳の頃，いつもと変わらないある日に彼の父親は家を出て行った。スティーヴンの父親であるミスター・キングはタバコを買いに行くと言って出かけたまま二度と戻らなかった。スティーヴン・キングには父親の生死すらわからない。父親は，家族を支えるようなことは一切してこなかった。スティーヴンは2歳以降，父親とはまったく接触していない。ただ，間接的な接触はあった。それは12歳の頃のことだった。スティーヴンは，おばエスリンの家の屋根裏部屋で父親が置いていったサイエンス・フィクションのペーパーバックの束を見つけたのだ。この父親の置き土産が，彼が作家としての人生を選択するきっかけの一部となったことは明らかだ。さらには，ファンタジー・フィクションというジャンルに彼を向かわせたと言うこともできよう。しかし，実は，キングが恐怖小説を書き始めたのはこの一件よりもかなり前，彼が7歳の頃からだった。彼の処女作は，逆上して大暴れする恐竜の物語であった。この恐竜は，ベルトやブーツの匂いに反応して尻尾を振り回すのだ。おわかりだろうか。7歳のスティーヴン・キングによると，この年老いた恐竜は，革「アレルギー」だったのだ。

　スティーヴン・キングは常に母親のことを絶賛している。彼女は，スティーヴンと，養子である2歳年上の兄デイヴィッドを育てながら，皮なめしの仕事をしていた。キングは母親に対する批判めいたことをほのめかすことはあっても，はっきりと口にすることはなかった。母親と2人の男の子たちは，ニューイングランド州および中部の各地を転々とした。スティーヴンが11歳になったとき，彼らはミセス・キングの年老いた両親が住むメーン州ダーハムに落ち着いた。スティーヴンの母親は非常に敬虔なメソジスト派の信者だった。彼女の指示で，家族は週に2～3回，教会に赴いた。彼女は，自分の言いたいことを息子たちに伝える際に，聖書の物語を引用した。さらに，男の子たちがいたずらをしたときには，彼らを離れの小屋に閉じ込めてお祈りするよう命じた。この母親が，彼の作品である『キャリー』に登場する聖書を滔々と語る母親のモデルであるとする考えは，推測の域を出ない。こうしたアナロジーについて，書いたものであれ，あるいはインタヴューにおいてであれ，スティーヴンが口にしたことは一度もない。しかし，彼は，恐怖小説と聖書は決して粗略に扱ってはならないと述べている。そして，彼は，後で述べるように，母親が語る古の恐怖物語に非常に強い影響を受けたに違いないのだ。

　確かにわれわれは，スティーヴン・キングの成育歴についてその概略を知るのみであるものの，列車のトラウマと父親の失踪がこの作家の性格を形作った二つの主要な外的要素であるに違いないと私は思う。スティーヴンは子どもの頃，精神的トラウマに由来すると思われる恐怖症状を呈していた。彼は，虫，怪物，火事，爆発，嵐，そして暗闇を異常に恐れた。そして彼はいまだに，虫，エレベーター，飛行機

(「私は自分の人生や生活に対するコントロールを放棄することなどまっぴらだ」と述べている)、暗闇、そして窒息（彼の母親は癌で死んだが、その日、「母が死んだのとほぼ同時刻、（私の）息子が自宅のベッドでひどい呼吸困難を起こした」と述べている）を恐れている。子どもの頃のスティーヴン・キングは、孤立した、肥満の、いつも鬱々とした、そして超自然的なものに魅せられた少年であった。彼は秘密のスクラップブックを大切にしており、そこには大量殺人犯であるチャールズ・スタークウェザー（訳注：1938年生まれ。両親や妹など10人を殺害し、死刑となった）の「偉業」の記録が収められていた。また、ナチスによるユダヤ人大虐殺のことばかりを考えていたのだ。

　スティーヴン・キングはその少年時代に、「列車」のようなポストトラウマティック・プレイ的な遊びを繰り返していた可能性がある。彼は、1人で「ソドムとゴモラ」の遊びをするのが好きだったという。そのときの彼の心は、ロットの妻が二つの町を振り返って見たときの様子のことでいっぱいになっていた。「私はよく『ふり』をしたもんだ」と彼は言う。「先を争って（ソドムとゴモラから）逃げる人々の1人になった。すると、私の背後で町が燃え盛る音が聞こえ、天上から落ちてくる雷鳴が聞こえた——私の頭が『ブーン！』となるのが感じられた。ものすごい恐怖だ」。この種の音は、子どもが友達と列車ごっこをしているときに、背後から急速に近付いてくる列車から、ついにはどうしようもなくなるまで後ろを振り返ることなく逃げようとするときに発せられるタイプの音と似ている。「ブーン！」。自分自身が創り出した遊びに対するキングの反応——遊び始める前よりも恐怖が増加する——は、ポストトラウマティック・プレイ的な遊びをする子どもに共通して見られる特徴である。ポストトラウマティック・プレイがトラウマによって喚起された不安の軽減につながることはほとんどない。そのことはわれわれがこれまで見てきたとおりである。

　キングは子どもの頃から小説を書き始めた。彼にはその必要があったのだ。彼の書く物語は、彼自身が言っているように、無意識に導かれたときにもっともすばらしい出来となった。スティーヴン・キングは、一貫して、恐怖と超自然的なものを素材として書き続けている。恐ろしい悪夢と、そして不眠症に悩まされ続けたキングは、物語という手段で自分の悪夢を読者に伝えているのだ。彼の作品がより洗練されたものになるにしたがって、彼は次第に旧来の遊び——ソドムとゴモラ遊び——を執筆に置き換えるようになった。キングの執筆活動は、それ自体が彼にとってのポストトラウマティック・プレイとなったのだ。小説『It』の中でその登場人物の1人が言っている。「やつは悪夢を他人に売ったんだ。それがあいつの商売さ」。キングは、その他の子どもの頃のトラウマの被害者と同様、自分の将来が幸福なものになるなんて信じたことは一度もなかったようだ。彼は20歳になるまで、「自分は絶対に20歳まで生きることはない」と確信していた。そして今の彼は、自分の子どもたちのうちの1人が大きくならないうちに死ぬのではないかと思い悩んでいる。自分自身の将来に関しては「その日その日を生きていくだけ」と言っている。

彼の人生の目標は「少しでも生き延びること」だ。あるいは，キング流の不快感を与えるような比喩を使うなら，「遅かれ早かれわれわれはみんな腐って朽ち果てていくんだ。それは50年，60年先のことかもしれないし，あるいは明日起こるかもしれない。いや，今日かもしれないんだ」
　スティーヴン・キングは，1977年から1982年にかけて，2作目の半自叙伝的小説を書く機会を得た。このとき，彼はリチャード・バックマンという別名でシリーズ物を執筆した（キングには別の名で小説を書く必要があった。というのは，彼は，出版社が彼に対して認めた量以上の作品を執筆したからである）。このバックマンの「自伝」は，これ以外のキングの作品と同様，ポストトラウマティック・プレイ的なものとなった。バックマンは，妻と2人でニューハンプシャーの農園に住んでいることになっている。彼は，現在の地に落ち着くまでの数年間，放浪生活をしていたらしい。これは，キングの母親が彼の父親について語った姿を彷彿させる。母親と結婚する以前，キングの父は，おそらくいろいろな土地を放浪し，さまざまな偽名——スパンキー，ポラックなどなど——を使って女性関係を持ち，そして「キング」となったのだろう，と。偽名作家であるリチャード・バックマンはいっとき脳腫瘍を患ったが，非常に微妙な手術に成功し，回復した。この体験はトラウマティックであるように思われる。しかしそれだけではない。彼は絶対的に回復不能な「病」をも経験している。バックマンのたった1人の子ども——男の子——が井戸の蓋を突き破って転落し，溺死したのだ。そう，スティーヴン・キングの「偽りの自己」であるリチャード・バックマンもまた，精神的なトラウマをこうむっていたのだ。
　キングはメーン大学で英文学を専攻し，そこで出会った現在の妻と学生結婚した。大学時代，彼は数種類の薬物を乱用したという。彼は，大量のビールを飲んだし，現在も飲む。また，大量の頭痛薬を飲んだし，現在も飲んでいる（ソドムとゴモラの遊びの最中に彼の頭が「ブーン！」となったということを覚えておられるだろうか。列車によるトラウマとともにこの頭痛が始まった可能性がある。その意味では，この頭痛は，心理生理学的な再現の一種だと考えることも可能だろう）。キングは，大学時代には約60種類の幻覚剤を試したとインタヴューアーに語っている。しかし，彼の言葉によると，今は幻覚剤などのストリート・ドラッグは使用していないし，当時の使用の後遺症があるわけでもないらしい。キングが学生時代に薬物を使用したのは，それまでコントロールできなかったことに対して再びコントロールを取り戻そうとする彼なりのやり方だったと言えなくもない。多少の薬物の力で。
　大学卒業後，キングは家族を養うために，短期間ではあったがメーン州の高校で教員の職に就いた。20代半ばで，処女作である『キャリー』が好調な売れ行きを見せ映画化が決定した。この時点から始まったキングの成功は，名声と幸運に散りばめられたものとなった。
　このように彼の人生を概観してみて，私は，スティーヴン・キングが子どもの頃のトラウマ性の出来事の影響からいまだ抜け出ていないのではないかと思う。彼に

は，悪夢，恐怖，頭痛，不眠症などの症状がある。また，自分には未来がないという感覚がつきまとっている。さらに，彼は非常に強力な否認を働かせているようにも思われる。しかし，私が知る限り，キングはこれまでに一度も精神科医や精神分析医の治療を受けた形跡がない。彼自身が語ったところでは，精神分析は自分の創造性を殺してしまうのではないかと恐れているとのことである。そのような例として，キングはレイ・ブラッドベリに言及している。キングによると，ブラッドベリの作品は彼が「精神的に完全にむちゃくちゃな状態」であったときのほうが，治療を受けて「非常につまらない男」になってからよりもずっと出来が良かったという。キングは，4歳の頃の自分のトラウマ体験を思い出すことができないと述べている。しかし，本書でこれまで見てきたように，この4歳という年齢は発達的な未熟性に起因する全健忘とするにはやや高過ぎる感がある。ところで，キングの小説に登場する人物には「不意に起こり，不意に解消する」ような間歇的な健忘が見られることが多い。こうした例は『It』や『ペット・セメタリー』に見ることができる。キングの自叙伝的な記述に見られる「完全健忘」の主張よりも，フィクションに登場するこれらの人物の示す部分的な健忘のほうが，彼の人生で実際に起こった経験により近いと言えるのではないだろうか。スティーヴン・キングは，その気になればホラー以外の小説を書くことができると断言している。しかし，彼は一切書いていない。彼の小説はたった一つの情緒——恐怖——に費やされているのだ。そして，彼の作品がトラウマの産物であると言い切ることができるのは，このテーマの限定化によってなのだ。

　さて，スティーヴン・キングの人生を垣間見る時間もほぼ終わろうとしているこの時点で，私の関心を引き付けるきっかけとなった映画『スタンド・バイ・ミー』から，もう一つだけ，ポストトラウマ性の半自叙伝的な特徴を指摘しておこう。幼きキングは，あの日，列車の線路で藤編みのかごに集められた友人の死体の断片を実際に見たのだろうか？　それとも，「心の目」がそれを目撃したのだろうか？　私は後者でなかったかと思っている。それは，キングが少年の頃に行った「ソドムとゴモラ」ごっこで，天変地異を逃れようと懸命に走るものたちが一度も後ろを振り返っていないからである。しかし，彼の記述やその映画から，作者が「身体」（訳注：原著では，この部分は"The Body"となっている。"The Body"とは，キングの『スタンド・バイ・ミー——秋の目覚め』の原題である）のどの部分を見てどの部分を見なかったのか，確たることを言うことはできない。断言できるのはキングが死体に固執したということと，4歳の子どもが実際に目にしたもの，あるいは想像したものが彼をずっと悩ませ続けたという事実である。キングは，ロブ・ライナーの映画『スタンド・バイ・ミー』の原作となった短編小説『スタンド・バイ・ミー——秋の目覚め』で，少年の死体に関する記述に数ページを割いている。その死体は，蟻がたかり，蛆がわき，さまざまな昆虫に食まれ，そしてところどころが醜く膨れ上がり悪臭が漂うものであった。さらに雹が容赦なく打ち付けるこの少年の死体は，列車の線路の上に横たわっていた。

一方で、映画『スタンド・バイ・ミー』では、ロブ・ライナーは観衆を「辟易」させるような映像化はしなかった。映画監督には、観衆を相手に「遊ぼう」とする過剰な熱意を持った原作者の意図を「修正」することが可能である。ライナーはこの映画で2カ所、死体を登場させたが、それは2秒程度の短いカットであった。彼は少年の死体を誇張して描くことはしなかった。「観客がパンツを濡らす」（ところで、この表現は私のものではなく、キング自身の表現であることを記しておきたい）ことよりも、PGレイティング（訳注：映画に残酷な場面や性的な場面がどの程度描かれているかによってつけられるレイティング。PGとは、"parental guidance suggested" の略号で、「子どもが見る場合には保護者の同伴が望ましい」の意。このレーティングをつけられた映画には極端にグロテスクなシーンや性的な場面は登場しない）のほうを選んだのだ。しかし、ライナーがどれほど穏やかに、観客が好感を持てるような形で映画を作ったとしても、この映画を見る私たちの目には4歳の子どもの視覚像が、彼が実際に目にした、あるいは想像した「死体」の記憶が映るのだ。この視覚像はキングのトラウマの断片であり、数十年を経た今なお観客の背筋を震え上がらせる力を持っている。スティーヴン・キングはポストトラウマティック・プレイを繰り返し続けている。少なくとも私にはそう思える。

　さて、スティーヴン・キングが彼の読者を相手に、どのようにポストトラウマティック・プレイ的な遊びをしているのかをもう少し正確に検討してみよう。まず、キングは、4歳の頃のトラウマを文字通りそのままの形で繰り返している。しかも、ほぼ永久的に。彼にはそうする必要があるのだ。そして、私たちも、どういうわけか彼のプレイを見続けてしまう。彼は列車そのものを私たちに見せた。さらにその相似形である機械のモンスターをも見せた。

　キングの列車は、たとえば、『スタンド・バイ・ミー——秋の目覚め』では12歳の少年を殺した（この物語の主題は少年の遺体である）。『デッド・ゾーン』では、2台の貨物車でフランク・ドッドの父親の体を押し潰した。また、『The Cycle of the Werewolf』（邦題『マーティ』）でキングの狼男は鉄道の転轍員の体を引き裂いた（この作品を映画化した『Silver Bullet』（邦題『死霊の牙』）では、切断された転轍員の頭部が線路の土手に置かれ、その横を列車が駆け抜けた。おそらく、この「頭部」は、1950年代になって「籐のかご」に入れられるのだろう）。『クリスティーン』では、キングはそのクライマックスとなる章の冒頭に列車を登場させている。ここでキングは「その運命の夜、車は線路上で立ち往生。ぼくは君を車から引っ張り出して安全な場所に連れて来た。でも、君は列車を背に走り出した」というマーク・ダイニングのロックを引用している。おわかりだろう。この作家は、他人の歌詞に、悲惨な事故を目撃した4歳の少年の思いを表す完璧な表現を見出しているのだ。ここに、4歳のスティーヴィーが、死んでしまった親友に向かって「どうして線路から出なかったの！」との悲痛な叫びをあげている姿が見て取れる。スティーヴン・キングにこの事故に関する言語的な記憶があろうがなかろうが、マーク・ダイニングの歌詞がキングの体験を如実に物語っている。キングの描く物語には、夜間に轟音をあげながら通り過ぎていく列車がよく登場する。汽笛が響く中、列車は姿を消

す。キングにとって，最大の戦慄の舞台が整う。

しかし幼きキングの列車は，この作家の手によって機械のモンスターに置き換えられたとき，さらに興味深い存在となる。それは，人間を「意のままに」叩きつけ押し潰すのだ。私は，スティーヴン・キングの作品を読めば読むほど，機械のモンスターが彼の心を引き付けて止まないのだとまざまざと感じるようになった。キングの描く機械は，ある意味，人間よりも人間らしい性格を持っている。彼らは悪意に満ちている――浅ましくずる賢い。彼らは人を驚愕させることを好む。そして，人間とはほとんど価値観を共有しない――彼らには道徳性もなければ，金銭や社会的成功への欲望もなく，愛国心も希望も持ち合わせていない。力の機械なのだ。人間は，彼らにとっては通りすがりに出会った蝿のような存在に過ぎない。

さらにキングは，人殺しの乗り物も登場させる（バックマン名での作品，『痩せゆく男』に初めて登場した）。『デッド・ゾーン』では殺人タクシーとトラックの衝突がプロットになっている。『Uncle Otto's Truck』（邦題『オットー伯父さんのトラック』）には容赦ない悪魔のようなピックアップ・トラックが登場する。しかし，キングの機械は必ずしも脚や車輪といった駆動装置を必要としない。『Battleground』（邦題：『戦場』）では，マフィアの人殺しをおもちゃの兵士が撃退する。『The Stand』（邦題：『ザ・スタンド』）では，疫病を何とか切り抜けた文明社会の大半が石油タンクの爆発で吹っ飛ばされてしまう。『人間圧搾機』では，悪意に満ちたプレス・アイロンが人々を追い回すが，この短編は，ナザニエル・ホーソンが100年前に描いたものと同じテーマだ。この2人の男性が描く殺人機械に関する唯一の違いは，ホーソンの場合には人が機械に近付いていくのに対して，キングのそれは機械が人に近付くという点である。キングの幼少期の列車と同じであるためには，機械は，それに脚があろうがなかろうが，人に迫ってくる必要があるのだ。

キングの描く作品では，機械のモンスターがもっとも基本的なテーマとなっている。『シャイニング』(1977) では，暖房炉の爆発でホテルが破壊される。この小説を映画化したスタンリー・キューブリックは，キングの小説の一部を改編し，ホテルは破壊を免れることとなった。映画完成後のインタヴューにおいて，キングはこのキューブリックの新たな解釈に不満をあらわにしている。彼は，監督がホテルに滞在する人々を中心に描いたことが気に入らなかったのだ。「そういった人々（これまでホテルに滞在した邪悪な人々）がいたからといって，ホテルが邪悪だというわけではない。しかし，そういった人々がホテルにやって来たのはそこが邪悪な場所だからだ」。このように，キングの心をとらえて止まなかったのは人ではない。非人間的な要素なのだ。

ヴァンパイア，悪魔，キメラなど，動物的な要素を持つ恐怖の対象を中心とした作品においてさえ，キングは「列車」から離れることができなかった。読者を震え上がらせようとするとき，彼は無意識にうちに列車のメタファーに戻ってしまうのだ。『ザ・スタンド』のモンスターはフラッグという一種の悪魔だが，黒い風貌をし，光を放つ目を持ち，そして車よりも速く走る。フラッグがある女性の前でその

仮面を取ったとき，彼女は「暗闇の中で自分を見下ろすサーチライト」を見ている。群衆の中でフラッグが仮面をはずした瞬間，核爆発によって人々は一瞬のうちに蒸発してしまう。この場面でフラッグは「醜怪な存在……ほとんど形状のない塊……巨大な黄色の目を持つ存在」として描かれている。キングにとって悪魔は機関車のような形状をしているのではないか。私にはそう思えてならない。

　『It』のクライマックスでもこの機関車のメタファーが姿を現す。主人公であるビルが「It」を発見したとき，キメラはその真の姿を現す。「おそらく15フィートくらいの高さがあって，闇夜のごとく真っ黒な存在。その脚はボディビルダーの太腿ほどの太さである。目は憎しみをたたえたルビーのような光を放つ」「腹部はグロテスクに突き出していて，移動の際には地面を引きずるように動く」。ビルがその「姿の背後の姿」を最後に垣間見たとき，彼が目にしたのは「光，オレンジ色の光，人の生命をもてあそぶ殺人光線からなる，無限に這い回る醜奇な存在」だった。これは，子どもの目線から見た，古くて重々しい，メーン州の貨物列車やオレンジの保冷貨車の姿を彷彿させる。

　キングの作品では，誰一人，機関車から逃れ得るものなどいない。『It』では，モンスターは「急行列車のスピード」で失踪する。致命的な呼吸器系の疾患で死の淵にある『ザ・スタンド』の登場人物は「聞いてみな，俺の呼吸は，まるで丘を駆け上がる機関車みたいな音がする」と言う。"Woman's Credo"は，「男性よ，感謝します。鉄道を作ってくれて」という言葉で始まる（『ザ・スタンド』）。『ザ・スタンド』では，自分を見捨てていく恋人の背中に向かって女が罵声を浴びせる。「あんたなんか地下鉄の駅で列車の前に落ちちゃえばいいんだ！」と。ニューヨーク市立病院の救急搬送口のところで起こったタクシーとトラックの無残な事故では，ある妊婦が首を切断されてしまう（『Different Seasons』(邦題『恐怖の四季』)に収録された『The Breathing Method』(邦題『マンハッタンの奇譚クラブ：冬の物語』)）。彼女の頭部は道脇の排水溝に転げ落ち，歩道に残された彼女の体は機関車のような音や動きを示す。頭部を失った体は，なんと無事出産するのだ――無事出産できたのは，この女性がラマーズ法の教室で「蒸気機関車のように呼吸する」ことを教えられていたからだ。もちろん，これはキングの「呼吸法」だ。この，機関車に由来した出来事は人々を震え上がらせる。

　ところで，私たちはどうして，作家たちのポストトラウマティック・プレイに付き合い，さらには高いお金を払ってまでその作品を原作とした映画を見て恐怖を味わうのだろうか？　それは，こうしたポストトラウマティック・プレイには，すべての人を魅了する何かが，すべての人の心に深く響く何かがあるからに違いない。トラウマ性の不安は特別なものだ。そして，私たちの心のある部分はその「特別さ」を知っている。だから，『キャリー』や『クジョー』や『クリスティーン』を見るために長い列を作るのだ。自らがトラウマを体験しているスティーヴン・キングの作品は，いまやそうした経験のないフロベールの作品よりも，より多くの読者を引き付ける。あるいはシェイクスピアよりも。かつて私は，フィラデルフィアのアイ

ンシュタイン医療センターで開催された子どものトラウマに関するシンポジウムでスピーカーを務めたことがあった。そのとき一緒だったのが，小説家でノーベル平和賞受賞者でもあるエリ・ヴィーゼルであった。彼は，通りすがりに「ティーンエイジになる私の息子たちは，誰一人例外なくスティーヴン・キングを読んでいる」と私にこぼした。そのときの彼の瞳は，まるで静かな訴えをたたえているかのように天を見つめていた。しかし，私はヴィーゼルの本も何冊かは読んでいた。彼がティーンエイジャー時代にホロコーストで経験したことが，彼の小説ではさまざまな形で繰り返されていた。ということは，ヴィーゼルの芸術作品の多くが，スティーヴン・キングのそれと同様，ポストトラウマティック・プレイの産物だと言えるかもしれない。鉄道の線路でトラウマとなる体験をした4歳の子どもと，ホロコーストでトラウマを経験したティーンエイジャーには，共通する事柄が少なくないのだ。

　春のある日――サンフランシスコの春の日に典型的な暑い日――私とアブはアービング・ストリートから海岸線を歩いてシール・ロックまでやって来た。かつて，シャーロット・ブレントの両親がタトゥの商売をし，「チャーリー」が1人で遊んでいたこの場所の近くで，私はヒスパニック系の女の子がバービー人形を手に路肩に座っているところに出くわした。彼女は裸のバービーを土に埋めていた。バービーのあごが埋まり，鼻や目が埋まり，ついには髪の毛が埋まってしまった。彼女はバービーを生き埋めにしたのだ。「その遊び，なんて名前なの？」と，私は彼女の目を見つめながら――ただし笑みを浮かべて――尋ねてみた。「名前なんかないよ」と，少女は肩をすぼめながら答えた。「何があったのかな？」と，私はこれが最後の質問になるだろうことを予期しながら尋ねた。「別に」と彼女。この少女の秘密が漏らされることはなかった。しかし，私たちがほんの少し言葉を交わしているこの時間にも，少女はバービーの鼻を，口を，そして顔全体を土で覆っていた。私たちが話をしている間に少女はバービーを殺害したのだ。そして，私はその事実に気付かないふりをしなくてはならなかった。

　私とアブはよく車で南カリフォルニアに行ったが，その際には，ロサンゼルスの中心部にあるマテル・ファクトリーのそばを通ることが多かった。この工場には「バービーとケンの家」と書かれた巨大な看板が掲げられていた。ここにいるデザイナーやマーケティングの担当者やセールスの責任者や，あるいは社長は，彼らが世に送り出したプラスチック製のかわいらしい製品が実際にどのような扱いを受けているか――体がぼろぼろになって死ぬまで洗われたり，首を絞められたり，車に詰め込まれて意味のない旅行をさせられたり，あるいは生き埋めにされたり――を知ったら，いったいどんな反応を示すだろうかと，私はときどき夢想する。確かに，何百万人ものバービーのほとんどは，きれいな服を着せてもらったり，舞踏会に連れて行かれたりして，そしてついには春の大掃除の時期にゴミ箱でその生涯を終えることになるのだろう。それは確かだ。しかし，何人かのバービーは戦慄を体

験していることも事実なのだ。いや，何人かではすまないかもしれない。そういったバービーは多数いるかもしれない。だって，私1人でさえ，そんな目にあっているバービーをすでに4人も知っているのだから。

　そんなことを考えながら私は海岸からアービング・ストリートに戻って来た。その途上，私はあの少女を探したが，彼女はどこかに行ってしまっていた。あのバービーを連れて。

第13章

ポストトラウマ性の再現

> 今でも強くなるためにすごく頑張っているんだ。「男を作る施設」でね。「ゴリラ計画」だよ。ぼくたちは「ゴリラの群れ」なんだ。
> 　　　　　　　　　　　　　　　　　　　　　　　　　ジョニー・ジョンソン，14歳

> ぼく，透明人間になれるかなって，考えてるんだ。なれるよ。今，やってみようか？ぼく，いつも，どこにいても透明人間になってるんだ。ほんとだよ。友達はみんな信じてるよ。
> 　　　　　　　　　　　　　　　　　　　　　　　　　　ジャミー・ナイト，9歳

　私が子どもの精神科の特別研究員としてミシガン大学に勤務していたとき，医学生8人を一つのグループとした12週間にわたるトレーニング・クラスを受け持っていた。学生たちは，私のような特別研究員と医学部の教員の指導のもとで，毎週，子どもとその家族の診察を行った。このクラスで学生たちに課せられた課題は，子どもの情緒状態を評価し，その子の障害のフォーミュレーション（訳注：力動的・分析的な検討による見立て）を行うことであった。すべてが順調に行けば，この時点でミシガン大学を卒業した医学生たちは全員，12症例の子どもおよびその家族を適切に評価し，その精神科的問題を理解するという経験を積むことになるはずであった。なかなか優れたカリキュラムだ。

　毎週，子どもおよび家族の診断面接の終了後，研究員は学生たちに子どもの精神医学の基本的な概念を教えることになっていた。基本的な概念としては，まず，子どもの行動や家族力動に現れる無意識について取り扱い，その後，フロイトおよびピアジェの発達のシェーマを教え，さらに子どもに見られる精神医学的症状——自閉症，選択緘黙，摂食障害など——へと進んでいくことになっていた。

　私は2年間にわたって四つのグループを対象にこのカリキュラムを担当した。四つのグループのうち，三つまではうまくいった。しかし，私の記憶にもっとも深く刻み込まれているのはこれら三つのグループではなく，4番目のグループである。このグループの学生は，私がこれまで出会った人の中でもっとも否定的な態度を持った人たちであった。

　トレーニングの第1週，子どもと家族の診断面接の終了後，私はいつものように「無意識」概念に関する基本的な講義を始めようとした。この日，私と学生たちが診断面接を行った家族は，ちょうどこの講義にはうってつけであった。この家族は，10年前に2歳の息子が喘息発作を起こした際，気も狂わんばかりの混乱状態となった。実際，これまでに2回，この息子は緊急入院をしたことがあった。家族は現在12歳になった息子に対してきわめて過保護な状態であった。たとえば，息子に

は学校での体育の授業を一切受けさせなかったし，彼がちょっとした身体の不快感を訴えただけで学校を休ませていた。当然のごとく彼はクラスメイトのからかいやいじめの対象となっていた。彼は家族から離れることを嫌い，12歳の友人といるよりも母親の傍らにとどまることを好んだ。家族の誰しもが無意識のうちにかつての喘息にとらわれていたのだ。いまや完治していたにもかかわらず。

　この家族が外来診察を終えて帰宅し，私と学生たちだけになった時点で，ある学生がこの事例における無意識の動機——それは誰の目にも明らかであるように思えた——について指摘した。講義は私の思ったとおりの方向に進んでいくかに見えた。しかし，2人目の学生が意見を述べ始めた時点で私のプランは潰えた。彼は，実際に「無意識」の心などというものが存在するのかとの論点で最初の発言者に論駁したのだ。さらにもう1人の学生が否定側にまわる発言をした。この時点で私は議論に割って入り，フロイトを引用しつつ無意識概念の擁護に努めた。しかし，さらに2人の学生が否定側に加わり，「心の中で起こっている出来事はすべて意識されている。意識の外には何も存在しない」との主張を展開した。

　この議論は，20世紀半ばの精神医学のクラスで行われているということを考えるなら，尋常なものとは言いかねた。私は少々心配になった。次週には子どもの発達を取り上げる予定になっていた。まあしかし，医学生たちは宿題に出された文献を読んでくることになっているし，それを読んでくれれば問題は解決するはずだ，と私は考えた。そして，先に進む準備を整えて第2ラウンドに臨んだ。

　しかし，カンファレンス・ルームに戻って来た医学生たちは，子どもの精神医学にとって無意識などという概念は無用の長物だとの信念をさらに強めていたようであった。その週は，私はスタッフだけで診断面接を行う羽目になった。8人の学生は私たちの考えがまったく理解できないでいたのだ。情緒的な問題の背後には意識されていない何物かが存在するという私の主張に対して，彼らは徹底的に論駁した。彼らは課題に出された文献を読んできていた。それでもなお，彼らは無意識の存在を信じなかった。

　3週目のクラスの前に，私は医学部の若き教授メル・ラインハートに会いに行った。彼は私のかつての指導医であった。私は，このグループの指導がどうしてうまくできないと思うかをメルに尋ねた。「きっと，リーダーがいるな」とメルは言った。「そのリーダーを見つけることだね」「でも，8人のうちで特に際立って反論する学生はいないように思えるんですけど」と私は指摘した。「自然にわかるはずさ。それに，リーダーが静かに沈黙を守っていることもあるしね。しかし，リーダーには，議論をその方向に導く何らかの強い無意識の動機がある。その強い動機がグループの行為を引き出しているんだ。彼らがリーダーの動機に添う形で行動したときに，リーダーは何らかの信号を発してるはずだ」と彼は述べた。

　私はグループの動きをじっくり観察した。彼らの議論は続いた。彼らは発達におけるエディプス期の存在を否定した。罪悪感が人間の行動を導くという考えも認めなかった。子どもの「いやいや」が発達のマイルストーンであることすら了解しな

かった。学習は遅々として進まなかった。いまだピアジェにすら言及できていない。それに、この8人の優秀な学生たちは、この間に診察が行われた八つの症例についてまったく議論できていなかったのだ。

ついに私はリーダーを見つけた。彼はほとんどの時間、沈黙を守っていた。彼は毎週、決まって私の真正面、カンファレンス・テーブルの反対側に席を取っていた。誰かが発言をすると、彼はかすかにうなずいた。そして残りの7人の学生は彼のかすかなうなずき——承認のサインを求めているように見えた。

私は再びメルを訪れた。第5週目のことであった。「メル、リーダーがわかったわ。絶対間違いないと思うの。でも、彼はしゃべらないのよ。私に糸口すら与えてくれないわ。彼がどうやってグループをコントロールしているかはわかった。でも、そうする理由がわからない。どうしようもないのよ」

「道はおのずと見えてくるさ」と彼は言った。その反応は、まるで仏陀のそれのように謎めいたものであった。私は苛立ちを覚えた。

6週、7週、8週、9週、10週、そして11週目が終わった。時間はあまりにも早く過ぎ去った。誰も何も学ばなかったから。そして、私はリーダーに対抗することすらできなかった。しかし一方で、時間はあまりにもゆっくり進んでいるかのようにも思えた。私はグループの中で戦わされる無意味な議論に辟易し始めていたのだ。議論は常に本人が気付いていない動機、無意識に関するものであった。そして、この議論は常に、テーブルの反対側、私の正面に静かに座っているリーダー、ヴィクター・マーティン——彼はずんぐりした体格をしており、髪はブロンドで、灰色がかった瞳をしていた——の指示を受けていた。彼はクラスメイトに対してうなずくことで指示を発していたが、私と目を合わせることは一切なかった。

最後のグループ・セッションを迎える日の朝、私は朝食をとりながらデトロイトのWJRラジオを聞いていたが、そこでショッキングなニュースを耳にした。私のところから少し離れた町の郡立病院に勤務している著名な外科医がその日の早朝に殺害されたというのだ。誰かが彼を待ち伏せて（おそらくは一晩中）、彼の車の運転席側の窓に銃を突き付け、そして発砲した。犯人はいまだ捕まっていなかったが、当局は、この外科医に不満を抱く患者の犯行だろうと考えていた。現在、警察はこの外科医のカルテを調べているとのことであった。非常に悲劇的な事件ではあるが、もしかしたらこのニュースがメル・ラインハートの言っていた「道」になるかもしれない、と私は考えた。外科医を銃で殺害するほどの憎しみを患者に抱かせた意識的・無意識的な理由。このテーマは、学生たちの関心を大いに引くはずだ。何て言ったって、彼ら自身があと数年で医師になるのだから、他人事とは思えないだろう。

私はその日のグループ・ディスカッションの冒頭で今回の事件に触れた。「みんな、どう思う？」と私は投げかけてみた。彼らは顔色を失った。当然の反応だろう。このグループはこれまで、人の行為の背後から無意識的な動機というものの存在を追放してきていたのだから。しかし、「リーダー」は口を開いた。単語以上の言葉

が彼の口から発せられたのは，私が知る限り，これが初めてであった。
「これが事故じゃなくて故意によるものだって，なぜわかるんです？」と，彼は私に問うた。
「ラジオでは，銃はこの外科医の頭を直接狙ったって言ってたわ」
「その人が銃をもてあそんでいて，指が滑ったって可能性もあるでしょう」。彼の灰色の瞳はやや緑がかっていた。
「弾は彼の頭を直撃していたのよ」
「きっと指が滑ったんだ。きっと，そんなつもりはなかったんだよ。誰かを殺すなんて思ってもみなかったんだ。それが誰であろうと——彼はちょっと銃で遊んでいただけなんだ。彼には殺す理由なんてない」
「馬鹿げてる」——7人の学生の1人が口を挟んだ。「僕も，今朝，そのニュースを聞いた。何者かが38口径の銃を持ってその外科医が病院から出て来て車に乗り込むのを待っていたんだ。そして彼の頭をめがけて銃弾を放ったんだ」
「お前らは何も知っちゃいないんだ」と，グループのリーダーは立ち上がりながら言った。彼の顔は赤みを帯びていた。「僕には同じ経験があるんだ。指が滑ることだって起こり得るんだ」
「どういうこと？」と私は聞いた。私は少し息苦しさを感じ始めていた。「同じ経験って？」
立ち上がったその学生の顔は紅潮し，瞳は緑がかった色となり，胸は興奮のために小刻みに動き，そして目は空をさまよっていた。「指が滑ってトリガーを引いたんだ。6歳のときのことさ。弟は4歳だった。僕はガレージにいて，パパの拳銃で遊んでいたんだ。そしたら弾が出て，弟は死んだ」
学生たちは強いショックを受けたようだった。全員が言葉を失った。
「でも，撃つつもりじゃなかった」と彼は続けた。「弟をあんなひどい目にあわせようなんて，考えてもいなかった。いつも一緒に遊んでた。ママは2人のことを同じように愛していた。事故だったんだ。それ以外の何物でもないんだ。指が滑ったんだ。滑っただけなんだ」。彼は突然われわれの存在に気付き，力が抜けたように椅子に座り込んだ。まるでヘリウムが抜けた風船が地上に落ちたかのごときであった。
私は「さて，それでは」といったような言葉を口にした。いや，正確にそう言ったわけではなかったが，とにかくそういった感じのことを言った。ヴィクター・マーティンは椅子に座り込んで震えていた。この事件が，彼にとって「無意識」を非常に危険な概念たらしめていたのだ。さらに，この事件のために，彼のみならずこのグループにとっても「無意識」が非常に危険な概念になってしまったのだ。医者になろうとするこの若者は，自らの恐怖——自分が小学校1年生のときに犯した致命的な行為の背後に潜む知られざる無意識的な何らかの動機を知ってしまうのではないかという恐怖——を遠ざけていたのだ。そして，そのプロセスで，彼はクラスメイトたちを学習の機会から遠ざけた。彼は，6歳の頃の行為の背後に存在するも

のなど何の意味もないという態度をとり続けていた。そして，クラスメイトたちもまた，同様の態度をとっていたのだ。

さて，このエピソード以降，グループの学生たちは無意識について議論し始めた。彼らはリーダーの存在を無視した。かつてのリーダーはそのカリスマ性を奪われ「存在しない」かのごとくに扱われた。彼らは症例2に，5に，そして7に戻った。この12週間という非常に苦痛な期間に彼らが目にした症例である。母親が彼のもとを離れたその週に大腸潰瘍になってしまった思春期の少年の心理には無意識が関与しているかもしれない，と彼らは論じた。あるいは，知的障害の子どもの親には，高齢になって出産したことへの罪悪感と関連した無意識的な心の動きがあるのではないか，そして彼らは無意識のうちに自分たちのことを責め，そのために子どもがこの年齢に達するまで彼を医療機関に連れて来なかったのではないか，という議論も行われた。しかし，もう時間はほとんど残っていなかった。子どもの精神医学に関しての豊富な知識を身につけるには残念ながら遅きに失した。

すべてのスケジュールが終了した後，ヴィクター・マーティンはカンファレンス・ルームに残った。「精神科医に会ったほうがいいだろうか？」と彼は聞いてきた。

「そう思うわ」と私。

「誰か紹介してくれますか？」

「もちろん」

私はアン・アーバーで開業している2人の優秀な精神科医の名前を彼に渡した。彼がどちらかのところに行ってくれていればいいがと思う。しかし，彼が実際にどうしたか私は知らない。

ヴィクター・マーティンは，もし治療を受けていないのなら，医者として適切に業務を遂行することはできていないだろう。患者の心に潜む隠された動機を彼は見ることも聞くこともできないに違いない。患者の無意識に直面するたびに彼自身が脅かされ，その結果，アルコール症やエイズをはじめとした，音もなく侵入してくる病を容易に見落としてしまうはずだ。また，人を行動に駆り立てる秘密，葛藤，悪意などに間違いなく気付かないだろう。ヴィクター・マーティンは，自らのポストトラウマ性の「行動の再現」をグループの学生たちの目にさらした。そして，それを見た学生たちは彼の行動の意味を理解したのだ。

トラウマを受けた子どもは，それを行動で繰り返し再現する。激しいショックを受けたり深刻なストレスにさらされた場合，大人であればその体験を人に話したり，夢で見たり，あるいは視覚的なイメージを持つことになる。一方，子どもの場合にはそれを行為という形で表現する。もっと劇的な行為に出るのだ。さらに，その行為は繰り返される。トラウマとなるような経験の後に子どもが示す行動としては，二つのオプションがあるようだ。遊びで表現するか，行為で表すか，である。この二つの間の境界はそれほど明瞭ではない。しかし，そこには何らかの違いが存在す

るように思える。子どもたちはポストトラウマ性の遊びを「楽しい」と言う。外からそれを見ているものにとっては苦痛に見えたり，楽しさなど存在しないように見える場合であっても，である。それに対して，行動的な再現について，彼らは「ぼくはそうしたんだ，ただそれだけさ」「とても変なことをぼくはしたんだ」といった言い方をすることが多い。ときには，「ぼくはそういう人間なんだ」と言う子もいる。このように，「楽しさ」という点で，子どもたちは確かに遊びと再現を区別しているように思える。だから，私は「楽しさ」を基準にこの二つを区別しようと思う。しかしまあ，ポストトラウマ性の遊びと行動の再現とを区分する唯一の差異は，この「楽しさ」だけなのかもしれないが。

　行動の再現は，それが際限なく繰り返された場合には子どもの性格に変化をもたらすことがある。サンノゼの12歳の少年，ドナルド・テイラーはその好例だ。ドナルドは「見えなくなる」ことを望んだ。彼は，その場にいないという望みを繰り返し行動で表現したのだ。ドナルドは自宅の玄関前の歩道で隣家の車に轢かれるという事故にあっていた。この事故から8カ月の時点で私は彼に会った。そのときのドナルドは，かつての，物静かだが熱中するものを持ち，柔軟性も持ち合わせていた少年から，いつも不機嫌でよそよそしい堅物へと変化していた。姿を消したいというドナルドの希望は幾度となく再現された。その結果，彼は，12歳の世捨て人とでも言えるようなライフ・スタイルを示すようになっていた。

　少し先走りをし過ぎたかもしれない。まず，彼の物語を最初の部分に戻そう。物語は，彼がもう少しで5年生を終える春にまで遡る（訳注：アメリカの学校は9月に始まり5月に終わる）。テイラーの両親は，ドナルドが長らく求めてきたスケートボードをしぶしぶながらこの5月に買い与えることにした。彼らは，店にあったスケートボードの中で一番素敵なのを彼に買ってあげた。もちろん母親は，やっとの思いで手に入ることになったこのスケートボードを彼に手渡す際に，安全のためのルールをしっかりと言い渡すことを忘れなかった。「スケートボードに乗っていいのは歩道でだけよ」と，彼女は数回にわたって言い渡した。

　翌朝，ドナルド・テイラーはさっそくスケートボードに乗ってみた。もちろん歩道で。ところがドナルドは，自分の家から1ブロックも行かないうちに車に轢かれたのだ。テイラーの隣家の住民であるプリンジ氏は，この土曜の早朝に妻と口喧嘩をし，その興奮がいまだ冷めやらずの状態で激怒しながら車をガレージからバックさせて道に出るところでドナルドを轢いたのだ。自分が何かを轢いたと感じたプリンジ氏は，今度はギアをドライヴに入れて車を前進させた。その結果，ドナルドは二度にわたって轢かれることになったのだが，しかし奇跡的なことに重傷を負うことはなかった。もちろん，彼の腹部にはタイヤの痕跡がくっきりと刻み込まれた。しかし，彼の内臓はタイヤの軌道をうまく免れた。その日の午後いっぱいを救急処置室で過ごした後，ドナルド・テイラーは退院した。

　しかし，退院後のドナルドは決して医者が宣言したような「問題なし」の状態ではなかった。再び誰かに見つかって襲われることを避けるために，学校からの帰宅

後は家を出なくなった。例のスケートボードは玄関先の物置に片付けられてしまった。また，使われなくなった野球のミットはドナルドの寝室の片隅で埃をかぶるようになった。彼は無意識のうちに決意した。「逃げ出す」ことを。彼は，突然のとんでもない出来事を避けるという希望を再現したのだ。

　学校の先生は，ドナルドが最近クラスであまり話をしなくなったと彼の母親に告げた。また，学校では「あの事故でドナルドはオチンチンをつぶされた」という噂——これはまさしく，彼自身がもっとも心配したことなのだ——が広まって，そのことで彼がいじめを受けるようになったため，ドナルドは好きだったスポーツもしなくなった。カリフォルニアにいる男の子たちなら誰でもタックル・フットボールに心を奪われる年齢であったにもかかわらず，彼はゲームに参加しようとはしなかった。そのため，彼のスポーツ仲間はだんだんと彼から離れていった。下校後，ドナルドは家のコンピュータやテレビの前に座って何時間も過ごした。また，彼のクラスメイトにはスポーツ嫌いの男の子が何人かおり，帰宅後には彼らと電話で話したり，あるいは彼らを家に連れて来たりした。学校では男の子たちが熱中しているタックル・フットボールに代わるゲームを二つ考案して遊んだ。最初のゲームは，「陰嚢タッチ」と名付けられ，まさにその名のとおりのゲームだった。二つ目は「吟遊詩人タッチ」と名付けられた。これは，明らかに命名の誤りである。というのは，このゲームの標的は生理になっている女の子だったからである（訳注：「吟遊詩人」の原語は"minstrel"で，「生理の」の意の形容詞が"menstrual"である）。おわかりだろうか？ ドナルドは，プリンジ氏の車がすんでのところで彼のペニスを轢き潰してしまうところだったということに激しいショックを受けていた。彼の回避行動は，あの悪意のこもった自動車を何としてでも避けたかったという希望の再現だったのだ。彼の遊びはそのトラウマの再現であった。しかし，その遊びは，希望だけではなく彼の恐怖をも表している。その恐怖とは，去勢への恐怖である。ドナルドは，ポストトラウマ性の遊びを繰り返し，また，行動面でトラウマの再現を行った。ポストトラウマ性の遊びと行動的な再現のうちで，問題性がより大きかったのは行動的再現のほうであった。

　彼のこうした行動が8カ月間にもわたるに及んで，両親は，ついに，ドナルドを私のオフィスに連れて来る決心をした。この子は自分たちが知っているドナルドではない，と彼らは感じていた。両親がもっとも恐れたのは，彼がこのまま固まってしまうのではないかということであった。このまま大きくなったらいったいどんな大人になるのだろう，と。

　私はドナルドの回避行動を何とかするために，行動修正的アプローチと精神療法的な解釈の技法とを併用しながら治療を進めることにした。彼らは，私のオフィスから車で1時間以上かかるサンノゼに住んでいたため，ドナルドをそう頻繁に私のオフィスに連れて来ることはできなかった。そこで私は，ドナルドに何らかのスポーツか学校でのクラブ活動かのいずれかを選ばせ参加させるよう，両親に指示した。ドナルドは学校の演劇クラブへの参加を選んだが，リハーサル開始早々，彼は欠席

するようになった。そこで，両親のうちのいずれかが彼を練習の場に連れて行かなくてはならなかった。こうした周囲の多大なる尽力のもとに，ドナルドは舞台を何とかやってのけた。そして，次の春頃に彼は次第に自信を取り戻し始め，今度は野球のチームへの参加を決めた。しかしそうは言うものの，「完全参加」にはなかなか踏み切れず，自分のところにボールが飛んできたときにはそのボールに触ろうとしなかった。そこでわれわれは，土曜日に彼とキャッチボールをしてくれる高校生を探し出した。そうこうするうちリトル・リーグの監督は彼を内野手としてデビューさせ，そして彼はかなりうまくプレイすることができた。われわれの行動修正的アプローチはうまくいった。

　一方，私のオフィスでは，ドナルドは今もなお続く逃避欲求の再現の背後に存在するトラウマに関連した恐怖に取り組んだ。私たちは去勢の恐怖について，死の恐怖について，さらにはプライドの喪失について話し合った。ドナルドは徐々に理解し始めた。彼の理解が進むにしたがって，彼の行動の固定的なパターンは次第に崩れ始め，より柔軟な行為ができるようになり，正常さを取り戻していった。とはいえ，ストレスが高くなると，彼は以前の「孤立者の生活様式」に戻ることが多かった。ドナルドの行動が事故以前のそれとほぼ同じの状態に戻るまでには2年の年月を要した。

　ドナルドはつい最近私のオフィスにやって来た。中学1年生になった彼が私のところにやって来たのは，スクールバスに乗るために並んでいた彼を中学3年の男の子が押しのけてバスに乗ったときにいったいどうすればいいのかということを私に聞くためであった。実際にそういうことがあって，そのときの彼は従来の「逃避モード」に入ってしまった。しかし，それが間違っていることを彼は承知していた。ただ，ではどうすればいいのかがわからず混乱していたのだ。そして，次に彼が私のオフィスを訪れたとき，彼の改善の度合いが明確に示された。ドナルドは勇気を振り絞ってその3年生に「自分の場所に戻りな」と言い，件の3年生はそのとおりにしたというエピソードを報告してくれた。ドナルドは，自分が持っていた強さを再発見できたことに喜びを感じていた。

　子どもの頃の精神的なトラウマに起因する性格変化のほとんどは何らかの問題をもたらす。こうした性格変化が起こるのは，トラウマに関連した思考や，希望，あるいは行動を繰り返さざるを得ない子どもの無意識の欲求のゆえである。こうした再現性の行為が頻回に繰り返され，それが「性格傾向」と呼ばれるにまで至ったとき，子どもの親たちは「子どもの性格が以前より悪くなった」ことに気付く。子どもは以前に比べて引っ込み思案になったり，乱暴になったり，冷淡になったり，赤ちゃんみたいになったり，あるいはお調子者になったと親たちは感じるのだ。チョウチラの子どもたちのうちの19人が，事件後から4年の間に，この種の人格の変化を示した。そして，彼らの変化のほとんどが，誘拐事件に関連した考えや希望，あるいは恐怖にその出自を求めることができた。

　トラウマが慢性的なものであったり，あるいは頻繁に繰り返された場合，人格の

歪みはより極端な形をとり得る。1回限りの出来事の後に子どもが示す人格の再編成が比較的軽微なものであるのに対して，慢性的，反復的なトラウマに起因する再現性は子どもの内部へと深く浸透し，しかもそういった体験が幾度となく繰り返されるため，その結果として生じる性格の歪みは非常に深刻なものとなる。自己催眠や解離などの行動を反復することで，あるいは乖離や攻撃者との同一化といった原始的防衛を繰り返し用いることで，広範囲にわたる人格上の問題が生じることになる。こうした問題は，当の子どもばかりか，子どもを取り巻く周囲の人々やコミュニティにまで影響を与えかねない。1回限りのトラウマ体験の後に子どもが呈する性格の変化と反復的あるいは慢性的なトラウマ体験の後に子どもに観察されるそれとの違いは，例外がまったくないわけではないものの，明らかである。確かに，ドナルド・テイラーは，もしあのままの状態であと1年が経過していたなら，もしかしたら深刻な性格障害を呈するに至っていたかもしれない。あるいは，ヴィクター・マーティンは，専門家による援助を受けていないとしたら，医師としての適格性を欠いた人間になっているはずである。確かにそうなのだが，しかし，子どもの頃に長期にわたる災厄を体験した人に見られる性格上の問題はあまりにも極端であり，社会に重大な問題をもたらすものであるがため，こうした1回限りのトラウマ体験によって生じた人格の変容を取るに足らないものと思わせてしまうのだ。

　この点について，幼きジョー・ヒルガードのことを例に挙げて説明しようと思う。ジョーは，例のリロイとメアリー・ベスの孫である。ジョーの母親は，彼女自身がティーンエイジャーの頃に父親であるリロイ・ヒルガードから性的虐待を受けていたにもかかわらず，自分の母親と父親は自営の保育園でジョーの面倒をちゃんと見てくれるだろうと考えたのだ。ジョーは男の子よ。私の父親のリロイが男の子に興味を持つはずなんてないわ。ジョー・ヒルガードの母親は，彼を出産して数週間後，職場へと戻っていった。ジョーを両親の手に託して。ジョーは，リロイとメアリー・ベスのところで養育されることになった。それも3年間にわたって。その後，何が起こったかは周知のことであろう——リロイは子どものポルノグラフィーを輸出しようとしたという疑いで逮捕され，懲役刑に処せられた。ジョーのポルノ写真——勃起したペニスをカメラに向かって突き出したり，裸で踊ったり，男性成人のペニスを肛門に入れられたり，笑ったり叫んだりしている写真——がリロイ・ヒルガードのファイルから発見された。私はその写真を見たが，非常に恐ろしいものだった。ジョー・ヒルガードは，リロイ・ヒルガードのポルノ「スタジオ」のスターに育て上げられていたのだ。

　私は一度だけジョーに会った。彼がどれだけダメージをこうむったのかに関する意見をジョーの弁護士から求められたときのことである。ジョーは「極端に愛想のよい」子どもであった——これは，繰り返し虐待を受けた子どもに見られることの多い性格の典型例である。ジョーは，私が何者なのかまったく見当がついていないにもかかわらず，私に顔を合わせた途端に笑顔を浮かべ，普通の子どもであればもっとも信頼を寄せている人にしか告げないような「秘密」の話をしてくれた。彼は

セクシャルなダンスを私に披露してくれた——頼んだわけでもないのに。彼は、まったく悪びれることなく、公然と肛門をひっかいた。彼がひとしきり肛門をひっかいたり指を突き立てたりした後で、私は「そんなにしたら『おしり』が痛くならないかしら？」と聞いてみた。「あなたがヘンなこと言ってもボクは警察に電話したりしないから」というのが彼の答えだった。

　ジョー・ヒルガードは、私のオフィスでのセッション中、数回にわたって腰を振ったり突き出したりして見せた。また、おもちゃを数個、こわした。「このジープ、こわれてるんだ」と彼は言いながら、満身の力を込めて大きくて高価なジープをこわそうとした。「ボク、陸軍が好きなんだ」と彼は言った。そして、成長して海兵隊に志願した後に自分が行うであろう数々の殺人行為を「楽しみにしている」と述べた。ジョー・ヒルガードは3年の長きにわたって虐待を受けた。しかも、非常に幼いときにである。そして、私が思うに、彼への虐待はほとんど毎日のように行われたのではあるまいか——もちろん誰も確かめることのできない話ではあるが。彼の存在の前には、ドナルド・テイラーやタニア・バンクス、あるいはシーラ・シェルダン——彼らは一度だけトラウマになる出来事を経験した——がまるで聖者のように見えてしまう。「あなたの銃って、何ができる？」と、ジョーは私に聞いた。「本物の人間を撃つの？　ボク、人を撃ってみたい。悪いやつ。強盗とか。悪いやつはあなたを押し倒すんだ。それで、血が出るの」。ジョー・ヒルガードの肛門は何年にもわたって血を流し続けたのだ。いまや彼は主客の逆転を望んでいる。この彼の望みが、幼き少年の人格の変化を導いた。彼はいまや、怒りに包まれている。

　長期にわたる虐待の被害を受けた子どもに見られる怒りは尋常ではない。それとともに、彼らが示す引きこもりもまた、尋常ではない。「不可視」の状態への逃げ込みは非常に頻繁に行われ、多少、コントロール不能になることがある。そして、特定のタイプの性的攻撃行動や身体的な残虐行為を繰り返す傾向が、ほとんど制止不能の状態になることもある。

　確かに、慢性的なトラウマを体験した子どものすべてが性格上の問題を呈するわけではない。しかし、慢性的な虐待を経験した子どもが何らかの性格上の問題を示すに至った場合、通常、それはかなり大きな問題となる。こうした性格の問題は、ほとんどの場合、もともとのトラウマ体験の行動上の再現に基づいている。希望、感情、過去の行動、恐怖——トラウマを受けた子どもは、これらすべてを再現するのだ。子どもがトラウマの再現を頻繁に繰り返した場合、性格の形成に重大な影響を及ぼすことになる。この点に関しては、賭けてもいい。繰り返し虐待にさらされていた子どもが、虐待被害そのものが終わって何年も経ってから、精神科や心理臨床の専門家のところに援助を求めてくる最大の理由は、この性格形成への影響なのだ。こうした性格の問題の背景に慢性的なトラウマ体験があることが明らかになった場合、この不適切な性格の構造——これはもともとトラウマ体験への適応として生じたものである——を変えていくためには、精神療法あるいは心理療法が必要となる。

子どもの場合，トラウマ性の体験の再現が身体によって行われることもある。通常，こうした身体・生理的な再現の重要性が意識されることは，まずないと言っていいだろう。繰り返し生じる身体感覚は，もともとのトラウマ体験時の感覚の再現である。あるいは，トラウマ体験の際に抱いた「希望」が再現される場合もある。その好例が，自己誘導による無感覚状態である。性的虐待を経験した子どもの中には，自動的に「麻痺」の状態になってしまうものもいる。その子がどの程度の「麻痺」を経験しているのかは，成長して性的に成熟し，自らが性的なかかわりを求めるようになるまではっきりしないことも多い。性的な行為を求めるようになった時点で，性的感覚の麻痺が明らかになった場合，それが精神療法や心理療法を求めてくる理由となることもある（一方で，情緒的麻痺の場合には，どの年齢であろうとこうした援助を受ける理由となり得る）。とはいえ，性的な再現が常に性的感覚の麻痺という形をとるわけではない。ジョー・ヒルガードのように常に過剰な興奮反応を示す子どももいる。あるいは，性的な事柄に接すると常に痛みを感じる子どももいる。さらには，この種の再現性から何らかの「奇跡的」な理由で逃れることができた子どもの場合には，性的な感覚が保たれ「正常」な状態を維持できることもある。

　トラウマとなる体験をしているときにみぞおちあたり（訳注：英語圏では，「みぞおち」は恐怖を感じる場所とされている）に奇妙な感覚を覚えた子どもは，何らかの新たなストレスを感じるたびにこの奇妙な感覚を持つことがある。こうしたトラウマに関連した感覚や感情の再来のことを，私は「心理生理的再現」と呼んでいる。トラウマとなった出来事を体験している最中に背筋が凍るような感じがしたという子どもの場合，思いがけないときにそうした感覚に襲われることがある。チョウチラのジョニー・ジョンソンは，「背筋が凍る感じ」に悩まされ続けた。彼は，誘拐犯たちがスクールバスに乗り込んできた瞬間，凍りつくような感覚が背筋を這い上がっていくという経験をしていた。

　私が診察したある少年は恐ろしい自動車事故を経験していた。事故の瞬間，彼は下腹部が締め付けられるような激痛を覚えた。おそらく，シートベルトが腹部に食い込んだためであろう。この事故から数週間後，少年には激しい腹痛と下痢の症状が見られるようになった。そしてこの症状は2年間続いた。彼を診察した数人の医師たちは身体的な異常を見出せなかった。腸管の機能不全——言い換えれば彼の腹痛——は，非随意的な身体的過剰反応の結果だったと考えられる。そして，この過剰反応の背景には，おそらくトラウマ体験の無意識的な心理的再現が存在したのだろう。

　心理生理的再現が随意筋の活動に影響を及ぼす場合もある。たとえば，友人宅から父親の手によって連れ去られたフランセス・カールソンは，父親が彼女を連れ去ろうとしたときに失禁した。その後，学校の教室に見知らぬ男性が不意に入って来

たとき，あるいは，フランセスがスケートをしているアイス・リンクに見知らぬ男性が入って来るのを目にしたとき，彼女は同じように失禁した。フランセス自身はこの二つの失禁——トラウマ性の出来事と関連した初回の失禁とそれ以降の失禁——が関連しているとは考えていなかったが，これは心理生理的再現であろう。フランセスを驚かせる男性の出現が，彼女の膀胱を空にするという行為を引き起こすシグナルとなったのだろう。膀胱の活動は，2〜3歳の頃には随意括約筋によってコントロールされるようになる。しかし，こうした筋肉でさえ，トラウマ体験を喚起するようなシグナルに対して無意識のうちに反応してしまうのだ。

　この心理生理的な再現という現象に関して，最良のグループ・データを提供してくれるのが，チョウチラの子どもたちである（彼らの身体医学的な記録にアクセスできないため，こうした生理的反応が身体的な原因を持つ可能性を完全には排除できないという問題はあるが）。誘拐事件から4年が経過した時点で，チョウチラの子どものうち5人が身体的な疾患とは関係ないと思われる排尿関連の問題を抱えていた。彼らはいつも大慌てでトイレに飛び込んだり，学校では排尿できなかったり，あるいは失禁を繰り返していた。こうした彼らの問題が，誘拐されてヴァンで連れ回されたときに経験したおしっこができないという状況への反応の再現であることは言うまでもない。

　誘拐事件の直後の1年間に大幅な体重増加のあった2人の子は，事件後4年が経過した時点でも依然として肥満の状態であった。「二度とひもじい思いはしたくない」といった，過食を正当化するような意識は次第に薄れていったものの，生理的な飢餓感は残り続け，彼らを過食に導いていたのだ。また，不安を感じたときには常に胃痛を覚える子どもも5人いた。誘拐前の彼らにはこうした症状は見られなかった。5人のうちの1人，テリー・ソーントンは，バスを降りようとしたときに誘拐犯の1人が銃の台座の部分で彼女の腹部を強く叩いて彼女を制止したことを記憶していた。このトラウマ体験に関連した胃痛が，その後，何百回と繰り返される胃痛の原因となった。

　1976年の誘拐事件以降，チョウチラの子どもたちの中でもっとも極端な形で心理生理的な再現性を示したのは，私の知る限りでは，エリザベス・ヴェインであろう。彼女は成長を止めてしまったのだ。事件時9歳であったエリザベスは，確かに背は低かったけれど，決して極端に低いというわけではなかった。それに，彼女の妹のメアリーは，5歳という年齢の子どもの標準的な身長であった。しかし，14歳になったエリザベスの身には何かとんでもないことが起こっていたのだ。1980年，再びエリザベスに会う予定であった私に対してサミー・スミスは忠告してくれた。「エリザベスはとっても小さいからね。この夏にスイミング・プールで彼女と会ったんだけど，ほんとにほんとにすっごく小さかったんだ」と，彼は私に告げた。私が彼女に再会したとき，私は彼女の身長が9歳の時点で凍り付いてしまったのではないかとの印象を持った。14歳の彼女の身長は5フィート（訳注：約152cm）にも満たないように見えた——面接で彼女は自分の身長が4フィート8インチ（訳注：約

142cm）だと言った（見た目にはもっと小さく見えた）。彼女の胸は年齢相応に膨らんでおり，思春期特有のにきびもあった。にもかかわらず，彼女の身体には思春期前の急速な身体的成長が訪れなかったのではないかと，私は思った。私には彼女の小児科の記録を見ることができず，また，彼女が出生時にはどの程度の身長および体重であり，その後の発育の経過がどうであったかが不明であるため確かなことはわからない。しかし，9歳のときには，小さな子という印象はあったものの決して衝撃的な小ささではなかった。しかし，14歳の彼女は，まるで「小人症」のようであった。

　ギュンター・グラスの『The Tin Drum』（邦題『ブリキの太鼓』）に登場した男の子のことを覚えておられるだろうか？　この物語に登場した少年は，階段から落ちるまでは（つまり，強いショックを経験するまでは）正常に発育していた。しかし，その出来事の直後，もう大きくなるまいと決心したのだ。いや，ポストトラウマ性の成長障害を話題にする場合，こうした文芸作品から例を引く必要はなかろう。「非器質性成長障害」という，年少の子どもの小児科的状態がよく知られている。こうした子どもの多くは，虐待を受けたりネグレクトを経験しており，視床下部および脳下垂体のホルモンの分泌が減少して成長が止まってしまう。こうした状態は，多くの点で，『ブリキの太鼓』の少年，あるいはエリザベス・ヴェインの置かれた状況と一致するように思われる。「成長障害」は，決して「大きくならない」との意識的な決断でもたらされるものではない。脳下垂体が自動的に閉じてしまうのだ。「成長障害」を呈する子どもたちは，両親以外の人からケアを受けるようになると，まるで魔法の豆の木のような成長を示す。入院すると大きくなる。優秀な里親家庭でも大きくなる。しかしもとの家に戻ると再び成長は止まる。エリザベス・ヴェインは，チョウチラでの誘拐被害にあった後，ある種の「成長障害」の症状を呈したのかもしれない。私は，彼女の状態が一種の心理生理的再現ではないかとの仮説を持っている。それも，かなり広範囲にわたるものではないかと。しかし，彼女の幼少期からの医療記録をチェックできず，あるいは彼女の家族の身長や体重のデータが入手できないため，この仮説を証明することはできない。

　緘黙（ヒルガード保育園で被害にあったブレント・バーンズ），身体麻痺（チョウチラのレイチェル・メンドーサは，時折歩けなくなった），「喉にカエルがいる感じ」（デパートで裸にされたという被害にあった女性はそのときに助けを求める叫びをあげることができず，喉に「何かの塊」が詰まっている感じを持ち続けた），性的な感覚の欠如（子ども時代に父親から性的虐待を受け続け，性交の感覚がまったく麻痺してしまったある銀行員），就寝中に生じる胸の圧迫感（もとは「悪夢」であった。このポストトラウマ性の症状は一般的である）などの症状は，何らかの特定的なトラウマ性の出来事にまでその起源をたどることができる場合もある。ある一定の文化圏に属する人々，とりわけ感情を言葉で表現することに難色を示すような文化を持った人々の場合には，そうした文化性を持たない集団に比べて心理生理的再現がより多く見られるかもしれない。ルルド（訳注：フランス南西部の町。カトリ

ックの巡礼地でマリアが奇跡の治療をすると信じられている）での偉大なる奇跡や，ネイティヴ・アメリカンの信仰をベースにしたヒーラーたちの成功例のいくつかは，こうした心理生理的な再現が強力な暗示の影響を受けやすいことによるのかもしれない。こうしたポストトラウマ性の心理生理的再現の起源が「精神的」なものであることが明らかであるとはいえ，被害者が感じている痛みや身体感覚は間違いなく現実のものなのだ。こうした心身の関係が，当の被害者にとっては意識されたものとなっていない。身体がトラウマに反応している。そして，心──ここでは無意識の心ということになろう──がその反応を導いているのだ。

　行動上の再現にはたった一度限りのものもあり，これはさまざまな形態をとり得る。この種の出来事は，トラウマの被害にあった子どもへの「とってもヘンなことって，何かしたことある？」といった質問で子どもの口から引き出せることが多い。1回限りの行動上の再現は，親にとって不平の種になりやすいものでもある。チョウチラでは，親たちは，子どもの1回限りの再現行動の背景に存在するその行動の理由を見落とす傾向があった。彼らは行動の背景に潜むトラウマ性の出来事を見逃したのだ。しかし，行動そのものを見逃すことはなかった。
　レスリー・グリッグソンの「家出」は，こうした1回限りの行動上の再現を説明する上でうってつけの例となる。この出来事の物語は，彼女の遊び──「バス・ドライバー」や「旅するバービー」──と重なるところがあるため，皆さんにとって少しは馴染みがあるように感じられるかもしれない。レスリーが，1回限りではあるが非常に奇妙な「こと」をやってのけたのは10歳のときであった。彼女は一晩家を空けたのだ。家出そのものは決して奇妙なことではない。彼女の家出の内容があまりにも突飛だったのだ。そのため，母親であるミセス・グリッグソンは，レスリーがいなくなってからしばらくの間は彼女が誘拐されたものと信じ込んだくらいである。実際には何があったのだろうか。1980年のレスリー自身の語りに耳を傾けてみよう。
　「たぶん，1979年の2月だったと思うわ。私，夜中に，荷物──洋服と身の回りのもの，入浴用の石鹸，キリスト様とマリア様と聖なる心の像と，それからイアリング──を詰め込んだの。いつものことだったんだけど，ママにとっても腹を立てていたのね。この日は特別腹が立ってたの。ママが，この夜はすっご〜く遅い時間まで私に洗濯させたのよ。その日のうちには終わらなかったわ。夜中の1時半頃までかかった。もう家を出ようって，決めたの。ママに書き置きしようかって思ったんだけど，しなかった」
　「首の周りに暗くなると光るロザリオをつけたの。それと，毛布も持っていった。ロサンゼルスのおばさんのところに行こうと思ったの」
　「列車の線路のところでヒッチハイクをして男の人の車に乗ったの（ヴァレー地域を南北に走っている南パシフィック鉄道のことである。この鉄道は，合衆国でもっとも本数の多い鉄道の一つだ）。そのとき，持ってた荷物，捨てちゃった。そ

男の人，おっかなかった。でも，その赤い髪の毛の男の人，ちょっとパパに似てたのね（レスリーの父親は，彼女が誘拐される1年前に親権を放棄していたことをご記憶だろうか。レスリーは父親に会えなくて寂しい思いをしていたのだ。しかし，夜中に線路のところで出会った男性の車に，父親に似ているからという理由で乗り込むという行為はかなり重大な判断ミスと言えよう）。その前に2台の車が止まってくれてたの。1台はキャンピングカーで，車の中にあんまりいい感じじゃない男の人が乗ってた。それからメキシコの男の子たちが乗ってるグリーンの車が止まったわ。私，『乗らないわ！』って言ったの。そしたら，さっき言った男の人の車が来たの。その人，キャンプに行くって言って，私を車に乗せてくれた。それから，おうち（その男性のアパート）に行ってもう一度荷造りしたの。その男の人が，おばさんちに行くお金をくれたのよ」

「そのお金でバスのチケットを買って，ロサンゼルスに着いてからおばさんちに電話したわ。番号案内で番号を教えてもらったのよ。そしたら，おばさんがでたわ」

レスリーの行動はきわめて危険なものだった。彼女は「無事に」目的地にたどり着き，そしてまた「無事に」帰宅できた。しかしそれは結果論だ。彼女は深夜に単独で家を出て，ヒッチハイクをして目的地を目指した。彼女は列車の時刻表を知らずに南パシフィック鉄道の線路に徒歩で向かった。見知らぬ男性の集団──しかも3回──と言葉を交わした。さらには，見知らぬ男性のアパートについて行ったのだ。そこで，男性からお金を受け取った。その後，再び1人でバスに乗ってロサンゼルスに行った。おばの正確な住所を知らず，あるいはこの日，おばが在宅なのかどうかも知らずに。

「まるで誘拐みたいね」と，私は何気なくコメントをした。

「違うって！　誘拐のときには……あいつらが私を連れてったのよ」。レスリーは私の言葉を跳ね除けた。「今度のは……私が行ったの」

今思えば，「まるで『バス・ドライバー』や『旅するバービー』みたいね」と言えばよかったのかもしれない。しかし，どのような言葉を使ったところで，レスリーは「違うって！」と言ったのではなかろうか。この子は，トラウマ性の体験と自分の行動の関連を見ることができないでいたのだ。この関連性は，レスリーの無意識の世界奥深くに埋められてしまっていた。

レスリーの冒険──1回限りの行動上の再現──は，誘拐事件をテーマとしたこれまでの彼女のどの遊びよりもはるかに危険であり，決して「子どものかわいいいたずら」と呼べるようなものではなかった。ここに，ポストトラウマ性の再現とポストトラウマティック・プレイとのはっきりとした違いを見ることができる。また，こうした再現がときとして非常に大きな危険性をはらむということも理解されよう。

セレステ・シェルダンは9歳の女の子で，チョウチラで誘拐にあったときにはまだエディプス期から抜け切ってはいなかった。セレステと姉のシーラは，誘拐の日

の朝，ママと言い争いをして家を出た。ミセス・シェルダンは言い争いを続ける姉妹を玄関から追い出すように登校させた。その日１日，シーラは怒り続けた。誘拐後の彼女は怒りを再現し続け，教師を含むすべての人に棘のある一撃を喰わせ続けた。こうした再現の結果，彼女は四六時中苛立っているような性格傾向を身につけることになった。しかしセレステの場合，いまだにエディプス期の影響で母親に対する競争心が強かったため，シーラとは違う方向に進んだ。彼女は誘拐犯の１人を「女性」だと誤認したのだ。彼女は，誘拐の瞬間，スクールバスの座席の下に身を潜めた。「その女の人に見つかりたくなかったの」とセレステは言った。彼女は，母親に復讐したいという気持ちをトラウマとなった体験の心象に重ねたのだ。もちろん，彼女自身はそのことに気付いてはいなかった。

　誘拐から解放されて家に戻ったセレステ・シェルダンは，その「女性」のことを「背は５フィート２インチ（訳注：約160cm）で，ストレートの濃いブロンドの髪が肩まであって，きれいな人」と述べた。もしFBIが彼女の述べた特徴を手配書に載せたとしたら，真っ先に逮捕されたのは彼女の母親，サマンサ・シェルダンであったはずだ。セレステの述べた特徴にサマンサは完璧に当てはまっていたのだから。

　セレステ・シェルダンは，その「女性」が実際に存在したと信じ続けた。誘拐から４年が経過した時点でも，彼女は1976年の当時と変わらぬくらい生き生きとその女性のことを語った。一方でセレステは行動上の再現も示した。彼女の再現した行動は，スクールバスの中で考えたこと――「その女の人に見つかりたくない」――に一致したものであった。

　セレステは，予期せぬところで見知っている女性が現れたときには隠れるか身をかがめるかした。たとえば，彼女がレッズ・スーパーマーケットで女友達に偶然出会ったときのことである。友人の姿を見た途端，セレステはカウンターの下に潜り込んだ。また，セレステがファースト・バプティスト教会のあたりを歩いていたとき，反対方向からやって来る学校の先生に出くわした。彼女はとっさに道端の植え込みに飛び込んだ。誘拐から４年が経ったある日，中学校でイランの捕虜のことを気にかけていた教師が，クラスの子どもたちに向かって「銃を向けられたらどうするかな？」という質問を投げかけたことがあった。この質問に驚いたセレステは，すばやく椅子の下に潜り込んだのだ。彼女は，どうしてこんな行動に出たのか自分でもわからなかった。彼女の意識は「その女の人に見つかりたくない」という考えを締め出していた。しかし，行動のレベルで作用し続けたのだ。

　チョウチラの子どもたちが示した１回限りの行動上の再現の中でもっとも劇的なものの一つは，子どもたちのヒーロー，ボブ・バークレイのエピソードであろう。誘拐事件から１年半が経ったある日曜の午後，バークレイ家の大人の１人が家の私道のところに車が乗り上げて停車しているのに気付いた。その見知らぬ車はボンネットを開けていた。彼は「ボブ，ちょっと行って見ておいで」とボブに言いつけた。14歳のボブは勢いよく玄関から飛び出して行った。それから数分後，東洋の言葉らしき悲鳴と叫び声が日曜の午後の静寂を破った。クッキーとハル・バークレイは

驚いて家から飛び出た。バークレイの家の鼻先に停まっていたのは日本人の観光客のレンタカーだった。車がオーバーヒートしたのだ。その観光客はラジエーターをチェックしようとしてボンネットを上げたところだった。ちょうどそのとき，ボブが勢いよく家から飛び出してきた。彼はその観光客に向けてBB弾を発射した。痛烈な一撃だった。BB弾は観光客の身体を痛打した。観光客は何が起こったか理解できず激怒した。この子はいったい何なんだ？　この国の住人はどうかしてるんじゃないのか！

　ボブ・バークレイが「いったい何なのか」私たちは知っている。チョウチラの誘拐事件は，ボブの観点からすれば，道端に停車した「故障した」ヴァンから始まったのだ。ボブの乗ったスクールバスがそのヴァンを避けようとしてスピードを落とした瞬間，マスクをした誘拐犯たちがバスに飛び乗ってきた。それから1年半後，ボブは道端に停車した，おそらくは故障しているもう1台の車を見つけた。その瞬間，彼の頭の中では誘拐の開始を告げる警報が鳴り響いた。自分の家の前で誘拐が起ころうとしている。みんなの，両親の，妹の，そして自分の身に危険が迫っている。

　ボブは銃を持って外に出た。二度と誰にも誘拐なんてさせるもんか。もしヒーローになるんだったら今すぐにならなきゃ。何時間もの苦しみの後じゃなくて。そこで，ボブはまず弾を発射した。考えるよりもまず行動したのだ。これが1回限りの行動上の再現なのだ。とても危険である。常軌を逸した行為だとしか思えない。しかし，再現ということを考えると，まったくもって了解可能なのだ。

　私はこれまでにも本書のいくつかの章で，ポストトラウマ性の行動上の再現の話をしてきた。中年になったシャーロット・ブレントがボーイフレンドのペニスを口に含んだとき，彼女はずっと昔の虐待を行動で再現していたのだ。幼いベリンダ・ペックが家のダイニング・ルームの椅子の下に身を潜めたとき，彼女はデパートの陳列テーブルの下で起こった恐ろしい体験を再現したのだ。グロリア・リバースが私のオフィスでクッションを積み上げたとき，彼女はポルノグラフィーの撮影のために大人に覆い被されて押し潰されそうになった6カ月の赤ちゃんの体感を再現していたのだ。そのときのクッションは，まるで，グロリアの心の中で古ぽけたカメラのセルフタイマーのシャッターが下りるのを，赤ちゃんを押し潰しながらじっと待っているかのようであった。

　本書で紹介した，トラウマを抱えた芸術家たちも，その生涯にわたって，行動上の再現，もしくは心理生理的なポストトラウマ性の再現を呈し続けた。イングマル・ベルイマンの伝記を記したピーター・カウイによると，子どもの頃にクロゼットに閉じ込められるという体験をしたベルイマンは，彼の初期の映画作品が初上映されるときには映写室にとじこもっていたという。また，彼は，ときとしてトイレにとじこもった。彼の友人が呼びに来ても出て来ないことも少なくなかった。ベルイマンの友人である俳優のスティグ・オーリンは，ベルイマンがあまりにも長時

間とじこもって出て来ないものだから「もしかしたら中で死んでいるのか，それともすねて出て来ないのか」と思ったこともあると語っている。

エドガー・アラン・ポーは，エリザベス・ポーの死の床で2歳10カ月の少年が体験したトラウマに起因すると考えられる行動をとり続けた。彼は，生涯を通して，母親のそれと類似した死を見つめ続けた。もちろん，無意識のうちに。たとえば彼は，13歳のヴァージニア・クレムと結婚したが，彼女は結核におかされた弱々しい女性であった。エドガーは彼女が死の世界へと招かれる姿を見ることになる。また彼は，周囲のものが止めたにもかかわらず，兄のウィリアムが同じく結核で死ぬその日まで面倒を見続けた。おそらく彼は，無意識のうちに自分自身が同じような死を迎えることを望んでいたのであろう。彼はついにその望みを達成した――アルコール症であったエドガーは，意識混濁となりボルティモアの木賃宿で孤独な死の瞬間を迎えたのだ。彼は結核では死ねなかった――おそらく結核に対する免疫を持っていたのだろう。そこで彼は，結核による死ともっとも類似したものとして薬物依存による死を選んだのだろう。

ポーの人生は，幾度にも及ぶ再現が人生の色調やその行く末を決定付けるさまをありありと物語ってくれる。その一方で，彼は時折，1回限りの行動上の再現を示していたようにも，私には思える。

ポーの伝記を書いたマリー・ボナパルトによると，ポーはウエスト・ポイント時代（訳注：ウエスト・ポイントとは米国陸軍士官学校の通称）――ポーは軍人生活を試みたのだがそれは非常に短命に終わっていた――，クラスメイトに頼んで士官候補生でいっぱいの部屋に血まみれのガチョウの死骸を投げ込ませたことがあった。ポーは，士官候補生たちに，切断された教官の頭部を見たと信じ込ませることに成功したのだ。

イーディス・ウォートンとヴァージニア・ウルフは，ともに，ポストトラウマ性の心理生理的な再現を経験している。彼女の伝記を著したR.W.B.ルイスによると，ウォートンはその成人期の初期に「神経衰弱」という診断を受けていた。この症状は，最終的には精神科の治療の結果，改善を見ている。ウォートンの症状は「オカルト的な，近寄り難いほどの吐き気」，日に6～7回は横にならなければならないような深刻な倦怠感，体重の減少，頭痛，そして何事も決められないこと，であった。これらの症状は腸チフスのそれに酷似していた。ウォートンは無意識のうちに8歳の頃のトラウマ体験を再現していたのかもしれない。一方，ヴァージニア・ウルフの場合は，再現性の苦痛にさいなまれていたことは明らかだ。彼女は人生を通じて，性的感覚の麻痺と情緒的な麻痺を経験した。クエンティン・ベル――ウルフの自伝作家であり，彼自身がステファン家に属していた――は，ヴァージニアに対するジェラルドとジョージ・ダックワースの性虐待の重大さを過小評価している。彼は，ヴァージニアの性的感覚の麻痺が彼女の体質的な要因によるものであり，持って生まれた傾向であり，あるいはおそらくは遺伝的なものだとしている。しかし，インセストに体質や遺伝が関与しようはずもない。インセストという体験を，子ど

もたちは情緒的麻痺によって，自分の身体を消し去ることによって，あるいは心を逃がすことによって対処しようとするのだということを，今日のわれわれは知っている。彼女の症状は，ヴァージニア・ウルフの心理生理的再現なのだ。そして，この再現は生涯を通して彼女のもとからついぞ去らなかった。

　スティーヴン・キングもまた，トラウマを体験した，創造力に富んだ先達たちとまったく同じように，行動上の再現を示した。少なくとも私はそう考えている。彼の読者たちはこの再現が大層気に入った。少なくともそう見える。キングは自分の読者たちをいじめ，いたぶるのを楽しんでいるかのようである。それだけではない。彼はアメックスのテレビCMに登場する。スライド式の書棚と揺れる食台とともに。あるいは，『Creepshow』（邦題『クリープショー』）では重要な役どころを演じ，『ペット・セメタリー』には墓地の聖職者という端役で登場している。『クリープショー』で彼が演じたジョディ・ヴェリルは，地球外からやって来た緑色の植物にとり憑かれる。この映画の脚本はキング自身の手によるものだ。彼は，彼の読者たちに，自分が破壊される姿をどうしても見せたかったに違いない。

　スティーヴン・キングは，私が行動上の再現だと考えている行動で，自分の子どもたちをも怖がらせている。インタヴューや講演をまとめたアンダーウッドとミラーの本で，彼は次のように語っている。「私がしたいようにするのに役立つのであれば，子どもたちの心に恐怖を注ぎ込むことだって喜んでするさ。たとえば，子どもたちは映画館では前から3列目に座りたがった。彼らは嫌じゃなかったのだろうけど，私は3時間ものあいだ，大量の人の壁がまるで雪崩みたいに背後から襲いかかってくるような気がして，とても嫌だった。そこで，ついにある日，私は子どもたちに『もう3列目には座らない』って言ったんだ。もちろん，彼らは『どうしてよ？』って聞いてきた。そこで私は，映画館のスクリーンには大きな穴が開いていて映画の世界に落ちていくことがある，そうなったら二度とこちら側に戻って来られない，と言った。彼らは不信げな表情で私を見ながら，『うそだあ，そんなことありっこないよ』と言った。そこで私は，『本当さ。いいかい，よく考えてごらん。この映画にどれくらい人が出てる？　あんなに大勢の人にお給料が払えると思うかい？　あの人たちは，本当はスクリーンの穴から落ちて戻れなくなったんだよ』と返した。子どもたちは二度と前列に座ろうとはしなくなったよ。これで一件落着というわけさ」

　ルネ・マグリットに関してもおそらくは再現だと思われる行動があったことは，以前に述べた。彼は，自己の年表を破壊し，また，自分の作品に誤った日付を書き込んだ。一度は，葬儀屋の店先に展示してあった棺桶の中に身を横たえて午後いっぱいを過ごしたこともあった。しかし，ポストトラウマ性の再現を芸術家として行うものの頂点に立つアルフレッド・ヒチコックに比べたら，ルネ・マグリットの再現などはアマチュアの域を出ないと言えよう。ヒチコックの「いたずら」あるいは有名な「悪ふざけ」は，そのほとんどが彼のポストトラウマ性の行動上の再現だと言えよう。彼は，地元の警察署で彼が経験したトラウマ，すなわち「だまし」を何

度も何度も繰り返す必要があったのだ。6歳のとき以来，ヒチコックは自分の知人をだまして監禁するということ魅せられてしまった。そう，テーブルが回転したのだ。

10代の前半の頃，ヒチコックは友人の少年とともに，自分たちが通っている教区学校の下級生の1人を学校の地下室に連れて行った。上級生2人は，下級生のズボンを脱がせ，彼の体をボイラーに縛り付けた。不吉な金切り声を上げながら2人は走り去っていった。その後，取り残された少年は自分の下着の下から聞こえる一連の破裂音に激しく恐怖し，戦慄で身体が凍り付いてしまった。ヒチコックはその少年に気付かれないように，彼のブリーフに点火した爆竹を忍ばせていたのだ。偉大なるロバート・グールド師は，生前，ヒチコックの伝記作家であるドナルド・スポトーに少年時代のこのヒチコックの思い出を語っている。グールドは，ヒチコックの作品は一度たりとも見たことがないと述べたそうだ。理由は言うまでもないだろう。

映画人としての生涯を通して，ヒチコックは自分の作品に登場する俳優たちを，人が入るのは不可能ではないかとさえ思えるくらいの狭い場所——つまり，留置場を彷彿とさせる場所——に好んで閉じ込めた。彼は一度，『The Farmer's Wife』（邦題『農夫の妻』）のキャストとクルー40人を集めてパーティを開いた。彼は，パーティ会場としてウエスト・エンドのレストランの中でもっとも狭い部屋を予約した。もちろん参加者には知られないようにして。さらに彼は，野心に燃える40人の俳優たちをそのパーティのウエイターとして雇い，可能な限り乱暴にウエイター役を務めるようにと彼らに指示した。またこんなこともあった。彼は有名な俳優ジェラルド・デュ・モーリエの楽屋に，プレゼントとしてなんと馬を贈ったのだ。

ヒチコックが生涯を通して行った「閉じ込め」の悪ふざけの中で最悪のものが——これが彼の幼少期の「拘留」体験の再現であることはほとんど自明と言えよう——彼の映画の小道具係の身に降りかかった。小道具係はカメラに縛り付けられたままで一晩を過ごすことができたら，ヒチコックの使っていたベッドを1週間分のサラリーとして貰えるという賭けに乗った。ヒチコックはセットを立ち去る前に，小道具係にブランディを一杯振舞った。そのブランディには下剤が混入されていた。その後，どのような事態になったかは想像にお任せしよう。

ヒチコックは，5歳の頃のトラウマの行動的な再現として，拘留，無力，恥辱というテーマを繰り返し繰り返し選んでいる。一度，女優のエルシー・ランドルフが映画のセットを禁煙にしてくれるようにヒチコックに頼んだことがあった。この願いを聞いたヒチコックは，彼女が電話ボックスに入るというシーンを新たに付け加えた。そのシーンで彼女は，もうもうと煙の立ち込める電話ボックスに閉じ込められてしまったのだ。彼女は体調を崩し，恐怖を感じながらセットをあとにした。ヒチコックの10代になる娘パットが『見知らぬ乗客』のカーニヴァルのシーンで使われる大観覧車に乗りたいと彼に頼んできた。パットはこの映画に，かなり重要な役どころで出演していた。パットを乗せたキャビンが観覧車の最上部に達したとき，

ヒチコックは観覧車を止めるよう命じた。さらに，すべての照明を消させたのだ。観覧車のあるエリアは真っ暗となり，ヒチコックは別のシーンでメガホンを取るためにその場を立ち去った。パットは恐怖に震えた。父親が彼女をそこに置き去りにしたのだ。この置き去りは１時間以上に及んだ。

　『39夜』のセットに初めて入ったその日から，主演のマデリン・キャロルとロバート・ドーナットの間にはぎこちない雰囲気が漂っていることにヒチコックは気付いた。この２人が顔を合わせるのはこれが初めてだった。そこでヒチコックは「手錠シーン」の撮影から入ると宣言し，２人を手錠で拘束した。そしてなんと都合の良いことに，ヒチコックは手錠の鍵をなくしてしまったのだ。この日，２人は１日中一緒にいる羽目になった。

　もちろん，彼の映画史を丹念にたどれば，ヒチコックの「悪ふざけ」の中には私の立てた「トラウマ」仮説には当てはまらないものもあることに気付かれるだろう。たとえば，ゲルトルード・ローレンスのためのディナー・パーティの料理をすべてブルーに統一したり，あるいは，ある有名な俳優を「仮装パーティ」に招待しておいて他の参加者には全員正装させるといったような類のものである。しかし，彼の悪ふざけには主要なテーマがあり，そのテーマが「拘束」なのだ。このテーマは，５歳の少年が体験したトラウマ——留置場に監禁されるという体験——にその起源を持っている。

　ヒチコックの究極の「悪ふざけ」と言われているのは，彼の墓石に刻まれた碑文である。そこには「これが悪ガキのなれの果て」というような言葉が刻まれているらしいが，この言葉はヒチコックの魂を幼児期の苦境に連れ戻すだろう。なんと哀れな人だ。彼の亡骸は永遠にこの呪縛から逃れ得ないのだ。彼は，自らのトラウマ体験をこれからも繰り返し再現し続けることだろう。永遠に（実は，このヒチコックの墓石物語には奇妙な「後日談」がある。私は——これを何という言葉で表現したらいいのだろうか？——「人生を終えて以降の再現」を代表するものとしてヒチコックの碑文を写真に撮っておこうと考えた。そこで，彼の墓石の場所を知るべく，ヒチコック家の所有地の管理者に連絡をとった。数日後，パット・ヒチコックから手紙で回答があった。それによると，ヒチコックは火葬されたというのだ。墓石など存在していなかったのだ！　私が数年前にボストンで耳にした彼の墓石にまつわる話はデマだったということになる。われわれは皆，他者のトラウマに反応して——もちろん無意識のうちに——些細な再現を生じるということを，この話は物語っている）。

　子どもの頃の精神的トラウマは主として四つの形態で繰り返される。そのうちの三つ——夢，遊び，そして行動による再現——については，これまでの三つの章で述べた。そして，第四の形態である視覚像の繰り返しについては，以前，ポストトラウマ性の知覚と記憶に関して論じた際に触れた。現在のアメリカ精神医学会の診断マニュアルは，精神的トラウマの症状・徴候を三つのカテゴリーに分類している。

反復，回避，そして過覚醒である。この三つのカテゴリーのうち，子どもの頃の精神的トラウマの特徴をもっとも顕著に指し示すのは反復，すなわち繰り返しである。かつてセルマ・フライバーグが言ったように「逐語的な繰り返しはトラウマの存在を意味していることが多い」のだ。子どもの場合，あるいは子どもの頃にトラウマ性の体験をしながら何らの治療も受けずに大きくなってさまざまな問題を呈する成人の場合，単調で，逐語的で，特定的な繰り返し——夢，遊び，再現，視覚化——こそが，子どもの頃のトラウマへとわれわれを導いてくれるもっとも確実な鍵となる。

　ポストトラウマ性の行動上の再現には「伝染力」があるのだろうか？　どうもそのようだ。担任の教師が授業でイランの捕虜に関する話をしたとき，セレステ・シェルダンだけではなく，ジャッキー・ジョンソンも身を潜めた。その瞬間，2人の少女は互いに見つめ合った。そして，椅子の下に潜り込んだのだ。ジャッキー・ジョンソンは，セレステ・シェルダンがやったようなカウンターの下への潜り込みや植え込みへの飛び込みではないものの，どうして身を潜めなければならないと感じたのだろうか？　彼女は，教室の反対側にいるセレステから何かを感じ取ったのだろうか。

　とはいえ，この2人の少女はともに誘拐の被害者である。では，トラウマを経験していない子どもにも「伝染」するのだろうか？　どうも，ポストトラウマ性の再現はトラウマ体験のない子どもにも伝わるようである。7人の医学生がヴィクター・マーティンの「否認」に「感染」したのではなかったか？　学校の運動場にいた6年生の子どもたちは，ドナルド・テイラーの「陰嚢タッチ」や「吟遊詩人（すなわち生理）タッチ」遊びに興じなかったか？　ヘレン・サイムズは，4歳のクラスメイトたちの間にヴァギナを触って臭いを嗅ぐという行為をはやらせたではないか。ジャミー・ナイトの友人数名は，ナイトは姿を消すことができると本当に信じたのだ。

　しかし，再現の伝染力に関しては，これらの子どもたちを例に挙げるよりももうお馴染みになった2人の芸術家に任せたほうがいいだろう。スティーヴン・キングは，自分の恐怖と行動が人を引きつけることを大変喜んだ。彼は，読者や観衆が伝染性の反応を示すのを見て，それが成功の確たる証だと考えた。たとえば，アンダーウッドとミラーが彼の次のような言葉を引用している。「人が，私の小説を読んだがために叫び声をあげながら目覚めたなら，非常にうれしい。手にしたクッキーが恐ろしくなって投げ捨てたなら，それはそれで私の勝利を意味するのだろうけど，まあ，そこそこっていうところだろう。究極の勝利は読者が心臓発作で死ぬことだろう。そんなことが起こったら『とんでもないことになって，申し訳ないと思う』と言うだろうし，本当にそう感じるだろう。でも，私の中には『ちくしょう，やったぜ！』って叫ぶ自分もいるんだ」。キングは，自分の作品に関連して実際に三つの殺人が起こったことを認めてさえいるのだ（『キャリー』を模した殺人，『Salem's Lot』（邦題『呪われた町』）を持っていた女性の手による殺人，そして壁に

"REDRUM"と書き記されていたカルト殺人——この文字は「殺人」(MURDER)を逆さにしたもので，キングが『シャイニング』でやった手口である)。「おそらく，『模倣犯症候群』なんだろう。タイレノール（訳注：市販の頭痛薬）に毒物を混入するみたいなもんで，誰かが毒を飲んだ」と，キングは観衆の反応について述べている。

　スティーヴン・キングと同様に，アルフレッド・ヒチコックもまた観衆や友人たちが彼の行動上の再現にどのように反応するかに興味津々であったようだ。彼は，自分の恐怖が人に「伝染」することを望んだ。たとえば，マデリン・キャロルは，手錠でロバート・ドーナットの腕につながれたままでどのようにしてトイレで用を足したのだろうかということに，ヒチコックは大変興味を持ったらしい。翌日，彼はこの２人にこっそり聞いているのだ！　彼には知る必要があった。

　メーン州の高名な精神科医であるダイアン・シェツキー（Diane Schetky）と講演会で一緒だったときのことだ。ヒチコックの少年時代のトラウマのことに触れた講演を終えて演台から遠ざかろうとする私に，次の演者として演題に向かって進んでいく彼女が声をかけた。「ねえ，知ってる？　あなたが今話したこと——マデリン・キャロルとロバート・ドーナットが手錠をかけられたっていうこと——は，まったくもってほんとのことなのよね。昔，夕食の食卓でよく聞いたんだもの」とダイアンは言った。

　彼女の言葉の意味がよくわからなかった私は「それって，どういうこと，ダイアン？」と聞いた。

　彼女はクスクス笑いながら言った。「マデリン・キャロルは私の２番目の母親なのよ。ヒチコックの例の『悪ふざけ』は本当にこたえたらしいわ。私たちにそう言ってたのよ」

　おわかりだろうか？　「話すこと」もまた，ショッキングな出来事の後に現れる繰り返しの一つの形態であり得るのだ。ヒチコックは，少なくとも微細なトラウマをマデリン・キャロルに与えたのだ。彼は，自分自身の少年時代の拘留体験でもって彼女にかすり傷を負わせた。その後の彼女は，どうしてもその話をしなければならなくなったのだ。おそらくは何度も。

第4部

子どもの頃の精神的トラウマの治療と伝染

第14章

治　　療

「5年が経った今，子どもたちの様子はどうですか？」
「まあ，問題なしだね。女の子のうち2人は結婚したよ」
　　　　　　　　　　　ジャック・ウィン（チョウチラのバス・ドライバー）
　　　　　　　　　　　　　　　　　　テレビのニュース番組で（1981）

　1981年の6月，サンフランシスコにあるカリフォルニア大学（UCSF）で医学部卒業生主催のダンスパーティが開かれた。私はUCSFで教えているので，可能な限りこの種のパーティには参加するようにしていた。このときのパーティはなかなか良かった。いつもはみんな食べてばかりでダンスはほとんどなかったが，このときには両方あったからだ。10時になる頃，精神科の卒業生の1人が私のところにやって来て，チョウチラの子どもで死んだ子どものことをどう思うかと聞いてきた。「何のこと？」と私は聞いた。「誰のこと？」「何があったの？」。私の頭は奇妙な感じがした。

　「どのような経過だったかは知らないけど」と，その青年は言った。「でも，女の子だったよ。『ジョンソン』とか『ジャクソン』とかいう名前だったかな。今日ここにやって来る車の中でラジオを聴いてたらそんなニュースが流れてたんですよ。工場の事故だったか何かだと思ったけど」

　私はじっとしていられなかった。そんなことがあった夜に楽しんでいられる人なんていようか？　ジャッキー・ジョンソンが何らかの事故に遭遇したらしい。しかし，ニュースの全体像はいまだはっきりしていない。ジャッキーは，土曜日ごとにマーシッドやモデストの大きなショッピング・モールに買い物に出かけるようなタイプの女の子だった。彼女は，学校ではチアリーダーをやっていたが，どちらかというと物静かで落ち着いた生活をしていた。つまり，私が知っていたジャッキーには，「工場事故」という言葉がどうしても当てはまらなかったのだ。彼女の弟のジョニーの場合は違っていた。彼はチャンスに賭けるタイプだった。と言うのは，彼はチョウチラの事件でヒーローになれるチャンスを見逃してしまったのだ。そのため，彼はヒーローになる「次のチャンス」を見逃すまいとしていたのだ。彼は，まるでピアノの巨匠のように生活をそのための鍛錬の場としていた。私はラジオのスイッチを入れた。何があったのかを知るまでにさして時間はかからなかった。

　その卒業生の情報はほとんどの点で正しかった。彼はジョンソンという名前を正確に記憶していた。「工場の事故」というのも間違っていなかった。彼が誤認して

いたのは，被害者の性別と下の名前であった。ジャッキー・ジョンソンではなくジョニー・ジョンソンだったのだ。ラジオは，15歳のジョニー・ジョンソンが，父親の経営する工場で，トラックの荷台昇降機の事故に巻き込まれて死亡したと伝えていた。彼は，トラックから荷物を降ろしているときに昇降機がこわれ，積荷と壁に挟まれて圧死したのだ。ジョニーだ。わかった。ジョニー・ジョンソンが死んだのだ。私はベッドに横たわったが，なかなか眠れなかった。

　誘拐されたのはジョニーが11歳のときだった。なかなか頭のいい少年で，1976年6月以前は，コメディアンのように皆を笑わせるのが好きだった。誘拐されている間の彼は，他のみんなと同じように振舞った。ただ，誘拐犯にバスの後部へ行くように命じられた際，彼独特のおどけた調子で「誰が行くの，あっ，俺？」と返したのと，誘拐犯が彼の靴を奪った際に「これで，あの靴の臭いを嗅がなきゃいけないのは，ボクじゃなくてあいつらになったってわけだ」と言いはしたが。年長の子どもたちが「穴」からの脱出を試みることを決定した際，ジョニーはこの決定のための議論に参加させてもらえなかった。それでもジョニーは，自分の頭上の狭い空間で作業が進められているのを見たとき，手伝うと申し出た。しかし，「穴」の中の誰かが「無理だよ」と言った——ジョニーは力がないし太り過ぎているから，と。「無理だよ」という言葉が彼を傷付けた。その理由がさらに彼を傷付けた。力がない，太り過ぎている。

　カール・ムリオは掘り続けた。彼はジョニーよりも1学年下だった。そのジョニーが，上級生で太っちょのジョニーが「穴」の下にいてムリオが掘った土砂を除けるという作業をしている。彼は誰にも聞こえないように歯ぎしりをした。無心で作業を続けるうちに，彼の頭にはかつて父親と見た映画，『ダーティ・ハリー』が浮かんだ。ジョニーは，数年前に父親に連れられて『ダーティ・ハリー』を見に行った。子どもたちを乗せたスクールバスが殺人犯に乗っ取られるクライマックス・シーンで父親が邪魔をした。「こんな目にあったら**お前ならどうする？**」と彼は聞いてきたのだ。『ダーティ・ハリー』にまつわるこの父親の言葉を彼は心から追い払うことができなかった。土や石をどかしながら彼は考えた。友達を助けなきゃ，すぐに，手際良く。父親の質問に対する答えは，これしかなかった。もっと痩せておくべきだった。強くなっておくべきだった。準備ができてなきゃいけなかった。ヒーローになる準備が。

　私が初めてジョニーに会ったのは1977年の冬だった。そのとき，彼は体を鍛えて強くなろうと決意していた。彼は，暇なときにはいつでも薪を割ったり，重たいものを持ち上げたりしていた。その冬，「チャールズ・アトラス・ボディビルディング・クラブ」のコースに申し込んだんだと，彼は私に話した。その費用は自分の小遣いから捻出したと，彼は言っていた。しかしその後，彼を意気消沈させることが起こった。「チャールズ・アトラス」から「本格的な筋トレは14歳からが適しています。12歳では早過ぎます」との返事が返ってきたのだ。しかし，ジョニー・ジョンソンは，チャールズ・アトラスが指定する年齢まで待てなかった。彼は，今

すぐ始めねば**ならなかった**のだ。

　1977年の夏までにはもう、ジョニー・ジョンソンはよりスリムに、頑強になっていた。彼は寸暇を惜しんで、家の庭のフェンス・ポストを相手にパンチを打つというエクササイズを続けていた。ジョニーには、ヒロイズムを求める一途な努力を止めさせるための精神科の治療が必要だったのだろうか？　確かに、彼の性格には一定の変化が見られた。しかし、1977年の時点では、そのために精神科の治療が必要だというふうには思えなかった。彼はトラウマを受けた。しかし、チョウチラの他の子どもに比べて彼の状態が悪いとは考えられなかった。何らかの性格変化を示した子どもは19人いたが、他の子どもたちと比べてジョニーの変化がとりわけ顕著だというわけではなかったのだ。

　1980年の春に私が彼に再会した時点で、彼の性格の変化はさらに顕著なものとなっていた。ジョニーは思春期に入っていた。思春期という段階が彼の人格の変化を固定化したように思われた。1980年に私が彼に会ったその日、彼は「クラスの道化者」とのロゴが入ったTシャツを着ていた。しかし、彼の飛ばす軽口はあまりにも極端で辛らつなものであったため、うまく受けることができなかった。ジョニーは自分が頭の良いことを知っていた。しかし、彼は、農場に水を撒いたり、牛に餌をやったり、あるいは高校入学後にフットボール・チームに入るための練習をしたりして1日を過ごしていると言った。彼は、筋トレの時間以外は、コメディアンとしての技能に磨きをかけるための訓練に励んでいた。実際に、『Jaws』（邦題『ジョーズ』）をもじった『噛み付き』（gnaws）というタイトルで、巨大なビーバーに町が乗っ取られるというパロディ作品を書き上げていた。この茶番劇の中心となるテーマは彼のトラウマ体験に関係したものであった。彼が、大量のジョークと筋力によってトラウマを懸命に乗り越えようとしていたことは明らかだった。誘拐されたときのジョニーは、2〜3回、ジョークを飛ばした。今の彼は、ジョークを繰り出すことに強迫的にすらなっていた。彼はヒーローになる機会を逸した。今の彼は、いつでもヒーローになれるよう準備を怠らなかった。トラウマは、現在の彼の生活のそこここに生きていたのだ。しかし、彼自身はそのことに気付かないでいた。両親もまた、気付いていなかった。

　1979年の夏、ジョンソン家にある筋の遺産がもたらされ、ジョニーの父親はその金で配管設備関係の工場を買い取った。1980年、高校に入学したジョニーは、父親の工場でアルバイトを始めた。少年は、自分が強くたくましくなったことを誇りに思っていた。その秋、彼は私に「もっと強くなるために鍛えてるんだ」と言った。「工場での作業は『男』の仕事さ——いや、『ゴリラ』の仕事だ。俺たちは『ゴリラ』集団だ！」

　脳を筋肉で、あるいは深刻さをおかしさで覆ってしまおうとの、彼の過剰なまでの選択が、最終的にはうまくいかなくなる可能性があることを何とか彼に理解させようと、私は努力した。彼は、非常に優秀な知能を持っていたにもかかわらず、成績は次第に下がっていった。ジョニーの将来に対するイメージは、他のチョウチラ

の子どもたちと同様，非常に漠然とした，曖昧模糊としたものであった。彼には「その日」しか見えていなかった。そのため，彼は，勉強に何の意味も見出せないでいた。学校で人生の目標をテーマにした作文という課題が出されたとき，ジョニーは「俺が生まれたことで，俺の両親は何がしかを成すことができた。もし俺が生まれてなかったら，両親は1日中スクラブル（訳注：文字タイルを並べて単語を作るゲーム）をやってただろう。将来の目標は，今のところ，不明だ」と書いている。私は，ジョニーに現在の行動様式の再考を求めたが，結局うまくいかなかった。彼は自分のやり方が気に入っていたのだ。彼の両親もそうだった。事故で亡くなる2週間ほど前に私は彼に会っていたが，そのときの彼は，いつものごとく，私をさんざっぱらからかった。フレズノ・ビー紙の記者がジョニーをインタヴューして，事件から5年が経過した現時点で彼に何らかの恐怖が残っているかと聞いた。「いいや」と答えた彼は，皮肉たっぷりに「ただ，精神科医が怖いけどね」と付け加えることを忘れなかった。

　チョウチラの誘拐事件は，ジョニーに「スター」への野心を植え付けた。その瞬間から，彼の「ヒーロー」への道を追い求める旅が始まった。彼は，子どもたちのヒーロー，ボブ・バークレイを崇拝し，毎日，セントラル・ヴァレー紙のスポーツ欄でボブのロデオ記録のチェックを怠らなかった。ボブの戦績が気になるときには，ジョニー・ジョンソンに尋ねるのが確実であった。「ボブは今，『ジュニア』の7位につけてる」とジョニーは答えてくれた。ジョニーの情報は正確であること請け合いだった。また彼は，「スター」への道の探求も忘れなかった。ジョニーは，ホモセクシャルの誘拐犯，ケネス・パーネルに7年にもわたって監禁されたスティーヴン・ステイナーに電話をかけた。ジョニーが電話したのは，スティーヴンが新たに誘拐された5歳の少年を連れてケネスのもとからの脱出に成功した直後のことであった。「俺，彼と話したとき，まるで彼が映画スターみたいに思えて，すっごく緊張して言葉がうまく出なかったよ」と彼は私に言った。ジョニー・ジョンソンにとって，あらゆる種類のヒーローが崇拝の対象であることは明白だった。彼はヒーローになるチャンスを虎視眈々と狙っていた。「次」のチャンスを心待ちにしていたのだ。

　ヒーローになりたいという彼の夢は，ジョニーに致命的な打撃を与えることになった。彼は，父親の工場に出入りする排水管の重荷を扱う「ゴリラ」たちの集団の中で朽ち果てた。彼は，相当の重量がある荷を担いでいる最中に起こったトラックの昇降機の事故に巻き込まれて圧死した。1トン以上もの重量がある積荷が彼の体を壁に叩きつけた。もしこれが熟練の成人であったならうまくよけることができたのか，あるいは，こうした最悪の事態にどう対処すればよかったのかという疑問はいまだ解けないままである。しかし，私は思う。もしジョニーが「ヒーロー」にとり憑かれていなかったなら，彼はそういった場所にいたはずもなかったのではないかと。

　ジョニー・ジョンソンは「ヒーロー」として死んだ。カリフォルニアのテレビや

新聞はこぞって彼の死を報じた。彼の死亡は，ちょっとした映画俳優や引退したスポーツ選手の死亡並みの扱いだった。ジョニーはヒーローとしての扱いを受けた。しかし，彼自身はそのことを知る由もなかった。

　チョウチラでの誘拐事件の後，ジョニーは一生涯であるかないかのすごいチャンスを逃したと感じ続けた。そして，彼が死んだのは何でもない「ゴリラ」としての日常業務をこなしているときであった。彼の観点からすれば，この業務はヒーローになるための単なる準備に過ぎなかったはずだ。私はジョニーを失った。彼のことはよく覚えている。彼が，私との短いやり取りだけではなくて，丁寧な精神療法を受けていてくれたら事態は変わっていたかもしれない，と思ってしまう。しかし，こんな結果になることを誰が知り得ただろう？　こうしたことはいつ起こるとも知れないのだ。

　トラウマを経験した子どものうちで，どの子に治療が必要だと判断する基準は何なのだろうか？　ジョニー・ジョンソンの死は，私に貴重な教訓を与えてくれた。子どもの頃のトラウマの結果，大きな人格の変化が生じた場合には丁寧な治療が必要となるのだということを。この「ルール」によれば，虐待され，不適切な養育を受け，あるいは性的な虐待を受けた子どもにはすべて，治療が必要だということになる。彼らのほとんどが人格の変化を生じるからだ。怒りに満ちた人格，恐怖に震える人格，境界性の人格，あるいは麻痺を生じた人格などなど。こうした変化は，実際のところ，非常に広範囲に及ぶ。

　もちろん，彼らに対して何らかの治療を提供することにはさまざまな「障害」が付きまとう。慢性的で反復的な長期わたる虐待にさらされた子どもの多くは，州や郡が親権を持つことになる。彼らの多くは里親家庭や小規模の施設で養育される。こうした子どもに集中的な精神療法を提供するための費用は計上されていない。さらに悪いことに，彼らの主治医がその治療費を子どもやその家族に求めるつもりはない場合でも，子どもをそういった医者のもとへ連れて行く手段がなかったりするなど，彼らを定期的に治療することができない場合も多い。研究者たちは，こうした子どもが大きくなって他の子どもに被害を及ぼす可能性が高い，あるいは，反社会的な行動を示したり，挙句の果てに殺人に及んだりする可能性が高いと指摘する。まさにそういった子どもが必要な精神療法や心理療法を受けることができない，といった事態がしばしば起こるのだ。

　しかし，もっとめぐまれた状況にある子どもですら，長期にわたる虐待の結果として生じる人格の変化を示すことがある。ヒルガード保育園で被害を受けた子どもたちや幼稚園で悪魔的な儀式の被害にあったヘレン・サイムズが，こうした例に当てはまる。私は，リロイ・ヒルガードの子どもポルノの「スター」になった子どもたちが精神療法のために必要な費用を得られるようにと考えて，裁判で証言台に立った。証言台で私は，子どもたちにはすぐにも精神療法が必要であること，彼らが思春期に達して性的な関心が芽生えた段階でさらなる精神療法が必要になるだろう

第14章　治療

こと，そしてさらに，自分自身が子どもを育てるようになった頃にも精神療法が不可欠になる可能性があることを述べた（つまり，人生のこういった段階で，子どもの中でしばらくは眠っていたトラウマが再び活動を開始する可能性があると考えられるのだ）。しかし，こうした治療の費用を捻出できるという人はほとんどいない。民事訴訟でこうした費用の補償を求めていなかった場合には特にそうである。だから，長期にわたる虐待を繰り返し受けた子どもに対して親がしてやれる最大の援助は，子どもたちが適切な治療を受けられるようにすることなのだ。長期にわたる虐待を経験した子どもが歪んだ人格特徴を身につけてしまう可能性は高い。そしてそのために，適切な治療を受けられる可能性は低くなってしまうのだ。そうした子どもたちに対して，周囲にいるものが適切なケアを提供することができない場合には，精神科のクリニックが，特に大学病院の精神科や臨床心理学科と連携していたり，あるいは大学病院の研修課程を担っているクリニックが，家族がまかなえる費用の範囲で適切な治療を提供するべきなのだ。

　しかし，深刻な人格の変化をもたらす可能性が少ない1回限りのトラウマ性の体験に関してはどうだろうか？　今から考えると，ジョニー・ジョンソンの人格変化は周囲の注目を集めた。しかし，多くの場合，単一の精神的トラウマを経験した子どもの親が気をつけなければならないのは，こうした人格変化の徴候ではない。もっと別の症状なのだ。子どもはひどい悪夢を見ていないだろうか？　睡眠の問題は？　同じ遊びをむっつりとした表情で単調に繰り返していない？　何かに怯えたふうでは？　チョウチラの子どもたちが経験したみたいな，トラウマ体験に特定的な恐怖は？　自分の将来に対する子どもの態度はどうだろうか？　もしあなたが，その子のことをよく知っているのなら，たくさんの質問を子どもにしてみることができるだろうし，さまざまな状況での子どもの行動を詳しく観察することも可能であろう。これまでに，その子は，何か説明のつかないようなことや奇妙なことをしたことはなかっただろうか？　子どもの頃のトラウマによる数ある症状の中で，もっとも問題となり，かつ危険なものと言えば，言うまでもなく，再現である。子どもが超自然的な力や感覚を身につけてはいないだろうか？　子どもが書く作文や物語，日記，あるいは詩は，どういったテーマのものだろう？　その子にはどんなファンタジーがあるだろう？　どんな絵を描くだろう？

　子どもに精神療法や心理療法が必要かどうかを判断するにあたって，親が子どもの症状を数え上げて医者のもとに「連れて行く，連れて行かない」を決めるといったことは，あまり好ましくない。こうした決定は症状の「数」ではなく，その深刻さの程度に基づいてなされる必要がある。子どもは，ある一定の発達段階で恐怖を示すようになるものだ。恐怖の対象がかなりの数に及ぶこともままある。問題なのは，その恐怖がどの程度強烈かということである。恐怖のせいで何か重要なことができなくなっているだろうか？　子どもは誰でも「ごっこ遊び」をする。その「ごっこ遊び」が，何か奇妙で，常に同じ遊びの繰り返しで，非常に強烈な印象を与えるものになっていないだろうか？　とっても恐ろしい遊び？　毎回同じ繰り返し？

危険な遊び？　子どもは誰でも将来に不安を持つ。でも，この子は将来に対してあまりにも悲観的になり過ぎていないか？　その悲観が，時間が経ってもあまり変化していないのでは？

　子どものことを精神科医に診せるべきかどうかについて親が判断を下すとき，かかりつけの開業医や病院の救急処置室の医師，あるいは小児科医が何らかのアドバイスをくれるかもしれない。しかし，こういった一般科の医師たちは，子どもの頃の精神的トラウマがどういった徴候や症状を示すのかについて，全面的に信頼のおける合理的な判断を下すに足る十分な知識を身につけているとは限らない。「子どもがトラウマを受けているかどうかという判断をする場合には，かかりつけの医師に相談しましょう」とのアドバイスができるようになるには，あと10年かそこら待つ必要があろう。ゆくゆくは，かかりつけの家庭医や小児科医が——もちろん優秀であればの話であるが——子どもの精神的なトラウマを同定することが可能になろう。子どものトラウマはこれからますます重要な問題となってくるのだから。しかし，それまでの数年間は，まず子ども専門の精神科医のオフィスを訪れて，診断のための診察を受けることから始めなければならないかもしれない。精神科医が子どもの親から子どもの成育歴を聞き，子どもに必要な検査やプレイをし，子どもと家族の様子を把握するのに，だいたい3回から4回の診察が必要になろう。これくらいの時間をかければ，子どもにトラウマ性の問題があるかどうか，治療が必要かどうか，どのような治療が適切かが判断できよう。こうした診断のプロセスでは，医者が質問し，子どもや家族が答えるという作業が繰り返される。一方で治療においては，医者と家族が力を合わせて，その症状の緩和を目標に，できる限り痕跡が残らないようにトラウマ性の記憶からの回復を目指すということになる。

　振り返ってみれば，1977年と1980年に私がチョウチラで提供したささやかな治療は，良くも悪くも，子どもたちにはほとんど何ももたらさなかったと言えよう。あの時点での私の基本的な目的は研究であって，治療ではなかった。確かに子どもと話し，精神医学的な説明をし，いくつかのアドバイスを与えたり解釈的なコメントを提供したりといったことはあった。また，誘拐された子どもの親とも話し合った。しかし私は，子どもたちに会った時点で彼らの心に何が起こっているのかを十分に理解してはいなかった。私は，研究の段階が一つ終わるたびに，手にしたデータを相互に関係付けながら理解しなくてはならなかった。子どもの頃のトラウマをどのように治療するのかに関して，当時は十分な知識がなかった。治療に関する知識は，そのトラウマがどのような結果をもたらすかに関するデータの蓄積を待たねばならなかったのだ。このチョウチラ研究のおかげで，その後に起こったトラウマ性の出来事の被害を受けた子どもたちは，より良い治療を受けることができた。しかし，不幸なことに，チョウチラの子どもは受けられなかったのだ。

　今から思えば，チョウチラの子どもたちの「面接」でこうしておけばよかったと思うことがいくつかある。たとえば，子どもから話を聞くのにおもちゃをたくさん

持って行っておけばよかったであるとか,子どもがそうしたいと言うなら絵を描いてもらったり,プレイをしてもらえばよかった,といったことである。あるいは,子どもの性格の変化にもっと注意を払うべきだったということもある。さらに,親たち全員に治療への参加を求めるようもっと努力すべきだったとも思う。とはいえ,当時私が重要視した点は,その当時も今も変わっていない。チョウチラでの面接の最たる目的は研究的な探索だったのだ。私は,初めてチョウチラを訪れて親たちに会ったときに,まずこの点を強調した。チョウチラで私はさまざまなことを行ったが,研究という目的が最優先されるという点は最後まで変わらなかった。

　チョウチラでの研究でわかったことの一つが,トラウマ性の出来事が起こってからその後何もしない期間が長引けば長引くほど,トラウマを受けた子どもやその家族は治療を受けようとする意欲を失っていくということである。誘拐事件が起こってから私がチョウチラを初めて訪れるまでに5カ月が経過していたが,この5カ月という時間ですら長過ぎた。子どもたちは,事件後,新たなグループを作り,自分たちが「何でもない」ようなふりをしていた。子どもたちのみならず家族までもが抑圧のための壁を張りめぐらせていた。それどころか,コミュニティそのものが壁を造った。私が最初の研究を終えてから3年半後に再びチョウチラに戻って来たときには,この壁はあまりにも高くなり過ぎていてほぼ登攀不能の状態に,あるいはあまりにも厚くなり過ぎていてほぼ貫通不能であるように思えた。

　こうした壁の存在についてはこれまでにもいくつかの例を示してきたが,ここでもう一つ例を挙げよう。4～5年後のフォローアップのためのプロジェクトを計画した私は,チョウチラ研究の財政的な援助を求めるべくローゼンバーグ財団にコンタクトをとった。財団は,アルヴュー－デイリーランド教育委員会が1976～1977年のプロジェクトと同様,研究費の提供を行っていると教えてくれた。しかし,アルヴュー－デイリーランド教育委員会の審査部は研究費の提供を拒否した。「子どもたちは,十分過ぎるほどの経験をした。もうそっとしておいて欲しい」。その結果,私は学校の援助なしにフォローアップのための研究を実施せねばならなくなった。研究資金も自腹だ。1980年から1981年にかけて,私は子どもや親と,暑い日も寒い日も,公園の硬いベンチに腰を掛けて話さなければならなくなった。研究にはもう一切のかかわりを持たない。学校はそう結論した。

　トラウマが襲った後,防衛は急速に強まる。人々は,自分が異常であったり,傷付いていたり,あるいは変わってしまったとは考えたくないものだ。親たちは,子どもの成績にさしたる変動がないことを見て安心する。さらに彼らは,自分の友人や親戚たちが「あの出来事をもう一度掘り返したくはない」と思っていることをすぐに見出す。トラウマとなった出来事以前に「何の問題もなかった」家族は,自分たちがその出来事の後に変わってしまったと認めたがらない。そんなこと,フェアじゃない。彼らはそう考える。そして,まさしくそうなのだ——フェアじゃない。「問題のない」子どもを精神科に連れて行くなんてとんでもない。親たちはそう結論付ける。しかし,この結論はおそらく正しくない。その後の子どもの生活や人生

は，それが「問題がある」ように見えるか否かにかかわらず，トラウマを中心に構成されることになるのだ。

　チョウチラを離れて後，私は，子どもたちの生活や人生があのスクールバス誘拐事件を中心に展開し続けているという事実を知ることになる。親が私のところに電話をよこしてそう教えてくれた。一度は，子ども自身が電話してきた。隣人や，あるいは祖父母が電話してきたことも2～3度あった。新聞やテレビの記者がチョウチラで何が起こっているのかを私に教えてくれることもあった。一度は医者が電話してきたこともあった。そして，彼らが私に語った事柄の大半は，あの悲劇との関係を示唆するような内容だった。

　1981年の夏までに，チョウチラの女の子たちのうちで2人が結婚した。15歳と16歳であった。2年後，3人目の女の子が遠く離れた州で結婚した。15歳であった。彼女たちの母親や姉妹は，高校中退して結婚するといったことはしていなかった。彼女たちは，どうやら，人生の目標に向かって努力をするだとか，自分の人生や生活を向上させるために努力するといった能力を失ってしまったようだ。「将来がないような感覚」が，かなり若い年齢での結婚という具体的な形をとって現れた。

　15歳という年齢は，チョウチラの子どもたち数人にとって，特に困難を経験させられた時期だったようだ。15歳のとき，レスリー・グリッグソンは公的機関に行き，自分が家族から虐待されていると訴えた。警察が関与することになった。レスリーは里親家庭で生活することになった。レスリーの母親は，数度，私に電話をかけてきてこの話をした。グリッグソン家と地区検察官との争いは1年以上も続いたが，少なくとも私が知る限りレスリーの訴えが事実であるか否かは明らかになっていない。しかし，少なくともレスリーは「旅するバービー」の遊びを現実のものとしたのだ。「旅するレスリー」として彼女は家を離れ，無事に別の場所に到着した。「無事に」──これこそ，当初からの彼女のテーマであった。数カ月後，レスリーは両親に電話して自分を家に戻してくれるよう頼んできた。しかし，両親にはどうしようもなかった。事態は彼らのコントロールをはるかに超えてしまっていたのだ。

　人生は進んでいく。その展開には，子どもの頃のトラウマとは無関係な要素が影響することは言うまでもない。ベンジ・バンクスは非行少年たちのための施設に入所した，とある記者が教えてくれた。彼の反社会的行為は，チョウチラでの誘拐とは直接は関係していないようであった。しかし，チョウチラでの誘拐事件は，まるで非常に繊細な金属製の繊維のごとく，子どもたちのその後の人生に織り込まれているかのように私には思える。「将来がない」という感覚がさまざまな出来事の中核に存在した。ある少年は山奥で1人で暮らしたい，と私に言った。そうすれば，もう誰にも傷付けられないですむから，と。彼はコンピュータの技師になって，シエラ山脈の山奥にオフィスを持つ計画だと言う。電話とコンピュータにかかるコストがもっと安くならないと到底不可能なプランだ。ある女の子はプロの写真家にな

りたいと言った。しかし，この子は，誘拐されたことによって将来というものに対する信用を失い，また，過度の受動性を身につけてしまったがため，お小遣いを計画的に貯めてカメラを買うということもできず，あるいはクラスのみんなの写真を撮ってあげるといったこともできなかった。また，彼女は，絶対にチョウチラを離れたくなかった。「世界」はあまりにも危険に満ちた場所だと感じていたためだ。彼女はまだ小さくて多くの可能性を持っているはずではあるものの，この「世界」に対する態度は，プロの写真家として成功する可能性を著しく下げることになろう。

　しばらくの後，ボブ・バークレイはロデオ大会に出場しなくなった。試合に賭けるギャンブラーたちの一群や，「乱暴」な選手たちの重圧を受け，彼は次第に周辺的な存在に追いやられていったのだ。こうした圧力から逃れるように，彼はいくつかの州をさまよった。ボブもまた，あの不運なスクールバスに乗った仲間たちと同じように「先の見えない」人生を歩み始めたのだ。ボブですら，「悪者たち」から逃れることはできなかった。永遠に。彼は再現を続けたのだ。ヒーローですら──ジョニー・ジョンソンはそのことに気付いてはいなかったが──トラウマに抗する力を持ち得なかった。ヒーローである前に，被害者だったのだ。

　この非常に長い物語に終止符を打つのは，とても悲しいものである。しかし，当然のことながら，彼らの物語はいまだ完結を見たわけではない。チョウチラの子どもたちは，いまや成人年齢に達しつつある。私が報告したのは10代後半の状態だ。彼らを取り巻く環境のほとんどが「正常」なものであるにもかかわらず，彼らはかなりの困難を抱えていた。チョウチラの被害者の多くは，10代の後半に比べると比較的安定した状態になると思われる20代後半という段階にはまだ達してない。テリー・ソーントン，マンディ・ヴァンダースタイン，ビリー・エステスといった子どもたちは，10代後半の課題と言われているものをさしたる困難もなく乗り越えたように思える。少なくとも私が聞いた限りでは。私は，もし可能ならチョウチラの子どもたちの15年後，20年後をフォローしたいと思う。彼らの人生がいったいどのようなものになっているのか，そのときにはもっと明確に知ることができよう。しかし，彼らのほとんどは，私との関係をもう終わりにしてしまったのではないかと感じる。少なくとも，最後に彼らに会ったとき，私はそういった印象を持った。成人した彼らが再び心のうちを語ってくれるかどうかはわからない。たぶん無理だろうという気がする。私がチョウチラを後にしたとき，「壁」はあまりにも高く厚いように感じられた。まあしかし，やれるだけのことはやってみよう。この次，誘拐された「子どもたち」に出会うときには，治療についての私の知識は今よりもずっと増えていることだろう。そして，彼らもまた，もっと多くのことを知るようになっているはずだ。彼らは全員，立派な大人に成長しているはずだから──哀れなジョニー・ジョンソン以外は。

　何年も前──私がチョウチラの子どもに出会うずっと前──子どものトラウマの

ケースで司法的な関与がなされ，そのプロセスで私自身が原告側，あるいは被告側の専門家証人としてかかわった13の事例について分析したことがある。そのとき私が特に関心を抱いたのは，彼らの「トラウマ」に関する民事訴訟の結果，子どもたちが手にした「お金」がどのように使われたのか，ということであった。こういった場合，精神科医として出廷し，子どもたちが何らかの「ダメージ」をこうむっており子どもにはその情緒的な傷付きから回復するための費用が支払われるべきだという意見を述べるわけである。そして，子どもを巻き込んだケースの場合には，こうした「情緒的傷付き」は何らかの精神的トラウマになっていることが多い。恐ろしい体験がもたらした影響に対する医学的な治療を子どもたちが受けるためには一定の費用が必要なのだと法廷で証言した後，子どもたちがそのお金でどのような治療を受けているのだろうかということが，私は気になったのだ。深い精神的な傷を受け法廷に登場した13人の子どもたちを私がフォローアップしたのは，1966年から1975年にかけてのことであった。その頃の治療は今ほど洗練されたものではなかった。しかし，それでも長期の集中的な治療のモデルがなかったわけではない。

　この13人の子どものうちで，裁判が開始される**以前に**何らかの治療を受けていた子どもが5人いた。5人のうち3人は，裁判所に出向く前から適切で十分な治療を受けていた。残りの2人は，家族の経済的な状況のため，あるいは法廷に先立って子どもが治療を受けることに弁護士や医者が消極的であったため（訳注：法律家の中には，裁判に先立って子どもが治療を受けることによって症状が軽快した場合に賠償が引き出せなくなる可能性を危惧するものがいる），短期間のごく簡単な治療しか受けていなかった。私が知る限り，この2人の子どもは治療によってほとんど何の利益も得ていなかったようだ。1人はソーシャルワーカーと数回会っただけで，継続的な治療には至らなかった。その後，この子は自殺を試みている。もう1人は精神科病院に2週間ほど入院したが，その後は精神科医に会っていない。

　法廷で私が関与したケースでその後のフォローが可能であったのは，私が原告側の専門家証人をして証言できた7ケースであった（私が被告側の証人となった6ケースについては，私が子どもと「反対側」の人間だということでフォローアップができなかった）。裁判所が子どもの治療費を認めた場合，そのお金は信託に付され，親が子どもの治療を求めた場合に限り信託口座から治療費として支出される仕組みになっている。私が原告側として証言した7人のうち2人にはかなり小額の治療費が認められた。その費用から弁護士費用が引かれ，結果的には精神科医による治療を受けるための費用はほとんど残らなかった。その後，この2人が無料の精神科医療や収入に応じて費用を減額する制度を利用した形跡はない。すでに述べたように，大学の医学部と提携したクリニックや研修医の臨床の場である病院ではそうした治療が可能であったにもかかわらず，である。3番目の子ども（キャロライン・クラマー）に対する私の治療は，判決の後，数週間は続いた。しかし，その後，彼女はぷっつりと私のオフィスに姿を現さなくなった。彼女は予約をキャンセルしがちに

なり，やがて，私のスケジュールブックから完全に名前が消えてしまった。彼女のケースが法廷に上った段階で，彼女の治療はすでに最終段階に入っていた。しかし，彼女との治療関係がこんな形で——「さよなら」を言うことなく——終わりになろうとは思ってもみなかった。

7ケースのうち3ケースでは，信託に付されたお金に手がつけられることはなかった。私が電話を入れてみたところ，子どもを治療に連れて行く気はないと親たちは言った。この子どもたちが治療を受ける可能性があるとしたら，それは，彼らが成人となって自らが治療を求めたときでしかない。7ケースのうち残りの1人——ガスの爆発事故に巻き込まれた少年——は手にしたお金を使って雑貨屋を入手していた。私が，遠く離れたアイオワ州で彼の母親の所在を何とか突き止めたときには，彼はすでに成人になっていた。彼はガス事故で道の端から端まで吹き飛ばされていたのだが，身体的な負傷はなかった。しかし，その後の彼は「人が変わったように」終始何かに怯えていた。「いまだにとっても変なのよ」と母親は電話で言った。彼はトラウマを受けたのだ。私と母親は合意した。「そうね，でも，まあ，そのおかげであの子は自分の店を持てたわけだし……」と彼女は言い添えた。

この私のささやかな調査から次の結論が導き出せる。裁判が開始される以前にトラウマをこうむった子どもを治療に連れて行く家族の場合には，不適切な治療しか受けられないリスクを負う。しかし，子どもが適切で十分な治療を受けられる可能性もあるのだ。一方で，裁判が終わって判決が下されるまで治療を待つ家族の場合には，結局のところ，子どもを精神療法の場に連れて行く可能性はきわめて低い。トラウマを受けた子どもが成人になるまで待つような家族の場合，成人となったかつての子どもは「精神療法」よりも「雑貨屋」を買うようだ。これまで見てきたように，トラウマの治療において，「時間」は非常に重要な意味を持つ。時間が経過すればするほど，完全な治療を受けられる可能性は低くなるのだ。

トラウマを受けた子どもの治療を手控える。これは，私たちが行い得る行為の中で，おそらくは最悪の選択だろう。トラウマは，通常，ひとりでに「良くなる」ことはない。放っておくと，トラウマは心の奥底にどんどんと潜り込んで行き，その上をさまざまな防衛や対処のための方策が覆い尽くすことになる。抑圧，置き換え，過剰な一般化，攻撃者との同一化，乖離，受動的攻撃性，打ち消し，自己麻痺などが表面に現れる。実際，こうした防衛や方策が動き始めると，一見トラウマが良くなったと「見える」ことはある。しかし，トラウマは確実に子どもに影響し続ける。子どもの性格，夢，性に対する感情，人への信頼感，あるいは将来に対する態度などにその影響は見て取れる。賭けてもいい。まあ，天才的な才能を持っている子どもだとしたら，トラウマが織り込まれたテーマを持つ一連の作品が世に出るかもしれない。しかし，そういった場合でも，トラウマの適切な治療が行われていたなら，この天才の手による作品はもっと普遍的で多様な価値を備えたものとなるだろう。

シャーロット・ブレントの両親は，この幼い女の子がサンフランシスコの海岸を歩き回っているときに，彼女の身にいったい何が起こっているのかまったく知らな

いでいた。では，もし彼らが知っていたとしたらどうなっていたろう？　もしカーニヴァルを渡り歩く自堕落な集団の中から，海岸警備隊のリストに名前が挙がっている大人たちを，警察がセックス・リングの容疑で逮捕していたとしたら？　それがシャーロットが7歳の頃——彼女がトラウマ性の体験をしてから4～5年後——であったとしたら？　そのセックス・リングに加わっていたものの誰かがしゃべったとしたら？　そして，その人物がシャーロット・ブレントの名前を覚えていたとしたら？　さらに，ブレント夫妻が，かわいくて愛らしい幼き娘の身に何があったかをすべて知ったとしたら？　そうだとしたら事態はどのようになっていたと，あなたはお考えだろうか？　まあおそらく，夫妻はまずシャーロットの様子を詳しく見ただろう。彼女は以前より引っ込み思案になった。それは間違いない。それに，3歳の頃，海岸を1人で走り回っていたときみたいにはおてんばじゃなくなった。でも，それっていいことじゃないか？　それに学校の成績も悪くないし。うん，シャーロットは，セックスだなんだといったことは何もわかっていないようだ。だって，マスターベーションをするわけでもないし。彼女は独りでいるのが好きな少々控えめの子なんだ。いい女の子だ。恥ずかしがり屋だけど。ちょっと恥ずかしがり過ぎなだけさ。まあ，確かに人を怖がり過ぎでもあるけどね。しかし，まあ……シャーロットは大丈夫だ。むしろ「問題」なのは弟のほうだ。**彼は**いつも自分の思い通りにならなきゃ気がすまないからな。海岸で勝手に飛び回っているのは**彼の**ほうだ。

　彼女の身に何があったかをブレント夫妻がすべて知ったとしても，夫妻がシャーロットを治療に連れて行っていたとは，私には思えない。4年という年月は長過ぎた。彼らは「まあ，しばらく様子を見よう」との結論に達していただろう。

　私はシャーロットの父親に会う機会があった。彼が亡くなる少し前のことだ。当時，シャーロットは胸の腫瘍の検査のために入院していた（結局，問題はなかった）。私が彼女の病室を訪れたとき，彼がちょうど部屋から出て来た。「ああ，娘がお世話になっているお医者さんって，あなたですか」と彼は言った。「何とか娘を助けてやってくださいな。ご存知のように，あまりにも引っ込み思案な娘でしょ。私と一緒に暮らしているんですよ。あの子がどうしてあれほど引っ込み思案なのか，私にはさっぱりわからない。私を頼りにし過ぎる。私がいっちまったらって思うと心配で心配でたまりませんわ。依存心が強過ぎるんでしょうなあ。でも，いい娘でね。とても落ち着いているしね。いや，お恥ずかしい話，いまだに独り者ですがね。まあ，結婚ってくじ引きみたいなものでしょうがね。シャーロットには運がなかったんだ。それがあの子の最大の問題ですよ。運ですな。あの子が結婚してくれてさえいればねえ。そうすれば私は何の心配もなく，この世を後にできるんですけどね。あの子のことが心配でねえ。私がいなくなったら，あの子はいったいどうするんでしょうなあ」

　このとき，ミスター・ブレントは88歳か89歳だったと思う。彼は前立腺癌を抱えており，そのためにこの後3～4カ月で他界した。シャーロットのことは，彼に

とって最期までミステリーだったのだ。彼女の「貞潔」が運によってもたらされたものではなかったことを——彼女が幼少期に練り上げたプランの結果であったことを，彼は最期まで知らなかった。シャーロットはセックスをしないと誓っていたのだ。彼女には完全に自立する能力があった。非常に勤勉であり，かなりの額を貯蓄していた。確かに，シャーロットは誰かと一緒にいたがった。しかし，過剰に依存的というわけではなかった。彼女が父親のもとで暮らしていたのは，そうすれば同世代の男性をシャットアウトできるからだ。あるいは，幼い日の海岸で自分のことを笑った胸の小さな女性のような女性をもシャットアウトできるからだ。シャーロットは落ち着きのある女性だ。しかし，それもまた，トラウマの被害によってもたらされたものだ。彼女はそのトラウマの影響から永遠に逃れられない運命であった。

　子どもが精神的なトラウマを受けたことが明らかとなった場合，親としてはできるだけ早い時点で精神科医療を考える必要があろう。子どもがトラウマを受けたと確信できたなら，そのトラウマを受けた子どもを速やかに子ども専門の精神科医のもとに連れて行くべきだ。子どもが恐ろしい目にあってから何年もが経過して初めてそのことが明らかになったような場合でも，とりあえずは精神科による評価が必要になるし，おそらくはほとんどの場合，治療も必要になろう。私の知人である優秀な精神科医は，自分が幼稚園に通っていた頃に年上の子どもたちから集団で性的暴行を受けたという事実を，成人になるまで思い出さなかったという。彼は，次のような経過で，この記憶を徐々に回復していった。彼が仕事で非行少年たちの施設に車で通っていたとき，ドライヴ中にその出来事が写真の画像のような形でよみがえってきたのだ。そして，彼はこの視覚的な記憶を手がかりに，自分がトラウマとなる体験をした場所を探し当てた。自分の生まれ故郷に帰ったこの精神科医は，視覚的記憶や場所記憶をたどることで，心の目で見るようになっていた恐ろしい体験に現れる小屋に行き着いたのだ。そして，この精神科医は，自分の同僚に治療を受ける決心をした，と私に語った。数年後の彼は「ずいぶん良くなったよ」と話してくれた。つまり，健忘のために治療の開始がずいぶん遅れたことで彼の治療はさまざまな困難を抱えるようにはなっていたものの，それでも精神科の治療は選択肢の一つであったということだ。
　今日，子ども専門の精神科医は子どもの頃の精神的なトラウマにどのような治療を行うのだろうか？　選択肢はいくつかあり，どれを選択するかはその精神科医のトレーニングと志向性によるところが大きい。まず，症状の緩和のためには薬の処方を考えるべきだ。子どものトラウマ性の不安に対して，抗精神病薬（メジャー・トランキライザー）はほとんど効果がないが，子どもが災厄に見舞われたことでショックを受けた家族の成人メンバーには効果がある。恐ろしい出来事を経験して後，初めて学校に行くときには，子どもが抱く不安に対処する上で抗不安薬（マイナー・トランキライザー：アチバンやザナックスなどのベンゾジアゼピン系の薬剤）

が助けになることがある。しかし，一般的に言って，こうした薬剤が著しい効果を発揮するというわけではなく，短期間の処方に限られよう。

　動悸，発汗，四肢の震えなどに効果のあるベータ・ブロック剤（インデラルなど）がある種のトラウマに有効である場合もある。11人の子どもを対象とした最近の研究では，こうした薬剤を処方することで子どもがトラウマに関連した不安に対処しやすくなったとの結果が示されている。しかしこの研究は予備的なものであり，「二重盲検法」といった適切な手続きを踏んでいない。とはいえ，今後の研究の結果次第では，あらかじめベータ・ブロック剤を服用しておくことで，トラウマを受けた子どもが，不安が高まると予想されるような状況を切り抜けやすくなることが明らかになるかもしれない。外出の30分前にインデラルのような薬剤を飲んでおくことによって，犬に噛みつかれるという被害を受けた子が，犬がうろついている歩道を歩いたり，小さな女の子が，自分がレイプされた公園に入って行けるようになるかもしれない。ベータ・ブロック剤が効果を生じるためには，服用から15〜30分の時間が必要だ。そのため，子どもは，トラウマを想起させる出来事がやって来るとあらかじめ知っておく必要がある。条件付けられた恐怖を解除するために，子どもたちは恐怖を喚起するような刺激に直面するという「挑戦」を何度も繰り返す必要がある。そして，子どものスケジュールというのはかなり固定的であるため，こうした解除のためのプログラムにベータ・ブロック剤が有効に活用される可能性はある。

　抗うつ剤，特に三環系化合剤であるイミプラミン（トフラニール）は，精神的トラウマに慢性的な悲嘆反応やうつ状態が重なっているときには有効である。そのメカニズムはいまだ明らかにはなっていないが，パニック発作や恐怖症の場合にもイミプラミンは効果があるようだ。しかし，言うまでもなく，イミプラミン自体は精神的なトラウマ性の症状全体に作用するわけではない。これは，私がこれまで名前を挙げた薬剤すべてに言えることであるが。

　アドレナリン作動薬であるクロニジン（カタプレス）は，成人のある種のトラウマに有効であることが確認されている。長期に及ぶ悲嘆反応がある場合や，戦争と関連したトラウマの場合には特に効果があるようだ。しかし，私が知る限りでは，トラウマを受けた子どもの治療にクロニジンが試されたことはない。トラウマとはまったく無関係の精神疾患であるトゥレット症候群の子どもに対してこの薬剤が処方されることがある。将来的にクロニジンが子どもの頃の精神的トラウマの治療の一つの選択肢になるといったことはあり得るだろう。しかし，再び同じことを言うが，この薬剤がトラウマ症状全体に対して有効に作用するとは考えにくい。

　子どもの精神的なトラウマの治療の方法として，ここ数年間，薬物療法よりも期待が持たれているものがいくつかある。たとえばグループ療法である。同一の体験でトラウマを受けた異年齢の子どもたちを集めて，その体験の直後に「ミニ・マラソン・セッション」を行うなどの方法が考えられよう。トラウマ被害からあまり時間が経っていない段階で子どもたちを集めて，トラウマに関する見識を備えた専門

家の手による数時間のセッションを行ったとしたらどうだろうか。ある子どものトラウマ性の明細な記憶が、別の子どもの否認を打ち破る可能性はないだろうか。あるいは、ある子どものポストトラウマティック・プレイを見ることが、別の子どもにとって自分の「秘密の遊び」の意味を理解するきっかけとなりはしないだろうか。その破局的な出来事についてある子どもが作った詩が、別の子どもの詩に変化をもたらすかもしれない。あるいは歌はどうだろう。グループの持つ力は、それが見識を備え十分なトレーニングを受けたメンタル・ヘルスの専門家の手によって導かれるならば、トラウマからの早期の回復をもたらし得るのではないだろうか。トラウマ性の出来事の直後に、2〜3時間のセッションを数回持つことができたなら、その災厄に見舞われた子どものうちのかなりの数の子にとって、それだけで十分ということがあり得るかもしれない。

学校は、トラウマを受けた子どもたちのグループ・ワークの場としては非常に自然な場所である。その出来事が学校に関連したものであったり、あるいは全国規模のものである場合には特にそうだ。たとえば、夏休み中に生徒の誰かが死んだとか、あるいはクラスメイトの誰かが自殺したといった出来事が起こった場合、学校でのグループは子どもたちがその出来事に間接的に直面する手助けをし、自分の情緒を表現したり、あるいは他の子どもの情緒的表現に触れる機会となり得る。教師やスクールカウンセラーたちのうちの何人かに対してグループ・カウンセリングのトレーニングをしておくことは、トラウマになり得るような出来事が起こった場合の学校の対応の準備として重要な意味を持つと、私は考えている。大勢の子どもが同じ出来事に巻き込まれたような場合、予防的な手立てのモデルとして学校でのグループ・セラピーはかなり有効に働くように思う。学校でのグループ・セラピーの実施は、トラウマを受けた子どもが家庭で落ち着きを取り戻すきっかけにもなり得よう。さらに、学校でのグループの実施は、今後個別の精神療法や心理療法が必要になるであろう子どもを見極めるのにも役立つ。

1989年のサンフランシスコ地震の直後、私は、学校でのグループ・ワークの専門家の養成プログラムに「ミニ・マラソン・グループ」の考え方を導入してみた。大勢の子どもたちを対象とした治療を行おうとしている専門家たちを集めてミニ・マラソン・グループを行ったのだ。参加した専門家の中には、自分自身が「89年大震災」の被災者であるものも含まれていた。彼らが、自分自身の感情を表現し、症状を共有し、あるいは大震災という出来事により大きな文脈性を与えることができるようにすることで、彼らが子どもたちを対象に同様の働きかけができるようトレーニングする、というのが私のねらいだった。

家族全体があるトラウマ性の体験に巻き込まれた場合にはどうだろうか。たとえば、家族全員が人質にとられてしまったり、あるいは何かの事故に巻き込まれてしまったような場合である。こうした場合には家族療法が選択されることが多いだろう。しかし、子どものトラウマに対して家族療法的なアプローチがなされる場合には、いくつかの問題が生じ得る。親や年長のきょうだいがグループ・セッションを

行っているときに，年少の子どもたちはなかなか参加できず飽きてしまう可能性がある。家族というコンテクストにおいては，幼い子どもは自分のファンタジーや秘密の話をしないかもしれない。最近，アート・ワークや，詩作，あるいは心理劇などを家族療法やグループ・セラピーに取り入れるようになってきたが，こうした技法によって，家族やグループが他では表現し得ないようなより深い感情の表現を促進する可能性はあろう。とはいえ，何らかの出来事で痛烈な恐怖を体験した家族や学校を対象としたグループを行う場合，トラウマを受けた子どもに対しては，それを補完する意味で個人セッションを行うという選択がもっとも適しているだろう。直接被害を受けたものがそのトラウマ性の出来事をどのように見るかはきわめて個人的なものであり，そのために一対一でじっくり話せる機会も必要となるのだ。

　全家族を巻き込む事態で，おそらくは家族療法が適用されるべきではないであろう場合が二つある。子どもの性的虐待と身体的虐待である。虐待を受けた子どもは自分が抱える怒りを自由に表現する必要がある。そして，多くの子どもは，自分を虐待した大人が目の前にいる場合にそういった感情を表現することができない。したがって，子どもたちは家族療法ではなく個人療法の場面で，虐待の体験をセラピストに話せるようにすべきである。子どもを虐待した大人は，他者に対して自分が行った行為を認めないことが多い。その配偶者もまた，否認という点では同様の問題を抱えている可能性が高い。そうした状況で，インセストや虐待のケースに対して家族療法的なアプローチをとった場合，セッションの大半は「ほんとにそんなことがあったのか？」「いったい誰がそんなことをしたっていうんだ？」といったレベルの会話に終始しかねない。

　新たに発覚した比較的軽度の身体的虐待の場合には，子どもと家族が一緒に生活しながら親と子どもの合同セッションを行っていくという方法もあり得よう。こうしたプランでいく場合，子どもには個別の心理療法を提供する必要があるし，また，「安全の保障」を確実に行う必要がある。「安全の保障」の方法としては，小児科の診察の頻繁な実施，保健所や保健センターの保健師による非定期的であらかじめ予定を知らせないで行う家庭訪問，学校の教職員による日々のチェックなどがあり，これらは言うまでもなく必須である。こうした「安全の保障」が行われても虐待が継続してしまっている場合や，あるいは「安全の保障」のための措置が解除された後に深刻な虐待が生じたような場合には，親権の喪失を行って子どもを親元から引き離す必要がある。しかし，虐待が深刻化するプロセスの初期の軽度の段階で虐待が発見された場合には，虐待が再発することによって生じるさまざまなリスクよりも，親元で子どもの養育を継続しながら治療を行っていくことの利点のほうが重視されることになろう。もちろん，こうした治療プランにはさまざまな例外が存在することは言うまでもない。ケースはそれぞれに独自の環境と心理的状態を備えており，そうした独自性を適切に評価した上で治療プランを立てる必要がある。

　インセストのケースでは，子どもの親が自分たちの日常的な夫婦関係や性的関係の修正を目指して努力していかねばならない。両者の関係をより緊密なものとしか

つ子どもに「安全の保障」を提供するか，あるいは夫婦の関係をおしまいにして子どもの「安全の保障」を行うかの選択があるが，いずれにせよ，もっとも重要なのは親が子どもを守ることである。子どもが，かつて性的虐待を行いその後離婚している親のところに泊まりに行くような場合には「お目付け役」をつける必要がある。祖父母やおじ，おばといった人たちが，状況を知っていて大人ではなく子どもの利益を擁護するという意識をしっかり持っている場合には，こうした「お目付け役」の任を果たすことができよう。親が子どもを性的に，あるいは身体的に虐待するような場合であっても，子どもは親を必要とするものである。そのため，こうした虐待によって子どもが精神的なトラウマを受けているのかどうかを見極めることが非常に重要な意味を持つ。その上で子どもに個別の精神療法や心理療法を提供することが必要となる。そして，「安全の保障」がうまく機能しない場合には，子どもを親元から分離しなくてはならない。

　トラウマを受けた子どもにとって，行動療法がこれまで述べてきた治療とは違った有効性を発揮する場合もある。行動療法を実施する方法の一つとして，リストを作って徐々に曝露の度合いを上げていくというものがある。子どもは，セラピストの助けを借りながら，恐怖の対象となる事柄のリストを作り，恐怖の度合いのもっとも軽いものからもっとも重たいものまでを順番に並べる。その上で，順番にその対象を扱っていくわけである。リラクセーションの技法を使いながら（あるいはベータ・ブロック剤や抗不安剤を使いながら），恐怖の対象一つ一つに直面していくわけである。一つの対象にうまく直面できかつそれを数回繰り返すことができたら，リストの次の対象へと進んでいく。

　こうした行動療法の技法は，戦慄をもたらすような出来事が起こった直後の応急処置のための方法として意味があるように思う。たとえば通学中に犬に襲われた子どもが，通常の生活を取り戻すことができるためには，まず家の外を歩き回ったり登校したりすることへの恐怖を乗り越える必要がある。この種の恐怖は行動修正の技法を使うことで比較的短期間で乗り越えることができる場合が多い。しかし，行動療法は薬物療法と同じで，子どものトラウマ症候群全体にとって有効であるというわけではない。と言うのは，恐怖は，子どもの頃の精神的トラウマの唯一の症状でもなければ，もっとも主要な症状でもないからである。精神的トラウマに行動療法的な技法を適用した最近の治療例では，ポストトラウマ性の夢にもこうした技法が有効であることが示されている。心理療法家であるパトリシア・ガーフィールド (Patricia Garfield) は，睡眠中に出現する「怪物」に直面してそれを克服するように子どもをサポートすることで，トラウマを受けた子どもが悪夢の結末を修正することができるようになった例を報告している。彼女は，悪夢を見て恐怖で目覚めた子どもが，再び眠りに戻ってもう一度同じ悪夢を見て，今度はその結末を違ったものにすることが可能であろうと言う。とはいえ，こうした行動修正技法がポストトラウマ性の悪夢や恐怖に適用された場合，非常にうまくいったとしても，症状の一部を軽快させる効果しかないことは知っておかねばならない。症状全体に効果があるわ

けではないのだ。こうした理由で，私は，行動療法は非常に優れた補完的機能は果たすものの，個別の精神力動的精神療法（精神分析理論から導き出された精神療法）の代わりにはならないと考えている。

　虐待に繰り返しさらされた子どもは，自分が再び虐待されることを「予期」するようになり，攻撃が加えられている間は自発的な自己催眠や全般的否認によってその体験から自分自身を切り離す傾向があることはすでに述べた。こうした子どもは容易に催眠状態に入ることができるようになるが──この易催眠性は病理の進展にともない形成される──，これは問題（異なった意識状態や人格状態の間を行ったり来たりするなどといった）となると同時に，修正のための手段（治療的な催眠など）ともなり得る。近年，催眠によるトランス状態を活用した精神療法が，繰り返し虐待を受けた子どもに適用されるようになってきている。視覚化は，トラウマを受けた子どもがその出来事を想起したり言語化するのを助けてくれる。視覚化を行い，その後に視覚化されたものについて話をするという方法で，たとえトランス状態になっていなくともトラウマを受けた幼い被害者がかなり楽になることもある。

　催眠療法は，子どもにとって迷う余地のない選択肢だと考える人が多いのではなかろうか。幼い子どもたちは被暗示性が高く，自己の可塑性や可動性も高い。トラウマを受けた子どもに対して催眠療法がどの程度の効果を持つのかは繰り返し検討される必要がある。しかし，催眠療法の領域で新たに提唱されるようになった技法では，従来用いられてきたような深いトランス状態や催眠後暗示よりも，自己意思を強調する傾向にあることを心に留めておく必要があろう。

　子どもは，一般的に言って，プレイという手段で外的な困難や内的な感情にうまく対処するという健康性を身につけている。しかし，すでに見てきたように，トラウマとなるような出来事の後には，こうしたプレイが単調なものとなったり，何の変化も見せることなく延々と続いたり，場合によっては危険な様相を呈することさえある。こうしたポストトラウマティック・プレイは，確かに病理的である。しかし一方で，このポストトラウマティック・プレイを治療的に活用することも可能なのだ。プレイセラピーは，トラウマを受けた子どもにとって，その問題が「自分のもの」であると直視することなしに自分の抱えている問題に対処する機会となる──それは「王子様」や「恐竜」や「宇宙船」や「ゴジラ」の問題であって私の問題ではない，とすることができる。セラピストは，トラウマを受けた子どもと一緒にいたずら書きをしたり（ウィニコット（Donald Winnicott）の「スクイグル・ゲーム」），子どもが並べたミニカーの列に自分のミニカーを参加させたりする。もし子どもにトラウマ性の体験があったなら，その体験はやがてプレイの形をとって姿を現すはずである。

　1930年代の後期，アメリカの子ども専門の精神科のパイオニアの１人であったデイヴィッド・リーヴィーは強い恐怖をもたらすような体験をした子どもたちのための治療法として，「解除療法」（abreactive therapy）を考案した。これはプレイセラピーの一技法で，恐怖体験からあまり時間が経っていない時点で子どもが激しく暴れ

たり，泥んこになったり，あるいは乱暴な遊びをするのを許すという技法である。子どもたちは板をドンドン叩いたり，粘土を激しくこねたり，絵の具をそこらじゅうに書きなぐって遊んだりした。セラピストは子どもの遊びに一切の解釈を与えない。この技法は，非常に幼い子どもで，外的な出来事でストレスを受けた子どもには非常に効果的であった。また，移民の子どもでまだ英語が十分話せない子どもたちにも有効であった。トラウマを体験した子どもたちが，専門家に見守られた安全な環境で，プレイを通して感情を十分に表現するというのが基本的な考えであった。

リーヴィーは別のタイプのプレイセラピーについても書き記している。精神科医がいくつかのおもちゃをあらかじめ用意しておいてそれを子どもに提示するというやり方である。精神科医は，幼い子どもが恐怖を経験したであろう状況を表すようなおもちゃをオフィスに用意しておくのだ。子どもは，セラピストが用意したおもちゃを使って自分の不安を自由に表現する。子どもに対して直接的な解釈は一切行われない。

セラピストがあらかじめおもちゃを選択しておくというこのリーヴィーの方法は，何人かのセラピストによって継承された。さらに，彼らは，子どものプレイのシナリオに対して言語的な解釈を行うという要素を付け加えた。精神分析家であるスタンレー・シャピロ（Stanley Shapiro）は，2階の踊り場で母親が赤ちゃんを死産する場面を目撃したある幼児のプレイに，赤い絵の具とペーパータオル，そして赤ちゃん人形を用意した。ジョージ・マクリーン（George MacLean）の事例では，ヒョウに襲われるという経験をした幼い子どもが治療に訪れたとき，マクリーンのおもちゃ箱の中にはおもちゃのトラが「たまたま偶然」入っていた。テッド・ゲンズバウアー（Ted Gaensbauer）は，犬に襲われた子どもの治療でおもちゃの犬の一群を用いた。精神科医たちは，子どものプレイという「メタファー（象徴的表現）の枠組み」の中で子どものポストトラウマ性の恐怖や苦痛に対する「解釈」を行った。つまり，子どもたちは「自分の問題」に関する解釈を直接聞くことなく改善していったのである。

メラニー・クライン（Melanie Klein），ロバート・ウェルダー（Robert Waelder），アンナ・フロイトは，それぞれ個別に現在行われている伝統的な精神分析的プレイセラピーの技法を発展させた。これらの技法では，精神分析的な解釈を直接子どもに与える。この古典的な精神分析的プレイセラピーでは，子どもは自分自身に対する解釈を直接セラピストから聞かされることになる。子どものプレイセラピーの偉大なる創始者たちは，それぞれに，子どものプレイと子ども自身の感情を結びつけた。そうすることで，プレイのメタファーの枠を超えたのだ。こうしたプレイセラピーの技法を拡大することで，セルマ・フライバーグやエリク・エリクソンは子どもの精神分析を発展させた。しかし，子どもの精神的トラウマという問題に限っては，彼らはこうした「新しい」プレイセラピーの技法を「診断」的に用いるのみで，治療的な適用は行わなかった。デイヴィッド・リーヴィーという例外を除いて，これ

まで述べてきたパイオニアたちは精神的トラウマに直接適用できる技法を発展させることはなかった。エリク・エリクソンは，家族の中の死という痛手を経験し，その後数年にわたっておもちゃの棺桶を作り続けた子どもの行動を診断的に記述し解釈してはいるものの，この子に対して解釈的なプレイセラピーを勧めることはなかった。彼は，子どもを保育園に入園させるように言い，子どもの両親とのカウンセリングを実施したのみであった。アンナ・フロイトとドロシー・バーリンガムの事例バーティは，ロンドン大空襲の際に，半年にわたって紙飛行機で自分のベッドを爆撃し続けた。彼女たちは，バーティの遊びが自然に消失するまでこの遊びを続けさせている。こうした事例を見ると，子どもの精神分析のパイオニアたちは，子どものプレイが外的な現実に起因したものである場合には，内的な葛藤に起因するプレイの場合とは違って幼い患者たちに解釈を与えないことを好んだように思える。別の言い方をすれば，トラウマの場合には，神経症とは違って精神分析的な遊びの解釈という技法がなじまないと考えられていたということであろう。

　しかし，時間の経過とともに，子どもがトラウマ性の体験をした後には，ポストトラウマティック・プレイの持つ個人的な意味を解釈することが有効に作用する**可能性**があることに，子ども専門の精神科医たちや精神分析家たちが気付くようになった。個人的な意味を解釈することで，自分が無力であることを子どもに認めさせることになるのではないかという，それまでに一般的に見られた恐れは必ずしも当たらないと考えられるようになった。3歳以降にトラウマとなるような体験をした子どもたちのほとんどは，その出来事の全部，もしくは主要な部分を思い出すことができる。幼きトラウマの被害者たちは，プレイの最中の，プレイを見ているセラピストからの「あなたは〜だったんだ」という指摘の言葉に，あまり抵抗を示さず反応できるものなのだということが徐々にわかってきた。こうした解釈的な結びつけに対して，トラウマを受けた子どもは驚くこともなければ，また，治療面で後退を示すこともなかった。トラウマを受けたほとんどの子どもたちの心の中では，この「プレイ」と「あなた」という結びつけは，すでに意識化されていたり，あるいは意識化される直前なのだろう。だから，直接的な解釈は，子どもがすでに感じている何かを子どもに確認させるという機能を果たすことになるのだろう。ほとんどの子どもは，こうした直接的な解釈によって安堵するようだ。

　しかし，残された問題は，「解釈はなされた，では次に何をやるべきなのか」ということである。心理力動的な治療では，ポストトラウマティック・プレイが果てしなく繰り返されることもある。たとえ解釈や明確化が数度にわたって行われていたとしても，である。この場合のセラピストの役割は，子どもの感情を明確な言葉にして，さらに何らかの形でこの感情にコンテクストを与えることによって，子どもが強迫的な繰り返しから離れられるようにすることだと思われる。子どもとセラピストの共同作業によって，戦慄，圧倒的無力感，憤怒，悲しみ，恥辱感，そして興奮にそれぞれ名前が付けられ，子どもがプレイで表現している過去の経験の要素の一つとして，これらの感情が組み込まれることになる。この，感情に名前を付け，

それをかつての体験に当てはめていくというプロセスで，子どもが過剰な興奮を示したり過度に不安になったりする場合もある。しかし，こうした情緒的反応は最終的には解放と安堵をもたらすことになる。その上で，トラウマとなった出来事が子どもの人生や生活の他の部分と，あるいは自分とかかわる人々の生活や人生とどのように関連するのかをある程度理解できるように子どもを導いていくのだ。

　今日，子ども専門の精神科医たちは，子どもが示す反復的なプレイと，トラウマとなった経験との関連を子どもに提示することで治療を進める場合が多い。精神科医たちは，こうしたプレイ以外に，子どもたちの夢やファンタジー，あるいは行動をテーマに取り上げながら，過去の，あるいは現在の内的な葛藤がトラウマになった出来事の心象に組み込まれている可能性を子どもに示すこともある。さらに，今日の精神科医は，オーメン（予兆），理由付け，ターニングポイント，誤認，あるいは時間の歪みなどは，その出来事を体験しているときに子どもを襲ったもともとの圧倒的無力感を補完するために，子どもがその災厄となった体験の心象に付け加えたものだと指摘することもある。また，過剰な一般化や置き換えなどの子どもが用いている防衛機制を指摘することもある。そうした防衛機制が転移（セラピストに対する子どもの感情）に影響を与えている場合には特にそうである。家庭での子どもの人間関係や学校での行動がどのようなものであるか丁寧に扱い，解釈を与える。プレイ中で新たな対処方法を子どもに提示することもある。あるいは，もともとのプレイの展開とは違った結末を付け加えることもある。このように，今日の精神科医たちは，トラウマを子どもの人生や生活というより大きな展望に統合しようと試みるわけである。精神科医は，子どものプレイに回復と救いを織り込んでいく。自分は過去のある特定の状況においては圧倒的に無力な状態であったが，将来，同じようなことが起こっても今度は無力な状態を回避するための行動があり，そうした行動をとることができる。子どもがそのように考えられることが治療の大きな目標である。また，今一つ子どもに学んで欲しいのは，別の人が，別の時間，別の場所で，やはり同じような無力な状態を経験しているということである。トラウマを受けた子どもは，決して孤独ではないのだ。

　こうしたプレイによる治療は，子ども専門の精神科医の手で慎重に進められていくわけだが，その際，「プレイ」というメタファーの枠組みの外に出ることがあってはならない。過剰な解釈は，直接的な解釈をあまり行わないプレイよりも，子どもをより混乱させてしまう可能性がある。一方で，これまでに述べてきた直接的な解釈の技法は，それが適切に適用されたなら，子どものトラウマに対して有効に作用する可能性がある。

　トラウマを受けた思春期の子どもたちに対しては，より洗練された形のある種のプレイが適用できる可能性がある。先に述べたように，トラウマを受けた子どもたちは，そうした経験のない子どもに比べて，より高い年齢になるまで「プレイ」に熱中する傾向がある。そのため，さまざまな色のマジック・マーカー，エアーブラシ，コンピュータ・グラフィックなどを活用することで，トラウマの被害にあった

ティーンエイジャーに治療場面で「プレイ」を行わせることが可能となる。テープレコーダーやビデオ・レコーダーを活用したり，詩を作ったり，あるいはドラマのシナリオを作ったりといったことも考えられよう。こうした方法を用いることで，おそらくはそれ以外の方法には強い抵抗を示すトラウマを受けた思春期の子どもたちに，自分の内的世界を探求させることが可能となる場合もある。こういった探求的で表現を促すような技法は，精神的トラウマの集中的な治療において選択肢の一つとなることが少なくない。トラウマの治療がグループで行われる場合であっても，あるいは家族療法や個人療法で行われる場合であっても，である。イメージを用いたプレイ的な活動は，それまでに見られていた固い防衛パターンに風穴を開ける手助けとなり得る。

「話すこと」によるセラピーは，それにプレイがともなっている場合とともなわない場合とがあるが，いずれにせよ子どものトラウマに有効に機能し得る。実際「話すこと」は非常に強力な技術である。子どもとともにさまざまな考えをじっくりと扱っていくだけの，たとえば数週間，数カ月といった十分な時間があるなら，「話すこと」によるセラピーは子どもが除反応を経験し，世界のランダム性を受け入れ，より柔軟で自己イメージを高めるのに役立つような対処技術を身につけていくことを可能にする。災厄がランダムに身に降りかかってくるという心配，圧倒的な無力感，将来に対する不信，現在も継続している知覚および認知機能の歪みなどに対して，セラピストの手を借りながら「話して外に出す」(talking out) という技法が有効に作用することがある。

セラピストが自分の解釈を，メタファーやジョークを用いた言葉，「子どもらしい」物語，あるいは劇のシナリオといった形で伝えることで，トラウマを受けた子どもがかなりの安堵を得ることができる場合もある。メタファーは二つのレベルで子どもの心に響く。一つは「物語」のレベル，今一つはその子独自のより内的なレベルである。精神的トラウマの「言葉」とは，つまるところ，高度に視覚化された「言葉」であると考えていいだろう。人は，トラウマをスナップ写真のようなものとして受け取る。その後，その写真がまるで「テープ」のように何度も繰り返し現れるようになるのだ。このように考えるなら，メタファーや物語という「言語」がトラウマへの接近路としていかに優れたものであるかが理解できよう。

子ども専門の精神科医にとって，もっとも大きな，そしてもっとも困難な課題は，ポストトラウマ性の性格変化と行動上の再現をどのようにして元に戻すかであることは言うまでもない。トラウマを受けた子どもたちが，その結果生じた性格変容に対して何らかの不快感や居心地の悪さを感じるようにもっていく必要がある。性格変容や行動上の再現に由来する「悪ふざけ」や「ゲーム」に対して子どもが嫌気を感じるようにならねばならない。こうした「逆転」を可能にするためには，セラピストと家族が手を組み，より柔軟性のある，発達的に見て適切な子どもの行動を支持する必要がある。行動上の再現が問題だととらえられねばならない。そうした再現が見られた場合には，家族や里親，あるいは治療施設のケアワーカーはその情報

を精神科医に伝え，精神科医はその後のセッションで，問題となった再現を子どもとともに扱っていく必要がある。子どもには，いまや習慣的なものとなった自分の反応様式に疑問を感じること，そしてそれを変えようとすることが求められる。また，自分を取り巻く世界をコントロールする力を新たに得るために，子どもは今一度，自分を主張する機会を得なければならない。子どもの性格の問題に対して，治療施設のケアワーカーや子どもの親と精神科医が「連携」して機能することができれば，最終的には子どもの人格がより健康的な方向へと進んでいく可能性が高くなる。子どもの将来に対して精神科医ができる最大の貢献とは，おそらく，トラウマによって生じた性格変容に対するこのような性格の再調整であろう。行動上の再現が積み重なることで性格変化が生じる。したがって，行動上の再現に終止符を打つことができれば，トラウマに起因する性格変容は生じないことになるのだ。

　トラウマを受けた子どもが新たな発達段階に達したとき，今まで見られなかった問題が立ち現れることがある。とりわけ，思春期とは，それまでは一定の妥協を見ていた自律性に関する葛藤が再燃する時期である。トラウマを受け，一度は治療が終結した子どもの親が，成長の経過でトラウマ体験に関係する重要な意味を持つ出来事を再び示すようになった子どもを精神科医のもとに再び連れてくるといった場合もある（たとえば，幼児期に身体的虐待を経験した子どもが，高校のフットボール・チームに参加することを決めた段階でもう一度短期の治療を受けに来るといったような場合である）。しかし，トラウマを受けた子どもたち，あるいは，そうした経験をした子どもの親たちのうちで，果たしてどれくらいの人が，一旦はトラウマに起因する苦痛から回復した後に，再び治療を受けに行こうと考えるだろうか？すでにこれまで見てきたように，トラウマを受けた人の多くは，その経験を過去のものとして自分の背後に置いておくためとあらばいかなる努力も惜しまないものなのだ。

　自分の子どもが精神的トラウマを経験するのを予防するために，親には何ができるだろうか？　まず，ベビーシッターを雇ったり保育園を利用しようとする際には，その人物や機関に関する情報をできる限り詳しくチェックすべきである。また，その人物や機関に対して，これまでに何らかの捜査が行われたり有罪判決が下されたことがないかを，州の担当部署に問い合わせることも必要だろう。さらに——これがもっとも重要なことであるが——子どもをその保育園に入れようかと思った段階で，そこの園長に会って詳しく話を聞くべきである。そこで何か問題が起こっていないかをチェックするために予告なしで保育園を訪問するといった方法もある。こうした親の訪問に眉をひそめるような職員のいる保育園は避けたほうが良い。こうした抜き打ち的な訪問で何か普通ではないと感じたなら，もう一度訪問してみるべきである。しかも，時をおかず。

　親たちに対する「落ち着いて」という説得が何の功も奏さないことは第二次大戦に関する書籍から明らかである。そのことはすでに述べた。こうしたことを親に求

めるべきではない。戦慄を覚えている大人に「平静」を求めることは，不可能を求めることになる。しかし，トラウマとなるような出来事が起こった場合には，子どもの話を十分に聞き，落ち着いて話をしてあげるよう親に求める必要がある。さらに，子どもの身に戦慄すべき出来事が起こったことがわかっている場合，トラウマ性の反応の存在を示唆する徴候がないかどうかを親がチェックする必要もある。

　子どもがトラウマを体験したときに親も同じようにトラウマを受けている場合には，トラウマを受けた自分の子どもと話すという役割を親が担うのではなく，誰か他の人――家族の他のメンバー，家族の友人，精神保健の専門家など――に依頼するといったような，別の選択肢を考慮する必要がある。外的な出来事によって恐怖を感じた親たちは，往々にして，自分には外部からの援助が必要だということを認められないものである――何と言っても，その出来事が起こるまでは自分は「正常」であり，カウンセリングなどといったものは必要なかったのだから。しかし，自分が傷付いていると親が認めることができたなら，そのこと自体が子どもにもたらす利益は大きい。自分の配偶者が突然の非常にショッキングな死を迎えたとき，あるいは，洪水や竜巻，あるいはハリケーンのために親の時間やエネルギーの大半が費やされてしまっているような場合には，友達に家に来てもらうことが大いなる助けとなる。友達に来てもらって子どもの話を聞いてもらうといい。子どもに話をするのではなく，子どもの話を聞いてもらうのだ。十分に聞いた後で，子どもの話に反応するといい。子どもの話を少し聞いただけで子どもを安心させようとしたりなだめようとするような言葉を子どもにかけると，「私，あなたのその話はもう聞きたくないの」というメッセージを子どもに送ることになりかねない。その場を取り繕おうとして性急になだめようとしたり，偽りの約束をして自分を安心させようとする大人の言葉には，いかに幼い子どもであっても拒否反応を示すものである。

　トラウマとなるような出来事に遭遇してもそれほど深刻なダメージを受けていない親の場合，子どもの話に十分に耳を傾け，その上で子どもにとって役立つようなコメントを返すことができる場合もある。精神分析医であるエルナ・ファーマンは，「親子療法」という技法を提唱している。この親子療法では，分析医は子どもの親に解釈を提示する。そして，親はその解釈を家に「持ち帰り」子どもに渡すのである。親子療法は，週に一度ないしは2週間に一度訪れる先である分析医よりも，家庭でともにいる親のほうが行動に対する解釈をより適切なタイミングで子どもに提示できる場合が少なくないといった事実に基づいている。

　先述したように，家族全員がある一つの出来事でトラウマを受けた場合，その直後に合同でグループ・セッションを持つと効果的である。子ども専門の精神科医の多くは，こういった治療を提供することができる。非常に強いショックを与える出来事，あるいはそういった一連の出来事を子どもが経験した後に，子どもの親が果たし得るもっとも重要な予防的機能とは，自分の子どもを曇りのない見開いた目で見ること，そして，いかなる否認も避けるよう意識することであろう。子どもにとって，トラウマとなる出来事の多くは親の目の届かないところで起こる。しかし，

そのトラウマがもたらす症状や徴候の多くは，親の目にさらされることになるのだ。こういった症状や徴候がどのようなものであるかについては，本書のさまざまな場所で述べた。もし，子どもが単調な遊びを繰り返していたら，子どもの行動に変容が見られたら，それまでには見られなかった特定のものに対する恐怖が見られるようになったら，悪夢を繰り返し見るようになったら，何か普通でないこと，あるいは超自然現象めいたことを口にするようになったら，親としては，子ども専門の精神科医のところに診察のためにわが子を連れて行くことを考えるべきである。

　トラウマに対しては，コミュニティが予防的に作用できることもままある。たとえば，ここサンフランシスコの学校では，地震の避難訓練を抜き打ちで1年に数回実施している。地元のテレビ局は，3〜4歳の子ども向けに，テーブルの下に身を潜める方法や玄関先で安全に立っていられるための方法を教える番組を流している。1989年の秋に大地震がサンフランシスコを含む地域を襲ったとき，幼い子どもたちがいかに平静を保って比較的安全な場所に避難できたかに気付いた親も多い。訓練とテレビ番組での指示が，もしそれがなかったならトラウマとなってしまったかもしれない多くのケースの予防に役立っている可能性がある。もちろん，こうした訓練やテレビ番組が，大規模な災害に起因する事柄すべてを予防してくれるわけではない。しかし，たくさんの幼き子どもたちに何がしかを伝えられることは確かだ。

　トラウマに対する新たな心理療法が，通常のそれとはかなり異なったものとなることも少なくない。セラピストには，状況に応じて治療法を工夫し考案することが求められる——現在のところ，「公式」などほとんどなく，これらの数少ない「公式」もつまるところ多くの例外に屈服せざるを得なくなるかもしれないのだ。「時間」に関する傑出した質問をしたことでわれわれがすでに知ることとなった2歳のマセラ・ストーンのことを覚えておられるだろうか？　彼女には，「例外」的な治療が必要であった。この，青い目のブロンドの女の子は，生来の特異的な疾患のために両脚に壊疽を生じた。そして，彼女の両脚は切断された。しかし，両親は，そのことを彼女に話せないでいたのだ。父親がマセラを私のところに連れて来た。4歳になるマセラの兄を待合室で待たせながら（私は，この兄ともかつて会ったことがある。恐怖が彼の主訴であった），4回にわたって父親とマセラと私とでセッションを持った。最後のセッションの一部を除いて，マセラはオフィスの床に座って時間を過ごした。父親はソファーに腰掛けている。私は彼女に，外科のお医者さんが彼女の脚を「切り離した」ことを伝えた。彼女はそのことを知っており，少しも驚かなかった。マセラはすでに気付いていたのだ。次に私が考えたのは，ストーン氏にデュポン社への手紙を書いてもらうことだった。デュポン社は，当時，あるテレビ・コマーシャルを流しており，そのビデオ・テープをストーン氏に手に入れてもらいたかったからだ。そのコマーシャルは，ある黒人のバスケットボール選手が，両脚に新しい人工脚を装着してプレイをしているシーンを映していた。デュポン社はストーン氏の要請に快く応じてくれた。そして，マセラはそのコマーシャルを何

百回も繰り返し見たのだ。ついには，「私のテープ」とまで言うようになった。「弾性があって柔軟な」脚でバスケットをするビル・デンビーの姿を見ることは，マセラにとって大いなる救いをもたらした。このコマーシャル・ビデオを見ることによって，なんと2歳にして，マセラは自分のトラウマにある種のより大きなコンテクストを与えることができたのだ。これは，通常の「精神療法」では考えられないような工夫の例と言えよう。

　3回目と4回目のセッションの間に，マセラ・ストーンが「ゴミ箱」についてのある奇妙な質問をしてきた，と父親が私に教えてくれた。それを聞いた私が，そのゴミ箱に関する話から彼女が抱いているのではないかと私が推論した恐怖について，この2歳の少女に話し始めたのを耳にしたとき，父親はひどくショックを受けた。私はマセラに次のように言った。もしかして，あなたの両脚が病院のゴミ箱に捨てられちゃったって思って怖くなってるんじゃないかしら，と。彼女の顔はぱっと明るくなった。私の質問をマセラは肯定した。そう，彼女はまさしくそう考えていたのだ。彼女はこの話題を口にすべきではないと考えていたが，心の中ではひどく気に病んでいたのだ。お医者さんたちは，とっても興味深い脚があったときにはそれをビンに入れて保管しておくことがあるのよ，と私は彼女に話した。あなたはとっても幼くて，あなたの病気はすごく珍しいものだったから，お医者さんは，きっとあなたの脚をほんの少し切り取って顕微鏡用のスライドを作って，後はビンに入れて保管しているんじゃないかと私は思うわ，と彼女に告げた。マセラは私のこの話を気に入ったようだ。病院のゴミ箱に捨てられるよりもずっとましだ，ということだろう。最終セッションの日よりも前に彼女の人工脚は出来上がった。マセラは人工脚に赤い靴を履かせて欲しいと医療機器メーカーに注文したらしい。自分の脚のことは自分で決めると主張したわけで，これは，彼女がコントロールを回復してきた兆しであった。両親は，ベージュか茶色の靴のほうがいいんじゃないかと思ったんだけど，と電話で私に話した。彼らは，マセラの障害を周囲の人の目にできるだけさらしたくなかったのだ。しかし，このマセラの主張の意味を両親は理解できた。父親であるストーン氏が，私とマセラのやり取りを聞いていてその内容を理解できていたからである。私が最後に彼女と会った日，マセラは立ち上がり，歩いた。彼女の笑顔と，そして赤い靴が部屋をとても明るい雰囲気にした。

　成人が，自分自身にトラウマの徴候やトラウマに由来する精神的な症状を認めた場合には，どうすればいいのだろうか？　そのトラウマ体験がずっと過去のものであったとしても，たぶん精神療法を受けることで，何がしかプラスになるだろう。シャーロット・ブレントは，彼女のトラウマ体験の全体像を思い出すこともなければ，一生バージンでいるとの子どもの頃の誓いを撤回することもなかった。それでも，精神的な治療の結果，より外向的で社交的になり，自分の将来について積極的に考えられるようになったのだ。何かとんでもないことが起こるのではないかという彼女の懸念がなくなることはなかったものの，彼女は大胆にもビーチの近くに家を購入し，いとこ2人と親密な関係を築き，1人であちこち旅行もできるようにな

った。こうしたことが可能となったのは，精神療法の結果だと，私は思う。おそらく彼女も同意するだろう。

　トラウマに関して，メディアは非常に強い力を有している。テレビの放送次第である出来事に対して集団ヒステリーを作り出すこともできれば，そうしたヒステリーの波を瞬く間に消し去ることも可能だ。ニュースキャスターたちは，ローカル・ニュースや全国ネットでショッキングな出来事を毎日伝えている。しかし，これまでのところ，聴衆がそれらの出来事に関する理解を深め，平静を取り戻すことができるようにといった努力はほとんどなされていない。たとえば，その日の出来事を子どもにわかる言葉で伝える定時のニュース番組があれば，幼い子どもたちが自分たちを取り巻く世界で起こっていることを適切に理解し，考えることが可能になる。そうすることで，ある意味，将来に起こるであろう絶望感や激しいショックに応じていくだけの強さを身につけることが可能となるかもしれない。確かに，子ども向けのニュース番組を制作することに市場的な利益はほとんどないかもしれないが，公共放送などはそうした番組を流すことで子どもに対してかなりの利益を提供できると考えるべきではないだろうか。この種の放送では，一般のニュース番組と同様，航空機事故や地震被害なども伝えるべきだ。子どもにそうした恐怖をもたらす情報を知らせるのはいかがなものかとの意見があるかもしれないが，いくら大人が隠そうとしても子どもたちはいずれ知ることになるのだ。子どもたちにとって必要なのは，専門家が子どもたちにわかる言葉でその出来事について話すのを聞くことなのだ。あるいは，他の子どもたちの適切な意見を耳にすることなのだ。

　学校の校庭での銃の乱射事件や，思春期の子どもの自殺などの事件では，子どもたちの間に一種の伝染が起こったりヒステリー反応が広がったりする可能性があるため，こうした放送にはリスクを十分に考慮し慎重な検討を行う必要がある。しかし，ニュースでこれらの情報を子どもたちに伝えることは，十分な時間をとって適切な説明を行い，さまざまな意見や議論の提示を心がけることにより，幼い子どもたちが自らの将来を直視し，自分たちを取り巻く世界を適切に扱っていく上で大いなる手助けとなるはずだ。ここ数年，子ども専門の精神科医の中には，テレビを通して一般市民に語りかけるという役割に熟達してきたものがいる。彼らのうちで，子どものためのニュース報道に協力できるものが必ずいるはずである。

　何らかの災害の後，その被害を直接受けた人やそれを目撃した人々のための第一線の「治療」をメディアが提供し得ることは，すでに明らかになっている。1971年にロサンゼルス近郊のサンフェルナンド・ヴァレーで発生した大地震では，社会的機関のソーシャルワーカーが地元ラジオ放送のトークショーに出演した。地震のあったその日の午後の番組で，ソーシャルワーカーは，何か疑問やコメントがあったら電話をしてくるようにと聴取者に呼びかけた。その呼びかけに応じてかかってきた電話でワーカーは質問に答え，気持ちについて話し合った。この機関が，その後，フォローアップのためのカウンセリングを行うことはなかったものの，コミュ

ニティの緊急事態の直後に彼らのとった対応は，危急のニーズに応えるものであった。こうしたアイデアを発展させたのが，たとえば1989年1月にカリフォルニア州ストックトンで発生した校庭銃乱射事件の際に放送されたテレビ番組である。この番組は，事件に関して子どもたちが抱く疑問に答えることを目的とした「コール・イン・ショー」（訳注：テレビ・スタジオに視聴者が直接電話をかけてきて，その電話に出演者が答えるという形式の番組）であった。こうしたコール・イン・ショーは，その後，1989年10月のサンフランシスコ大地震の際にも行われ，かなりの成果を上げている。

　映画やテレビドラマは，場合によっては，それを見た子どもたちにトラウマ性の症状を生じさせる可能性がある。単回性のトラウマ体験に起因する症状は「伝染」することがあり，そうした場合に症状が全体像を呈することはないとしても深刻な問題をもたらす危険性がある。こうした症状が危険な行動をともなうものであった場合には，実際に子どもの死亡件数が増加する可能性がある。たとえば，グールド(Gould)とシェイファー(Shaffer)がニューヨークで行ったティーンエイジャーの自殺に関する研究では，その時期にティーンエイジャーが自殺するという内容のテレビドラマが4本あり，うち3本についてはその放映後のティーンエイジャーの自殺件数が有意な増加を示したことが明らかとなった。残りの1本では，ドラマの冒頭と終了後に「デブリーフィング」（訳注：ショックな出来事やトラウマとなり得る出来事を経験したものたちが，その直後に，その体験に起因するさまざまな感情や考えを表現し合うことで，情緒的なショックの程度を軽減させることを目的とした話し合い）を併せて放映していたが，この番組の放映後には自殺数の有意な増加は見られなかった。ここで放映されたデブリーフィングとは，ティーンの自殺に関するノンフィクションのディスカッションであり，この番組のプロデューサーは自殺予防の目的でそれを番組の一部として放映したわけである。この予防的目的が，ニューヨーク州では実際にある程度の効果を上げたことになる。実際の災害や事件をニュースで流す場合にも，この種の予防策を考える余地があるかもしれない。

　こうした単一症状の集団への「感染」を促進する要因は何であるか，あるいは予防する要因はどうかについて明らかな理解を得るためには，多くの研究や調査を積み上げていく必要がある。このテーマは非常に興味深いものであり，今後，多くの研究が行われるであろうことは間違いない。しかし，それまでの間，マスメディアはポストトラウマ症状の伝播の問題についてもっと敏感になる必要があろう。テレビやラジオのプロデューサーは，子どもや若者の間に情緒的な混乱が伝染するのを防ぐために考えられる限りの手を打つべきである。

　トラウマを受けた子どもの治療は，「グループ療法」「家族療法」「精神分析的プレイセラピー」「精神分析的個人療法」「行動療法」「催眠療法」「薬物療法」，あるいは先に述べたような「メディアによる治療」といった枠組みに必ずしも収まるものではない。良い治療は，往々にして，いくつかの治療プログラムを組み合わせた形──薬物療法とカウンセリングとプレイセラピーを組み合わせるといった具合に──で行われる。また，精神科医が子どもの治療に当たる場合，親や保護者，ある

いは子どもが生活している施設のケアワーカーなど，子どもの生活にかかわっている人たちとの連携なしに治療を進めていくことは不可能であると言っていい。両親はいつでも治療を担当する精神科医に会えるようにしておく必要がある。精神科医が何をしているのか，治療場面で子どもはどんな具合なのか，あるいは子どもの治療プランにおいて自分たち自身がどのような態度をとればいいのかを，親は知る必要があるのだ。精神科医が治療を終えた後には，親が子どものことを全面的に引き受けるようになる。したがって，治療プロセスの多くはそのときのための準備に費やされると言ってもいいだろう。子どもの精神科的な問題に対しては，常に「チーム」によるアプローチをとるべきである。親と精神科医とが「チーム」を組んで，子どもにとって可能な限り最良のプログラムを提供するのだ。

　子どものトラウマのケースでは，精神科医には「即興性」が求められることが多い。本書において私はこのことを強調し続けたと思うのだが，私たちは，トラウマをこうむった子どもたちに対して何を提供すべきかということをようやく理解し始めた段階なのだ。マセラ・ストーンの治療は，まるで暗闇を手で探るようなものだった。しかし，何とかなったのだから良しとしよう。ときには，サンフランシスコ・ベイを見下ろす青と白の色を基調としたオフィスで，ある子どもの治療の「鍵」をどこに求めればいいのかまったくわからず迷子になることもある。そのようなとき，子どものトラウマを目の前にして，ひとりぼっちの私は「解決」の糸口を手探りで求めなければならない。子どもの心にトラウマの存在を見出すのはそれほど困難なことではないが（もちろん，インセストと虐待の場合は別だが），その「解決」は秘密のヴェールに覆われている。しかし，ほとんどの場合，どこかに「解決」への道はある。その道は，必ずしも伝統的な方法や既存の方法でないことが多いのだが。

　トラウマを受けた子どもにアプローチする鍵が，単純な言葉に潜んでいることも少なくない。フレデリック・ウォータースは，彼の自己催眠は彼自身にとって危険だという言葉を聞いた途端に自己催眠から抜け出た。アラン・ボスコムは，オリーヴは本当は彼自身の弱い部分を表しているのだという治療者の言葉を聞いた。彼はその言葉の意味を理解した。そして，オリーヴは消えた。これは，精神力動的精神療法の方法とは必ずしも一致しない。精神力動的精神療法の場合には数カ月あるいは数年を要することも珍しくない。しかし，トラウマを受けた子どもの場合，その子どもがこうした言葉を真の意味で「聞く」準備ができているときには，治療——精神分析にその源流を持つ治療——に要するのはたった1時間か2時間といったことが実際に起こり得るのだ。子どものトラウマの治療モデルは多くの場合精神分析の原則に基づいている。しかし，その実際の治療の経過は，精神分析のそれとは大いに違ったものとなる。

　トラウマを受けた子どもは，たいてい，「説明」以上のことを必要としている。彼らに必要なのは，将来，同じようなことが起こった際に自分の身を守ることができると思えることなのだ。そのためには実際にどうすればいいのかを，彼らは知る

必要がある。だから，私は彼らに教える。たとえば，靴の中敷のところに25セント硬貨をテープで貼り付けておくように彼らに言うこともある。そうしておけば，いつでも公衆電話を使うことができる。オペレーターと話して警察につないでもらったり，あるいは家にコレクトでかける方法を教えて，オフィスの電話を使って実際に練習してみる。こうすることで，実際のところ，トラウマを受けた子どもたちはかなり安心できるようになるものなのだ。私が思うに，私と子どもがオフィスで何度も電話をかける練習をしているところをメラニー・クラインが見たとしたら，彼女は声をあげて笑うかもしれない。確かに，このオフィスで，私たちは子どもの心の奥に横たわった心理力動を扱っているのでもなければ，個人の心の内部で成長したファンタジーを分析しているのでもない。内的な現象を扱う代わりに，外的な環境を扱っているのだ。しかし，トラウマとはまさしくそういったもの——外的な環境——なのだ。どうすれば電話をかけることができるかを知ったとき，フランセス・カールソンはずいぶん楽になった。見知らぬ男性が教室に入って来ても，もう下着をおしっこで濡らすことはなくなった。父親が再び自分を連れ去ろうとしても，自分の力で自分を守ることができると感じられるようになったのだ。彼女は，ストリートの名前や町の名前を覚えて電話をかければいいのだと考えるようになった。父親が，たとえば「日本人」だなんて，とんでもないことを考える必要はなくなった。父親のことは，他の人と同じように電話で教えることができる。父親は，他の人と同じように警察が追跡して捕まえることができる存在なのだ。

　かつて，私はオフィスで，幼い女の子と「人殺し」の遊びをすることで，彼女の祖母が殺されるのを防ぐ力が彼女にはなかったのだということを彼女に提示したことがある。女の子が無力であったことを教える必要がどうしてあったかって？　なぜなら，彼女の罪悪感，予兆，恐ろしいまでの自責感を打ち破る必要があったからだ。この幼い少女とは，だいぶ前に紹介したベツィ・ファーガソンである。ベツィは数カ月の間，母方の祖母のもとで生活していた。というのは，ベツィの母親が，彼女のボーイフレンドであるフランク・ボルトを家から追い出せなかったからである。母親とフランクは同棲を始めて1年間はうまくやっていた。しかし，ある日，母親は彼がいくつかの州で「指名手配」になっていることを知った。彼には，武器を使用しての強盗ならびに銃による暴行の容疑がかけられていた。実際のところ何人かを殺していたらしい。この事実を知った母親は，安全のためにベツィを自分の母親のもとに移し，彼に気をつけるようにと依頼した。フランク・ボルトは危険だから，と。

　ある日，祖母のアパートのドアが激しくノックされる音でベツィは目を覚ました。「ああ，何てこと！」と言いながら，祖母はベツィの部屋に駆け込んできた。「フランクに違いないわ。何か危害を加えに来たに違いない。車を盗むつもりかもしれない。どうすればいいかしら！」。激しいノック音が続く。激しいノック。「ベツィ！警察に電話して！」。祖母はそう言い残してドアめがけて駆けて行った。

　「だって，私，電話のかけ方って知らない……」と，背の高いやせっぽちの女

の子は言った。しかし，その声は祖母の耳には届かなかった。祖母は玄関のドアを開け，フランクが入って来た。祖母は彼に朝食の用意をした。祖母は何事もなかったかのようにベツィに朝の声がけをした。「そろそろ学校に行く時間よ」と。

　フランクは，ベツィを祖母の車で学校に送って行こうと申し出た。それって，きっと危ないことだ，とベツィは思った。祖母は自分もついて行くと言った。ベツィは祖母の寝室にある電話で警察に通報することができないでいた。彼女は電話のかけ方を知らなかったのだ。そのまま彼女は登校した。下校する頃には今朝のちょっとした「ごたごた」のことはすっかり忘れてしまっていた。アパートに戻ったベツィがいくらノックしても，部屋のドアは開かなかった。ベツィがノックし続ける音を聞いた隣人は警察に通報した。アパートのドアを強制解除した警察官が発見したのは，キッチンの床に横たわる祖母の体であった。絞殺されていたのだ。フランク・ボルトと祖母の車は行方不明となっていた。祖母の体は毛布の下で冷たくなっていた。

　州警察はフランクの行方を追い，ついに居場所を突き止めた。フランクは，もはや逃げおおせないことを知り，銃で自殺した。こめかみへの一撃だった。事件は終結した。

　しかし，残されたベツィ・ファーガソンはトラウマを受けた。夜になると，ベツィはフランク・ボルトの姿を繰り返し見た。キッチンに横たわった祖母の姿が幾度となく現れては彼女を苦しめた。しかし，彼女にとって最悪だったのは，罪悪感にとらわれてしまったことだ。私，あのとき，警察に電話をかけるべきだった。私は悪い子だ。何とかしておばあちゃんが殺されるのを防ぐべきだった。

　ベツィと初めて会った日，私が何をしたかをアンナ・フロイトが知ったなら，きっと彼女の顔面は蒼白になったに違いない。私が行った治療──「殺人」遊び──は，決して「標準的」でも「精神分析的」でもなかった。しかし，ベツィと私にはこの「遊び」が必要だったのだ。この遊びで，私は「おばあちゃん」役を，そしてベツィは「ベツィ」役を演じた。ドアがノックされたつもりになって，実際のその日のおばあちゃんとベツィの会話を再現した。寝室にいたベツィは恐怖で身をすくませる。私は「無能」なおばあちゃん役を演じる。その日の出来事が再現される。その後，私は「無能」なおばあちゃんから「有能」なおばあちゃんへと身を転じた。「有能」なおばあちゃんはベツィと一緒になってオフィスのドアをバリケードで封鎖した。私は，椅子を使ってドアのノブをロックする方法をベツィに教えた。さらにその上に椅子を積み上げていった。そうしておいて，秘書のエレン・グリースにオフィスに入って来るように命じた。エレンは部屋に入ることができなかった。エレンは「入れません」とインターフォンで言ってきた。ベツィはエレンの声を聞いた。彼女は，フランクを部屋に入れない──少なくともしばらくの間──方法があったことを知った。

　おばあちゃんが殺された日の朝，おばあちゃんはパニックを起こしていたのだということをベツィは次第に理解するようになった。おばあちゃんは自分で警察に電

話することができたのだ。たとえばドアにバリケードを作ることで，少なくともある程度の時間を稼ぐことは可能だったのだ。おばあちゃんはパニックを起こしていたのだ。だから，ベツィに電話をかけさせようとしたのだ。殺人が起こったのはベツィのせいではなかった。もちろん，おばあちゃんのせいでもなかった。殺人の責任はフランク・ボルトにあるのだ——なんと明瞭で単純なことか。この件に関して，ベツィ・ファーガソンにできたことは何一つなかったのだ。おばあちゃんが自分たちの身を守るためにやろうとしたことは，「有効」ではなかったのだ。

　ベツィが必要としたのはこの「殺人」遊びだけだったというわけではない。ベツィの母親の友人の選び方についても問題にする必要があった。ベツィと私は，母親の判断能力を疑ってあれこれ話し合った。靴に25セント硬貨を隠しておくことや電話のかけ方についても話した。警察に電話をかける練習もした。ベツィは，私のオフィスから，二度ほど実際に警察に電話をかけたのだ。

　ベツィ・ファーガソンに対する私の治療は半ば「即興的」なものであり，決して教科書的なものではなかった。それでも有効だったのだ。トラウマとなった出来事に対して彼女自身には一切の責任がなかったということを，ベツィに認識させることができた。ベツィには知識がなかっただけなのだということを，彼女に認識させることができた。私たちは誰でも，ときとして無力な状態になり得るのだということを，ベツィに知らせることもできた。それだけではなく，ベツィは，成長する中で，自分たちの身を守る術を学んでいけるということを知った。ベツィ・ファーガソンは，私が彼女のトラウマに与えたコンテクストによってずいぶんと楽になった。彼女は，大きくなることは安全なことなのだと心に「決めた」。現在，彼女は父親のもとで暮らしており，最近は電話での連絡もなくなっている。私たちが行った「殺人遊び」は決して伝統的なものではなかったが，ベツィにとって，トラウマからの回復をもたらす上で大いなる助けとなったはずだ。この遊びは，トラウマとなる出来事，つまり祖母の殺害のあった日の数週間後に始まり，数ヵ月間継続した。トラウマ体験後の早期にこの遊びが行われたことと，専門的な観点から「即興」で治療を組み立てるという態度が私に備わっていたことによって，おそらくはベツィ・ファーガソンに有益な効果をもたらしたのだろう。私自身，それには驚かされた。私の親友であり，かつ敬愛すべき教師であるセルマ・フライバーグですら驚いたはずだ。私たちは，精神的トラウマに対する精神分析的な観点に立った治療に関する本を新たに書き起こす必要があるように思う。この仕事はそんなに困難なものではないはずだ。なぜなら，そのうちの1章はすでに書き上がっているのだから。

第15章

トラウマ性の出来事との「接近遭遇」

> 35歳になる私の息子が最近話していたことなのだが，ゲシュタポが家の階段を駆け上がって来るという悪夢を何度も見たらしい。これが何を意味するかおわかりだろうか？ 私の息子はアメリカで生まれ育ったのだ。彼は，私の悪夢を見ていたのだ。私の人生を夢に見ていたのだ。　　　　　　**強制収容所を生き延びたドイツ生まれの精神科医（1988）**

　私がチョウチラを離れて以来，歳月がチョウチラの町並みを変えた。ロバートソン・ブルバードにはおしゃれなドレス・ショップができた。タルタル・クリームの店があった場所にはスレート屋根の工場が建った。シェビーのディーラーは別の系列になった。町境には小奇麗な2階建ての集合住宅が何棟かできた。その建物は，かつて私が誘拐された子どもたちと会って話した公園を取り囲むように建っていた。公園の周りにはフェンスが張りめぐらされ，公園に入るにはロバートソン・ブルバード側の入り口を通るしかなくなった。公園を囲むフェンスを目にしたとき，私は市長に手紙を書こうかとさえ考えたものだ。「私をフェンスで閉じ込めないで」という懐かしい歌を市長はご存じないのだろうか。チョウチラの市長は，少なくともフェンスに関しては，古くから受け継がれた良き伝統を放棄したのだろう。カリフォルニアらしさを醸し出していた公園の木々の緑も，このフェンスのおかげで外からは見えなくなってしまった。ドラッグの問題がこうしたフェンスの設置を余儀なくしたのだろう。確かにそうだと思う。しかし，そのことを意識しているものがいるだろうか？　ここのところ，私がチョウチラの住人と話をする機会はめっきり減った。たまたまそうした機会があったときには，彼らの暮らしや生活が話題となる。町の公園のことを話題にするものなど1人もいない。

　私がそこを離れて以降，チョウチラは町のキャンペーンを繰り返していた。かつての「ここには，誓って，すばらしい暮らしが待っている」という言葉に代わって，「農業関連産業，工業，そしてリクリエーション――繁栄への入り口」という言葉が99号線の大きな看板に書かれている。この新たに製作された町の宣伝の言葉は，かつてのものよりももったいぶったものであることは間違いなかろう。そこには，この町の長所だとされてきた三つの事柄が謳われている。しかし，私にはかつてのインディアンの漫画――町への入り口を通り過ぎたところに掲げられていた――が懐かしく思えてならない。かつての，勇敢さを示す踊りを披露しているインディアンの看板のほうが，より生き生きした歓迎を示しているように思えてならない。テ

ィミーの母親であるミセス・ドナリオが働いていたメキシカン・レストランはもうない。私が思うに，ペドロの「メキシコ料理とピザ」の店が非常においしかったので，ミセス・ドナリオが働いていたダウンタウンの店には誰も行かなくなったのではないだろうか。実際に，ペドロは最近，店を拡張したようである。「メキシコ人の隠れ家」を彷彿させる雰囲気はなくなり，よりレストランらしくなった。残念だ。私はかつての「ペドロ」のほうが好きだ。

　こんなことを考えていると，つい，ミセス・ドナリオのことを思い出す。彼女はとても素敵な人だった。そして，ある種の古風さを備えていた。いつのことだったろうか，彼女が，自分が働いているメキシカン・レストランから公園にいる私にコーヒーを出前してくれたことがあった。彼女のレストランは公園に面していた。当時はフェンスなどなかった。彼女が届けてくれるコーヒーはいつも「クリーム入り，砂糖なし」であった。私がそのように注文したのはたった1回であったのに，ミセス・ドナリオはそれを覚えていたのだ。いかに優秀なウエイトレスであったことか。彼女は一度もコーヒーの代金を受け取らなかった。彼女の夫——おそらくは彼女より数歳年上であろう——は，かつてのポルトガル移民がカリフォルニアのセントラル・ヴァレーに入植した頃の話を何度もしたものだ。彼もまた，ときどき公園に来た。特に，私が待っている相手がなかなか現れないとき，彼はよく公園にやって来た。彼らの子どもであるティミーは誘拐を免れた。しかし，ドナリオ夫妻はティミーのことを心配していた。というのは，ティミーは危うく誘拐されるところだったからだ。

　ティミー・ドナリオは，これから悲惨な運命に見舞われることになるスクールバスに乗っていた。ティミー以外の26人の子どもたちは，その後，28時間以上もの間，このバスから降りることができなくなったのだ。ティミーがバスを降りた場所から数分ほど走ったところに誘拐犯たちは待ち伏せていた。バスを飛び降りたティミーは家まで歩いて帰った。そして，自分が恐ろしい運命の手からすんでのところで逃げおおせたことを，その後1〜2時間は気付かないでいた。私は幼きティミー・ドナリオに関心を持った。トラウマ性の出来事から4年が経過した段階で，その出来事をぎりぎり免れたことをどのように感じているのだろうか？　トラウマを受けたのか？　怖かった？　ほっとした？　うらやましかった？　それとも全部？

　誘拐のあった時点でドナリオはたった5歳だった。なんという皮肉だろうか。誘拐事件のあったサマースクールの通学では，ティミーは最後——最初ではなく——にスクールバスを降りるようにスケジュールが組まれていたのだ。彼の家は学校の近くにあった。しかし，ジャック・ウィンは，何となくティミーを最後までお供させるようになったのだ。おそらくジャックはティミーのことが気に入っていたのだろう。ティミーは素敵な子どもだったから。

　ドナリオ夫妻もまた，ティミーと一緒に過ごすことを好んだ。ミセス・ドナリオがそれほど内気でなかったなら，もっと早い段階で切り出していただろう。しかし，彼女はついに切り出した。うちのティミーを，最後じゃなくて最初にバスから降ろ

してくれないかしら，と。サマースクールがあと３日で終わるという日であった。

玄関のドアを閉めたティミーは，クッキーを求めてキッチンにまっすぐ向かった。父親は家にいた。彼らは挨拶の言葉を交わした。ティミーは濡れた水着とタオルをバスルームのフックに引っ掛けてから，クッキーを持ってテレビの前に陣取った。二つほど番組を見た頃，誰かがドア・ベルを鳴らした。ティミーは玄関に駆け寄り，ドアを開けた。見知らぬ人だった。「君はティミー・ドナリオ君かな。ちょっと前にバスに乗ってたよね。何か変わったことはなかったかな？ バスのエンジンの音は変じゃなかった？ ウィンさんは元気だった？ ウィンさんは変わったことをしてなかったかな？ お酒のにおいはしなかった？ 子どもたちは大丈夫だった？ 様子が変な子はいなかったかな？……」

ティミーの父親が玄関口にやって来た。「どうしたんだい？」と彼は尋ねた。

「サマースクールの子どもたちを乗せたバスが行方不明になったんだ。誰も帰宅してないし，誰も電話をかけてきてない。ティミーはそのバスに乗っていたはずなんだ。だからもしかしたらティミーが何か知っているかもしれないと思ってね」

ドナリオ氏はその男性を家に入れた。男はたくさんの質問をティミーに浴びせた。ティミーは戸惑った。彼には何も問題はなかったように思えたからだ（実際のところ，ティミーが知る限り何の問題もなかったのだ。ティミーがバスを降りたところからは，誘拐犯たちが道をふさいでいるところは見えなかったのだから）。

どんよりとした雲がチョウチラの空を覆い始めた。ドナリオ家には別の男たちがやって来た。よかった，ママが帰って来た。また質問だ。もっと人がやって来た。ティミーは本当にたくさんの見知らぬ人と話す羽目になった——キッチンで，玄関で，リビングで。彼は次第に混乱し，怖くなってきた。みんな，彼から何かを得ようとしているみたいだった。みんないらいらして，なかには少し怒っているように見える人もいた。ぼくの友達がいなくなったんだ。雨が降り始めた。みんながする質問は答えられないものばかりだ。ぼくって，もしかしてバカなの？ 稲妻の閃光が空を引き裂いた。わっ，雷だ。ねえ，みんな帰ってよ。あっ，また雷だ，ぼく，もう寝たいよ。「だめだよ，まだ寝ちゃだめだよ，ティミー。これはとっても大事なことなんだ」。閃光。雷鳴。ぼく，嫌だ。眠りたい。ゴロゴロ。ぼく，気分が悪いよ。ゴロゴロ，ドーン！ ぼくもう嫌だ。

ティミーはついにベッドについた——ママのベッドに。もう夜中の２時か３時だった。男たちは車へ，オフィスへ，あるいはラジオのあるところへ戻って行った。みんな怒っているように見えた。実際，怒っていたのだ。ティミーは眠りについた。しかし，よくは眠れなかった。多くの友人が行方不明になったのだ。激しい雨音がしていた。ティミーは怖かった——自分の身に起こっていることも少し怖かったが，もっと怖かったのは友達たちの身に起こっていることだった。

誘拐事件から４年後，９歳になっていたティミー・ドナリオは，どうしても私に会いたいと母親にせがんでいるとのことであった。誘拐犯がことを起こす前にバスを降りた子どもはティミー以外に４人いた。うち３人はレティネン家の子どもたち

で，彼らは事件後すぐにターロック近くのどこかの酪農場に引っ越していた（「同じフィンランド系の人たちのところに移ったのよ」とある人が教えてくれた）。もう1人はスカーボローという名の少年で，彼の一家も少し後に引っ越していた（「東のほうに戻って行ったのさ」と人々は考えた）。ということで，5人のうちでチョウチラに残っているのはティミーだけだった。件のバスに乗っていながらすんでのところで災厄を免れた子どもの中で，今でもその居場所がわかっているのはティミー1人というわけだ。だから，私もティミーに会いたくてしかたがなかった。トラウマとなる出来事への「接近遭遇」は，果たして子どもにどのような影響を与えるのだろうか？

　私がティミーを「診察」したとき，彼は精神的トラウマに起因すると思われる症状や徴候を示しているようだった。彼は恐怖を抱いていた。意図せず誘拐を免れてから4年後，ティミー・ドナリオは土砂降りの雨をとても怖がった。「ぼくの心の中では，……」とティミーは話し始めた。「稲光と雷鳴は，何か，誘拐みたいなもんなんだ」

　ティミーはフレッド・ウッズやショーエンフェルト兄弟のことを恐れていた。彼らがサン・クエンティン刑務所を脱走した可能性がある，とティミーは考えていた。「新聞をチェックしてないの？」と私は尋ねた。「もし誘拐犯たちが脱走したら，新聞には必ず載るはずよ」。しかし，ティミーは新聞を避けていた。「ニュースになっていることを知りたくないんだ」と，ティミー。もし，彼らが脱走したり，あるいは仮釈放になったら絶対に自分のところにやって来ると，ティミーは信じて疑わなかった。なぜって，彼らは前回，自分を取り逃がしたのだから。**今度こそ**，自分を捕まえようとするはずだ。だからティミーは新聞をまったく見ないようにしていたのだ。知らないほうがましだ。

　ティミーはとても愛くるしい目をしていた。彼は自分が死ぬ夢をときどき見ると言った。彼の瞳が少し開いた。「それって，ぼくが死ぬっていうことなの？」。私は，死の夢は過去の経験からくるのであって，予定される将来の出来事を反映したものではないことを伝えた。彼は，驚きと多少の混乱とが入り混じったような表情で私を見た。「ぼく，過去に恐ろしい経験なんかしていないよ」。彼は言った。

　確かにティミー自身が恐ろしい経験をしたわけではなかった。しかし，彼は至近距離の「接近遭遇」を経験したのだ。誘拐されるという直接的なトラウマ体験をした子どもの身に起こったことが，ティミーの身にも起こる可能性があった。自分自身の死の夢は，こうした経験に由来した可能性がある。乗っ取られたスクールバスの中で友人たちの身に起こり得たかもしれない出来事についてのティミーのさまざまな考えが，彼の心に種を植え付けた。そして，あの夜の，警官や捜査官たちとの不快な接触がその種を発芽させたのだ。ティミー・ドナリオは，行方不明になった子どもたちを捜索しようとする人々の助けにならなかった。まったくの無力な状態だった。この経験は，彼にとって，ちょっとした死を意味した──役立たず，無力，いないのと同じ。幼稚園年齢の幼き勇敢な男の子は，1976年の7月15日から16日

にかけて，精神的なトラウマがもたらす感覚を持ってしまったのだ。彼が感じたことの多くは，**他者**の身に起こった出来事に関するものだった。いわば「代理性」の恐怖とでも言えよう。しかし，そのうちのいくつかは，自分自身が直接体験したことに関する恐怖だった。人間は自分の生活や人生に対するコントロールを完全に失ってしまうことがあり得るのだ。人がどうしようもなく弱い存在になってしまったり，絶望的な状態になることがあり得るのだ。彼はそう認識した。彼は，こうした体験がなければ認識する必要のなかったことを知ることになった。世界がコントロールを失うことがあり得る，ということを。

誘拐事件から4年が経過していたが，その間，ティミーは「警察と強盗ごっこ」と「バットマンごっこ」を繰り返してきたとのことであった。この二つの遊びのテーマは，囚われの身になったものや犠牲者を救出することであった。この遊びが誘拐事件への「接近遭遇」を反映したものであることに，彼自身はまったく気付かずにいた——少なくも私と話すまでは。彼は，4年もの間，自分が同じ遊びを繰り返しているということに何となく気付いてはいたものの，それ以上深く考えることはなかった。ティミーの遊びは，有能な救済者になりたいという彼の思いを表現していた。彼の遊びの世界では，彼が唯一の救済者であり，しかも，まるで魔法でもあやつるかのような救済者であった。現実の世界では，彼は誰一人救済できなかった。

自分や他の人に対するドナリオの振舞いは誘拐事件以来変わってしまったと，ミセス・ドナリオは語った。「かつてのティミーは，誰にでも，よそから来た人に対しても親しく接していたわ。でも今は違う。それに前はもっと自立していたけど，今はそうじゃない。ティミーは私にしがみついてくるの。ティミーは，私のことをまるで守り神みたいにしてるわ」と彼女は言った。「それに，ティミーは私と一緒に寝たがるの。家にいるときはいつも私の後を追っかけまわるのよ」とも。

幼きティミー・ドナリオの心の中では，母親は普通の母親よりももっと特別な存在となっていた。ママの後をついていかなくちゃ，と彼は感じていた。それに，ママと一緒に寝なきゃ。だって，ママには特別な力が備わっているのだから，と。ティミーはバスから無事下車でき，1976年7月15日と16日の夜はまったく安全な場所で眠れた。それにもかかわらず，彼には精神的トラウマの影響と思われる反応や症状がいくつか見られた。彼は恐れていた。ポストトラウマティック・プレイを示した。新聞やニュースを回避し，見知らぬ人を避けた。性格変化も見られた。母親に対する態度は退行を示していた——幼く，赤ちゃんぽいものとなっていた。ティミーは「代理性」の犠牲者（訳注：「代理性」とは"vicarious"の訳語。自分自身がトラウマ性の体験をしたのではなく，自分の身近な人が体験したことを見たり，聞いたり，あるいは想像することで，間接的にその体験の影響を受けることを言う）となった。しかし一方で，それと比べると比率的には小さいものの，彼自身が直接被害を受けてもいたのだ。

しかしながら，ティミー・ドナリオは，二つの点でチョウチラで起こったトラウマ性の出来事の影響から逃れることができていた。まず，彼は誘拐された25人中

の23人の子どもたちとは違って，自分の将来を否定的あるいは悲観的に見ることはなかった。これはおそらく，ティミーが，誘拐された子どもが感じたような強い恐怖や無力感にさらされなかったこと，そして自分の死をそれほど強くは確信しなかったことによるのではないかと考えられる。ティミーは，決して，自分の人生を「今」だけに限定して考えることはなかった。「ぼく，おじいちゃんになると思うよ」と，初めて会った日に彼は私に話した。「たぶん，83歳くらいまで生きるよ。大人になって，結婚して，チョウチラに住むんだ——チョウチラは小さい町だから好きだよ。それにパパやママもいるから」

「大きくなったら何をしてるかなあ」と私は聞いてみた。

「法律家だよ」とティミーは答える。「法律家って，何をするのか知らないけど，でも，何をするのか知りたいんだ。だから，ぼく，大学には7年行くよ。だって，法律家になりたきゃそうしなきゃいけないんだって」

こうしたティミーとの会話は，ティミー・ドナリオと，私が面接をした25人の直接の被害者たちとの二つ目の違いを示している。町の公園でティミーと数回会って話しているうちに，彼の症状は完全になくなったように見えた。それまで彼を悩ませ続けた悪夢はずっと良くなった——それほど怖くなくなり，あるいはほとんど悪夢を見なくなった。彼は，「バットマンごっこ」や「警察と強盗ごっこ」などのポストトラウマティック・プレイをしなくなった。そして，これが一番重要なことだが，彼は母親のもとから離れられるようになったのだ。外に出かけて友人と遊ぶことが増えた。また，自分の部屋で1人で眠れるようにもなった。1980年の夏から秋にかけて，セントラル・ヴァレー一帯は激しい雷鳴や稲光をともなう嵐に見舞われた。不安にはなったものの雷が轟いているときに両親の寝室に行くことはなかった，と彼は話してくれた。少なくとも，ドナリオ夫妻は，自分たちの寝室をティミーに邪魔されることはなかったようだ。こう考えれば，彼らが私にコーヒーを無料で届けてくれたことにも納得がいく。ティミーの「短期精神療法」はかなりの効果を上げたのだから。

「ぼく，おじいちゃんになるまで生きるよ」と，幼きティミー・ドナリオは語っていた。彼は今でも法律家になりたがっているのだろうかと，私はときどき思い出す。それとも，別の——もっと有益で，もっと時間のかかる——職業への道を歩んでいるのだろうか。今，彼は大学に行っている年齢になっているはずなのだ。

チョウチラと同じように，マクファーランドとポーターヴィルも，私のコントロール群研究の後，かなり様変わりをした。ポーターヴィルは近郊農業地帯と住宅市域として急速に大きくなった。1981年当時は，遠方農村地帯としてバートン小学校区の管轄下にあったが，もはや管轄から外れた。ポーターヴィル自体が町になったのだ。新しい高校もできた。モナーク高校という名前だ。どことなくインディアンっぽい。ダウンタウンにはしゃれたレストランが2軒オープンした。私がレモンの街路樹のある近道を走って，パープルの髪をした女性が「殺人」トラックに襲わ

れるところを目撃した当時にはなかったものだ。

　マクファーランドには別の物語があった。彼らは子どもの癌という問題を抱えるようになった。新聞報道によれば，マクファーランドの子どもたちの白血病やホジキン病（訳注：リンパ節の腫脹が全身に及ぶ病気）の発症率が全国平均よりもかなり高いとのことである。地下水の中に何か有害物質が含まれているのではとの憶測がなされている。その有害物質が何なのか，どこにあるのか，あるいはマクファーランドで育った子どものうちの誰が実際に現在これらの疾患を発症しているのか，誰にもわかっていない。しかし，とにかくマクファーランドに関するニュースは非常に悲しいものであることは間違いない。私はとても辛く思う。マクファーランドで出会った子どもたちは，みんな素敵な子どもたちだった。彼らはもう成人している。彼らは町を離れたのだろうか，と私は思いをめぐらす。彼らの大半は町を離れたがったに違いない。

　私が面接をした1981年当時，マクファーランドとポーターヴィルの「正常」な子どもたち25人のうち10人に何らかの恐怖体験，もしくは精神的トラウマとなるような体験に起因する反応が見られたことを覚えておられるだろうか？　彼らはトラウマ体験の後に見られる一群の反応を生じていた。これは――少なくとも私が思うには――トラウマ性の体験や外的な恐怖体験がかなりの頻度で発生していることを示している（私が知る限り，合衆国全体で子どもの頃のトラウマ性の体験の発生頻度について調べた調査は，現時点では見当たらない）。マクファーランドとポーターヴィルでの発生頻度に関係したこの「発見」は，私にとって非常に興味深いものである。ティミー・ドナリオのそれと類似した経験――つまり，誰か**別の人**の身に降りかかったショッキングな，あるいはトラウマ性の出来事の影響を受けるという経験――を，25人のコントロール群のうちの5人までもがこうむっていたように思えるのだ。この5人は，自分たちの身に直接降りかかったものではない外的な刺激によって，「代理性」の強い恐怖を体験したのだろう。

　たとえばジョアン・バトラーは，見知らぬ人に対する恐怖，1人でいることの恐怖，悪天候への恐怖，そして事故に対する恐怖が自分にはあると，私に話してくれた。また，彼女は自分の将来を楽観していなかった――「事故にあって死んじゃうんじゃないかって，いつも思っている」と彼女は言った。彼女自身の成育歴を追っていくうちに，3年前のある出来事に行き着いた。その日，オートバイに乗ったある女の子がジョアンの家の前でオートバイを停めて道を尋ねにやって来た。かなり激しい雨の日だった。数分後，オートバイにまたがり走って行った彼女はトラックに衝突して死んだ。ジョアンは，その事故のことを考えて嫌な気分になったのは「たった2～3日だけだったけど」とは言った。しかし3年後の時点でも，彼女は見知らぬ人を，1人でいることを，悪天候を，そして事故を恐れていたのだ。この個々の恐怖はいずれも一つの出来事，すなわちオートバイの事故――ジョアンはこの事故自体を目撃してはいない――に関連したものであった。彼女は大破したオートバイを見たわけでも，あるいは女の子の死体を目撃したわけでもなかった。しか

し，何が起こったかを知るに及んで，ジョアンはその被害者が誰なのかにすぐに思い至ったのだ。その途端，それまでは彼女を取り巻いていた「魔法の防護壁」が解体した。ジョアン・バトラーは，自分が直接かかわった人の突然の死を経験した。自分自身，もはや安全ではなくなった。

　マクファーランドとポーターヴィルのコントロール群から代理性トラウマの例をもう一つ挙げてみよう。この例は，その出来事の近くにいなくてもポストトラウマ性の反応が生じる可能性があることを示しており，その点で非常に興味深いものだと思う。ロイス・エストロムは9歳の女の子である。何か怖いことはないかと私が尋ねたのに対して，ロイスは，地震がすごく怖いと答えた。それに彼女は，将来，何かとても悪いことが自分の身に降りかかるかもしれないとも考えていた。彼女は，数年前，祖母の家がセントラル・ヴァレー地域を襲った地震で倒壊したことを記憶していた。その際に，家にいた祖母は鼻骨を骨折した。奇跡的にも，祖母はそれ以外の傷を一切負わないですんだ。そして，ロイスは何も見ていなかった。祖母の鼻のところの包帯を見たわけでも，倒壊した家を見たわけでもなかった。しかし，彼女は「心の目」でそれらの光景をしっかり**見た**のだ。その結果，その出来事はまさしく代理性の体験として，彼女の心に痕跡を残した。「たぶん，私，80歳くらいまで生きられると思う」と，将来のことを問うた私に彼女は答えて言った。「でもね」と，彼女は元気なくため息混じりに言った。「ときどき思うの。何か大きな災害が起こるかなって。地震がちょっと怖い。それに戦争も。もしかしたら地震や戦争で死んじゃうんじゃないかって，ときどき思う。でもね……何の備えもしてないけどね」

　オーライ，わかった。トラウマになる出来事を直接経験しなくてもトラウマ性の反応の一部は生じるわけだ。まったくその場所にいなくてもそういったことが起こるってことだ。それなら，どうしてみんながトラウマを受けないんだ？　みんなが心理的な傷を受けていないのはどうしてなんだ？　もしかしたらそうかもしれない。人間はみんな，多少なりとも傷付いているのかもしれない。そうした傷は，それが「小さなもの」であった場合には，精神科的な症候群や障害に発展するのではなく，われわれの心の構造の一部となるのかもしれない。そうだとしたら，トラウマは，たとえばエディプス・コンプレックスがわれわれの心の発達に果たすのと同じような役割を果たしている可能性があるのかもしれない。大部分の人にとって，ある出来事は心に一定の痕跡を残す。そして，なかにはその痕跡が障害の始まりとなる人がいるのだ。

　トラウマ性の出来事は，子どもに多量の「血」を流させることなく生じ得る。こうしたちょっとした「トラウマ」は次のような場合に生じると考えられる。その場合とは，(1) トラウマ性の出来事への直接的な，しかしわずかの曝露，(2) 他者の身に起こった出来事に対する，わずかの，かつ間接的な曝露，(3) 他者のポストトラウマ性の症状への直接的な曝露，そして，(4) その人自身が直接曝露され

たわけではない人のポストトラウマ性の症状に対する間接的な曝露，である。おそらく，3番目と4番目のタイプがトラウマへの子どもの曝露の形態としてはもっとも一般的で，もっとも広がりやすいものだと言えよう。しかし，幼きティミー・ドナリオは，最初の二つのタイプの混合形を経験したと言える。彼は，捜査官に会い，嵐を恐怖し，バスにも乗っていた。その一方で，学校の友達たちが行方不明になっている間に感じているはずのことを想像することによって，代理性のトラウマ体験をしている。彼らの身に**起こっているかもしれない**ことを想像することでトラウマを受けたのだ。誘拐事件が終わって以降，彼はサマースクールの仲間とは接触していない。そのため，彼らの呈するトラウマ性の症状に曝露される機会はなかったと考えていいだろう。彼が，誘拐の被害者ではない誰かの症状に曝露された可能性がない限り（そして，そういった可能性がないとは誰にも断言できないが），そうであろう。

　成長の過程で，ほとんどの人は，子どもの頃の精神的トラウマに起因する症候群の全体像を呈するには至らないだろう。しかし，トラウマ性の出来事に直接的に，あるいは間接的にさらされたり，他の人のトラウマ性の症状にさらされ続けることによって，一種の蓄積的な効果が起こる可能性がある。そしてある日，自分自身のトラウマ性の症状に気付くかもしれない。とは言っても，心配しないでいただきたい。トラウマ性の症候群の全体像を呈するわけではない。ほんのいくつかの徴候に過ぎない。そしてこれらの徴候は，われわれの心理的な特徴のある変化を示唆している可能性がある。

　DIS（訳注：Diagnostic Interview Schedule. 米国の国立精神保健研究所が作成した，精神科診断のための構造化面接法）という面接技法がある。多くの成人の被験者を対象にこのDISを用いた面接を実施し，対象群全体のうちでどのような精神障害がどの程度見られるかを調査するいくつかの研究が，現在進められている。成人のポストトラウマの症状に関して，これらの疫学的研究は興味深い二つの数字を提示している。ある研究は，一般人口の8％が何らかのポストトラウマ性の症状を呈していると報告し，別の研究はそのパーセンテージを15から16としている。ほとんどの場合，これらの症状は外傷後ストレス障害の診断基準を満たすものではない。しかし，「健康」とされている一般群に一つないしは二つ程度のポストトラウマ性の所見が見られたということには関心を払う必要があるだろう。私が本書でその概略を示した子どものトラウマの基準は，DISに採用されている診断基準とはいくつかの点で異なっている。というのは，DISは成人のトラウマ研究をもとにその診断基準を定めているからである。精神的トラウマの所見が，成人を対象とした研究で一つないし二つ程度見出されたということが，彼らが成人になってから何らかのトラウマ性の体験に少し触れたということを意味するのか，あるいはそうした体験が子どもの頃あったのか，それとも子どもの頃にあったもっと顕著なトラウマ症候群が解消され部分的にその残滓をとどめている結果なのかは，今のところ誰にもわからない。

　子どもたちの間に流れる噂話が，こうした正常な成人のトラウマ性の反応に関す

る統計データに何らかの影響を与えている可能性がある。ゴシップ話や噂話を通じて，小さな，しかし重要なポストトラウマ性の症状が選択されるかもしれない。もし，本当にトラウマを受けた子どもがいた場合，その子どもは所属するグループにその症状を持ち込む。その後，グループの子どもたちは症状について話したり，それをテーマにした遊びをするようになる。そうするうちにグループの子どものうちの何人かはその話を信じ始めるようになる。なかには，実際に症状を示すようになるかもしれない。「死ぬ夢を見たら，ほんとに死ぬ？」とは，チョウチラで私が聞いた質問だ。「誘拐が起こる前に誘拐の夢を見た子がいるって話，聞いたわ」。レスリー・グリッグソンは，チョウチラの7歳の子どもたちのグループの間で予知夢の話がささやかれているのを耳にした。誘拐の夢を見た子は確かにいた。しかし，この話では，夢を見たタイミングが実際とは違っている。夢を見たという話があったのは実際の誘拐事件があった後のことで，決して事件の前ではなかったのだ。私はそのことを知っていた。10歳になるアリソン・アダムスは，まさしくこの夢のことを私に話してくれていた。彼女は，実際に誘拐事件が起こるまではこの話を誰にもしていない。アリソンは，学校のカフェテリアに若い男が侵入して子どもたちを誘拐してしまうという夢を二度見た。彼女は，誘拐事件の**ちょっと前に**この夢を見たと考えた。彼女は予知夢だと思ったわけである。しかし，私は，この夢が誘拐事件後のものであることはほぼ間違いないと確信している。というのは，「再生における歪曲」という現象があるからだ。さらに，アリソンがこの夢のことを口にしたのは誘拐事件の後であって，決して前ではなかった。しかし，たとえばレスリー・グリッグソンのようにこの夢の話を聞いた子どもたちには，もともとの話まで遡って調べることは不可能であった。彼女はこの話を，それがどこから出たのかとは無関係に単純に信じた。アリソン・アダムスの「時間の歪み」——ポストトラウマ性の知覚の歪曲——が子どものグループの「言い伝え」に忍び込み，さらに，おそらく，個人の心に入り込んでしまったと言えよう。

　かつて，ある母親が私のオフィスを訪れた。彼女は，自分の娘が通う公立の小学校の「校庭の整備当番」の際に見た子どもたちの様子が気になって，私のところに相談にやって来たのだ。3年生の7歳の女子たちのグループが，午前中の休み時間にまったく同じ遊びを1カ月程度の期間続けていたということであった。この母親にとって，彼女たちの遊びは何か苦しげで単調なものであるように見えた。女の子たちは何かから逃げるように走り回ったが，追いつかれるのを本気で恐れているように見えたということであった。彼女たちはへとへとになるまでこの遊びを続けた。恐ろしげな唸り声，怒声，悲鳴が女の子たちの小さな喉から絞り出されていた。ミセス・マットソン——私の助けを求めてきたこの母親——が心配したのは，学校の子どもたちが心配といった一般的な理由からだけではなかった。彼女自身の問題でもあった。というのは，彼女の娘であるヒラリー・マットソンが，この荒々しい遊びに毎日加わっていたのだ。

　私たちは注意深くヒラリーの成育歴を検討した。これまで彼女の身に何か恐ろし

いことが起こったということは，どうもなさそうであった。続けて，彼女の内的な心理的発達についても検討を加えた。問題となる何らの徴候も浮かび上がらなかった。そこで私は，そのグループの他の女の子たちのことで何かご存じないだろうかと，ミセス・マットソンに尋ねてみた。「ああ，そう言えば」と彼女は話した。「女の子の1人がベーカーズ・ビーチで見知らぬ男性にレイプされことがありました。でも，他の子たちがその話を知っているとは思えないわ。ああ待って，彼女，シェルビー・スミスはヒラリーの親友なので，もしかしたらヒラリーには話したかもしれない……でもそれって，ずいぶん前のことだった……たぶん，1年半以上前のことだったわ」

私はヒラリーをオフィスに連れて来るよう，ミセス・マットソンにお願いした。ヒラリーはやって来た。ヒラリーの話では，件の遊びはもう1年以上も続いているとのことであった。この遊びは「うさぎと狼」と名付けられていた。「誰がこの遊びを始めたか，誰も知らないわ。でも，ほんとにすっごく怖いのよ。女の子はみんな『うさぎ』なの。恐ろしい冷酷な，目に見えない怪物狼がみんなを追い回すの。誰も『狼』の役はやらないわ。だって，この狼はほんとに悪いやつで，とっても怖いやつなんだもん。全員が狼につかまるまでこの遊びは終わらないの。終わらないこともあるのよ。そんなときは，怖いどきどきが次の日の休み時間まで続いちゃうの」とヒラリーは教えてくれた。

私の質問がきっかけになって，ヒラリーは友人のシェルビーの話を思い出した。ヒラリーが恐れている目に見えない狼は，もしかしたらベーカーズ・ビーチでシェルビーをレイプした男なのかもしれない，そして，シェルビーが，あるいはシェルビーのレイプの話を聞いた女の子の誰かがとても怖くなってこの遊びを思いついたに違いない，という仮説を私はヒラリーに提示した。恐怖心と無力感を何とか処理する必要があったのは，シェルビーなのだ。また，この話を知った子どもたちも，何らかの援助を必要としているのかもしれない。シェルビーがレイプされたことに関する自分自身の反応を話したとき，ヒラリー・マットソンはずいぶん楽になったようだった。ミセス・マットソンはヒラリーを家に連れ帰った。その後，彼らが再び私のオフィスにやって来る必要はなかったようである。

しかし，私は今でも「うさぎと狼」のことを考える。あの遊びは，それ自体，独自の生命を手に入れたのだろうか。新しい世代の女の子たちに受け継がれて，自分たちがどうして唸り声や悲鳴を上げているのかまったく知らないままに，女の子たちはまるで魔女のような声を上げながら逃げ回っているのだろうか？　この遊びは，サンフランシスコのある小学校の校庭に限定されたものなのだろうか？　それとも周囲に伝わっているのだろうか？

私は，チョウチラで生まれて，その後，次の世代に広く影響を与えるようになったある遊びのことを覚えている。シーラ・シェルダンは誘拐事件当時12歳であった。誘拐から無事生還して帰宅した後，彼女は5歳になる妹を，ふざけ半分に，しかしサディスティックなやり方で脅かすようになった。シーラのことを皆さんは覚

えておられるかもしれない。誘拐のあった日の朝，登校時の玄関で母親に別れ際の捨て台詞──「あんたなんか世界中で一番冷たい母親だわ」──を見舞って出て行った例の女の子である。後になって，彼女にはこの考えを遊びで表現する必要があった。シーラは洋服ダンスのてっぺんから「ママは私の耳を切り取ろうとしてるんだ！」と叫びながら5歳の妹めがけて飛び降りたのだ。この5歳の女の子は誘拐されておらず，2人の姉たち──シーラとセレステ──が行方不明になるというあの事件によっては何らトラウマを受けていないように思われた。しかし，彼女はシーラのこの「洋服ダンス飛び降り遊び」によって，少しトラウマを受けたようであった。彼女は，シーラに対する恐怖心で身を縮こまらせた。それでもシーラは止めなかった。「だんだんひどくなるんです」とミセス・シェルダンは私に言った。「常にあの2人から目が離せなくて」

事件から4年後，フォローアップのために再びチョウチラを訪れた私は，女の子たちに会うためにシェルダン家を訪問した。16歳になるシーラは，その第1日目には私のことを完全に避けると決心していたようだった。彼女は出かけておりどこにいるのか見当がつかなかった。セレステはと言えば，私の訪問の前日からひどい胃痛が始まり，私が訪れたときには何枚もの毛布にくるまって，まるで胎児のような格好でリビングのソファーに横たわっていた。私が思うに，セレステは「そんな女の人になんか会いたくない」と思っていたのだろう。彼女は身を隠していたのだ。

シェルダン氏がコーヒーでもと言って私をキッチンに招いた。まあ，どっちにしろ今日はシーラにもセレステにも会えなんだ，と考えた私は，腰を下ろしてリラックスした。そのとき，突然，2人の幼児が部屋に飛び込んできた。1人はシェルダン家の新顔で，私が1977年にチョウチラにやって来たときにはまだ生まれていなかった。そして，もう1人は彼女の友人だった。

「あなた，心配事のお医者さんなの？」と小さな新顔シェルダンが聞いてきた。

「そうよ」

「じゃあお願い」──さらにこのとき，彼女の友人も「お願い」と声を重ねた──「おねえちゃんがいじめるの。なんとかしてほしいの」

「お姉ちゃんって，どっちのかな？」と私は尋ねた。1人はリビングのソファーの上で毛布に埋もれており，もう1人は「外出中」である。そして今1人は……。ちょうどそのとき，9歳になる少し背の高い女の子が部屋に入って来た。

「あのおねえちゃん」と，新顔シェルダンはその女の子を指差した。この子は誘拐事件当時5歳だった子だ。一度だけ会ったことがある。なんと，こんなに大きくなってるんだ！

「止めさせて欲しいって，お姉ちゃんはどんなことするのかな？」と私は2人のちびっ子に尋ねた。

「おねえちゃんって，ママがみみをかみちぎるぞって言いながら，洋服ダンスの上からわたしたちのほうに飛び降りてくるの」。何ということだ。私がチョウチラ

を離れていた3年の間に，あの遊びが次の世代へと受け継がれていたわけである。そして，その遊びは，もともとはトラウマを受けていない2人の子どもに少なからず影響を与えていたのだ。もともとこの遊びを始めたシーラ・シェルダンはすでに16歳になっており，ポストトラウマティック・プレイの年齢段階を超えていた——そのもっとも創造的な形態であるマグリットやヒチコック，あるいはポーたちのそれを除いては。洋服ダンスの上から妹めがけて飛び降りるという行為は，16歳のシーラ・シェルダンの自尊心にかなうものではなかった。しかし，この遊びは，完璧に同じ形態で，次世代の子どもたち——誘拐とはまったく無関係な子どもたち——に伝えられたのだ。実際のところ，これらの子どもたちは，チョウチラの誘拐事件当時まだ乳飲み子だったのだ。その彼らが，いまや，まったく同じ種類のトラウマにさらされている——他者の症状によって間接的に。そして，その「他者」でさえ，誘拐事件の直接の被害者ではないのだ。

ポストトラウマ性の遊びは，ある世代から次世代へと受け継がれていく。このように世代を超えて受け継がれる遊びには，もともとあった「トラウマ性の不安」がずっとともなっていくものなのだろうか，と人は思うかもしれない。ときどき，この疑問に対するヒントが得られることがある。「リング・アラウンド・ロージー」(Ring Around the Rosie, 訳注：カゴメカゴメに似た遊び) を例にとって考えてみよう。「ロージー」(訳注：「バラのような赤みを帯びたもの」の意) は黒死病の病痕である。「ポケットいっぱいの花束」は死者のための花であり，かつペストを避けるために人々が持っていた魔除けでもある。「灰，灰」というフレーズは炎で焼かれた死体の名残を表している——当時，それほど多くの遺骸をそれほど早く埋葬する時間などなかったのだ。そのため，死体は中世の街の路地裏で焼かれた。「みんなたおれちゃう」というフレーズはまさしくその意味——みんな死ぬ——であった。「リング・アラウンド・ロージー」は，言葉を換えれば黒死病の詩だということになる。20世紀の幼稚園でいまだにこの遊びは行われている。そこでこの遊びに興じている子どもは，もともとのトラウマを体験したものたちから，少なくとも20世代は離れていよう。

では，誰かこの遊びに不安を感じるものがいるだろうか？　イエス，である。私の娘ジュリアは4歳の頃そうだった。幼稚園でこの遊びをするのを嫌がったのだ。私は彼女にその理由を尋ねてみた。「だって，へんなきもちになるんだもん」「だからきらい」とジュリアは言った。私が思うに，4歳の語彙能力では，「へんなきもち」とは，不安になる，心配になる，怖い，恐怖に襲われる，といったことを意味するのだろう。ジュリアは，中世の子どもの詩に込められたトラウマ性の感情を感じ取ったのだろう。その起源から400〜500年が経っているにもかかわらず，この詩はいまだ情緒的なメッセージを帯びているのだ。ジュリアが「リング・アラウンド・ロージー」を嫌がった当時，私は彼女の拒否を少し奇妙に感じたのだが，13年後のチョウチラで，私はジュリアが経験したことの意味を理解した。ジュリアは，シェルダン家で私の目の前にいる4歳の2人のちびっ子と同様，他の人のトラウマに起源を持つ症状で受け継がれた恐怖を感じ取ったのだ。

もっと現代的なトラウマ性の遊びの例がある。これも幼稚園の園庭でその存在が確認されたらしい。アリソン・ルーリーは，彼女の小説『Foreign Affairs』(外国での出来事)に，英国の学校の校庭での体験としてこの遊びを描写している。あるアメリカ人の子ども専門の精神科医は，数年前に米国中西部の学校の校庭でこの歌に合わせて縄跳びをしたと，最近教えてくれた。

　　　ポリーが線路にいる，
　　　小石を拾ってる，
　　　汽車がやって来て，
　　　ポリーの足を折っちゃった。
　　　「あっ，ひどいじゃないか」ってポリーは言った，
　　　「俺には関係ないね」って汽車の運転士は言った。
　　　ポリーは何本，骨を折ったか？
　　　1本，2本，3本，4本……

　この詩がトラウマ体験に起因していることはまず間違いなかろう。それも，黒死病の時代の子どもたちではなく，現代に生きる子どもにとってなじみの深いタイプのトラウマ体験である。この現代的な「ポリーの歌」に恐怖が込められていることを，子どもたちは直感的に認識するはずであり，なかにはこの歌に合わせて縄跳びをすることを拒否する子どももいよう。しかし，多くの子どもたちは，ポリーの骨の数に合わせて縄を跳ぶのだ。というのは，この詩の韻がとても「楽しげ」だからだ。人はトラウマ性のスリルに対して，それが適度である場合には楽しさを感じるものなのだ。それに，何と言っても縄跳びをする子ども自身は骨を折ることも，恐ろしい運転士に顔を合わせることも，それ以外の恐怖に直面することもない。自分自身の「健康」を楽しもう。「1本，2本，3本，4本……」，ジャンプ，ジャンプ，ジャンプ。

　本書の最初のほうで，私は，子どもの頃の精神的トラウマが原因となって「幽霊屋敷」となってしまった家の話をすると約束した。この話もまた，トラウマ性の症状が一般の子どもたちの間に伝わっていくことを示したものである。2～3年前の6月，北東部のある医療センターの小児精神科部長が私を招いてくれた。私は数日間を，その医療センターの子どもの精神科の研修医たちと過ごすことになった。そして，彼らの研修修了のパーティにも出席した。ある日の朝，研修医の1人が事例のプレゼンテーションを行った。その研修医は，私に，事例の女の子と面接して欲しいと言ってきた。私の面接をワンウェイ・ミラー越しに見たいのだという。かくして，私は女の子と面接し，彼らがそれを観察するという次第となった。
　これには多少の「ひっかけ」があることに，私はすぐに気付いた。この女の子は**話したくなかった**のだ。実際のところ，彼女は，主治医である研修医に対してもほとんど口を開くことはなかった。治療が始まって数カ月が経っていたにもかかわら

ず，である。

　1年前，この女の子は，おじ夫婦と姉のハイアシンス，そしていとこ2人とともにドライヴに出かけた。彼らがバークシャー・マウンテン沿いの道を走っていたとき，道沿いの斜面から巨大な岩が彼らの車めがけて崩落するという事故に見舞われた。この事故で，女の子の姉といとこの1人は死亡した。彼女ともう1人のいとこ，そしておじ夫婦は無傷で救出された。

　私は，すべて丸見えの鏡の前で（ヴァージニア・ウルフがこの種の鏡を憎んでいたこと請け合いである），私と話すことを拒否する以外には何もしない女の子とともに座っていた。彼女は，事故について何も話すことはないと宣言した――「そのこと，話したくない」。恐怖や遊び，奇妙な行動についても話したがらなかった――「そのこと，話したくない」。夢や将来についても同様であった――「そのこと，話したくない」。さらに，学校や友人に関してもあまり話したがらなかった。

　しかし，私はついに彼女が拒否の態度を示さない話題にたどり着いた。「ところで，お姉ちゃんはあなたのところにやって来ないかな？」と私は聞いたのだ。研修医たちは私の頭が変になったと思ったに違いない。しかし，この質問に対して彼女は顔を輝かせたのだ。彼女は私の問いの意味をすぐに了解した。

　「えっ，うん。やって来るよ」と，女の子は笑みを浮かべながら答えた。今日，初めての笑みだ。

　「ほとんど毎晩ね」

　「お姉ちゃん，どんな様子？」

　「元気よ。死ぬ前とほとんど変わらないわ」と彼女は答えた。

　「どんな服を着てるかなあ？」と私。

　「いろんな服よ。ピンクのとか，オレンジのとか。パープルとグリーンのを着てたこともあったわ」

　「お姉ちゃんははっきり見えるのかしら？」

　「うん，そうよ」

　「何て言ってた？」

　「何も。だからちょっと怖いの――ううん，えっとね，お姉ちゃん，何をするのかなって。でも，えっと，とにかく，お姉ちゃんに会えてうれしいわ」

　私たちの会話は以上である。この女の子は，研修医たちに何がしか新たな発見をもたらした。彼女の「幽霊」ははっきりとした実体を持ちカラフルであった。それはまるで，ベルイマンの『ファニーとアレクサンデル』やスティーヴン・キングの『It』の幽霊のようであった。私と女の子はバイバイを言って別れた。私は，極端に話したがらない女の子と多少の会話ができたことに満足を覚えながら，ワンウェイ・ミラーの部屋を後にした。

　その後，彼女がどうなったのか，私は詳しくは知らない。ただ，彼女の主治医が退院後のことについてあることを教えてくれた。彼の話では，メモリアル・デイの週末に，彼女の一家は近隣の数家族とともにパーティを開いたとのことであった。

そのとき，悲劇的な事故以降初めて，亡くなった姉の友人が女の子の家にやって来た。女の子は喜んでその友人を彼女のベッドルームに招き入れた。

その夜，家を訪れた友人の母親が彼女の母親に電話をしてきた。「とっても申し上げにくいことなんだけど……リンダがお宅にはもう行きたくないって言ってるのよ。<u>幽霊にとり憑かれている</u>からって」

このケースでいったい何があったのか，正確にはわからない。しかし，想像はつくだろう。例の女の子は，ハイアシンスの親友であったリンダに，姉のハイアシンスが「やって来る」ことを告げたに違いない。姉がパープルとグリーンの服を身につけてよく現れる場所を示したのかもしれない。もしかしたら，リンダ自身も自分の親友を見たのかもしれない。トラウマが，自分自身はトラウマを受けていないが敏感になっている子どもに間接的に伝えられたのだ。リンダは，崩落事故というトラウマ性の出来事に「代理的」にさらされていたため，より敏感になっていたと考えられる。彼女は，事故の話を耳にしたときに，崩落事故で圧死するのがどんな感じなのかを想像したに違いない。それに加えて，リンダは親友を突然，しかも非常にショッキングな形で失ったのだ。「幽霊」という形で伝えられた女の子の誤認をリンダはすぐに取り入れた。そして，それから数時間後，リンダは母親にその「幽霊」の話をした。その話を聞いた母親は，成人の語彙力でもってその家を「とり憑かれている」と認定したのだ。数日後には，その近隣一帯が新たな「幽霊屋敷」の出現を知ることとなった。奇妙なことだ，と私は思う。われわれの幼き患者の姉は車で死んだのだ。家でではない。その車は一家が住む海岸沿いの町から少なくとも100マイル離れた場所に埋まっている。しかし，こうした事実は何の影響も与えないようだ。「幽霊屋敷」は，トラウマ性の出来事が起こった場所ではなく，ポストトラウマ性の症状を示すようになった人がいる場所に出現するということなのだろう。幽霊は，家にではなく，人にとり憑くのだ。数日のうちには近隣のものすべてが新たな幽霊屋敷のことを知った。来年のハロウィンまでに，いったい何人の人がこの新たな幽霊屋敷の話を知ることになるのだろうか。

1986年1月28日，スペースシャトル・チャレンジャーの爆発事故が起こった。私の娘ジュリアがオフィスに電話をしてきて事故のことを教えてくれた。朝の8時45分だった。ジュリアはすすり泣いていた。彼女はテレビでチャレンジャーの爆発を見たと言う。とても落ち着かない様子だった。

遠く離れた場所で起こったトラウマ性の出来事が，自身は安全な環境にいる正常な子どもたちにどのような影響を与えるのだろうか？　これは，以前から私が関心を寄せていたテーマだった。正常な子どもたちがショッキングな出来事をどのように心の中に取り込んでいくのかについて，チャレンジャーの爆発というこの大惨事はこれまでにない新たなデータを提供してくれる可能性があった。全米の子どもたちがチャレンジャーに関心を寄せていた。とりわけ，教師として初めて宇宙飛行士となったクリスタ・マコーリフには強い関心を持っていた。だから，この事故につ

いて無関心でいられた子どもなどほとんどいなかった。NASAは，数週間をかけて，地球の軌道上にあるチャレンジャーからクリスタが行う「授業」を受けるための準備を子どもたちにさせてきていた。子どもたちは，「星に向かって旅立ちます」と言った初の教師に対して，無関心でいることなどできるはずもなかった。

　チャレンジャーの爆発事故では，西海岸と東海岸で興味深い時差が生じた。東海岸の子どもたちにとっては，爆発事故はもうすぐで昼休みという時間に起こった。11時45分，彼らは熱心に学校のテレビを見ていた。学校中のテレビ画面がチャレンジャーの様子を伝えた。一方，西海岸の子どもたちは，最初の瞬間，この出来事から「目隠しの状態」にあった。彼らの多くはスクールバスに乗っていたのだ。彼らが事故のことを「聞いた」のは，スクールバスが学校に到着して以降のことだった。確かに彼らは――ほとんど全員が――事故の映像をリプレイで見た。しかし，最初の段階では，その衝撃は目からではなく耳から飛び込んできたのだ（何という皮肉だろうか。チョウチラの子どもたちに惨劇をもたらしたスクールバスが，カリフォルニアやオレゴン，あるいはワシントンの子どもたちの受ける衝撃を緩和することになるのだ）。子どもたちは親たちから離れた場所でチャレンジャーの爆発を経験した。親が近くにいなかったという事実は，衝撃の最初の瞬間に家族が示す反応の子どもへの影響――それが肯定的なものであるとしても否定的なものであるとしても――がないことを意味する。アメリカの二つの地域に住む子どもたちに何ら特殊な点はなかった。彼らは「普通」の学校に通う「普通」の子どもたちだった。このチャレンジャーの惨劇は，私が常々実施できないかと考えていた研究を可能にしてくれる可能性をもたらした（もちろん，私は「惨劇」を実施しようとしていたわけではない。非常に残念なことだが，惨劇は起こり続けるのだ）。東海岸と西海岸の子どもを比較することによって，世界中で起こる予期せぬ惨劇が子どもたちの心にどのような形で忍び込むのかが少しはわかるかもしれない。

　私は，東海岸と西海岸の8歳と15歳の子どもたちを面接することにした。この二つの年齢層を選んだのは，それぞれが潜在期および思春期中期の典型であるからだ。東海岸については，ニューハンプシャー州のコンコードを選んだ。コンコードはクリスタ・マコーリフのホームタウンであり，そのために学校に通う子どもたちは，全員，テレビ画面に注目していたはずだからだ。クリスタはコンコード高校で教えていた。しかし，彼女は不幸な運命をたどる宇宙でのミッションに備えるため，約1年間をヒューストンで過ごしていた。だから，小学校3年生と高校1年生を面接対象とすれば，クリスタを個人的に知っている子どもは除外されることになる。つまり，チャレンジャーの航海に対して並々ならぬ関心を抱いてはいるものの，基本的にはその出来事からは遠く離れた位置にいる普通の子どもたちのグループを対象とした研究が可能となるのだ。

　本章の初めに述べたように，チョウチラでの研究のコントロール群として選んだ町の一つであるポーターヴィルは，私がバートン小学校での研究を終えて以降，急速な発展を遂げていた。チャレンジャーの爆発事故が起こったときには，ポーター

ヴィルはほとんどコンコードに匹敵する規模になっていた。コンコードの人口が30,000人であるのに対して，ポーターヴィルの人口は28,000人であった。ポーターヴィルはシエラ山脈の麓に位置する商業地域であった。ニューハンプシャー州コンコードもまた，ホワイト山脈の麓の商業地域であった。ポーターヴィルの学校に通う子どもの25％は非白人であるのに対して，コンコードのそれは1％に過ぎなかった。しかし，私が知る限り，コンコードのような高い白人率に匹敵する人口構成を持った町は，西海岸時間帯には存在しなかった。研究を行うのに理想ばかりを言っていられない。さらに，ポーターヴィルは，コンコードと違って州都ではない。しかし，フィールド研究では，比較対象の属性のうちマッチさせたいことができないという事態は当然起こる。

　私はある人に電話して，その人が別の人に電話して，さらにその人が……といった形でつながりをつけた。チャレンジャーの悲劇から2日後，私は，コンコード教育委員会の心理部長であるジョン・ラインハートにつながることができた。ジョンは，私の研究計画に関心を示し，その実施を援助してくれた。彼の助力のおかげで研究の実施がかなり容易になった。ジョンとの連絡から2日後，コンコードとポーターヴィルの教育委員会は研究の実施を許可してくれた。また，1週間が経つか経たないかのうちに，ニューヨークのウィリアム・T・研究助成財団が局長裁量経費から研究助成金を出してくれた。非常にすばやい動きだった。この助成金のおかげで研究の実施が可能になった。この時点で私がしなければならないことは，オフィスを1カ月間閉めることと，サンフランシスコのカリフォルニア大学から「人間を対象とした研究」の許可を得ること，そして，子どもの精神的トラウマに関するチョウチラでの研究結果をベースにして「構造化面接」の内容を決めることであった（これらの作業は実際のところ結構大変だった）。「構造化面接」の内容はあらかじめ決定しておかねばならない。面接対象全員にまったく同じ内容の質問をすることになる。質問の際に用いる言葉もまったく同じでなくてはならない。言葉を換えれば，全員に対してまったく同一の刺激を与えるということだ。この方法では子どもの自発性は制限されるし，子どもが話したいことすべてを聞けるわけではない。しかし，その代わりに，グループのデータとしての信頼性と妥当性が高まると考えられる。このタイプの研究は，私にとっては初めてのものだった。他のことはさておき，この「新奇性」が魅力だった。

　コンコードとポーターヴィルの学籍簿から対象となる子どもを無作為に抽出した。コンコードで，私はある女性に出会った。彼女には学校に通う2人の子どもがおり，チャレンジャーの惨劇後，学校を助けるために手を尽くしてきていた。この女性——スザーン・メッタイヤという名だった——は，今回のプロジェクトの補佐員となった。私たちは面接を二度実施した——一度目はシャトルの事故から5〜7週の段階で，そして二度目は事故から13〜15カ月が経過した1987年3月であった。1987年の面接時には，例の研究助成財団が1回目以上の研究費を供出してくれ，そのおかげで研究を完了することができた。

私は149人の子どもたちを面接した。面接の中心となったのはコンコードの8歳の子どもたち30人，ポーターヴィルの8歳児30人，そして両市の15歳の子どもそれぞれ30人であった。これで都合120人である。その他の子どもとしては，事故当時ケープ・カナベラルを訪れていたコンコードの子どもたちが11人いた。彼らはシャトルの発射場の観覧席から事故を「ライブ」で目撃したのだ。これらの子どもたちは，クリスタ・マコーリフ本人か，もしくは彼女の子どもたちを個人的に知っていた。ということは，この惨劇により個人的に巻き込まれた子どもたちのグループということになる。その他の18人は，1987年にのみ面接をしたコンコードの子どもたちである。私は彼らを「内的コントロール」のためのグループと考えた。つまり，1986年に面接を受けたということ自体がその対象に何らかの変化を生じたかどうかをチェックするために無作為に抽出したグループというわけだ。

　では，このチャレンジャーの研究で何がわかったか。まあ，ここではどんなデータが得られたかという全体像を提示するのではなく，私の臨床的な印象を述べるにとどめておこう。ここで述べる臨床的印象とは，研究の中心的対象となった120人の子どもたちに関するものである（対象全体についての統計的な分析はまだ完了していない。その完了にはもう少しの時間ともう少しの手助けが必要である）。総論から言えば，学校に通う普通の子どもたちは，通常でない出来事によってかなりの影響を受けるということだ。チャレンジャーの爆発事故は，それがたとえ遠く離れた場所での出来事であっても，幼き目撃者たちに何がしかの心理的痕跡を残した。子どもには，一つないしは二つ程度のポストトラウマ性の所見が見られるようになる危険性がある。その「侵襲」が初めは視覚的なものだったのか，それとも聴覚的なものだったのかということはあまり関係がないようだ。その出来事が子どもたちにとって非常にショッキングで重大な意味を持つのであれば，いずれの形であっても何らかの痕跡を残すようだ。

　スペースシャトルの爆発から5〜7週間の時点で，合衆国の二つの地域に住む子どもたちの大半は，新たな恐怖を持つに至ったか，あるいはかつてからあった恐怖がよりひどくなるという経験をしていた。その恐怖とは，飛行機に関するもの，爆発に関するもの，宇宙探索に関するもの，そして，死や死ぬことに関するものであった。これらの恐怖は，15歳よりも8歳の子どもに多く見られた。とは言っても，15歳の子どもでもその約半数が，大惨事の後に新たな恐怖（もしくはかつての恐怖の再燃）を経験するようになっていた。こうした特定の恐怖のほとんどは，周囲の「空間」に浮遊しているのではなく，子どもたちの心の内部にしっかりと位置していた。それがシャトルの爆発に由来するものであることは，その内容とタイミングを考えれば，誰の目にも明らかだった。しかし，子どもたちが抱くこうした恐怖は，ほとんどの場合，自分の家のヒーターの爆発や恐ろしげな熱湯のタンク，あるいはコントロール不能になった自動車などに関するものであった。つまり，子どもたちの心はシャトルの爆発という大惨事をより身近なものへと置き換えたのだ。チャレンジャーの悲劇は，子どもたちに，彼らが経験したより身近な悲劇的出来事を

思い出させた。爆発事故から1カ月後，子どもたちの中には自分の親族の死という体験を思い出すようになった子もいたし，あるいはその他の悲劇的な体験について考えるようになった子もいた。その他にも，ホラー映画や牛乳パックに印刷された子どもの写真（訳注：アメリカでは，情報収集のために行方不明になった子どもの写真を牛乳パックの横に印刷してある）の話をする子もいれば，地元で起こった殺人事件や誘拐事件のことを話す子もいた。まるで，あらゆる種類の不幸な出来事が，子どもの心の中で，スペースシャトルの爆発のイメージと融合したかのようであった。

　同じ夢を何度も見たと言った子どもは，西海岸よりも東海岸のほうが多かった。これは8歳の子どもも15歳の子どもも同じであった。東海岸の子どもたちは，驚きとショックをともなう何らかの出来事を視覚化し，それが夢となった。なかには，クリスタ・マコーリフや「宇宙」に関する夢を見た子もいたが，ほとんどの子は，たとえば祖父母の死など，それまでの生活でショックだった出来事にまつわる夢を見た。さらに，東海岸の子どもたちは，スペースシャトルの爆発に関係する遊びをする傾向が西海岸の子どもよりも顕著だった。東海岸の子どもたちは，宇宙が関係する遊びをしたり，そうした絵を描いたり，詩を作ったり，友人に手紙を書いたりした。年長の子どもは，日記に長編のエッセイや詩を書いた。このように，惨劇の話を聞くよりもそれを目にしたほうが，子どものトラウマに起因する古典的な二つの反復性の症状――夢とプレイ――の出現につながりやすかったようだ。

　一方で，悲劇が最初に目から入った場合も，あるいは耳から取り入れられた場合も，まったく同様に視覚的イメージを生んだ。かなり遅れてテレビで爆発の瞬間を見た子や，新聞などの写真に自分の想像を交えたイメージを持った子どもたちは，そうした視覚的イメージをかなり時間が経ってからでも保持し続けた。こうした視覚化はもっとも頻繁に見られた徴候であった。これは，東海岸と西海岸双方に，また年齢を問わず観察された。

　行動上の再現の存在を示す徴候はほとんど認められなかった。この点に関してはコンコードとポーターヴィルで大きな違いはなかった。ただし，行動上の再現があるかどうかについて，私は子どもたちに直接尋ねる形をとったため，データには多少信憑性の問題があるかもしれない。行動上の再現などの人格や行動の変化に関しては，第三者のほうが気付きやすい可能性がある。確かにそうなのだが，私は，行動上の再現はトラウマ体験にもっと近い場合に，つまりより直接的な体験の際に生じるのではないかと思うのだ。今回の場合のようにやや距離がある体験に対して行動上の再現が生じたとしたら，かなり大きな問題があると見ていいだろう。思春期の子どもの自殺を報じるニュースに反応して別の思春期の子どもが自殺したとしたら，それは1人の子どもの自殺以上の意味をはらんでいると言えよう。

　住んでいる地域に関係なく，チャレンジャーの爆発事故を見たり聞いたりした子どもたちの大半が，その体験への反応としてファンタジーがあったことを報告した。半数以上の子どもが，自分自身があの大惨事を経験したとしたらどうなるかを空想したり，そうしたつもりになったり，あるいはその体験を白昼夢で見たりした。自

分が死ぬってどういう感じなんだろう——爆発して体がバラバラになるってどんな感じなんだろうと考えた子どもは多くいた。多くの子どもが，教室の机の前に腰をかけながら，あるいは夜ベッドの中で自分自身が「爆発」する体験をしていた。幸運な結末を想像した子も多くいた——クリスタや他のクルーたちが無人島にたどり着いたとか，宇宙の安全な天国みたいな場所に到着したとかいった結末である。なかには，シャトルを設計し直した子どももいた——心の中でシャトルに惨事が起こった場合の緊急脱出装置を設置したのだ。子どもが親を失うっていうのはいったいどんな気分だろうと考える子どももいた。彼らは，白昼夢の中で悲嘆を経験していた——しかもかなり活発に。

　東海岸の子どもの3分の1が，そして西海岸の子どもの4分の1が，子どもが本来的に備えている「魔法のシールド」——あらゆるものから子どもを守ってくれる保護膜——の一部を破ってしまった。彼らはもはや，かつてのように生命や人生が当然あるものだとは考えなくなっていた。「ぼく，毎日毎日を，まるでその日が最後の日みたいに，一生懸命生きるようにしてるんだ」と言う子がその例だ。チャレンジャーの事故が彼らにこうした考えをもたらしたのだ。もちろん，こうした考えのすべてが「悪い」というわけではない。以前よりも，学校で一生懸命に勉強したり，あるいは，自分がどのようにして世の中に役立てるかを真剣に考える子どもが増えた。たとえば，かなりの数の子どもたちが「前よりも他の人のことを考えるようになった」「ずっと生きていないかもしれないから，やらなきゃいけないことを前よりも早くやるようになった」と私に話してくれた。学校の教師に対して尊敬の念を抱く子どもの数は爆発以前よりもずっと増えた。教師自身もまた，そう感じていると私に話してくれた。

　こうした学齢期や思春期の子どもたちのポストトラウマ性の症状のほとんどが，爆発事故から13～14ヵ月で消失した。これらの症状は本当になくなったのだろうか？　それとも心の奥深くに潜り込んだだけなのだろうか？　チャレンジャーの爆発から1年が経った時点でも「夢」を見る子どもはいるし，宇宙に関する遊びをする子もいた。この国の両側で，恐怖——飛行機への恐怖，自動車への恐怖，宇宙への恐怖，そして火に対する恐怖——の残滓が確かにあったのだ。しかし，事故から5～6週間の時点と比べると，1年後には恐怖の形跡がずいぶんと減ったことも事実である。悪夢も少なくなったし，ポストトラウマティック・プレイの出現も少なくなっていたのだ。確かに「傷跡」はできた。そして，トラウマ性のプロセスの少なくとも一部は解消に向かったのだ。

　合衆国の両海岸の子どもたちで，この事故という外的な出来事の影響を受けなかったものは1人もいなかったというのが，この13～14ヵ月の時点での観察で最大の発見であろう。爆発事故を見たり，そのニュースを耳にしたときに自分がどこにいたのかを，私が話を聞いた子どもたちは文字通り全員が正確に記憶していた。ほとんどの子どもが，自分がいた場所にチョークで印をつけることができると言い張った。彼らは，1年前に自分がどこにいたのかを覚えていたのだ。彼らの主張が正

しいかどうかを裏付ける術はない。しかし，子どもたちがまったく同様の主張をするということ自体が——しかも普遍的と言ってもいいほど——心理的な衝撃と「位置記憶」(positional memory) の結びつきを表していると言ってもいいだろう。チャレンジャー事故の研究の対象となった子どもの大半は，事故を見たり聞いたりしたときに自分が誰と一緒にいたのかも覚えていた。10人のうち2～3人は，そのときにどんな服を着ていたのかも正確に思い出すことができた。確かにこうした事柄を覚えている子どももいたが，しかし，もっとも顕著だったのは，位置記憶であった。そういえば，私たち自身，ジョン・F・ケネディが射殺されたというニュースを聞いたときに自分がどこに立っていたか，あるいは座っていたかを思い出せるのではなかろうか。それを考えれば子どもたちの記憶も決して不思議ではないだろう。

　衝撃に関する記憶にはどうやらこうした特性があるようだ。位置，すなわちその場所の「写真」を記憶として保持するらしい。戦慄すべき出来事の瞬間，私たちの意識は自動的に体の外に出てしまうのだ。衝撃があまりにも凄まじいものである場合，意識がそこにとどまれなくなるということなのかもしれない。体の外に「出る」ことでその事態に対処しているのであるとしたら，自分自身が座っていたり立っていたりする姿を撮った「写真」を記憶しているというのも，あり得る話である。これは，対処や防衛の働きなのだろうか？　それとも，純粋に知覚的作用なのだろうか？　まあ，この疑問への答えがどうであれ，外界の出来事によって起こった精神的衝撃の記憶の最大の特徴がこの空間記憶であることには変わりはないのだが。

　衝撃を受けたり驚愕に満ちた体験をしたときに，子どもや，あるいは成人でさえも，その出来事に関連した，鮮明でありありとした位置感覚を保持し続けるのはいったいどうしてなんだ，と疑問に思われる人がいるかもしれない。こうした感覚の起源は，人類の発達史の初期にまで遡るのだろうか。洞窟や樹上に「家」を構えていた時代，生き延びるためには，人は瞬時に自分のいる場所を意識する必要があったのかもしれない。突然，長い毛に包まれたマンモスに出会ったなら，あるいは鋭い牙を持つサーベルタイガーに出くわしたなら，脱出のためのルートを瞬間的に知る必要があったのではないか。確かに，こうした洞窟やジャングルの時代から，人類は遠く隔たってしまった。しかし，圧倒的な出来事の際の場所や位置に関する記憶は，こうした時代の痕跡なのかもしれない。また，突然の危急の事態に遭遇した際に時間の流れが妙にゆっくりになったり，自分の位置や場所を通常では考えられないほど意識するといった体験があるのではないだろうか。こうした緊急事態での知覚のありようは，おそらく，自己保存という理にかなったものなのだろう。

　こうした位置や場所感覚に関する記憶をたどることで，それまで埋もれてしまっていた古いトラウマを再発見するといったこともときには起こり得る。以前に話した精神科医のことを覚えておいでだろうか？　成人後に，長らく忘れていた幼児期の体験——年長の子どもたちによる集団レイプの被害——を徐々に思い出したあの精神科医のことだ。彼がその出来事の記憶を完全に取り戻したのは被害にあった場所を確かめたことによってなのだ。彼は車を走らせニューオーリンズに行き，自

分が住んでいた地域を見つけ，そして，自分の場所感覚の導きで，打ち捨てられ廃屋となった小屋に行き着いた。その小屋に入った途端，記憶がまるで洪水のように自分を襲った。レイプ，痛み，そして誰にも言うなよという脅し。これらもろもろの記憶が一気によみがえった。小屋という場所がすべてを明らかにしてくれたのだ。件の小屋は本当に見落としてしまいそうな細い路地の奥にあった。彼はそれを見つけ出した。その路地は，彼が6歳まで住んでいた家の横を通っていた。位置や場所の感覚は——腕の良いセラピストの手伝いがあれば——何も思い出せないクライエントを，長らく忘却の彼方にあった子どもの頃の恐怖体験の記憶に導いてくれるかもしれない。長期にわたる反復的なトラウマを経験した子どもを心の中でその場所に「連れ戻す」ことによって，子どもは自分の体験のすべてを思い出すかもしれない。

　子どもの頃にトラウマを受けた人が大人になったとき，彼らは自らの戦慄をどういった形で人に伝えるのだろうか？　そして，どうして私たちは人の恐怖に満ちた物語を躊躇することなく，場合によっては自ら進んで見たり聞いたりできるのだろうか？　これは長らく私の心をとらえて離さない疑問であった。私は自分自身の好奇心を満足させるために，子どもの頃にトラウマを体験したことが明らかな数多くの才能豊かな人々のポストトラウマ性の作品を見，眺め，あるいは読んできた。さらに，トラウマを受けた一般の子どもたちのポストトラウマティック・プレイやその産物を見たり眺めたり，あるいは読んできた。そして，この二つのグループのある共通性に気付いた。第一に，天才たちも子どもたちも，日常の本当に何気ない場面にトラウマ性の内容を「侵入」させる。平凡というベッドの上に戦慄が居座る。変哲もない暖炉から突如走り出てくる列車を描く。ヘレン・シムズの場合もそうだ。虐待が終わって1年後，ヘレンは女の子の全裸の絵を描いた。彼女はその絵を，女の子の体の線に沿って切り抜き，それを幼稚園の日常のクラス場面に置いた。ヘレンの担任はその絵を見て驚き，恐怖を感じた。この担任教師にとって，幼稚園で裸の女の子の絵を目にしたのはこれが初めてのことだった。ヒチコックは，カンザスの広大な農場に農薬を空中散布する飛行機というありふれた日常のシーンで，突風によって突然飛行機を爆発させてケーリー・グラントに衝撃を与えた。ジェミー・ナイト——母親が父親を射殺する場面を目撃した9歳の少年——も同じようなことをした。銀河系をテーマにした遊びを考え出した。このゲームでは，突然，全宇宙がジェミーに攻撃をしかけてくる。ジェミーは，攻撃を避けるために「透明」にならなければならない。このゲームにはジェミーの友人たちも加わった。彼らもまた自分たちが透明だと感じるようになった。ジェミーの空想力に富んだこの遊びは，ヘレン・サイムズの裸の絵と同じように人を引き付ける力と遠ざける力を同時に兼ね備えていた。始まりは取るに足らない日常の一場面だが，それが急にとんでもない非日常へと転じる。単調さと戦慄，さりげなさと卑劣さ，順調と制御不能とが巧みに併置されている。こうした併置は，実は，実際の精神的なトラウマの感覚を模

倣したものに他ならない。トラウマとなる体験は何気ない日常において発生する。すべてが「いつもどおり」の平凡さが突然切り裂かれる。地獄が解き放たれ，戦慄が支配する。子どもはトラウマを受ける。そして，そのトラウマの一かけらが遊びを通じて他の子どもに伝染する。別の子のトラウマのほんの一片がその子の心に「トラウマ」を植え付けることはなかろう。しかし，そうしたかけらが次々と心に入り込んできたとしたらどうだろうか。

　スティーヴン・キングは，その作品で，精神的トラウマの感覚を詳細に再現している。彼は，読者にトラウマの感覚を味わわせ，そして読者を放っぽり出す。読者は，1人でその感覚にさいなまれることになる。すでに見てきたように，キングの作品は彼の少年時代のトラウマの産物であるが，これらの小説を読んだとき，私は，**いったいいかにして**キングはこれほどまでに多くの読者——特に子どもたち——に恐怖を与えることができるのかと思った。そこで，彼の小説を詳細に分析することで，若い読者を恐れおののかせるキングの手法を調べてみようと考えた。そして，たぶんそのいくつかは明らかになったように思う。

　総じて言えるのは，キングが用いる手法が無意識のうちに子どもの頃に精神的なトラウマを経験したときの感覚を再現しているということである。まず彼は，読者の心に，安心感と「何気ない日常」といった感覚を植えつける。そして彼は，まもなくトラウマを経験することになる登場人物に読者が同一化するようにもっていく。そうしておいて，突然彼はハッチを開け，読者がまったく準備できていない何事か——起こるはずもない出来事，まったく予期していない出来事，衝撃的で圧倒的な出来事——を，すなわちトラウマを，読者が椅子から吹っ飛ばされかねない勢いでぶつけてくる。

　また，キングは詳細な描写やスローモーション技法を多用する。こうした手法もまた，すでに見てきたようにトラウマ性の体験をした瞬間の認知のありようを再生したものなのだ。たとえば，キングは一切の躊躇なく腕を引き抜き，目を突き刺す。あるいは，『スタンド・バイ・ミー——秋の目覚め』（ロブ・ライナーの『スタンド・バイ・ミー』の原作）では，最初は少年のスニーカーの部分だけを見せる。読者は徐々に詳細を見ていくことになる。苦痛をもたらすような緩慢さで。現実には瞬間の出来事である「死」が，キングの手にかかれば最低でも15秒は要するものとなる。その詳細さはまるでメーン州のうだるような暑い昼下がりに，あなたを轢き殺そうと突っ込んでくるトラックのタンクの「クロムめっき」をギラギラと焼き付けるように照らす「日光」のごとくである（『ペット・セメタリー』のゲイジの死を私なりの言葉で言い換えてみた）。キングの描くティーンエイジのムーチー・ウェルシュが『クリスティーン』——復讐心に燃えた1958型のプリモス——の手にかかって死ぬのには4ページを要した。幼児であるゲイジは，『ペット・セメタリー』で，3ページの間に二度死んでいる。しかも，その腐敗した死体の描写が8ページ以上も続くのだ。スローモーション的な描写技術がこうした詳細さをさらに濃厚に，もっと「醜悪」にする。

スティーヴン・キングは，主人公がトラウマを受けた**後**に超能力を備えるようになることで，読者の心に「トラウマ」を染み込ませる。これもまた，トラウマの被害にあったものの知覚の再現に他ならない。『キャリー』は，母親からの虐待の後に，超能力でガラスを砕いた。『シャイニング』の小さな少年は，父親が肩を脱臼した後に予知能力を身につける。『デッド・ゾーン』のジョニーは，トラックとタクシーの事故にあって意識が戻った後，未来を予言し始める。統合失調症の言葉を使って筋の通った文章を書くことができれば，それを読むものに統合失調症的な感覚を味わわせることができる。それと同じように，キングは，トラウマを経験したときの感覚やポストトラウマの感覚を作品中に織り込むことで，読者にトラウマを受けたかのような感覚をもたらしている。トラウマを受けたような気持ちになることで，読者はポストトラウマ性の症状の一部を呈するようになることもあるだろう。それこそがキングが望むところなのだ。「私は人を怯えさせるのが好きだ。本当に楽しいよ」と彼は言う。

　子どもの頃にトラウマを経験した芸術家たちは，トラウマがどうやって伝染していくのかをどうやら本能的に知っているようだ。彼らは集団ヒステリーのメカニズムを熟知している。彼らは人を怖れおののかせたいのだ。彼ら自身が恐怖に身を震わせたように。ある女性は，キングの『呪われた町』を読んでから丸々3日間は一睡もできなかったと苦情をしたためた手紙をキングに送った。キングからの返事にはこう書いてあった。「3日間ですか。6日間だったらよかったのに」。アルフレッド・ヒチコックはまだ6歳にならない頃に「誤認」逮捕されて留置所に入れられ，非常な恐怖を味わった。この大監督のお気に入りであったスター，ティッピ・ヘドレンが，自分の娘であるメラニーが6歳になるという話をヒチコックにした際，彼は件の娘に小さなプレゼントを贈った。この少女がとても喜んで小さな包みを開けたところ，そこに入っていたのは，なんと牢屋のミニチュアだった。牢屋の中には小さな小さな人形——それは彼女の母親の完璧なレプリカであった——が横たわっていた。この娘こそ，成長後に『Working Girl』（邦題『ワーキング・ガール』）に主演するメラニー・グリフィスであった。このヒチコックの「病的」な行動のことを，グリフィスは1989年のピープル誌のインタヴューで話題にしている。この時点でも彼女の心にはこの一件が残っていた。彼女が一呑みにした他者の戦慄は，なんと20年以上もの間メラニー・グリフィスとともにあったのだ。

　子どもの頃にトラウマを受けた芸術家たちは，彼らの作品を読むものや見るものの心に，たとえばエディプス・コンプレックスなどのような「内的」な葛藤を喚起しようなどといった七面倒なことにはあまり関心がない。彼らの関心を引き付けるのは，むしろ，人々の不安や恐怖を掻き立てる「外側」の出来事なのだ。事態が人の手によるコントロールを完全に離れてしまう方向に動いていくという脅威が集団をヒステリーに陥れるということを，彼らは熟知している。スティーヴン・キングは，彼のこれまでの言動で人々にもっとも恐怖を感じさせた事柄をリストアップしている。彼のリストには，核戦争，放射線，コミュニスト，癌，疫病，テロリズム，

そして機械が挙がっている。確かにキングは正しい。私が彼のリストへの追加を許されるなら，次のような項目が入るだろう。食料および飲料水の不足，人口の爆発的増加，環境汚染，そして太陽系の終焉である。彼の『ザ・スタンド』には，このリストに挙げられている事柄のほとんどが登場する。しかし，人々にパニックを起こさせるために，このようなリストを作ってそれを声高らかに読み上げる必要などないことをキングは認識している。暗示を与えるだけでいい。彼の読者は暗示を与えられるだけでヒステリー反応を示すのだ。映画についての話の中で，キングは，観客のうち1人が笑えば多くの人が笑うし，1人の叫び声が別の人の叫び声を生むと語っている。キングいわく，これこそが映画の利点である。「パニックは1人の観客から隣の観客へと伝染する」。ある意味，キングはこうした集団の反応を楽しんでいる。彼は，人々の集団——少年聖歌隊員にも殺人犯にも等しく——に伝染性の反応を起こさせることができると認識しているのだ。

　私が思うに，作家自身の子どもの頃のトラウマを表現した作品に若い人々が魅了されるのは，むしろ逆方向の力のゆえではないだろうか。読者や観衆は，トラウマに基づく作品を読んだり見たりしてもなおかつ自分は破壊されていないことを知り，ある種の安堵を感じるのではないだろうか。もしかしたら興奮や快感を覚えるのかもしれない。彼らは，自らの「マッチョ性」に危機を感じ，そして最後にはほっとする。子どもの場合には，もっと単純に，身も凍るような物語や食肉鬼が跋扈するマチネーの上映に何とか持ちこたえられたことに安心するのではないだろうか。フロイト派の人たちが言う「試験の夢」——試験で最悪の結果となる夢を見て目を覚ました人が，現実は悪夢とはまったく違っていることに気付く——と同じように，映画を見終わった子どもたちは映画館から昼下がりの街に出て，映画で描かれていたようなことが現実には何一つ起こっていないことを知ってほっとするのだ。あんなにとてつもなく悪いことなんて起こりはしないさ，というわけである。何という安心感。そう，ある意味，セックスみたいなもので，見る分には楽しいのだ。

　しかし，トラウマを経験した作家の作品の読者や観客の中には，少し異なった様相を呈する「一派」がいるのも事実だ。強い戦慄を覚え続ける子どもたちである。この「一派」にはすでにトラウマを受けている子どもが含まれる。たとえば，『シャイニング』の斧にさらされることで，自分自身の足が切断されたことを思い出したり（タマ・ウィテカー），『ハロウィン』の血まみれの顔を見ることで，モーターボートの事故で血まみれた自分自身の顔が浮かんでくる（フェイス・グッドマン）といった具合である。とはいえ，この激しい戦慄を引きずる「一派」の大半は，作品以前に直接的なトラウマを体験しているわけではない。彼らは，トラウマによって生み出された作品を経験することで，刺激され，過剰に興奮し，ハイな状態になってしまったのだ。「トラウマ性の夢」の場合と同じように——トラウマ性の夢では，その夢を見た人は覚醒後に寝る前よりもずっと気分が悪くなってしまう——この種の読者（あるいは観客）は，作品との接触によって作者のトラウマ性の不安の

第15章　トラウマ性の出来事との「接近遭遇」

一部を自ら引き受けてしまう。目が覚めた後にも，1本の細い線で悪夢につながれているようなものだと言ってもいいかもしれない。そうした子どもの中には，そのトラウマ性の不安を遊びで繰り返し表現せざるを得なくなるものもいるだろう。

ほんのわずかばかりのトラウマ性の不安を経験するために進んで映画館を訪れたり，夜半にベッドの読書灯を灯して本を開く子どもの中には，おそらく，少しばかりの「コントロール力」を身につけようとしているものもいるだろう。幼い観衆たちは，まずは「コントロールの喪失」に魅了されて戦慄や恐怖を喚起する作品の列に並ぶ。そして，棺桶に横たわる淑女や殺人列車あるいは幽霊などの描写に，作者がその観衆をうまく取り込むことに成功したとしよう。その後，観衆である子どもたちは，将来自分を襲うかもしれないトラウマ事態について何がしかを学ぶことができる。そうした事態にどう対処すればいいかを正確に思い描くことはできないにしても，少なくともその作品を見る以前に比べれば「何か」を知ることになろう。ということは，言葉を換えれば，子どもたちは「安堵感」ではなく「情報」を求めて恐怖映画のチケットを買っているということになる。「キメラ」が目の前に現れたらどうすればいいか？　その答えは『It』の中にあるかもしれない。地下室に閉じ込められたらどうすればいいだろう？　『告げ口心臓』が教えてくれるかも。結婚した男の今は亡き前妻が「幽霊」となって現れ前夫を取り戻しにきたらどうしよう？　イーディス・ウォートンの作品を読めばわかるかも。事態をどう「コントロール」すべきかの答えを求めて，トラウマを抱えた作家の作品へと多くのファンが駆り立てられるのだ。そして，この「探求」の過程で，なかには自分自身がほんのちょっぴりトラウマを受けてしまうものがいる。

人類がある部分で地球の「主」たり得るのは，他の種以上に「コントロール」する力を身につけたからだと言えよう。人間は将来を計画する。場合によっては自らの死の後のことまで。戦略やパワーゲームを理解する。人口動態や民族移動までも考える。子どもたちは，その成長にともない，自分を取り巻く世界をコントロールするための情報を希求するようになる。そして，すべてをコントロールすることは不可能であることを知ったとき，「トラウマ」を経験する。少なくともほんの少しは。激しい無力感を人生の早期に「発見」した子どもたちは，その発見によって大きな影響を受けるはずである。もっと後になってからの「発見」よりもその影響は大きいだろう。しかしいずれにせよ，この「無力性」の発見はそれがいつ頃起こったものであろうと，その後に心の傷付きをともなうことが多いと言えよう。傷跡が残ることが多いのだ。そしてこの傷跡が，その人の「心」の一部となってしまう。誰でもみな，コントロールを失うことを考えると心穏やかではいられなくなる。だからこそ，私たちはこの「喪失」に何とかコンテクストを与えようとし，何とか全体像に位置付けようとするのだ。

私のところに2～3回やって来たことのある12歳の男の子のことを思い出す。彼は，眠っている間に中程度の地震が起こったという経験をしていた。イアン・ワ

ード——彼の名である——の頭を悩ませたのは，彼いわく，そんな危険が起こっているときに眠っていたという事実であった。それからというもの彼は熟睡できなくなっていた。可能な限り常に「警戒状態」であろうと努力している，と彼は言った。今度何か危険な事態が起こったら，そのときは起きていなきゃ，と。かくのごとく，「コントロール」を失うかもしれないという考えは，幼きイアンに，夜間に意識を手放すことすらできなくなるほどの脅威を与えたのだ。もし眠ってしまえばコントロール力を失う，と彼は考えた。おそらくイアンは，この経験以前から，いつの日か「無力」の前に屈服せざるを得なくなるのだということを薄々感じ取っていたのだろう。こうした「薄々」の感覚が，彼にちょっとしたトラウマを与えていた。そして，地震が起こっているときに（無意識的に）目を覚まさないことによって，自分自身にトラウマを与えたのではないだろうか。その，ある意味自ら生み出した恐怖が，彼を私のオフィスに導くことになった。ほんの数回のセッションで彼は「良くなった」。実際に，イアン・ワードは再び「コントロールを回復した」と感じて私のオフィスに来なくなった。

　子どもたちは眠っている間に死んでしまうということを強く恐れているものである。眠っているのだから，自分の「死」に対してどうすることもできない。ブーギーマン（訳注：悪い子をさらっていく小鬼）は，子どもからこの種のコントロールを奪い去る力を持った恐怖対象の典型だろう。『エルム街の悪夢』のフレディ・クルーガーも同様の性質を備えている。フレディは，子どもがベッドで寝ている間に，鋭く尖ったスティール製の爪で子どもの体を引き裂いてしまう。フレディの犠牲になった子どもは一度も目覚めることなく，眠りから死へと直行することになる。私が知っている子どもの中で，フレディ・クルーガーの映画を一度見ただけでひどい睡眠障害に悩まされるようになった子が2人いた。そのうちの1人は男の子だったが，反復性の悪夢に苦しめられていた。もう1人は女の子で，彼女は自分のベッドで眠ることができなくなってしまった。この子がフレディの映画を見てから3年の間，彼女はいつも誰かと一緒に寝ていた。この子たちの反応は，ポストトラウマ性の症状である。しかし，これはあくまでも「映画の中」のことであって，トラウマとなる出来事を実際に体験したものは実は1人もいないのだ——少なくともこれまでのところは。

　『エルム街の悪夢』のような映画は，自分自身が子どもの頃にトラウマを体験した脚本家の手によるものである可能性がある。しかし，誰か他の人の恐怖体験がこうした映画作品を生み出したということを知ったからといって，そうした作品を見に映画館を訪れる子どもの数が減少するようなことにはならないだろう。子どもたちは，まるで蟻の列が暖かいキッチンに引き寄せられるかのごとく，次から次へと新たな恐怖映画に吸い寄せられるのだ。『悪夢Ⅱ』『悪夢Ⅲ』『悪夢Ⅳ』といった具合に次々と。こうした作品群は非常に良い興行成績を収めている。それは，子どもたちが自ら恐怖に身をさらす必要があるからなのだ。おそらく，子どもたちはさまざまな作品でフレディ・クルーガーを追い求め，彼と出会っているのだろう。そし

て，子どもたちは最終的にフレディに対処できるようになる。アルコール依存症の親や統合失調症の親のもとで何年にもわたって生活してきた子どもたちと同じように，フレディ・クルーガーに「捕まった」子どもたちは，最後にはその存在に慣れてしまうのだ。子どもは，恐怖や戦慄を生じるような状況に繰り返しさらされることで，ある種の「コントロール感」を身につけることがある。子どもは「パパは今夜もお酒を飲み始めたな」と呟きながら，つま先歩きでそっと自分の部屋に向かう。あるいは「ママがまたおかしくなったみたい。しばらくママに近寄らないようにしなきゃ」と考える子どももいる。「フレディ」を何度も見ている子どもたちも同じように考えるようになることがある。「今度のフレディのメーキャップはそんなに良くなかったね」とか「たぶん，前作とは俳優が変わったんじゃないかな」といった言葉が彼らの口から出るようになるのだ。

　最後には，子どもたちは自分に戦慄を与えた作品のあら捜しをするようになる。そして，ついに，『ジョーズ』のサメに縫い目を見つけるのだ。縫い目を見つけること——これはすでにある種のゲームと言えよう。あるいは，映画雑誌でメーキャップをしていない俳優の写真を見つけるのだ。「僕が怖がっていたのは，本当はこの人だったんだ」と彼らは結論を下すわけである。また，映画館内のさまざまな場所にくまなく目を走らせる。スクリーン上で円を描きながら走っているすばらしい馬にまたがった裸の女性や，映画館の天井で地球を持ち上げている男性に目を留める。さらには，映画館の壁のひび割れやスクリーンの破れ目を精査したりもする。また，映画館で見た作品のビデオを借りてきてもう一度見ることもある——安全な自宅で明々とライトを灯しながら。子どもたちは，自分の恐怖に何らかのコンテクストを与えることができれば，恐怖にうまく対処できるようになる。コンテクストが頼りなのだ。

　同じ体験をしてもトラウマを受ける場合と受けない場合とがある。その違いを考えれば考えるほど，コンテクスト，あるいは全体像の理解というものの持つ意味の重要さに行き当たる。十分に歳を重ねて，自分の父親と性的関係を持つ人がいるという現実を認識するようになると——フランソワーズ・サガンも書いているし，ソフォクレスだってそうだ——，かつてパパがふざけてあなたをベッドに引きずり込んでくすぐったりしたことの意味が何となくわかってくるかもしれない。あるいは，もしあなたが世界中のいろいろな場所——フランスや中国など——を訪れた経験があったとしたら，あるいは図書館で旅行記を拾い読みしていたなら，子どもが親元から離されて遠くの地に住む裕福な親戚のもとで暮らすことがあるという事実を認識できているかもしれない。子どもたちは，学者や商人のところに幼い頃から奉公に出される場合もあるのだ，という認識が持てるかもしれない。他の文化を知っていれば，たとえばアメリカン・インディアンの少年が広大なグレート・プレーンでたった1人で何日も過ごし厳しい修練に耐えながら，一切の精神的トラウマを受けないということも了解できよう。インディアンの少年は，自分がそうした経験をするのは当然だと考えているのだ。あるいは，子どもの頃に割礼を受けたり，顔に傷

を付けられる子どももいるが，それは彼らが成人としての社会的地位を得るための通過儀礼なのだ。同じ部屋で寝ている大人が性行為をしているのを知っても，文化によってはそれがトラウマになることはない。私が言いたいのは，その経験のコンテクスト，あるいは全体像に対する認識の重要性である。コンテクストが与えられれば子どもはフレディ・クルーガーやさまざまな恐ろしい出来事に耐えることが可能となる。

全体像を理解していれば，歴史に関する知識を取り上げて，それを現在の自分の状況に当てはめて考えることが可能となる。たとえば，まあ，これはこれで大変だけど1664年のロンドン大疫病のときよりはましだろう。14世紀と15世紀には，ヨーロッパの人口の大半が伝染性の疫病と百年戦争で死んだんだ。エイズが流行しているけれど，まだ，1920年のインフルエンザの大流行での死亡者数の水準には達していないさ，といった具合である。

子どもたちがこうした全体像に対する理解を得るのは，残念なことに，子ども期のかなり遅い段階においてである。年齢が幼いほどこういった理解は難しい。就学前の子どもに，フランソワーズ・サガンや，ソフォクレスや，フランスや，中国や，スー族や，アフリカの人々や，ロンドン大疫病や，エイズや，あるいはインフルエンザについていったいどんな知識があるというのか？　それがやっかいなのだ。痴呆症になってしまった父親が，40歳になったあなたの体のあらぬところをわしづかみにしたとしても，あなたはその手を優しく払い，「あっちに行って」と言ってのけることだろう。この経験がトラウマとなることはまずないだろう——おそらく。それは，この経験をより大きなコンテクストから理解できるからだ。一方で，仮に4歳のあなたが同じ経験をしたとしたらどうだろう。あなたはその経験に捕縛されてしまうのではなかろうか。スー族の勇敢な戦士である少年が厳しい修練に耐えたように瞑想に逃れることはできないだろう。書棚から『Lolita』(邦題『ロリータ』)を引っ張り出してくることもないだろう。

多くの人は記憶を心のどこかに保持しているものである。もしその記憶を回復し，体験の視覚像を取り戻し，大人としての視点からその体験を吟味することができれば，おそらく，それに「勝利」できるのではないだろうか。成人としての視点のゆえに，それら戦慄の記憶に打ち勝つことができるかもしれない。しかしやっかいなことに，往々にしてそうした記憶はあまりにも心の深部に埋め込まれてしまっているのだ。多くの人は，そうした記憶がまるで存在していないかのように振舞うために多大なるエネルギーを費やす。その結果，その体験以降の人生で得た知識や視点でその体験を再考することができなくなってしまう。それどころか，その体験の後に学ぶこと自体を放棄してしまう場合すらある。

チョウチラの子どもたちは，誘拐後，世の中に対する関心を喪失した。彼らは，自分たちの身に起こった出来事に対してコンテクストを与えたり，全体像に当てはめて理解することを半ば意図的に放棄した。自らの体験をまったく意に介していないかのような様子であった。実際には，彼らは世の中で起こっていることを「知る」

のが怖かったのだ。私が彼らに最後に会ったのは1980年から81年にかけてであったが、その時点で、誘拐犯たちの第1回目の仮釈放のための公聴会を傍聴している子どもはほとんどいなかった。新聞なんて読まないよ、と彼らは言った。その年のもっと後になって、私は、彼らが自分の将来についてまったく何も考えられていないことに気付いた。彼らには、トラウマにコンテクストを与えたり、全体像にトラウマを位置付けることができなかったのだ。

チョウチラの子どもたちは、もしかしたら自分の助けになったかもしれないものを意図せず放棄してしまった。それはチョウチラの子どもだけに限った話ではない。心深くにトラウマを負った子どもの多くが同じように放棄する。彼らは、コンテクストや全体像などのより広い観点を放棄する。本章で見てきたように、こうした広い観点は間接的にトラウマを体験した子どもを含め、多くの子どもの助けになる可能性がある。

今日、トラウマを受けた子どもに対して、私たちは手探りながらも適切な治療を提供すべく工夫を重ねている。さらに、戦慄を引き起こす出来事をある程度離れた場所で経験した子どもたちの集団に対しても、治療的なプログラムを提供できるよう試行的な工夫を重ねてきた。私が思うに、治療の鍵は、子どもが自らの恐怖体験を位置付けることのできる何らかのコンテクストを得ることを促す援助にあるように思う。このコンテクストは、知的な意味だけではなく情緒的な意味をも担ったものでなくてはならない。そして、このコンテクストは、子ども自身が自らの力で見出さなくてはならない。友人だとか、子どものことを考えている誰かが得たものではだめなのだ。

この「コンテクスト」という話で、私は、患者であったシャーリーン・ルーのことを思い出す。シャーリーンは、子どもの頃の精神的トラウマがどのようなダメージを与え得るのか、そしてそのダメージがどの程度の期間続くのかを私に教えてくれた。しかし、彼女が私に示してくれた最大のものは、より広い観点こそが、トラウマを経験した子どもがその個人的な災厄の塵芥から立ち直る手助けとなるという教えであった。

シャーリーンのことはすでに少しだけ紹介した。シャーリーン・ルーがトラウマを受けたのは8歳のときのことであった。中国語の学習塾からの帰り道、シャーリーンはチャイナタウンの路地から飛び出してきた男に拉致された。その男は、シャーリーンの体を抱えて人気のないガレージに行き、そこに停めてあった車に彼女を連れ込んだ。そこで男は、シャーリーンのヴァギナの中に箸2本を突き刺した。箸は、彼女のヴァギナと肛門の間を貫通し、腸と腹膜の間あたりまで達した。男は力任せに箸を突き刺し、彼女の下腹部は血まみれとなった。その後、彼はシャーリーンを放り出して逃走した。

シャーリーンは、ゆっくりとよろめくように家に戻った。彼女が歩いたあとには血溜りができていた。家に戻ったシャーリーンは崩れるようにベッドに横たわった。彼女は、夜の10時に中華レストランの仕事から帰宅する両親を待った。両親が戻

って来たときには，シャーリーンは瀕死の状態であった。両親はすぐさまシャーリーンを救急病院に運び込み，彼女には輸血と緊急手術の処置が施された。多量の抗生剤の投与も行われた。彼女の入院治療は3カ月にも及んだ。組織の再生と感染症の治療にかなりの時間を要した。この回復のための3カ月の間，病院スタッフは誰一人として子ども専門の精神科医の必要性には思い至らなかった。確かに，この事件は1970年代のことであり，当時の医者が子どものトラウマについてほとんど何も知らなかったことは事実である。しかし，医療者の1人くらいは子ども専門の精神科医を呼ぼうと考えるべきであったろう。精神科医はシャーリーンが入院している病棟の真上にいたのだし，彼女が経験したことは誰の想像をも絶するような戦慄の出来事だったのだから。

　シャーリーン・ルーは退院した。まだ8歳であった。家族は誰も精神科医のことなど考えもしなかった。彼女の両親は中国系の移民で，英語はほとんどわからなかった。また，アジア系人種の文化性のゆえに，問題を家族の中だけにとどめて解決しようとしたのだろう。家族の人たちはシャーリーンのトラウマに一切触れないようにした。

　シャーリーンはあることを決意した。彼女にとってこの決断は合理性を持っていた。あの箸を持った男が私を「選んだ」のは私が「目立っていた」からだ，と彼女は考えた。私は明るくて，よくはしゃぎ，おしゃべりで，人目を引くほうだ――きっと。だから，今までのようにしてちゃいけないんだ。シャーリーンは人目から身を隠すようになった。学校でも率先して何かをするようなことはなくなった。人と言葉を交わすときにも，ささやくような，息を潜めるような話し方になった。ジョークも言わなくなり，歌も歌わず，校庭で遊ぶこともなくなった。学校ではやるべきことをやったら，できるだけ早く下校するようになった。「あの男」は強制送還されたと両親がシャーリーンに告げていたにもかかわらず，シャーリーンは自分を襲ったあの「東洋系の男」をチャイナタウンの通りで「発見」することがたびたびあった。しかし，「その男」はかつての「生贄」に気付かなかったみたいだ。うまくいった，私の「目立つところ」は全部なくなったんだ。

　シャーリーンは目立たぬよう静かに8年の歳月を過ごした。彼女は有名進学校である高校に入学していた。しかし，ここで，学校の方針と彼女の性格とがある葛藤を生じるようになった。ティーンエイジャーになっていたシャーリーンは「オールA」の成績を取れなかったのだ。というのは，成績評価にはクラスルームでの発言など授業への参加の程度が含まれていたからである。そのため，テストでは非常に優秀であったにもかかわらず，彼女の成績は「Bプラス」どまりであった。

　アメリカ生まれの担任教師はシャーリーンに精神科の受診を勧めた。シャーリーンが16歳の女の子にしてはあまりに引っ込み思案で消極的過ぎる，と担任は考えた。その結果，彼女は両親に連れられて私のところへやって来た。彼らと会ってすぐ，この問題はシャーリーンと私の2人で何とかしなきゃならないわ，と私は考えた。というのは，彼女の両親は英語をほとんど話さなかったため，私に有用な情報

をもたらすことがほとんどできなかったからだ。実際のところ，この初診での面接以降，私はシャーリーンの両親には一度も会っていない。

　シャーリーンと私の面接は週に1回のペースで1年半に及んだ。私はシャーリーンにティーンエイジャーのサークルへの参加を勧めた。彼女はサークルを好んではいたが，彼女にとって定期的にその活動に参加することは至難の業であった。学校でのランチは友人のグループと一緒にとるようにも勧めた。しかし，こうした新しい友人との会話は，彼女に多大なるエネルギーを要求した。シャーリーンはショッピング・モールによく出かけたが，外出中はずっと過度に緊張していた。シャーリーンは，どうして人との接触から引きこもるようになったかを適切に理解しており，「もっと社会と接触する」ほうがよいとの考えに同意もしていた。しかし，そのための私たちの「戦い」は熾烈をきわめた。「人との接触を回避する」というパターンがあまりに頻繁に再現されたため，週に1回のセッションでその内容を詳細に検討することすらできなくなっていた。

　確かにどこかに向かいつつはある，と私は感じた。しかし，その歩みは，まるで，重たい泥のぬかるみを，足を引きずりながら歩いているようなものであった。そうした中，ある事件が起こった。シャーリーンの父親であるルー氏が，トラウマとなるような被害を体験したのだ。中華レストランで給料を受け取っての帰り道，彼はチャイナタウンの通りで何者かに呼び止められた。その何者かは銃を突きつけ金を要求した。ルー氏は給料袋をそのまま渡した。強盗が去った後，彼は公衆電話から110番通報をし，その後，家に戻った。その夜，彼は決心した。自分の生まれ育った場所を家族に見せておこうと。家族には中国の農村部を見せておかねばならない。今すぐに。彼らに全体像を理解させておかねば。人はいつ死ぬかわからない。ルー氏は急に自分が年老いたように感じた。自分はいつ死ぬかわからない，今この瞬間にも。

　シャーリーン・ルーの通う学校では，毎年大統領記念日の頃に1週間の休みがある。そのときに行こう，とルー氏は決意した。ルー夫妻，ルー氏の長男であるモートン・ルーとその妻のサンドラ，シャーリーンと同じティーンエイジャーでシャーリーンより2歳年下のジェームズ・ルー，そしてシャーリーンの6人は，空路香港に向かった。空港のレンタカー会社でヴァンを借りた一行は，広東農村部にあるルー氏の生地へと向かった。彼らはそこに3日間滞在した後，空路，サンフランシスコへと戻って来たのである。

　帰国後，私のオフィスを訪れたシャーリーンは，中国での3日間のことを報告してくれた。話している彼女の瞳はきらきら輝き，声にもこれまでとはどこか違った響きがあった。中国で印象に強く残ったことは四つある，と彼女は言った。一つは，ヴァンで村に入って行ったとき，シャーリーンがヴァンの窓から放り投げた古着を村人たちが拾い集めたということ。つまり，村人たちは彼女の古着を欲しがったのだ。二つ目は，広東のルー家には，アメリカのルー一家，つまり自分たちの写真が飾ってあったということ。それは，自分たちがグラント街（訳注：サンフランシスコのチ

ャイナタウンの中心街）のレストランで食事をしているところを撮った何の変哲もない古い写真であったが，それが家のもっとも良い場所に飾ってあったというのだ。三つ目は，シャーリーンと同じ17歳のいとこに初めて会ったこと。このいとこの女の子は，農業に従事し始めてもう3年になるという。学校には中学3年までしか行っていない。彼女は実際の年よりもかなり「上」に見えた。彼女の父親とルー氏は，ルー氏が働いているサンフランシスコのレストランの洗い場の男性とこのシャーリーンのいとこを結婚させることができないものかと相談していた。彼女は料理がうまく，働き者で，子どもをたくさん産めるような頑強な体つきであった。彼女もアメリカでの生活を希望するかもしれない。ルー氏と彼女の父親が，いとこにこのプランを打診したところ，彼女の答えは「イエス」だった。この答えにシャーリーンはひどく驚いた。この中国のおじは，シャーリーンを部屋の隅に連れて行き，彼女にある話をし始めた。彼は，シャーリーンが今度スタンフォード大学に入学するという話を聞いたという。この9月からだ。彼は，中国でのルー家の歴史をシャーリーンに伝えたかったのだ。2000年に及ぶルー家の歴史で大学に行ったものは誰一人いなかった，と彼は言った。彼女が初めてである。ルー家のものは，シャーリーン・ルーの名前を永遠に記憶にとどめるだろう。一族の歴史において，彼女には特別な位置が与えられたのだ。

　その後，シャーリーンがどうなったか？　もう，多くを語る必要はなかろう。彼女は変わった。みるみるうちに。彼女は「目立つ」存在となった。スタンフォード大学に入学し，アパートで一人暮らしを始め，数多くの友人と付き合い，非常にうまくやっていた。彼女は，もはや私を必要としなくなった。中国での3日間は彼女に新たな「全体像」を与えた。それが，彼女の戦慄を癒し，人格に生じた損傷を修正したのだ。

　シャーリーンは年に数回，私のオフィスにやって来る——彼女は私のオフィスで働いているスタッフのことを気に入っている。彼らもまた彼女のことが好きだ。それに，シャーリーンは私のことも気に入っている——たぶん。いずれにせよ，中国への旅行後の4年間の彼女の様子を，私は追いかけることができた。彼女の性格の変化は安定しており，おそらく今後も元の状態に戻ることはないと思う。「明るさ」が戻ってきたのだ。この6月，彼女はスタンフォードを卒業する。ルー家の歴史始まって以来のことだ。シャーリーンは，いまだに男性と真剣なお付き合いをしたことはなかった。彼女が，ひどいトラウマを経験した身体部位を使う可能性を考え始めた段階で再び私のオフィスを訪れることになったとしても，私は特段驚きはしないだろう。そのときには，再度，何らかの治療を提供することになろう。しかし，それは，強盗被害にあって中国の農村で3日間を過ごすといったことよりは，ずいぶん容易だろう。私はそう思う。

　トラウマを受けた子どもの治療への取り組みはまだ緒についたばかりだ。これはとてつもなく困難な仕事となるだろう。しかし，希望はあると私は感じている。明るい希望が見えるのだ。

注　釈

注釈中の書籍名について，小活字で（『　』）と表記してあるものは，邦訳書のタイトルである。

❑第1章

　本書に登場する子どもたちのファースト・ネームは，私の学術的な論文等で用いられているものと一致している。ただし，本質にかかわらないような内容に関しては一部修正を施しているため，他の論文等の記述とは一致しない場合がある。
　アーンスト・クライス（Ernst Kris）の文章は，彼の論文『The Recovery of Childhood Memories in Psychoanalysis』(精神分析における子どもの頃の記憶の回復)[Psychoanalytic Study of the Child, 11；54-88, 1956] から引用した。クライスと同時代の分析家の多くは，子どもの頃の記憶，あるいは健忘を用いて患者の過去を理解するという，いわゆる「再構成」は，治療的な技法としてはあまり有効ではないというクライスの主張を受け入れていた。しかし，フィリス・グリーンエイカー（Phyllis Greenacre）とマリー・ボナパルト（Marie Bonaparte）はそれとは逆の立場を主張している。グリーンエイカーの『A Contribution to the Study of Screen Memories』(スクリーン様の記憶の研究に向けて)[Psychoanalytic Study of the Child, 3/4；73-84, 1949]，『On Reconstruction』(再構成について)[Journal of the American Psychoanalytic Association, 23；693-712, 1975]，『Reconstruction: Its Nature and Therapeutic Value』(再構成：その性質と治療的意味)[Journal of the American Psychoanalytic Association, 29；386-402, 1982]，あるいはボナパルトの『Notes on the Analytic Discovery of a Primal Scene』(原光景の分析的発見に関する記録)[Psychoanalytic Study of the Child, 1；119-125, 1945] は，再構成の治療的な意味について非常に肯定的な論を展開している。
　クルーゾーの『悪魔のような女』は1955年に公開された。
　精神的なトラウマの後に生じる網膜への損傷に関して検討している論文には，ゲルバー（Gelber, G.S.）とシャーツ（Schatz, H.）の『Loss of Vision Due to Central Serous Chorioretinopathy Following Psychological Stress』(心理的なストレスの後に生じた中心性漿液性網脈絡膜症による視野喪失)[American Journal of Pschiatry, 144；46-50, 1987] がある。
　ヒチコックの『白い恐怖』（David Selznick, 1945）やジョセフ・マンキウィッツの『去年の夏突然に』[1945] は，精神的なトラウマによって自動的に引き起こされた健忘といったものを作り出した。ヒチコックの『マーニー』[1964] も，そうしたことが生じ得るとの仮説に立っている。
　1896年以前のフロイト（Freud, S）は，彼の神経症の患者を，子どもの頃に実際に性的な誘惑を受けるという被害にあった人だと考えていた。しかし，1897年になって，フロイトは突然考えを変え，神経症は子どもの頃に性的誘惑を受けたという空想の結果であると記述している。この大転換によって，フロイトと彼の追従者たちは，心の「内部」の深部に向かって進んでいくことになる。1984年，精神分析家であり，フロイトの未公開の書簡を見ることを許可されていたジェフリー・マッソン（Jeffrey Masson）は，子どもの頃に実際に性的誘惑を受けたというもともとの考えをフロイトが放棄するに至ったのは，当時の同僚たちがこの考えを受け入れないことを恐れたためであると主張した［Masson, J.: Assault on the Truth: Freud's Suppression of the Seduction Theory. New York, Farrar & Giroux, 1984］（真実への攻撃：フロ

イトによる誘惑理論の抑圧)。ジャーナリストで随筆家のジャネー・マルコム(Janet Malcom)は,その著書でマッソンと精神分析界の同僚たちとの関係を取り上げている。この2冊の書籍が関連付けて取り上げられることで,とてつもない大論議が巻き起こることとなった。その議論の内容はともかく,重要な意味を持つのは,1897年以降,精神分析は精神的トラウマという概念を放棄したことである。精神分析がトラウマに対して改めて関心を示すようになったのは,ほんの最近のことなのだ。

「内的世界」により強い関心を持つようになったにもかかわらず,フロイトはトラウマに関連した概念を定義する上で重要な役割を果たしている。彼のトラウマに関する定義は,1920年の『Beyond the Pleasure Principle』(『快感原則の彼岸』)[Standard Edition, 18;7-64]と,1926年の『Inhibitions, Symptoms, and Anxiety』(『制止・症状・不安』)[Standard Edition, 20;77-175]の二つがある。ジグムント・フロイト標準版[Sigmund Freud Standard Edition]は,ジェームズ・ストラチィ(James Strachey)によって翻訳,編集されている[London, Hogarth Press, 1953-1974]。

子どものトラウマ性の反応は親の反応を取り込んだものだとする第二次世界大戦中の論文には,ケアリートレッガー(Carey-Trefzger, C.)の『The Results of a Clinical Study of War-Damaged Children Who Attended the Child Guidance Clinic, The Hospital for Sick Children, Great Ormand Street, London』(戦争によりダメージを受け子どもガイダンス・クリニックに来談した子どもの臨床的研究の結果)[Journal of Mental Science, 95;535-559, 1949],マーシア(Mercier, M.)とデスパート(Despert, L.)の『Effects of War on French Children』(フランス人の子どもへの戦争の影響)[Psychosomatic Medicine, 5;226-272, 1943],ソロモン(Solomon, J.)の『Reaction of Children to Black-Outs』(大停電に対する子ども反応)[American Journal of Orthopsychiatry, 12;361-362, 1942]がある。

第二次大戦中,アンナ・フロイト(Anna Freud)とドロシー・バーリンガム(Dorothy Burlingham)は,ハムステッドの子どものための施設からの「報告12」を『War and Children』(『戦争と子ども』)[Medical War Book, New York, 1943]として出版した。後になって,戦時下における彼女たちの報告をまとめ上げた『Infants without Families』(『家庭なき幼児たち』)[Volume 3, The Writings of Anna Freud, New York, International Universities Press, 1968-1974]が出版された。また,アンナ・フロイトはソフィー・ダン(Sophie Dann)とともに,ナチの強制収容所で育ち,その後解放されてイギリスのグループホームに入所した小グループの子もの行動を記述した論文,『An Experiment in Group Living』(集団生活における実験)[Psychoanalytic Study of the Child, 6;127-168, 1951]を発表している。

ヴィックスバーグ(Vicksburg)の竜巻に関する研究には,ブロック(Block, D.),シルバー(Silber, E.)とペリー(Perry, S.)の『Some Factors in the Emotional Reaction of Children to Disaster』(災害への子どもの情緒的反応におけるいくつかの要因)[American Journal of Psychiatry, 113;416-422, 1956]がある。

1960年代から70年代にかけては,ルイス・マーフィー(Lois Murphy),アンソニー(Anthony, E.J.),マイケル・ラター(Michael Rutter),ノーマン・ガームジィ(Norman Garmezy)などによる,子どもの頃のストレスに関する有名な研究がいくつか行われている。代表的なものとして,ルイス・マーフィーとアリス・モリアティ(Alice Moriarty)の『Vulnerabil-ity, Coping, and Growth』(脆弱性,対処,成長)[New Haven, Conn., Yale University Press, 1976]が挙げられる。

『Psychic Trauma of Operation in Children』(子どもの手術の精神的トラウマ)[American Journal of the Diseases of Childhood, 69;7-25, 1945]は,入院治療が子どもにトラウマを与える可能性があることを示したデイヴィッド・リーヴィー(David Levy)の古典的な論文である。

幼い子どもの生活における現実の影響を強調した子どもの精神分析的研究が,1940年代,

50年代，そして60年代に行われている。バーンズ（Barnes, M.）の『Reaction to the Death of a Mother』（母親の死に対する反応）[Psychoanalytic Study of the Child, 19；334-357, 1964]，ケネディ（Kennedy, H.）の『Cover Memories in Formation』（隠蔽記憶の形成）[Psychoanalytic Study of the Child, 5；275-284, 1950]，ファーマン（Furman, E.）の『A Child's Parent Dies：Studies in Child Bereavement』（子どもの親の死：子どもの悲嘆の研究）[New Haven, Yale University Press, 1974] である。

コルターザルの『Blow Up』（大写し）は，『Blow Up and Other Stories』[New York, Pantheon, 1985] に収録されている。また、アントニオニ監督による映画『欲望』は1966年の作品である。

ウェールズの崩落事故に関するゲイナー・レイシー（Gaynor Lacey）の研究は，『Observations on Aberfan』（アバーファンでの観察）[Journal of Psychosomatic Research, 16；257-260] という論文で報告されている。また、バッファロー河川ダムの決壊事故に関するジャネット・ニューマン（Janet Newman）の報告は，『Children of Disaster：Clinical Observation at Buffalo Creek』（災害における子どもたち：バッファロー河川での臨床的観察）[American Journal of Psychiatry, 133；306-312, 1976] という論文にまとめられている。

チョウチラ事件の捜査の後，合衆国の警察は催眠という技法に飛びついたが，これが，結果的には法制度に大きな問題をもたらすことになった。目撃者が催眠下に置かれた場合に認知の歪曲が生じる可能性があるという旨の論文を，その領域の指導的な立場にある2人の司法精神科医が発表し，司法における催眠の利用に関して重大な影響を与えたのである。この二つの論文とは，バーナード・ダイアモンド（Bernard Diamond）の『Inherent Problems in the Use of Pretrial Hypnosis on a Prospective Witness』（証人となる可能性があるものに対する公判以前の催眠の適用に内在する問題）[California Law Review, 68；313-349, 1979] と，マーティン・オーン（Martin Orne）の『The Use and Misuse of Hypnosis in Court』（法廷における催眠の活用と誤用）[International Journal of Clinical and Experimental Hypnosis, 27；311-341, 1979] である。1982年，カリフォルニア州最高裁判所は，下級審では証拠採用された催眠によって引き出された証人の証言を，証拠として認めないとの判断を示した。この「市民対シャーリー」の判例（Cal.3d 18,53, 1982）によって，検察局には催眠を敬遠するという風潮が生じた。しかし一方で，「アーカンソー州対ロック」の判例（U.S.44：107 S.Ct.2704, 97 L. Ed. 2d. 37, 55 U.S.L.W, 4925, 1987）では，合衆国最高裁判所は，証人に催眠をかけて証言を導き出すことは認めないものの，弁護側が催眠によって知り得た事実を法廷に提出することは認めるという，若干奇妙な判断を下している。

ヒュウ・ペンティコーストの短編『The Day the Children Vanished』（『子供たちが消えた日』）は，1958年に『This Week Magazine』誌に掲載された。それがポケット・ブックス社から単行本として出版されたのは1976年10月，つまりチョウチラ誘拐事件の発生から2カ月後のことである。同書に記された出版社の説明によると，チョウチラのスクールバス誘拐事件の内容がこのペンティコーストの作品にあまりにも類似していたため，今回，新たに出版を決定したとのことである。

サラ・ハンターが耳にした，チョウチラの誘拐犯たちはスピード違反の切符への復讐としてこの事件をやってのけたのだという噂は，結局のところ肯定も否定もされなかった。マデラ郡の検察局はこうした噂があることを聞いてはいたが，誘拐犯の刑事裁判においてこの話はまったく関係がないとした。1989年になって，FBI当局はコンピュータによって検索したものの，彼らのスピード違反の記録は発見されなかった。ただし，自動車交通局の決まりでは，交通違反の記録は10年を経過した段階で廃棄することになっている。

ウッズ—ショーエンフェルト事件の上訴審は，「市民対ショーエンフェルトら」の判例記録（111 Cal.App.3d 671, 1980）にある。

チョウチラ研究は四つの学術論文で報告した。その四つとは，『Children of Chowchilla: A Study of Psychic Trauma』（チョウチラの子どもたち：精神的トラウマの研究）［Psychoanalytic Study of the Child, 34；547-623, 1979］，『Psychic Trauma in Children: Observations Following the Chowchilla Schoolbus Kidnapping』（子どもの精神的トラウマ：チョウチラ・スクールバス誘拐事件の後の観察）［American Journal of Psychiatry, 138；14-19, 1981．これは1番目の論文の要約である］，『Chowchilla Revisited: The Effects of Psychic Trauma Four Years After a Schoolbus Kidnapping』（チョウチラ再訪：スクールバス誘拐事件4年後の精神的トラウマの影響）［American Journal of Psychiatry, 140；1543-1550］，『Life Attitudes, Dreams, and Psychic Trauma in a Group of 'Normal' Children』（「正常」な子どもにおける人生に対する態度，夢，精神的トラウマ）［Journal of the American Academy of Child Psychiatry, 22；221-230, 1983．これは，マクファーランド—ポーターヴィルのコントロール群に関する研究である］。

🗋 第2章

シドニー・ファースト（Sydney Furst）は，精神分析学的な観点からトラウマを扱った論文を編纂して『Psychic Trauma』（精神的トラウマ）［New York, Basic Books, 1967］という書籍を出版している。『Psychic Trauma』（精神的トラウマ）と題した彼の小論は同書の3〜50ページに収録されており，本章に載せた文章はそこからの引用である。また，本書で引用したアンナ・フロイトの「トラウマに関するコメント」は，『The Writtings of Anna Freud』（『アンナ・フロイト著作集』）の第5巻［pp.221-241］とともに，このファーストの本の最後の部分にも掲載されている。

『エヴァ・ライカーの記憶』［1980］の監督はウォルター・グローマン，プロデューサーはアーウィン・アレンである。

チャールズ・ミッチェナーによるV.S.ナイポールのインタヴュー記事は，ニューズウィーク誌の1981年11月16日号に掲載されている。

「戦慄」「恐怖」「ハラハラ」というスティーヴン・キングのランキングは，『Danse Macabre』（『死の舞踏』）［New York, Berkley, 1983］に登場する。

「恐怖それ自体以外に恐れるべきものはない」とのフランクリン・ルーズベルトの言葉は，1933年3月4日の大統領就任演説からの引用である。

サンドア・ラド（Sandor Rado）の『Psychodynamics and Treatment of Traumatic War Neurosis』（戦争トラウマ神経症の精神力動と治療）は，Psychosomatic Medicine, 4；362-368 ［1942］に掲載されている。

テロリズムに関するボルティモア会議は，アメリカ精神医学会の主催で開催された。その内容は，アイケルマン（Eichelman, B.），ソースキス（Soskis, D.），とリード（Reid, W.）の編集により，『Terrorism: Interdisciplinary Perspective』（テロリズム：学際的展望）［Washington, D.C., American Psychiatric Association Press, 1983］として出版されている。

ロブ・ライナーの『スタンド・バイ・ミー』は1986年に公開された。

フェイス・グッドマンが言及した『ハロウィン』［1978］は，ジョン・カーペンター監督，ドナルド・プレザンズ，ジェイミー・リー・カーティス主演の作品である。

本書で紹介したヒチコックの人生および作品に関しては，主としてドナルド・スポトーの『The Dark Side of Genius』（『ヒチコック：映画と生涯』）［New York, Ballantine, 1984］と，ヒチ

コック作品のレヴューであるスポトーの『The Art of Alfred Hitchcock』(『アート・オブ・ヒチコック：53本の映画術』) [New York, Doubleday, 1979] に拠った。また，J.R.テイラーの『Hitch』(ヒッチ) [London, Sohere Books (Abacus), 1981] も参考にした。スポトーもテイラーも，ヒチコックの子どもの頃のトラウマの物語には関心がなかったようである。それが本当にあったことだとヒチコックの姉はテイラーに告げたにもかかわらず。

アルフレッド・ヒチコックの墓碑銘に関する話は，私のマクリーン病院での講演 [Harvard University, December, 1987] の際に，講演に対するコメントとしてある精神科医が語ったものである。本章で紹介したヒチコックの作品は以下のとおり。

『39夜』：マイケル・バルコン，アイヴォア・モンタギュのプロデュース。ライム・グローヴ社，1935年作品。

『第3逃亡者』：エドワード・ブラックのプロデュース。ライム・グローヴ社，パイングローブ社，1937年作品。

『逃走迷路』：フランク・ロイド，ジャック・スカーボールのプロデュース。ユニヴァーサル社，1942年作品。

『私は告白する』：ヒチコックのプロデュース。ワーナーブラザーズ社。1952年作品。

『ダイヤルMを回せ』：ヒチコックのプロデュース。ワーナーブラザーズ社。1953年作品。

『間違えられた男』：ヒチコックのプロデュース。ワーナーブラザーズ社。1957年作品。

『見知らぬ乗客』：ヒチコックのプロデュース。ワーナーブラザーズ社。1951年作品。

『泥棒成金』：ヒチコックのプロデュース。パラマウント社。1955年作品。

『北北西に進路を取れ』：ヒチコックのプロデュース。MGM社。1959年作品。

『フレンジー』：ヒチコックのプロデュース。パインウッド社（ロンドン）。1972年作品。

第3章

発達の指標としての「ノー」に関するレネ・スピッツ (René Spitz) の指摘は，『No and Yes : On the Genesis of Human Communication』(『ノー・アンド・イエス：母・子通じ合いの発生』) [New York, International University Press, 1966] にある。エリク・エリクソン (Erik Erikson) の『Childhood and Society』(『幼児期と社会』) [New York, Norton, 1950] は，人間の発達の8段階に関して記述しており，その中に，初期段階における「基本的信頼」と「自立性」の獲得が含まれている。

人の行為による災厄が，どれほどの激しい怒りを人にもたらすかを記述した精神科医は数名いる。マージ・ホロウィッツ (Mardi Horowitz) の『Stress Response Syndrome』(ストレス反応症候群) [New York, Jason Aronson, 1976] には，このテーマに関するレヴューがされている。ジュディス・ハーマン (Judith Herman) は，『Father-Daughter Incest』(『父-娘近親姦：「家族」の闇を照らす』) [Cambridge, Harvard University Press, 1982] においてこのテーマに取り組んだ。ジュディス・ハーマンとベセル・ヴァン・デア・コルク (Bessel van der Kolk) は，「境界例」の成人患者の自己破壊的な怒りは，幼少期のトラウマの心理的な結果であると考えた [『Traumatic Antecedents of Borderline Personality Disorder』 in van der Kolk, B., ed., Psychological Trauma, Washington, D.C., American Psychiatric Press, 1987, pp.111-126を参照のこと]。成人の境界性人格障害と発達初期の反復性の子ども虐待との関連について言及したのは，おそらくウォルシュ (Walsh, F.) が最初であろう [Walsh, F.『Family Study, 1976』, in Grinker, R., Werble, B., eds., The Borderline Patient, New York, Jason Aronson, 1977]。

子ども虐待に関する私自身の研究については，以下の二つの論文に記述している。その

二つとは,私とワトソン (Watson, A.) の『The Battered Child Rebrutalized: Ten Cases of Medical Legal Confusion』(虐待された子どもの再虐待:医療と司法が混乱を呈した10事例) [American Journal of Psychiatry, 124 ; 126-133, 1968] と,私の『A Family Study of Child Abuse』(子ども虐待の家族研究) [American Journal of Psychiatry, 127 ; 665-671, 1970] である。

ラリー・シルヴァー (Larry Silver) は,C・ダブリナー (Doubliner) とR・ローリー (Lourie) とともに,20年以上も前に,子ども虐待の被害者が成人後には虐待者になるという,興味深い論文を書いている。その論文とは,『Does Violence Breed Violence? Contributions From a Study of The Child Abuse Syndrome』(暴力は暴力を生むか?:子ども虐待症候群の研究結果から) [American Journal of Psychiatry, 126 ; 404-407, 1969] である。

短周期の循環性の気分障害および境界性人格のカルバマザピン (テグレトール) による治療に関するレヴューについては,ポスト (Post, R.M.) とウーダ (Uhde, T.W.) の『Clinical Approaches to Treatment-Resistant Bipolar Illness』(治療抵抗のある双極性障害への臨床的接近) [in R. Hales & A. Frances, eds.: Psychiatry Update 6 ; 125-150, 1987] を参照願いたい。

ギリシャ神話や伝説に関する記述は,グラント (Grant, M.) とヘイゼル (Hazel, J.) の『Gods and Mortals in Classic Mythology』(『ギリシア・ローマ神話事典』) [Springfield, Mass, G. & C. Merriam, 1967] と,『Greek Myths』(ギリシャ神話) [Hammondsworth, Middlesex, England, Penguin, 1955, 2 volumes] によった。

シャングリーラとは,ジェイムズ・ヒルトンの『Lost Horizons』(『失われた地平』) [1922. New York, Buccaneer Books, 1983] に登場する地名である。

チョウチラの誘拐事件に関するゲイル・ミラーとサンディ・トンプソンの本のタイトルは,『Kidnapped at Chowchilla』(チョウチラの誘拐) [Plainfield, Logos International, 1977] である。

防衛に関しては,『Anna Freud Writings, vol.2』(『アンナ・フロイト著作集 第2巻』) の『The Ego and the Mechanism of Defense』(『自我と防衛機制』) に詳しい。対処と防衛に関する新たな知見に関しては,ベラント (Vaillant, G.) の『Adaptation to Life』(人生への適応) [Boston, Little Brown, 1977] と,ベラントの『Empirical Studies of Ego Mechanisms of Defense』(自我の防衛機制に関する実証的研究) [Washington D.C., American Psychiatric Press, 1986] を参照されたい。

マーティン・ワーン (Martin Wangh) の論文『A Psychogenic Factor in the Recurrence of War』(戦争の再発における心理的要因) においては,戦争は,国民が集団として認知したトラウマであり,集団による復讐という影響を与えるとの理論的な立場がとられている。この論文は,American Journal of Psychoanalysis [49, pp.319-323, 1968] に掲載されている。

イェール大学の社会学者であるカイ・エリクソン (Kai Erikson) は,その著『Everything in its Path』(すべては小路のなかに) [New York, Simon and Schuster, 1976] で,バッファロー河川のコミュニティは,今なお燃え盛る憤怒と長期にわたる抑うつのために凝集性を失ってしまったと述べている。

❏第4章

黒澤の古典的な映画『羅生門』[1951] は,レイプの物語を四つの異なった観点から描写している。一つの出来事をいくつかの異なった視点から物語るのを聞くという非日常的な感覚は,精神科関連のフィールドワークにつながる特徴である。

成人に見られる否認と精神的麻痺は,ポストトラウマ性の症状の全体像というコンテクストにおいて理解される。この全体像に関しては,ホロウィッツ (Horowitz, M.)、ウィルナー (Wilner, N.)、カールトリーダー (Kaltreider, N.) とアルヴァリズ (Alvarez, W.) の『Signs and Symptoms of Posttraumatic Stress Disorder』（トラウマ後ストレス障害の徴候と症状）[Archives of General Psychiatry, 37 ; 85-92, 1980] を参照されたい。

バイロン卿の文章は，レスリー・マーチャンド編の『Lord Byron : Selected Letters and Journals』（バイロン卿：書簡および日記選集）[Cambridge, Mass., Belknap, 1982, pp.160-161] に収録されたジョン・マレイへの手紙からの引用である。

ロバート・ジェイ・リフトン（Robert Jay Lifton）の『Dealth in Life : Survivors in Hiroshima』（『死の内の生命：ヒロシマの生存者』）[New York, Basic Books, 1982] は，精神的麻痺に関する今日知り得る最高の例を提示してくれている。リフトンは，精神的麻痺に関する定義と例を提示したことに加え，「生き延びたものの罪悪感」という概念を展開した。

長田新の『Childern of Hiroshima』（原書『原爆の子：廣島の少年少女のうったえ』岩波書店，1951）[New York, Taylor and Francis, 1981] は，日本への原爆投下後に書かれた子どもたちの作文を収集したものである。

精神医学は，最近になって人格障害に対して非常に高い関心を示すようになった。オットー・カーンバーグ（Otto Kermberg）の『Borderline Conditions and Pathological Narcissism』（境界状態と病理的自己愛）[New York, Jason Aronson, 1975] は，人格障害に対する精神分析的な見方を提示している。また，ウィジャー（Widiger, T.）とフランシス（Frances, A.）の『Personality Disorder』（人格障害）[Talbot, J., Hales, R. & Yudofsky, S. eds.『The American Psychiatric Press Textbook of Psychiatry』Washington D.C., American Psychiatric Press, 1988, pp.621-648] は，精神医学全般の見解を示してくれている。

私が見出した「ひきこもり型の人格」と「誰に対しても愛想よく振舞うタイプ人格」という，子どもの頃の虐待に起因すると思われる2種類の人格様式に関しては，私の『A Family Study of Child Abuse』（子ども虐待の家族研究）で詳しく述べている。

レネ・スピッツ（René Spitz）は，その古典的な論文である『Hospitalism』（ホスピタリズム）[Psychoanalytic Study of the Child, 1 ; 53-54, 1945] で，ひきこもり傾向を示す中央アメリカの乳児について記述している。

医学的処置やその伝統は，ときとして突然変化するものである。1989年の春のことであるが，スタンフォードの子ども病院のがん病棟の「主任ナース」は，彼女が知る人の中で，死にゆく子どもたちに催眠を教えているものなど，今は1人もいないと教えてくれた。自己催眠を教えていたグループは，ジョーダン・ウィルバー（Jordan Wilbur）博士の異動にともなってサンフランシスコのプレスビテリアン医療センターへと移っていた。もともとこのグループに属していたジョセフィン・ヒルガード（Josephine Hilgard）博士とサム・ラバロン（Sam LeBaron）博士は，『Hypnotherapy of Pain in Children with Cancer』（癌を患う子どもの疼痛に対する催眠療法）[Los Altos, Calif., William Kaufman, 1984] という本を著しているが，この本は現在でも読まれている。

デンヴァーのルイス・ファイン（Louis Fine）博士は，現在でも，衰弱状態にある子どもに催眠療法を施行している。彼はこのテーマでは論文を書いてはいないものの，全身ギブスで固定され動くことができない子どもや，化学療法を受けている子ども，あるいは非常に苦痛な医学的処置をこれから受ける子どもを対象に，催眠療法の技法を活用している。

ロバート・ストーラー（Robert Stoller）博士は，極めて興味深い研究を行っている性障害の分野の精神医学の研究者であるが，彼が1988年にニューヨークで開催されたアメリカ精神医学会の冬季総会に提出した論文には，長期にわたる苦痛をもたらす疾病を患っていながら，解離することができない子どもの中には，自らの苦痛を「置き換え」て，苦痛感を

性器のより快である感覚と結びつけるものがいるとの理論が述べられていた。こういった子どもは，成人後にはサドーマゾ的な性的行為に没頭するようになるかもしれないと，ストーラーは指摘する。また，彼は，1989年のアメリカ精神医学会総会の講演で，虐待を受けたり慢性的な身体疾患に苦しみ続けた子どもが成人し後にサドーマゾ的になる可能性があるが，それは，幼い頃に犠牲になったという出来事を「打ち負かそう」との無意識的な目的のためだと語っている [American Psychiatric News, June, 16, 1989]。

デスパイン（Despine）による治療記録の英語版は，エレンベルガー（Ellenberger, H.F.）の『The Discovery of the Unconscious』(『無意識の発見』) [New York, Basic Books, 1970] に収録されている。リチャード・クラフト（Richard Kluft）の論文『Multiple Personality in Childhood』(子どもの多重人格) [Psychiatric Clinics of North America, 7; 121-134, 1984] には，子どもや青年の多重人格性障害に関する優れた概論が示されている。

成人の多重人格性障害に関する，現在でも入手可能な一般書としては，シグペン（Thigpen, C.）とクレッカリー（Cleckley, H.）の『The Three Faces of Eve』(『イブの三つの顔』) [Augusta, Ga., Cleckley-Thigpen, 1955] と，フローラ・R・シュライバーの『Sybil』(『失われた私』) [New York, Warner Books, 1955] がある。これらの物語は，それぞれナンリー・ジョンソン [1957] とダニエル・ペトリー [1976] の監督作品として映画化されている。長年にわたり多重人格の問題に取り組んできた研究者であるユージン・ブリス（Eugene Bliss）博士の最近の著書『Multiple Personality, Allied Disorder, and Hypnosis』(多重人格，及びその関連障害と催眠) [New York, Oxford University Press, 1986] には，この問題の全体像を示すレヴューがなされている。ハーバート・スピーゲル（Herbert Spiegel）とデイヴィッド・スピーゲル（David Spiegel）は，父親と息子のコンビで精神医療と催眠療法に取り組んできたことで有名だが，『Trance and Treatment : Clinical Uses of Hypnosis』(催眠と治療：催眠の臨床的適用) [New York, Basic Books, 1978] という著作を出版しており，催眠療法に関するレヴューとして役立つ。

『ターミネーター』[1984] はジェイムズ・キャメロン監督により製作された。『ブラック・ウィドー』[1986] はボブ・ラフェルソン監督の作品。『ダーリング』[1965] は，ジョン・シュレシンジャー監督で，主演はジュリー・クリスティ。サイモン・グレイの演劇『Otherwise Engaged』は，『Otherwise Engaged and Other Play』[Portsmouth, N.H., Heinemann Educational Books, 1984] として出版されている。『リバース・エッジ』は，ミルピタス高校で起こった事件をもとに，ティム・ハンター監督によって映画化された。

核戦争の結果として起こる世界の心理学の問題に関するロバート・ジェイ・リフトンの見解は，『The Future of Immortality and Other Essays for a Nuclear Age』(核時代における不死性の将来) [New York, Basic Books, 1987] に記されている。

ビアズリー（Beardslee, W.）とマック（Mack, J.）の『The Impact on Children and Adolescents of Nuclear Development』(核開発が子どもや青年に与える影響) や，R・ロジャーズ（Rogers）編の『Psychological Aspects of Nuclear Development, Task Force Report 20』(核開発の心理学的側面，調査委員会報告20) [Washington, D.C., American Psychiatric Association Press, 1982] に収録されている。

□第5章

本章で扱ったポーの個人史の大半は，ポーの人生と心理を探究したマリー・ボナパルト（Marie Bonaparte）の著作『The Life and Works of Edger Allan Poe : A Psycho-Analytic Interpretation』(エドガー・アラン・ポーの生涯と作品：精神分析的解釈) [Tr. J. Rodker, London, Imago,

1949]に拠った。ポーの詩作『Preface』は，『Romance』[1843-1845]の出版に際して『Introduction』として書かれ，最終的には放棄されたものである(「ヴァージニア版」としても知られるジェイムズ・ハリソン編の『The Complete Works of Edger Allen Poe』[7 ; 164, New York, Thomas Y. Crowell, 1902]に収録されている)。

　子どもの悲嘆のプロセスは，ジョン・ボウルビィ(John Bowlby)の金字塔的な3部作である『Attachment, Separation, and Loss』(『母子関係の理論』)[New York, Basic Books, 1973-1983]で論じられている。また，『Bereavement : Reactions, Consequences, and Care』(悲哀反応，その結果とケア)という優れた本が，全米アカデミー・オブ・サイエンスによって出版されているが[National Research Council, Washington, D.C., 1984]，これを見ると，正常な悲哀の過程に関してわかっていないことがどれほどあるかに気づかされる。オハイオ州クリーブランドの精神分析医であるマリオン・バーンズ(Marion Bernes)は，『Reaction to the Death of Mother』(母親の死への反応)という論文で，2人の子どもの悲嘆のプロセスを記述している。また，同じくクリーブランドの精神分析医，エルナ・ファーマン(Erna Furman)は，このテーマに関するモノグラフを書いている。本書でもこのモノグラフから引用した。また，ファーマンは，『When Is the Death of a Parent Traumatic?』(親の死はいつトラウマティックなものとなるのか?)[Psychoanalytic Study of the Child, 41 ; 191-208, 1986]という論文で，精神的トラウマと悲哀の組み合わせの関係を考察している。

　スペンサー・エス(Spencer Eth)とロバート・パイヌース(Robert Pynoos)は，彼らの編著による『Post-Traumatic Stress Disorders in Children』(子どもの外傷後ストレス障害)[Washington, D.C., American Psychiatric Press, 1985]に収録された『Interaction of Trauma and Grief in Childhood』(子どもにおけるトラウマと悲哀の相互作用)と題する論文でトラウマと悲哀との関係を扱っている。キンジー(Kinzie, J.D.)，サック(Sack, W.)，マンソン(Manson, S.)とラス(Rath, B.)の『The Psychiatric Effects of Massive Trauma on Combination Children Ⅰ : The Children』(カンボジアの子どもたちへの集団的トラウマの精神影響Ⅰ：子どもたち)と，サック，エンジェル(Angell, R.)，キンジーとラスの『The Psychiatric Effects of Massive Trauma on Combination Children Ⅱ : The Family, the Home, and the School』(カンボジアの子どもたちへの集団的トラウマの精神影響Ⅱ：家族，家庭，学校)[Journal of the American Academy of Child Psychiatry, 25 ; 370-383, 1986]という二つの論文は，ポルポト政権の戦慄を生き延びて米国にやって来たカンボジアの子どもたちのグループが同時に呈した悲嘆反応とトラウマ性の反応を報告している。

　スティーヴン・キングの短編『Gramma』(『おばあちゃん』)は，『Skelton Crew』(『スケルトン・クルー3：ミルクマン』)[New York, Signet, 1986]に収録されている。『エクソシスト』は，ウィリアム・フリードキン監督により1973年に製作され，ピーター・ブラッティがアカデミー賞脚色賞を受賞した。

　ポーの手紙は，マリー・ボナパルト[前掲書]からの引用である。

　メアリー・シェリーの『Frankenstein』(『フランケンシュタイン』)[1818, New York, Bantam, 1981]，ブラム・ストーカーの『Dracula』(『吸血鬼ドラキュラ』)[1897, New York, Bantam, 1983]，ロバート・ルイス・スティーヴンソンの『Doctor Jekyll and Mister Hyde』(『ジギル博士とハイド氏』。訳注：原題を音訳すれば「ジキル」となるはずだが，慣例に従って「ジギル」とした)[1886, New York, Bantam, 1981]は，ホラー小説のジャンルでは古典的な作品である。ポーの『The Complete Tales and Poems of Edgar Allen Poe』(エドガー・アラン・ポー小説・詩全集)[New York, Modern Library, 1938]がホラー界の「驚異」であり続けていることは言うまでもない。

❐第6章

ジョージ・ベラントの『Adaptation to Life』(人生への適応)は，ハーバード大学の卒業生を中年期まで追跡した長期的な研究の結果をまとめたものである。彼らに共通して見られた防衛機制は「抑制」(suppression)であったという点を強調したベラントの論文のタイトルは，『Theoretical Hierarchy of Adaptive Ego Mechanism』(適応的自我機制の理論的ヒエラルキー)[Archive of General Psychiatry, 24 ; 107-118, 1971]である。

トラウマの後，人は恥辱感と引き換えに罪悪感を持つようになるという考えは，私のオリジナルである。しかし，「恥の社会」(shame societies)と「罪の社会」(guilt societies)とを区分しようとした文化人類学の古い論文はいくつかある。

ナンシー・レーガンが占星術にとらわれていたことは，ドナルド・レーガンの政治家人生とレーガン家の人々との親交を綴った『For the Record : From Wall Street to Washington』(記録として：ウォール街からワシントンへ)[New York, Harcourt Brace Jovanovich, 1988]に記されている。同書では，1981年のヒンクリーによる暗殺未遂事件の直後に彼女の強迫的とらわれが始まったとされている。

ストックホルム症候群に関するレヴューは，アイケルマン (Eichelman, B.)，ソースキス (Soskis, D.)とリード (Reid, W.)編の『Terrorism : Interdisciplinary Perspective』(テロリズム：学際的展望)[Washington, D.C., American Psychiatric Press, 1983]に採録されている。フランク・オークバーグ (Frank Ochberg)の『Hostage Victims』(人質の犠牲者)を参照願いたい。

「ラップルスティルスキン」はグリム童話である。ホーマーの『Odyssey』(『オデュッセイア』)はリチャード・ホイットモアの翻訳で，ハーパー＆ロウ[New York, 1968]から出ている。『Carrie』(『キャリー』)は，1974年にダブルデイ社[New York]によって刊行されたスティーヴン・キングの処女小説である。ホーソンの『The Scarlet Letter』(『緋文字』)[1846-1849]については，バンタム社[New York]が1981年に刊行したものが現在入手可能である。

マクマーティン幼稚園で性被害を疑われた子どもたちに医師たちが検査を完全実施しなかったと報じたアメリカ医学会誌の記事のタイトルは，『In Wake of Sexual Abuse : Unraveling a Nightmare』(性的虐待の痕跡：悪夢の解明)[March 22, 1985]である。

❐第7章

コントロールされた知覚入力に対する子どもの反応に関する心理学関係の文献のレヴューについては，チャンス (Chance, C.)とゴールドスタイン (Goldstein, A.)の『Face-Recognition Memory : Implications for Children's Eyewitness Testimony』(顔認識の記憶：子どもの証言との関連で)[Journal of Social Issues, 40 ; 69-86, 1984]を参照いただきたい。

ゴードン・オルポート (Gordon Allport)は，成人に比べ子どもには人種や文化的な偏見が見られないとしている。知覚に関する彼の実験については，オルポートとポストマン (Postman, L.)の『The Psychology of Rumor』(『デマの心理学』)[New York, Henry Holt, 1947]を参照のこと。

ヤーミー (Yermey, A.D.)の『The Psychology of Eyewitness Testimony』(目撃者証言の心理学)[New York, Free Press, 1979]には，子どもの目撃者の知覚に関する優れた研究が紹介されている。

心理学者のエリザベス・ロフタス (Elizabeth Loftus)は，法廷にかかわる知覚，記憶，および目撃に関する研究領域のリーダーの1人である。彼女の『Memory』(記憶)[Reading, Mass.,

Addison-Wedsley, 1980] は，彼女のグループが行ってきたいくつかの研究を要約している。

スティーヴン・セシ（Steven Ceci）は，現在，子どもの知覚および記憶に関する心理学的な研究に取り組んでいる。彼の編著である『Children's Eyewitness Memory』（子どもの目撃の記憶）[New York, Springer-Verlag, 1987] には，このテーマに関する最新の研究が紹介されている。

ジャン・コクトーの『Death and Gardener』（死と庭師）[1923] は，マングェルのホラー小説集『Black Water』[New York, Clarkson N. Potter, 1983] に収録されている。ジョン・オハラの『Appointment in Samarra』（セマラでの約束）[New York, Random House, 1934] も，同様に死との出会いを描いた物語だが，それほど正確な描写ではない。

セリグマン（Seligman, M.E.）の論文『Learned Helplessness』（学習された無力状態）[Annual Review of Medicine, 23 ; 407-412, 1972] には，回避不能の電気ショックに対する動物の反応に関するの彼の一連の研究のレヴューが記載されている。

トラウマに関連した神経伝達物質の存在はまったく推論に過ぎないため，その存在を指摘した私の友人の脳神経学者は名前を明かさないで欲しいと言ってきた。

マリリン・ロビンソンの『Housekeeping』（ハウスキーピング）の初版は1980年であり，現在ではペーパーバック [New York, Bantam, 1987] で入手可能である。

ピック（Pick, A.D.）編の『Perception and Its Development : A Tribute to Eleanor Gibson』（知覚とその発達：エレノア・ギブソンへの賛辞）[Hillsdale, N.J., Erlbaum, 1979, pp.201-219] に収録されているナイサ（Neisser）の『The Control of Information Pickup in Selective Looking』（選択的視覚における情報選択のコントロール）は，一見無関係に見えるが実は重要な情報を拾い上げることに関しては，成人よりも子どものほうが優れていることを示してくれている。

マスクや変装による子どもたちの混乱については，シャンデ（Chande, C.）とゴールドスタイン（Goldstein, A）[前掲書] にその要約が示されている。この論文では，子どもの記憶能力の要因として，「保持期間」，すなわち記憶が保持される時間の問題も論じられている。

子どもの証言に影響するものとしての親の暗示に関する医学的一法的な問題，特に離婚ケースにおけるそれは，エリサ・ベネデク（Ellisa Benedek）とダイアン・シェツキー（Diane Schetky）が『Allegations of Sexual Abuse in Child Custody and Visitation Dispute』（子どもの親権と面接交渉権をめぐる争いにおける性的虐待の申し立て）[Schetky & Benedek, eds. : Emerging Issues in Child Psychiatry and the Law. New York, Brunner/Mazel, 1985, pp.143-156] という論文で論じている。

子どもが証人として裁判に関与する際に，子どもの「忠誠心をめぐる葛藤」（loyalty conflict），未熟性，認知，および記憶が影響を与えることになるが，その点を扱った論文を私はいくつか提出している。シェツキーとベネデク編の『Child Psychiatry and the Law』（子どもの精神医学と司法）[New York, Brunner/Mazel, 1980, pp.249-265] にある『The Child as Witness』（証人としての子ども），コール（Call, J.D.），ギャレンソン（Galenson, E.）とタイソン（Tyson, R.）編の『Frontiers of Infant Psychiatry 2』（乳児精神医学のフロンティア2）[New York, Basic Books, 1984, pp.490-494] に収録された『The Baby in Court』（法廷における乳児），および，『The Child Psychiatrist and the Child Witness : Traveling Companions by Necessity, If Not By Design』（子ども専門の精神科医と証人としての子ども：偶然の必要に迫られた旅の付添い人）[Journal of the American Academy of Child Psychiatry, 25 ; 462-472, 1986] を参照いただきたい。

子どもから聴取を行う際にアナトミカリィ・コレクト・ドルを使うべきか否かという点に関しては，現在，議論が戦わされているところである。イエィツ（Yates, A.）（使用に肯定的）と私（否定的）の『Anatomically Correct Dolls : Should They Be Used as the Basis of Expert Testimony』(アナトミカリィ・コレクト・ドル：専門家証言の基礎として用いられるべきか)［Journal of the American Academy of Child Psychiatry, 27；254-257, 1988］を参照して欲しい。反証が387〜388ページに掲載されている。

　『ファイヤーフォックス』は，クレイグ・トーマスの同名の小説［New York, Bantam, 1978］の映画化である。映画は，1982年にクリント・イーストウッドの監督で製作された。

　これまでに出版された成人の戦争神経症の記述としてもっとも優れているのは，おそらく，エイブラハム・カーディナー (Abraham Kardiner) の『The Traumatic Neurosis of War』(戦争トラウマ神経症)［New York, Paul B. Hoeber, 1941］であろう。ヴェトナムに関する最近の知見を含めたより新たな研究に関しては，チャールズ・フィグリィ (Charles Figley) の編による『Stress Disorders Among Viet Nam Veterans』(ヴェトナム退役軍人のストレス障害)［New York, Brunner/Mazel, 1978］と，ソネンバーグ (Sonnenberg, S.) とブランク (Blank, A.) とタルボット (Talbott, J.) の編による『The Trauma of War：Stress and Recovery in Viet Nam Veterans』(戦争のトラウマ：ヴェトナム退役軍人のストレスと回復)［Washington, D.C., American Psychiatric Press, 1985］がある。このテーマを扱った編著ではない単行本で優れたものとしては，ハーバート・ヘンディン (Herbert Hendin) とアンリ・ハーズ (Ann Haas) の『Wounds of War：The Psychological Aftermath of Combat in Vietnam』(戦争の傷跡：ヴェトナムでの戦闘の心理的後遺症)［New York, Basic Books, 1984］がある。

　戦慄をもたらす外的な出来事と超自然的な体験との関連について，私が考え始めるきっかけとなったのはチョウチラである。この関連は，後に『Remembered Images in Psychic Trauma：One Explanation for the Supernatural』(精神的トラウマのイメージの記憶：超自然現象の説明の試み)［Psychoanalytic Study of The Child, 40；493-533, 1985］と題した論文を提出した時点で，より明確なものとなった。外的な出来事に対する不安の影響を扱ったこの論文は，超自然現象と内的な不安との関連を論じたジグムント・フロイトの二つの論文『Delusion and Dreams in Jensen's "Gradiva"』(『イエンゼンの小説「グラディーヴァ」にみられる妄想と夢』)［Standard Edition, 9；1-95, 1907］と，『The Uncanny』(『無気味なもの』)［Standard Edition, 17；217-256, 1919］との興味深い対比を成していると思う。

　プリニウスのスーラにあてた書簡と，コルターザルの『House Taken Over』(『占拠された家』) はともに，マンゲェルの編による，超自然現象を扱った作品集である『The Black Water』に収録されている。

　カーター家のとり憑かれた家屋の物語は，リチャード・ハイアットの『The Carters of Plains』(草原のカーター家)［Tomball, Tex., Strode, 1977］に登場する。

　映画『スタンド・バイ・ミー』については，第2章に関する注釈を見ていただきたい。この映画は，スティーヴン・キングの中編小説『The Body』(『スタンド・バイ・ミー：秋の目覚め』) が原作であり，彼の『Different Seasons』(『恐怖の四季』)［New York, Viking Press, 1982］に収録されている。『Christine』(『クリスティーン』)［New York, Viking Press, 1983］は，ジョン・カーペンター監督により同名で映画化されており，1983年に公開された。

　アルベルト・マンゲェルはホラー小説の収集家であり［前掲書］，1868年のホーソンの『American Notebooks』(アメリカのノート) を復刻している［pp.950-951］。

　スティーヴン・キングの『Pet Sematary』(『ペット・セマタリー』) は，ダブルデイ社［Garden City, N.Y., 1983］より出版されている。『Tommyknockers』(『トミーノッカーズ』) は，ニューヨークのパトナム社より出版されている［1987］。『The Shining』(『シャイニング』) は，ダブルデイ社［Garden City, N.Y., 1977］より刊行されている。『Truck』(『トラック』) は，キン

グの短編集である『Night Shift』(邦訳は2分冊で, 本作品は『ナイトシフト1：深夜勤務』に収録) [New York, Signet, 1979] に収録されている。

　イーディス・ウォートンの幽霊物語と子どもの頃に腸チフスを患っていたときに経験した超自然現象を扱った自叙伝は, ともに『The Ghost Stories of Edith Wharton』(イーディス・ウォートンの幽霊物語) [New York, Scribners, 1985] として出版されている。ウォートンの人生の細かな点に関しては, ルイスの伝記『Edith Wharton』(イーディス・ウォートン) [New York, Haper & Row, 1975] を参考にした。

　ジョン・サンダース博士は, 1964年から66年までカリフォルニア州立大学サンフランシスコ校の学長を務め, その後同大学の医療歴史学の教授であるとともに評議員となった。

🗆 第8章

　「時間」を扱ったピアジェ (Piaget) の1927年の書籍は, 『The Child's Conception of Time』(子どもの時間概念) [New York, Ballantine Books, 1971] という書名で出版されている。

　フロイトの精神的トラウマの概念については, 第1章の注釈を参照していただきたい。「保護障壁」概念の中心的なテーマとしての「時間」に関してフロイトが出した二つの「ヒント」とは, 1)「時間に関するわれわれの抽象概念は, 全体として, 知覚―意識システムの (オン・オフ) 機能という秩序に由来し, また, 主体の側でのその機能の秩序に対する認識と対応しているように思われる。こうした機能のありようは, おそらく, 刺激に対する障壁を与える今一つの方法となるのだろう」(『快感原則の彼岸』[Standard Edition, 18 ; 7-64, p.28]), 2)「時間概念の起源の根底に存在する……機能の不連続的な秩序」(『A Note Upon the Mystic Writing-Pad』[Standard Edition, 19 ; 225-332]) というフロイトの考えもまた, この保護障壁を特徴付ける。

　リトル・ハンスの症例は, ジグムント・フロイトの『Analysis of a Phobia in a Five-Year-Old Boy』(『ある5歳男児の恐怖症分析』) [1909, Standard Edition, 10 ; 3-149] という論文で報告されている。

　オーンスタイン (Ornstein, R.) は, 「時間機能」の四つの要素の破損を示唆している。その四つとは, 短時間 (リズム), 間隔, 順序と同時性, および見通しである (『On the Experience of Time』(『時間経験の心理』) [New York, Pelican Books, 1975] を参照のこと)。

　ホルバー (Holubar) の『The Sense of Time』(時間感覚) [Cambridge, Mass., MIT Press, 1969] は, バイオリズムおよび移動動物のデータを示してくれている。

　クリットマン (Kleitman, N.) とエンジェルマン (Englemann, T.) の『Sleep Characteristics of Infants』(乳児の睡眠の特徴) [Journal of Applied Physiology, 6 ; 269-282, 1953] は, 乳児のリズム感について論じている。それと同じデータを用いて精神分析的な観点からの解釈を試みたのが, ギルフォード (Gifford, S.) の『Sleep, Time, and the Early Ego』(睡眠, 時間, 発達初期の自我) [Journal of the American Psychoanalytic Association, 8 ; 5-42, 1960] である。

　ハルバーグ (Halberg, F.) の『Chronobiology』(時間生物学) [Annual Review of Physiology, 31 ; 675-752, 1969] は, 時間生物学 (chronobiology) に関する初期の優れたレヴューを掲載している。心理的リラクセーションのテクニックへのリズム感の適用については, ミラー (Miller, N.) の『Application of Learning and Biofeedback to Psychiatry and Medicine』(精神医学および医療における学習とバイオフィードバックの適用) [Kaplan, A., Freedman, A., Sadock, B., eds. : Comprehensive Textbook of Psychiatry Ill. 1 ; 468-484, 1980に収録] を参照いただきたい。

　「時間」に関する画期的な研究書であるフレッス (Fraisse, P.) の『The Psychology of Time』

(『時間の心理学』）［New York, Harper & Row, 1963］は，時間感覚は速度，あるいは距離の判断とは独立したものであり得るとの立場をとっている。一方，子どもは速度および距離との「相対性」において時間を判断しているのかとのアルバート・アインシュタインの質問に答えるべく，ピアジェは時間に関する研究に着手した。『The Child's Conception of Time』（子どもの時間概念）にまとめられたピアジェの回答は，この「論争」の「相対側」に立つものであった。しかし，確かに速度と距離が影響を与えることは証明されているものの，内的で生得的な時間の感覚がおそらくは優勢なのではなかろうか。長期間の隔離および感覚剥奪という条件下における人間の時間感覚がどのようなものとなるのかに関しては，シフラ（Siffre, M.）の『Beyond Time』（時間を越えて）［London, Chatto & Winters, 1965］を参照願いたい。

ピーター・ハートコリス（Peter Hartcollis）は，『Time as a Dimension of Affects』（感情の一次元としての時間）［Journal of the American Psychoanalytic Association, 20；92-108, 1977］や『On the Experience of Time and Its Dynamics, With Special Reference to Affect』（時間の経験とそのダイナミクス：特に感情との関連で）［Journal of the American Psychoanalytic Association, 24；363-375, 1976］などの論文で，特に間隔の経験と暫定的な見通しを中心に，時間の感覚を精神分析的な観点から解釈しようとしている。

『ボニーとクライド』はアーサー・ペンの監督で1967年に公開された。『ワイルド・バンチ』はサム・ペキンパー監督作品で，1969年に公開されている。

1979年11月4日，イランの過激派グループがテヘランの合衆国大使館を襲撃し，54人のアメリカ人を捕縛した。人質となったアメリカ人は444日もの間，囚われの身となった。

ホーソンの『緋文字』は，バンタム社版［New York, 1981］から引用した。もともとの小説は，1846年から49年の間に書かれている。

「予兆」とは，心理学的な概念であり，チョウチラの研究プロジェクトによって生まれた概念である。私の論文『Children of Chowchilla』（チョウチラの子どもたち）と『Chowchilla Revisited』（チョウチラ再訪）にこの概念の詳しい説明がある。また，「時間の歪み」という概念に関しても，この二つの論文で初めて論じた。

『ダーティ・ハリー』はドン・シーゲル監督によって1971年に製作された。最後のクライマックスのシーンでは，悪党によって捕らわれた子どもを満載したスクールバスを，クリント・イーストウッドが救出する。

スティーヴン・キングの『デッド・ゾーン』は，1979年にバイキング社［New York］から出版された。

ガルシア＝マルケスの『Chronicle of a Death Foretold』（『予告された殺人の記録』）は，グレゴリー・ラバサの翻訳により，バランタイン・ブックス［New York, 1984］より出版されている。

回顧的な思考に関するフィショーフ（Fischhoff）の心理学実験は，『Hindsight＝Foresight』（後方視＝前方視）［Journal of Experimental Psychology, Human Perception and Performance, 1；288-299, 1975］と，フィショーフとバイス（Beyth, R.）の『I Knew It Would Happen』（何が起こるかはわかっていた）［Organizational Behavior and Human Performance, 13；1-16, 1975］に記述されている。

スーパーマンは，1978年のリチャード・ドナー監督によるシリーズ第1作で時間を逆転させた。

『My Dinner With Andrè』（アンドレとの夕餉）は，ウォーリー・ショーンとアンドレ・グレゴリ脚本，ルイ・マル監督で1981年に公開された。映画脚本は，グローヴ・プレス社［New York, 1981］から出版されている。本章の引用箇所はその99〜100ページにある。

時間感覚と精神的トラウマの関係を扱った論文を私は二つ書いている。『Time Sense

Following Psychic Trauma: A Clinical Study of Ten Adults and Twenty Children』(精神的トラウマの後の時間感覚：成人10事例，子ども20事例の臨床的研究）[American Journal of Orthopsychiatry, 53；244-261, 1983] と，『Time and Trauma』(時間とトラウマ）[Psychoanalytic Study of the Child, 39；633-666, 1984] である。

アラン・レネの『去年マリエンバートで』は1962年の公開作品である。フランス語であるが，英語の字幕がついている。

ピーター・カウイの伝記『Ingmar Bergman』(イングマール・ベルイマン）はスクリブナー社 [New York] から1983年に出版された。ベルイマンに関する私の「解釈」はこの伝記に基づいたものである。イングマール・ベルイマン自身は，『Magic Lantern』(『ベルイマン自伝』) [New York, Viking Press, 1988] という自叙伝的なスケッチを最近出版した。この本にはクロゼットのエピソードは登場しないものの，ベルイマン家のキッチンの食器棚に罰として閉じ込められるというくだりがある。幼きベルイマンが「閉じ込められた」のがクロゼットであったのか，それとも食器棚であったのかはわからないが，いずれにせよ，この種の経験が彼の子ども時代に関するさまざまな表現に，彼の映画に，そして彼が聴衆に伝えようとする「時間」という問題に，繰り返し登場しているのだ。

『狼の時刻』は，ベルイマン脚本・監督作品であり，1968年に公開された。『ファニーとアレクサンデル』もベルイマンの脚本・監督であり，1982年に公開されている。脚本は，アラン・ブレアの翻訳が出版されている [Pantheon, 1982]。ベルイマン脚本・監督の『魔術師』は1958年に公開された。同じくベルイマン脚本・監督の『鏡の中にある如く』は1961年公開作品である。脚本は，ベルイマンの著で『A Film Trilogy: Through A Glass Darkly, The Communicants (Winter Light) and The Silence』[ポール・オースティン訳, New York, M. Boyars, 1988] という書名で出版されている。『ペルソナ』はベルイマンの脚本・監督作品で，1966年の公開である。この脚本も，ベルイマンの手によって，『Persona and Shame: Two Screenplays』(ペルソナと恥辱：脚本2作) [アラン・ブレア訳, New York, M. Boyars, 1984] として出版されている。『第7の封印』はベルイマンが脚本と監督を担当し，Svensk Filmindustri社によって1957年に公開された。

❏第9章

子どもの記憶を操作する実験に関するレヴューについては，ロフタス（Loftus, E.）とデイヴィス（Davies, G.）の『Distortions of Memory in Children』(子どもの記憶の歪曲) [Journal of Social Issues, 40；51-67, 1984] と，ジョンソン（Johnson, M.）とフォリィ（Foley, H.A.）の『Differentiating Fact From Fantasy: The Reliability of Children's Memory』(真実とファンタジーの区別：子どもの記憶の信頼性) [前掲書, pp.33-50] を参照して欲しい。

コーネル大学のスティーヴン・セシ（Stephen Ceci）は子どもが保持している記憶に関する心理学実験を数多く手がけている。彼のグループは，3歳から12歳の182人の子どもを対象とした実験で，何かを思い出すように求められた後に誤誘導になるような情報を与えられた場合，子どもたちは間違った記憶を想起する傾向があることを見出している。特に，3歳と4歳の子どもにはこうした傾向が顕著に認められた。102人の子どもを対象とした別の実験では，誤誘導になるような情報が大人ではなく子どもによってもたらされた場合，子どもたち（平均年齢4.6歳）が誤った情報を思い出すことは少なかった。このことから，大人の期待に沿いたいという子どもの欲求が「偽りの記憶」を導き出す一つの要因であると推定された。これらの実験については，セシ，ロス（Ross, D.）とトグリア（Toglia, M.）の

『Suggestibility of Children's Memory：Psychological Implications』（子どもの記憶の被暗示性：心理学的関連性）［Journal of Experimental Psychology：General, 116；38-49, 1987］を参照いただきたい。

ヤーミー（Yarmey, A. D.）［前掲書］は，制服が子どもの証言にどのような影響を与えるかに関する先行研究のレヴューを行っている。グッドマン（Goodman, G.）とアマン（Aman, C.）は，子ども発達研究学会（Society for Research in Child Development）の年次大会［Baltimore, 1987］で，『Children's Use of Anatomically Correct Dolls to Report an Event』（子どもが出来事を述べる際のアナトミカリィ・コレクト・ドルの使用）と題する演題を発表した。この発表で，彼らは，正常な3歳の子どもに，実験者チームの成人男性との1週間前のセッションで何があったかを思い出してもらうという実験を報告したが，アナトミカリィ・コレクト・ドルを用いた場合も通常の人形を用いた場合も，いずれも子どもたちには誤った情報を想起する傾向が見られたとのことであった。

ボブ・バークレイとアリソン・アダムスの言葉は，チョウチラ誘拐事件から9年後のNBCニュースのインタヴューで彼らが述べたものの引用である。

ジョン・ブアマンの自叙伝的映画『戦場の小さな天使たち』は1987年に公開された。彼の脚本は，ファーバーとファーバー社［London, 1987］から同名のタイトルで出版されている。ルイ・マルの『さよなら子供たち』も同年の公開作品である。マルには英語の作品もいくつかあるが，子どもの頃の自叙伝であるこの映画は彼の母国語であるフランス語で作られている。脚本はアンセルム・ハローの翻訳で，グローヴ・プレス社［New York, 1988］から出ている。

ステファン・ツヴァイクの『Marie Antoinette：The Portrait of Average Woman』（『マリー・アントワネット』）はエデン・ポールとシダー・ポールの翻訳で，ハーモニー社［New York, 1984］より刊行されている。

ジャン・ピアジェの『Play, Dreams, and Imitation in Childhood』（子どもの頃の遊び，夢，そして模倣）は，ガターノ（Gattegno, C.）とホッジソン（Hodgson, F.M.）の翻訳で，ノートン社［New York, 1951］から出版された。

幼い頃の記憶に関する私自身の研究は，『What Happens to the Early Memories of Trauma?：A Study of Twenty Children Under Age Five at the Time of Documented Traumatic Events』（幼い頃のトラウマの記憶に何が起こったか？：トラウマとなる出来事が記録された時点で5歳以下だった子ども20人の研究）［American Journal of Child and Adolescent Psychiatry, 27；96-104, 1988］という論文にまとめている。

左脳の発達のスパートが3歳で起こるという報告は，サッチャー（Thatcher, R.），ウォーカー（Walker, R.）とジューディチェイ（Giudice, S.）の『Human Cerebral Hemispheres Develop at Different Rates and Ages』（人の大脳半球の発達における進度差と年齢差）［Science, 236；1110-1113, 1987］にある。ロバート・ミラー（Robert Miller）は，『Development from One to Two Years：Language Acquisition』（1歳から2歳にかけての発達：言語の獲得）［Noshpitz, J., ed.：Basic Handbook of Child Psychiatry, 1；127-144, New York, Basic Books, 1979に収録］において，子どもは3歳頃から，文法に見合った順序で言葉を組み立てるようになると記している。また，アニー・カタン（Anny Katan）は，『Some Thoughts About the Role of Verbalization in Early Childhood』（幼少期における言語化の役割に関する考察）［Psychoanalytic Study of the Child, 16；184-188, 1961］という論文で，子どもが3歳くらいになると，自分の感情——特に怒りや恐れといった否定的な感情——に言葉を当てはめるようになると述べている。

非常に幼い子どもにおける知覚行動記憶の存在については，精神分析関連の論文が数本ある。たとえば，アンティ（Anthi, P.）の『Reconstruction of Preverbal Experience』（前言語

期の体験の再構成）[Journal of the American Psychoanalytic Association, 19；331-345, 1938]，ダウリング（Dowling, S.）の『Dreams and Dreaming in Relation to Trauma in Childhood』（子どもの頃のトラウマに関する夢，および夢を見ること）[International Journal of Psycho-Analysis, 63；157-166, 1982]，アンソニー（Anthony, E.J.）の『A Study of Screen Sensations』（スクリーン様感覚の研究）[Psychoanalytic Study of the Child, 16；211-245, 1961]，イサコワ（Isakower, O.）の『A Contribution to the Patho-Psychology of Phenomena Associated with Falling Asleep』（入眠に関連した現象の病理心理学について）[International Journal of Psycho-Analysis, 19；331-345, 1938] などがある。

本章で述べたルネ・マグリットの人生と作品に関する情報の多くは，スジ・ガブリックの『Magritte』（マグリット）[New York, Thames & Hudson, 1985] とミルトン・ヴィーダーマン（Milton Viederman）の精神分析的研究である『Rene Magritte』（ルネ・マグリット）[Journal of the American Psychoanalytic Association, 35；967-998, 1987] から得ている。また，ハマチャーの『Magritte』（マグリット）[New York, Abrams, 1973] とトーチナーの『Magritte』（マグリット）[France, Draeger, 1977] も参考にした。

□第10章

正常性に関する「働くことと愛すること」というフロイトの概念は，彼の著作である『Civilization and Its Discontents』（『文化への不安』）[1930, Standard Edition, 21；55-145, 特に，101ページを参照のこと] で述べられている。

ミネソタ大学の心理学者であるノーマン・ガームジィ（Norman Garmezy）は，「成績」と「達成度テスト」を用いてストレスにさらされた子どもの対処技術を測定している。この種の研究の最近の例に関しては，ガームジィの『Stress, Competence, and Development：Continuity in the Study of Schizophrenic Adults, Children Vulnerable to Psychopathology, and the Search for Stress-Resistant Children』（ストレス，達成，発達：統合失調症の成人と精神病理に対する脆弱性を有する子どもの研究，およびストレス耐性を持つ子どもの探索研究の連続性）[American Journal of Orthopsychiatry, 57；159-174, 1987] を見ていただきたい。非常に高名な英国の子ども専門の精神科医であるマイケル・ラター（Michael Rutter）は，ワイト島とロンドン市街地のスラムに住む英国人の子どもを対象とした大規模な疫学的研究で，学校は子どもをストレスから守るという機能を果たしていることを見出している。この研究で，ラターのグループは，学校の成績，出席記録，および習熟度テストの点数によって子どもの対処能力を測定している。このテーマに関するラターのグループの主な研究結果は，ラター，モーガン（Maugham, B.），モーティマー（Mortimore, P.），オーストン（Ouston, J.）とスミス（Smith, A.）の『Fifteen Thousand Hours：Secondary Schools and Their Effecs on Children』（15,000時間：中学校の子どもに与える影響）[London, Open Books, 1979] に提示されている。ラターのグループも，先に述べたガームジィの研究グループも，採用した研究方法のために実際に精神的トラウマを受けた子どもは研究対象となっていない。「傷付かない子ども」（invulnerable children）や「ストレス耐性のある子ども」（stress resistant children）という，これらの研究から彼らが下した結論は，私が考える限り子どもの頃のトラウマとは無関係な子どもたちである。

第二次大戦および朝鮮戦争の退役軍人を対象としたコントロール群を設定した初期の研究としては，ハーバート・アーキバルド（Herbert Archibald）とリード・テューデナム（Read Tuddenham）の研究がある。この研究で，彼らは戦争終結時からの長期にわたるさまざまな時点で退役軍人を面接し，「戦闘消耗症」（combat fatigued, 今日のトラウマ後ストレス障害）との診断を受けていたものの半数は，追跡調査の時点で就労していないことを見出した。こ

の研究は，『Persistent Stress Reaction After Combat』（戦闘後の慢性的ストレス反応）［Archives of General Psychiatry, 12；475-481, 1965］という論文で報告されている。退役軍人を対象とした最近の研究は，アーキバルドとテューデナムが出した数値とは必ずしも一致しないものの，成人のトラウマ被害者は職業上の問題を抱えるという全般的な考えを支持するものである。

ホロウィッツ（Horowitz）は，その著『Stress Response Syndrome』（ストレス反応症候群）［New York, Jason Aronson, 1976］で，フラッシュバックは広範性の否認を打ち消す機能を持つとの考えを提示している。否認があるところにフラッシュバックがある，というわけである。私はチョウチラで，誘拐された子どもが外的な現実を否認することはあったとしても，それは非常に軽い程度のものでしかないことを見出した（『Children at Chowchilla』）。こうした否認の欠落が，子どもにはフラッシュバックが見られないということと関係しているのかもしれない。

カンボジア難民の子どもたちの学校での成績を報告している論文としては，サック（Sack, W.），エンジェル（Angell, R.），キンジー（Kinzie, J.D.）とラス（Rath, B.）の『The Psychiatric Effects of Massive Trauma on Cambodian Children Ⅱ：The Family, the Home, and the School』（カンボジアの子どもたちへの集団的トラウマの精神的影響Ⅱ：家族，家庭，学校）があるが，この論文では，精神的トラウマは，通常，子どもたちの学校での学習を阻害しないとされている。

発達段階に特定的なファンタジーを論じた研究論文を一つ挙げるなど，とてもではないが不可能である。と言うのは，子どもの精神分析に関する文献には，そうした例が数多く掲載されているからである。あえて挙げるとするなら，『The Psychoanalytic Study of the Child』（子どもの精神分析的研究）［New Haven, Yale University Press, 全巻］ということになろう。

ヘンリー・ジェームズの『Jolly Corner』（『にぎやかな街角』）は，プロンジーニ，マルバーグとグリーンバーグ編のアンソロジーである『The Arbor House Treasure of Horror and the Supernatural』（戦慄と超自然現象に関するあずまやの宝物）［New York, Arbor House, 1981］に収録されている。

第11章

セルマ・フライバーグ（Selma Fraiberg）の『The Magic Years』（『小さな魔術師：幼児期の心の発達』）［New York, Scribners, 1984］は，6歳までの子どもの精神的な発達を扱ったものとして，現在入手可能な書籍の中ではおそらく最良のものであろう。セルマの学術論文の全般的な概要については，彼女の夫であるルイス・フライバーグが編集した『The Selected Writings of Selma Fraiberg』（セルマ・フライバーグ選集）［Columbus, Ohio, Ohio University Press, 1987］を参照いただきたい。

ティナ・ゴールドファインと彼女の夫である子ども専門の精神科医のピーター・ゴールドファインには，本章でティナの話を紹介してもよいとの許可をいただいた。2人に感謝申し上げたい。

フロイトの不安の2類型—トラウマ性（現実的）不安と予期不安—の解説は，『Inhibitions, Symptoms, and Anxiety』（『制止，症状，不安』）［1926, Standard Edition, 50；77-172］にある。

ウィリアム・マンチェスターの『Good-bye Darkness：A Memoir of the Pacific War』［1979］（『暗闇よ，さらば：太平洋戦争の回顧録』）は，デル社［New York, 1987］から出版されている。

スティーヴン・キングの『Misery』（『ミザリー』）は，ヴァイキング・プレス社［1987］から刊行されている。

ジョン・ダンの詩作『Devotions』（献身）は，J・ダンの『The Complete English Poems』（英国詩作全集）［Smith, J., ed. Penguin, New York, 1977］に収録されている。

私が知る限り，夢に関する最良の書籍は，ジグムント・フロイトの『The Interpretation of Dreams』（『夢判断』）[1900, Standard Edition, volumes 4 and 5] であろう。
　私は，精神的トラウマを扱ったいくつかの論文——チョウチラ研究やマクファーランド-ポーターヴィルのコントロール研究，幼少期のトラウマの記憶に関する研究，および記憶されたトラウマ性のイメージと超自然現象との関連を扱った研究論文——において，子どものポストトラウマ性の夢について述べている。これらの論文の出典はすでに提示した。記憶に残っていない恐怖の夢に関する子どもの言語能力と年齢や発達段階の関係については，『Children in Chowchilla』（チョウチラの子どもたち）で述べた。また，ギルミノー（Guilleminault, C.）編の『Sleep and Its Disorders in Childhood』（子どもの睡眠および睡眠障害）[New York, Raven Press, 1987] で，私は子どもの悪夢に関するレヴューの章を担当した [pp.231-242]。
　精神科医であるジョン・マックは，『Nightmares, Conflict, and Ego Development in Childhood』（子どもの悪夢，葛藤，自我の発達）[International Journal of Psycho-Analysis, 46 ; 403-428, 1968] と題した論文で，子どもの成長にともなって夢がどのように変化するかを専門家向けに紹介している。また，彼は，一般の読者向けに，『Nightmares and Human Conflict』（悪夢と人間の葛藤）[Boston, Little, Brown, 1970] という夢に関する本を書いている。また，セルマ・フライバーグも，幼い頃の悪夢とその他の睡眠をめぐる問題を扱った『On the Sleep Disturbances of the Early Childhood』（幼い子どもの睡眠障害について）[Psychoanalytic Study of the Child, 5 ; 285-309, 1950] という論文を発表している。
　夢に関する精神分析以外の観点からの研究に関心がおありの方は，デヴァルー（Devereux, G.）編の『Basic Problems in Ethnopsychiatry』（民族精神医学の基本的問題）[Chicago, University of Chicago Press, 1980] に収録されたデヴァルーの『Pathogenic Dreams in Non-Western Societies』（非西洋社会における病理性の夢）[pp.274-288] や，ホブソン（Hobson, J.A.）とマッケリィ（McCarley, R.）の『The Brain as a Dream State Generator』（夢の生成装置としての脳）[American Journal of Psychiatry, 134 ; 1335-1348, 1977] を参照されるといいだろう。認知心理学者のデイヴィッド・フォウクス（David Foulkes）は，正常な子どもたちがどのように夢を見るのかについて，たとえば『Children's Dream : Longitudinal Studies』（子どもの夢：縦断的研究）[New York, Wiley, 1982] など，非常によく知られた研究報告を数多く発表している。しかし，フォウクスの睡眠実験による研究は，子どもの頃のトラウマ性の体験の後に起こるような種類の夢とは直接関係していない。
　精神的トラウマに関する記憶に残っていない恐怖の夢と，乳児期や幼児期という発達段階で通常現れる夢には，さまざまな共通点がある。幼少期の夢がどういったものであるかは，ニーダーランド（Niederland, W.）の『The Earliest Dreams of a Young Child』（幼い子どもの最初期の夢）[Psychoanalytic Study of the Child, 12 ; 190-208, 1957]，ダウンリング（Downling, S.）の『Mental Organization in the Phenomena of Sleep』（夢という現象における精神的組織）[Psychoanalytic Study of the Child, 37 ; 285-302]，ヒルシュバーグ（Hirschberg, J.C.）の『Dreaming, Drawing, and Dream Screen in the Psychoanalysis of a Two and a Half Year Old Boy』（2歳半の男の子の精神分析における夢，描画，および夢のスクリーン）[American Journal of Psychiatry, 122 ; 37-45, 1966] などを参照いただきたい。
　「無意識においては，誰もが自己の不死性を確信している」とのフロイトの言葉は，彼の『Thoughts for the Times on War and Death』（『戦争と死に関する時評』）[1915, Standard Edition, 18 ; 271-300, p.289] にある。
　マクファーランド-ポーターヴィルの私のコントロール研究に関しては，第1章に関す

る注釈で述べた。

　フロイトは、夢の解釈は予言的なものとなる可能性があるとした（『The Interpretation of Dreams』（『夢判断』）第２章）。彼は、その人の見た夢から、その人の性格が欲動に突き動かされるとどうなるかを予測することができると考えた。夢は、もっとも深いレベルでその人の希望（欲動）を表すものであるため、夢を解釈するものは、その夢を見た当人の将来の行動をかなりの正確さもって推測することが可能であり、したがってその人の将来を推定できることになるわけである。現在活躍中のロバート・ミッチェル（Robert Michels）は、ともに囚われの身になった仲間の夢についてのヨゼフの「正確」な解釈に関する講義の中で、このフロイトの考えをさらに拡大した。ミッチェルいわく、ヨゼフの解釈は、その夢から知ることができたその人の性格に基づいたものであるとのことである。

　シェイクスピアの『Julius Caesar』（『ジュリアス・シーザー』）は、Fogler Library Edition [Wright, Louis, B., LaMar, Virginia, eds. New York, Washington Square Press] で読むことができる。ジョン・アーヴィングの『The World According to Garp』（『ガープの世界』）は、ポケット・ブックス社 [New York, 1984] から刊行されている。チャールズ・ディケンズの『Christmas Carol』(1983.『クリスマス・キャロル』) はバンタム社 [New York] が出版している。マーチン・ルーサー・キング・ジュニアの『私は夢に見る』のスピーチは、1963年8月28日にワシントンDCで行われた。また、予言めいた響きのあるスピーチ——『私は山に登った』——は、彼が死ぬ前日にテネシー州メンフィスでなされた。キングがメンフィスで暗殺されたのは1968年4月4日のことである。

　ヴァージニア・ウルフの『Sketch of the Past』（過去の素描）は『Moment of Being』[New York, Harcourt Brace Jovanovich, 1985] に収録されている。本章で紹介したウルフの文章はこの自叙伝的な作品からの引用である。ウルフに関するクエンティン・ベルの本である『Virginia Woolf：A Biography』（『ヴァージニア・ウルフ伝』）[San Diego, Harcourt Brace Jovanovich, 1974] は、ヴァージニアには、子どもの頃の性虐待体験の影響はあまり見られなかったとしている。一方で、ヴァージニア・ウルフに関する新たな書籍では、この性虐待に中心的な位置を与えている（ルイス・デ・サルヴォの『Virginia Woolf：The Impact of Childhood Sexual Abuse on Her Life and Work』（ヴァージニア・ウルフ：子どもの頃の性虐待体験が彼女の人生と作品にもたらしたもの）[Boston, Beacon Press, 1989]）。記述精神分析派（literary-psychoanalytic scholar）のレオン・エデル（Leon Edel）は、その著『Stuff of Sleep and Dreams：Experiments in Literary Psychology』（睡眠と夢の素材：記述心理学の実験）[New York, Harper & Row, 1982] にウルフの心理に関する興味深い論評を掲載している。

　カール・セーガンの『The Dragons of Eden』（『エデンの恐竜：知能の源流をたずねて』）はランダム・ハウス社 [New York] から1977年に出版された。

⬜第12章

　ポストトラウマティック・プレイに関する私の最初の論文は、『Forbidden Games：Post-Traumatic Child's Play』（禁じられた遊び：トラウマ後の子どもの遊び）[Journal of the American Academy of Child and Adolescent Psychiatry, 20；740-759, 1981] である。

　アンナ・フロイト（Anna Freud）とドロシー・バーリンガム（Dorothy Burlingham）の『War and Children』（『戦争と子ども』）については、第1章の注釈を参照いただきたい。「ベティ」の遊びに関する話は、この本の1943年版の68〜69ページに記載されている。ゲイナー・レイシー（Gayner Lacey）およびデイヴィッド・リーヴィー（David Levy）の論文の出典は第1

章に関する注釈に記した。

『Nursery Chairs』(幼稚園の椅子) は，A.A.ミルンの『The World of Christopher Robin』(『クリストファー・ロビンのうた』) [New York, E.P.Dutton, 1958] に収録されている。

ボワイエの『The Secret Game』(『禁じられた遊び』 訳注：本文第12章では『Forbidden Games』となっているが，これはアメリカにおいて小説が『The Secret Game』，映画が『Forbidden Games』として紹介されたため，混乱が生じているものと思われる) は1950年に出版された [New York, Harcourt Brace & Co.]。映画『Jeux Interditis』(『Forbidden Games』の原題) はルネ・クレマンの監督により1952年に製作された。

ミルトン・ロキーチ (Milton Rokeach) の『The Three Christs of Ypsilanti：A Psychological Study』(イプシランティの3人のキリスト：心理学的研究) [1964] は，今でもコロンビア大学出版会 [New York, 1981] から出ており，入手可能である。

スティーヴン・キングの『Dance Macabre』(『死の舞踏』) はバークレイ社 [New York] から1983年に出版された。キングの4歳の頃のトラウマに関する自叙伝的な記述は，この本の83〜84ページからの引用である。ダグラス・ウィンターの『Stephen King』(スティーヴン・キング) は，ニューヨークのニュー・アメリカン・ライブラリー社 [Plume, 1986] から出版されている。アンダーウッドとミラーはスティーヴン・キングのインタヴューを編集して『Bare Bones』(『悪魔の種子』) [New York, McGraw-Hill, 1988] という書名で出版している。その内容の大半は，さまざまな新聞や雑誌ですでに紹介されたり，あるいは講演で言及されているものである。

キング家の「蜘蛛の巣を模した玄関」の話は，メーン州ケネバンクポートのとある店のウエイトレスから聞いた。彼女は，私がバンゴールに立ち寄る機会があったらすぐに見つけられるようにと，キングの家の詳しい様子をほんの数分で説明してくれた。

キングが父親に捨てられたという話は，アンダーウッドとミラーの著作 [前掲書] やダグラス・ウィンターの伝記 [前掲書] に記されている。キングが父親の消息を知らないという話は，アンダーウッドとミラーの本の35ページに記載されている。父親が置いていったペーパーバックをキングが発見するというくだりは，『死の舞踏』の94ページに登場する。キングの母親の行動に関するその他の話や恐竜を主人公にした「処女作」に関しては，ウィンターの著 [前掲書] に書かれている。アンダーウッドとミラーの本 [前掲書] の187ページで，キングは，ホラー文学でかなわないのは聖書であると述べている。また，同じページには，「ソドムとゴモラ遊び」のことが語られている。

キングは自分の「症状」のことをさまざまなレポーターや，ビラリカ図書館や国際ファンタジー会議での講演会で多くの聴衆に語っている。本章で示した症状の話は，アンダーウッドとミラーの著書 [前掲書] の24〜56ページ，および169，177ページから引用した。キングの「未来がないという感覚」については，同書の19，177，193ページからの引用である。

バックマン名による「偽りの」伝記は，『The Backman Books』(『最後の抵抗』) [New York, New American Library, NAL Books, 1985] という書名で出版されている。

キングのカレッジ時代の乱用性薬物の使用歴に関しては，彼自身の話としてアンダーウッドとミラーの本 [前掲書] の32および43ページに記載されている。60種類の幻覚剤に関する話は同書の43ページに述べられている。また，同書の169ページには，キングが毎晩2.5クォート (訳注：1クォートは0.946リットル) のビールを飲むと書かれている。さらに，レイ・ブラッドベリに関する話は同書163ページに登場する。

スティーヴン・キングの『It』(『It』) はヴァイキング・プレス社 [New York] から1986年

に出版された。『Pet Sematary』（『ペット・セメタリー』）は1983年，ダブルデイ社［Carden City, New York］によって刊行された。

恐怖フィクションを書き続ける必要があるかどうかに関するキングのコメントは，アンダーウッドとミラーの本［前掲書］の124ページにある。また，同じページに映画『スタンド・バイ・ミー』に関する彼の言葉（訳注：「観客がパンツを濡らす」のこと）が記されている。

キングの『The Dead Zone』（『デッド・ゾーン』）は，1979年，ヴァイキング・プレス社［New York］刊である。『Cycle of the Werewolf』（『マーティ』）はニュー・アメリカン・ライブラリー社［Plume, New York］によって1985年に刊行された。映画『Silver Bullet』（『死霊の牙』）［1985］はダニエル・アティアスの監督作品である。マーク・ダイニングのロックからの引用箇所は，『Christine』（『クリスティーン』）［New York, Vinking Press, 1983］の421ページにある。バックマンの名前で書かれたキングの作品である『Thinner』（『痩せゆく男』）は，ニュー・アメリカン・ライブラリー社［NAL Books, 1984］から出版されている。『Uncle Otto's Truck』（『オットー伯父さんのトラック』）は，『Skelton Crew』（『スケルトン・クルー』）に収録されている［New York, Putnam, 1985］。『Battle Ground』（『戦場』）は『Night Shift』（『ナイトシフト』）［New York, Signet, 1979］に収録されている。小説『The Stand』（『ザ・スタンド』）は1987年にダブルデイ社［Garden City, New York］より刊行された。『The Mangler』（『人間圧搾機』）は『Night Shift』（邦訳は2分冊となっており，この作品は『ナイトシフト1：深夜勤務』に収録されている）［New York, Signet, 1979］収録作品である。『The Shining』（『シャイニング』）は，監督スタンリー・キューブリック，主演ジャック・ニコルソン，シェリー・デュヴァルにより映画化された［1980］。本章で述べたキューブリックに対するキングの不満は，アンダーウッドとミラーの本［前掲書, p.96f］からの引用である。『The Breathing Method』（『マンハッタンの奇譚クラブ：冬の物語』）は，『Different Seasons』（『恐怖の四季』）［New York, Viking Press, 1982］に収録された中編小説4編のうちの一つである。映画『Carrie』（『キャリー』）［1976］はブライアン・デ・パルマ監督，シシー・スペイセク，パイパー・ローリー主演作品である。『Cujo』（『クジョー』）は，ルイス・ティーグ監督により1983年に映画化された。

エリ・ヴィーゼル自身，個人的な体験をもとにノンフィクションのホラー小説を書いている。『Night』（『夜』）［New York, Bantam, 1982］をご覧いただきたい。

私は，ホラーを書くこととホラーを読むこと，そしてスティーヴン・キングに関する論文を書いた。その論文のタイトルは，『Terror Writing by the Formerly Terrified：The Life and Works of Stephen King』（かつて戦慄を覚えたものによるホラー小説：スティーヴン・キングの生涯と作品）［Psychoanalytic Study of the Child, 44；369-390, 1989］である。

□第13章

メルヴィン・ラインハートは，現在，ミシガン州アン・アーバーで精神科を開業し，また，精神科研修医の指導に当たっている。「ヴィクター・マーティン」のその後は，私は知らない。

ギュンター・グラスの『The Tin Drum』（『ブリキの太鼓』）はラルフ・マンハイムの翻訳で，ランダム・ハウス社［New York, 1971］から出ている。

子どもの非器質性成長障害に関する「古典的」な小児科のモノグラフは，パットン（Patton, R.G.）とガードナー（Gardner, L.L.）の『Growth Failure in Matternal Deprivation』（母性剥奪における成長障害）［Springfield, Ill., Thomas Publishing, 1963］である。

ポーに関するマリー・ボナパルトの伝記［前掲書］では，ウエスト・ポイント時代の血ま

みれのガチョウは，斧で切断された教官の頭部とおそらくは関係があるとしている。『Creepshow』（『クリープショー』）はジョージ・ロメロ監督作品で1982年に公開された。『Pet Sematary』（『ペット・セメタリー』）はメアリー・ランバート監督で，公開は1989年である。

本章で紹介した映画館での子どもたちに対するキングの言動のエピソードは，アンダーウッドとミラーの本［前掲書］の57ページからの引用である。キングの「究極の勝利」に関する記述は同書の50ページに登場する。キングの小説に関連して起こった実際の殺人事件のリストは同書51ページに，また，タイレノールへの毒物混入のくだりは52ページにその記述がある。

マグリットが自分の年譜および作品の日付を改竄したことは，ミルトン・ヴィーダーマン（Milton Viederman）の本［前掲書］に書かれている。また，葬儀屋での一件に関しては，ハマチャーの本［前掲書］で触れられている。ヒチコックのさまざまな「悪ふざけ」による再現については，ヒチコックの伝記［前掲書］の中でドナルド・スポトーが詳しく述べている。

夕食の食卓でのマデリン・キャロルの話を教えてくれたこと，また，その話を本書で紹介させていただく許可をくれたことに対して，メーン州ロックポートの精神科医ダイアン・シェツキーに感謝申し上げたい。

□第14章

映画『ジョーズ』はスティーヴン・スピルバーグ監督作品で1975年に公開された。この映画は，ピーター・ベンチリーの小説をもとにしている。

ジョニー・ジョンソンが亡くなる少し前にインタヴューで応えた内容は，1981年6月28日付のフレズノ・ビー紙に『Sadly Silenced』（悲しき沈黙者）というタイトルで，トムキンス記者の署名記事として掲載された。

スティーヴン・ステイナーの話は，NBCテレビのミニ・シリーズにおいて，『I Know My First Name is Steven』（僕の名前はスティーヴン。それは知っている）というタイトルで1989年5月22日と23日に放映された。

ニューヨーク・シティの子ども専門の精神科医であるドロシー・オトノウ・ルイス（Dorothy Otnow Lewis）は，暴力的な非行行為を行った少年たちの追跡研究を実施した。その結果，ルイスのグループは，幼少期の虐待，両親が示す不適切な役割モデル，慢性的な激しい怒り，脳へのダメージ，多動性，および衝動性が相俟って，成人期の攻撃的な犯罪行為を生み出すことを見出した。詳しくは，ルイス，ラヴリー（Lovely, R.），イェーガー（Yeager, C.）とデラ・フェミナ（Della Femina, D.）の『Toward a Theory of the Genesis of Violence：A Follow-Up Study of Delinquents』（暴力の起源に関する理論構築に向けて：非行少年の追跡研究）［Journal of the American Academy of Child and Adolescent Psychiatry 28；431-436, 1989］と，ルイス，モイ（Moy, E.），ジャクソン（Jackson, L.D.），アロンソン（Aronson, B.A.）らの『Biopsychosocial Characteristics of Children Who Later Murder』（後に殺人を犯すにいたる子どもたちの生物心理社会的特徴）［American Journal of Psychiatry, 142；1161-1167, 1985］を参照いただきたい。

私は，子どもの頃の精神的トラウマの治療可能性に関して，小論を数編書いている。たとえば，『Play Therapy and Psychic Trauma』（プレイセラピーと精神的トラウマ）［Shaefer, C. & O'Connor, K., eds.：Handbook of Play Therapy. New York, John Wiley, 1983, pp.308-319に収録］『Children at Acute Risk-Psychic Trauma, Fright, and Unexpected Events』（急性の危機状態にある子どもたち：精神的トラウマ，逃避，予期せぬ出来事）［Grinspoon, L., ed.：Annual Review of Psychiatry. 3；104-120, 161-164, Washington, D.C., American Psychiatric Press, 1984に収録］，『Treatment of Psychic Trauma in Children』（子どもの精神的トラウマの治療）［Noshpitz, J., ed.：Basic Handbook of Child Psychiatry. 5；414-421, New York, Basic Books, 1985 に収録］，『Treating Psychic Trauma in Children』（子どもの精神的トラウマを治療する）［Journal of Traumatic Stress, 2；3-20, 1989］などである。

子どもの頃のトラウマに関連して医療および司法が関与した13事例についての私の論文は，『Personal Injury to Children：The Civil Suit Claiming Psychic Trauma』（子どもに対する個人的な傷害：精神的トラウマを訴えた民事訴訟）［Schetky, D. & Benedek, E., eds.：Child Psychiatry and the Law. pp.246-265 に収録］である。

子どもの頃のトラウマ後ストレス障害へのプロプラノロル（インデラル）の効果に関する近年の予備的な研究については，ファムラロ（Famularo, R.），キンシャーフ（Kinsherff, R.）と，フェントン（Fenton, T.）の『Propranolol Treatment for Post-Traumatic Stress Disorder, Acute Type：A Pilot Study』（急性型の外傷後ストレス障害へのプロプラノロルによる治療：パイロット・スタディ）［American Journal of the Diseases of Children, 142；1244-1247, 1988］を参照いただきたい。

一般的なグループ療法と家族療法の文献は非常に膨大であるため，ここである特定の論文を紹介することは不可能である。虐待を行った保護者とその子どもを対象に家族療法を行うべきか否かに関する私の考えは，そうした家族を対象とした私自身の経験に依拠したものである。その一部は『A Family Study of Child Abuse』（子ども虐待の家族研究）という論文にまとめた。本書の第7章と第14章で述べたミニ・マラソン・グループの技法のアイデアは，1983年の南カリフォルニア集団精神療法研究集会において，ワシントンDCの精神科医であるイサイア・ジンマーマン（Isaiah Zimmerman）から得たものである。ジンマーマンは合衆国政府のコンサルタントをしており，合衆国大使館の職員とその家族が人質にとられるという万が一の事態に備えて，このミニ・マラソン・グループの技法を開発した。

親権を持たない親が子どもを連れ去るなどの危険性への対処として「お目付け役」をつけるというアイデアは，私が知る限り，家庭裁判所連絡協議会（Association of Family Courts：離婚と親権の問題を扱う家庭裁判所の職員，判事，裁判官によって構成される）から出たものである。

虐待を受けた子どもをもとの家族から分離しないでケアする場合の子どもの安全の確保に関して，私はアンドリュー・ワトソン（Andrew Watson）と連名で，『The Battered Children Rebrutalized』（虐待された子どもの再虐待）という論文を提出している。

シルバーマン（Silverman, I.）とギア（Geer, J.）は，『The Elimination of Recurrent Nightmare by Desensitization of a Related Phobia』（関連した恐怖症の脱感作による反復性の悪夢の消去）［Behavioral Research and Therapy, 6；109-111, 1968］という論文を書いている。ガーフィールド（Garfield）の著書『Your Child's Dreams』（あなたの子どもの夢）［New York, Ballantine, 1984］は，悪夢に対して，再度夢の中で修正的な結末を付け加えるという，異なったタイプの行動修正法を薦めている。

幼少期に反復性のトラウマの被害を受けた後に解離を呈すようになった子どもおよび成人への催眠療法の適用に関しては，『Psychiatric Clinics of North America (Symposium on Multiple Personality)』（北米精神科クリニック（多重人格に関するシンポジウム））［Vol.7, March 1984, Philadelphia］，および，サウンダース（Saunders, W.B.）とベネット・ブラウン（Bennet Brown）編の『Treatment of Multiple Personality Disorder』（多重人格性障害の治療）［Washington D.C., American Psychiatric Press, 1986］を参照されたい。

デイヴィッド・リーヴィー（David Levy）の解除反応的な技法は，『Release Therapy in

Young Children』(幼い子どもにおける解放療法)[Psychiatry, 1 ; 387-390, 1938]と『Release Therapy』(解放療法)[American Journal of Orthopsychiatry, 9 ; 713-736, 1939]に記述されている。「あらかじめ設定されたプレイ」というリーヴィーのアイデアは,『Release Therapy』[前掲書]に書かれている。シャピーロ(Shapiro, S.)の『Preventive Analysis Following a Trauma: A Four-and-One-Half-Year-Old Girl Witness a Stillbirth』(トラウマの後の予防的分析:死産を目撃した4歳半の女の子)[Psychoanalytic Study of the Child, 28 ; 249-285, 1973]でも、ある種の「あらかじめ設定されたプレイ」が使われている。マクリーン(MacLean)の「トラ」のプレイは、『Psychic Trauma and Traumatic Neurosis : Play Therapy With a Four-Year-Old Boy』(精神的トラウマとトラウマ神経症:4歳の男の子のプレイセラピー)[Canadian Psychiatric Association Journal, 22 ; 71-76, 1977]で紹介されている。犬に襲われてトラウマを負った2歳6カ月の男の子に「あらかじめ設定されたプレイ」を適用したセオドア・ゲンズバウアー(Theodore Gaensbauer)の事例は、デンヴァー子ども精神科協会(Denver Child Psychiatric Council)とコロラド大学精神科(University of Colorado Department of Psychiatry)が共催したトラウマに関するシンポジウム[1985]で紹介された。

私が知る限り、プレイセラピーを「考案」した「古典的」な研究は、メラニー・クライン(Melanie Klein)の『Psycho-Analysis of Children』(『児童の精神分析』)[1932. アリス・ストラチィ(Alice Strachey)訳. London, Hogarth Press, 1937]と、ロバート・ウェルダー(Robert Waelder)の『The Psychoanalytic Theory of Play』(プレイに関する精神分析的理論)[Psychoanalytic Quarterly, 2 ; 208-224, 1933]の二つである。アンナ・フロイト(Anna Freud)は、「プレイセラピー」に対する一切の関心を否定しているものの(『Indications for Child Analysis』)(『児童分析の指針』) [1945. The Writings of Anna Freud (『アンナ・フロイト著作集』) 4 ; 3-38]、彼女の『Four Lectures on Child Analysis』(『児童分析に関する4つの講義』) [1927, 前掲書, 1 ; 3-69]と『The Ego and the Mechanism of Defense』(『自我と防衛機制』) [1966改訂版, 前掲書, 2]が心理療法としてのプレイに多大なる貢献をなしたことは否定しようがない。

プレイの理解に関するエリク・エリクソン(Erik Erikson)の多大なる貢献は、彼のもともとの名前であるエリク・ホンブルガー(Erik Homburger)名の論文にまとめられている(『Configurations in Play』(プレイの形態) [Psychoanalytic Quarterly, 6 ; 139-214, 1937])。また、エリクソンは、その著『Childhood and Society』(『幼年期と社会』)において、幼い子どものプレイの意味に関する新たな解釈をいくつか提示している。セルマ・フライバーグ(Selma Fraiberg)は、その著『Insight from the Blind』(暗闇からの洞察) [New York, Basic Books, 1977]において、全盲の子どものプレイと探索行動を記述している。

エリクソンは、棺桶を作るという子どものプレイを『Childhood and Society』(『幼年期と社会』)で紹介している。「パーティ」の事例は、フロイト(Freud, A.)とバーリンガム(Burlingham, D.)の『War and Children』(『戦争と子ども』)で紹介されている。

エルナ・ファーマン(Erna Furman)の「親子療法」(filial therapy)は、彼女の『Treatment of Under-Fives by Way of Parents』(5歳未満の子どもに対する親を通しての治療) [Psychoanalytic Study of the Child, 12 ; 250-262, 1957]と『Filial Therapy』(親子療法) [Noshpitz, J., ed.: Basic Handbook of Child Psychiatry. 3 ; 149-158に収録]で論じられている。

ロサンゼルス地震後のラジオのコール・イン番組については、ブラウファウブ(BlauFarb, H.)とレヴィン(Levine, J.)の『Crisis Intervention in an Earthquake』(震災における危機介入) [Social Work, 17 ; 16-19, 1972]で紹介されている。

マデリン・グールド(Madelyn Gould)とデイヴィッド・シェーファー(David Shaffer)は、

『The Impact of Suicide in Television Movies：Evidence of Imitation』（テレビ映画での自殺の放映の衝撃：模倣が生じるという論拠）［New England Journal of Medicine, 315；690-693, 1986］という論文を発表している。このニューイングランドの学術雑誌の同じ号に，デイヴィッド・フィリップス（David Phillips）とランディ・カーステンセン（Lundie Carstensen）の『Clustering of Teenage Suicide After Television News Stories About Suicide』（自殺に関するテレビニュースの放映の後のティーンエイジの子どもの自殺の類型）［pp.685-689］が掲載されている。ティーンエイジャーの自殺は，それが架空のものであろうと実際のものであろうと，メディアに流されることで一種の連鎖現象を引き起こすように思われる。しかしフィリップスは，フィリップス（Phillips, D.）とペイト（Paight, D.）の論文『The Impact of Television Movies About Suicide：A Replicative Study』（テレビ映画での自殺の放映の衝撃：追試）［New England Journal of Medicine, 317；809-811, 1987］で，グールドとシェーファーのデータに反論している。フィリップスとペイトによれば，自殺の増加を示したグールドとシェーファーの統計は，確かにニューヨークでは当てはまるものの，他の都市においてはそうした増加は見られないとのことである。

□第15章

　一般人口における何らかのトラウマ性の症状を抱える人の割合については，疫学的一定区域（Epidemiologic Catchment Area：E.C.A.）研究に依拠している（これらの研究の大半は，現時点では公に報告されていない）。8％という数値は，ノースカロライナの研究（未発表）から得られたものである。トラウマ性の症状を呈する人が15～16％いるというのは，セントルイスの研究に拠っている。このセントルイス研究は，ヘルツァー（Helzer, J.E.），ロビンス（Robins, L.N.）とマカヴォイ（McEvoy, L.）の『Post-Traumatic Stress Disorder in the General Population：Findings of the Epidemiological Catchment Area Survey』（一般人口における外傷後ストレス障害：疫学的一定区域調査の結果）［New England Journal of Medicine, 317；1630-1634, 1987］という論文で報告されている。

　アリソン・ルーリーの『Foreign Affairs』（外国での出来事）は，ニューヨークのランダム・ハウス社［Random House, 1984］から刊行されている。

　スティーヴン・キングの『ペット・セメタリー』『クリスティーン』『シャイニング』『デッド・ゾーン』と『スタンド』の出典などに関しては，第12章に関する注釈を参照して欲しい。『Salem's Lot』（『呪われた町』）は，ダブルデイ社［Garden City, N.Y.］が1975年に刊行している。

　「統合失調症の言葉を使って筋の通った文章を書くことができれば，それを読むものに統合失調症的な感覚を味わわせることができる」という私の記述は，ベルリン大学の比較文学の若き研究者であるイーヴリン・カイテル（Evelyne Keitel）の影響を強く受けたものである。彼女の『Reading Psychosis：Reader's Text in Psychoanalysis』（精神病を読む：読者のための精神分析テキスト）［Oxford, Basil Blackwell, 1989］は，この考えを中心として展開されている。

　『呪われた町』を読んだ後に不眠になったという読者からの反応に対するキングの返答の手紙については，アンダーウッドとミラーの本［前掲書］の4ページにその記述がある。キングが人をおびえさせる行為を楽しんだというのも同書からの引用である。

　メラニー・グリフィスのインタヴュー記事は，ピープル誌の31号［pp.82-89, 2月27日，1989］に掲載されている。

　一般の人々を恐怖に陥れる出来事に関するキングのリストは，アンダーウッドとミラーの本［前掲書, pp.1-24］に記載されている。

訳者あとがき

　私が大学を終えて福祉・心理臨床の実践現場に飛び込んでから今年で28年，大学に身を置くようになってからは13年目になる。長らく，職業選択を間違えたのではないかとの思いが私にはあったが，最近，その思いが頓に強くなっている。福祉の実践者は別として，大学に席を持ち尊い血税からの糊口の糧を得ている身としては，研究の成果を論文に纏め，その知見の集積を書籍として世に問うことが求められる，と私は信じている。この「責務」を果たすことにいささかの疑念を禁じ得なくなった。ある日，「世の中には非常に優れた良書がすでに多く出回っているが，日本語ではないためにわが日本社会では知られていないというきわめて残念な状態にある」ということに突然気づいたのだ。私の取るに足らない「研究成果」や「知見」を「あーでもない，こーでもない」とぐだぐだと綴って，貴重な森林資源の幾許かを徒に浪費するよりも，こうした良書を翻訳するほうが遥かに価値があることなのだ。そして，これが大いなる勘違いでなければ，という条件付きの話ではあるが，私にはどうやら「翻訳」の才能なるものがありそうだ。だから，翻訳家としてその作業に全エネルギーを投じるべきではないか，と強く信じるにいたってしまった（念のために断っておくが，これは，最近めっきりと単行本を書き下ろしていないことへの弁解ではない）。

　本書は，そうした「良書」のうちの1冊である。と言うよりも，良書の山の，頂上に限りなく近い山頂部に位置する1冊と言ってもよいだろう。著者である精神科医のレノア・テアは，トラウマ性の体験によって精神的ダメージを被った子どもの精神療法の第一人者である。阪神淡路大震災の爪痕がいまだ生々しかった頃，心理や福祉の立場で神戸の救援活動に携わっていた人々に対して，サンフランシスコで子どものトラウマに関する研修の機会を提供してくれるなど，テアはわが国にもなじみの深い人物である。そして，私が知る限り，トラウマ性の体験が子どもに及ぼす精神的な影響に関してもっとも早くから取り組んできた臨床家である。

　そのテアが子どものトラウマに関する研究や臨床に着手するきっかけとなったのが，本書の重要な構成要素となっている「チョウチラ・スクールバス誘拐事件」である。1976年7月，カリフォルニア州中部に位置するセントラル・ヴァレーの農村地帯の小さな町チョウチラで発生した集団誘拐事件である。26人の子どもたちを，3人の若者がスクールバスごと誘拐するという前代未聞の事件であった。結果

的に，事件発生から2日後，子どもたちは生き埋め状態になっていた「穴」から「身体的には無傷な状態」で自力で脱出し，事件は無事解決を見た，と誰しもが思った。しかし，テアはそう考えなかったようである。彼女は，こうした「生き埋め」の体験が子どもの心に何らかの「傷」を残しはしないのかという懸念を持ったのだ。この疑問を解決すべく，チョウチラに向かったテアは，その後数年にわたってチョウチラの子どもたちの人生を追うことになる。そして，この地道な作業が，子どものトラウマという世界の扉を開くことになるのだ。

　このチョウチラの誘拐事件というトラウマ性の体験が子どもにどのような精神的影響を与えたのか，そして被害体験がその後の子どもの人生をどう形作ったのかが本書の縦糸となっている。そこに，その他の誘拐事件や拉致事件の被害者である子ども，災害や事故の被害を受けた子ども，猛犬に襲われ首を喰いちぎられるという被害にあった子ども，保育園における集団での性的虐待事件に巻き込まれた子ども，あるいは，おそらくは子どもの頃に慢性的な性的被害を受けていたと思われる成人女性などなど，何らかのトラウマ性の出来事を体験した人々の「物語」が横糸として編み込まれている。さらに，本書をあまり類例のない1冊としているのが，これらの縦糸と横糸で編みあがった布に見事な刺繍が施されている点である。その刺繍とは，アメリカン・カルチャーを中心としたさまざまな小説や映画，あるいは美術作品である。スティーヴン・キング，エドガー・アラン・ポー，アルフレッド・ヒチコック，イングマール・ベルイマン，ルネ・マグリット……。テアの鼻は彼らの作品群を貫くテーマを嗅ぎ取り，そこに作者自身のトラウマ体験の影響を見るのだ。こうした論考を通して，テアは，トラウマ性の体験がPTSD（外傷後ストレス障害）などの単なる精神科の一疾患を超え，その人の「生き様」を変えてしまうような強力な磁力を発生するという可能性に光を当ててくれる。

　ある大手の書籍データベースによると，本書は専門書籍と一般書籍の中間に位置付けられている。それは，こうした刺繍が施されているためであろう。しかし，この刺繍の結果，本書はトラウマに関する膨大な専門書群を圧倒するような質を備えることになった，と私は思う。ちなみに，私はこれまでにも何冊かの訳書を手がけたが，本書の訳出に要した時間が私にとって最長記録を誇る結果となったのは，この「刺繍」によるところが大である。本書で扱われている夥しい量の文学や芸術作品に関する記述の中には，原典に当たらなくては翻訳不能と思われる箇所が少なくなかった。そうした記述に出会うたびに，私の書棚の奥から数十年前に読んだポーの作品を引っ張り出し，一度も読んだことのないホーソンの小説を求めて図書館を彷徨い，あるいはインターネットでマグリットの絵を検索するなど，通常の専門書の訳出では思いもよらぬ作業に取り組まねばならなかった。しかし，そのために費やされる時間を度外視すれば，この作業はかなりわくわくするものであった。こうした，ちょっとした興奮を味わわせてくれる翻訳作業は今までにはほとんど経験したことがない。そして，こうした興奮とともに，自らの一般教養のなさへの羞恥心，あるいは学生の頃にバイトに明け暮れ教養部の授業に欠席を重ねたことへの後悔の

念を覚えることとなった。羞恥心や後悔の念は別として，読者は，おそらく，私の「ちょっとした興奮」を追体験されるのではなかろうか。

　トラウマ体験がもたらす「精神医学」を超えた世界への影響に関するテアの分析の手は，文学や芸術の領域すら突き抜け文化や社会にまで迫りつつある，という印象を私は持った。本書には，トラウマと社会や文化との関係を直接扱った記述はほとんどない。しかし，たとえば，ヨーロッパの「黒死病」の大流行による恐怖体験が，数百年の年月を経て現代の子どもたちに「リング・アラウンド・ロージー」という遊びとして伝承されているという記述（これは欧米人や，あるいは文化人類学の専門家にとっては言わずもがなのことであるのかもしれないが，無教養の私には目新しいものであった）は，ある集団が被ったトラウマ性の体験が，時を越えてその集団に影響を与え続ける可能性を示唆するものであり，場合によってはその集団の「生き様」を変えてしまうといったことがあり得るのではないだろうか。こうした観点は，たとえば，第二次世界大戦というトラウマ性の体験が戦後のドイツ社会に影響を与えたという，トラウマの精神医学的研究の第一人者であるベセル・ヴァン・デア・コルクの視点とも相通ずるのではなかろうか。トラウマという観点に立った文化人類学や社会学という取り組みが必要なのかもしれない（この点に関しては「もうすでにあるよ」という指摘がされるかもしれない。筆者の不学の故のこととてお許しいただきたい）。これらのテアの記述に刺激された私は，わが国の「カゴメ」の遊びの起源について妄想し，あるいは，ヒロシマ，ナガサキ，オキナワの体験が戦後社会に遺した「集団的影響」についてあれこれ考えるようになった。ちなみに，本書の「まえがき」に，テアのトラウマへの関心を芽生えさせたのは，幼児期の映画館で心に刻み込まれた「ヒロシマ」のニュース映画であったことが記されている。これは，テアの研究を追いかけてきた私にもまったく耳新しいことであった。「ヒロシマ」のニュース映画がテアにその職業活動という一種の「生き様」を決定するほどの影響を与えたのだとしたら，その被害を実際に被った日本の社会の生き様に何らの影響も与えなかったなどということは，有り得ないように思う。

　私は，欧米の書籍を読んでいて，ときおりワクワク感を覚えることがある。そうしたときには，矢も楯もたまらず訳出したいという，翻訳への強い衝動を経験する。この衝動は，どれだけの仕事量を抱えていようとお構いなしに生じ，かつ制御不能であるため，きわめて厄介な代物である。この衝動のおかげで，ヴァン・デア・コルクの『トラウマティック・ストレス』やエリアナ・ギルの『虐待を受けた子どものプレイセラピー』などを訳出できた。ヴァン・デア・コルクは精神医学におけるトラウマ概念の奥行きと幅を教えてくれ，さらに，トラウマ性の精神的影響からの回復モデルを提示してくれた。また，ギルは，トラウマを体験した子どもへのプレイセラピーのあり方を実践的に示してくれた。このように，私は，虐待を受けた子どものケアという私自身の仕事の支えとなった研究者や臨床家の手による良書を翻訳してきたことになる。そして，本書もそうした書籍の1冊なのだ。1980年代の初頭，後先のことを何も考えず子どもの福祉臨床の世界に飛び込み，虐待という慢

性的なトラウマ性の体験を抱えた子どもたちへの援助というとてつもない仕事を始めた頃の私は，今から見れば子どもたちのトラウマ性の症状を，当時はまったく理解することができず，路頭に迷っていた。そんな私にとって，ほとんど唯一とも言える道標となってくれたのが，テアのいくつかの論文であった。今回，そのテアの良書の日本語訳を世に出せたことは，翻訳という仕事が天職ではないかと思い始めている私にとって，本当に喜ばしいことである。こうした良書に出会うことは，もしかしたらもうないのかもしれない。だとしたら，私は転職した途端に失業の憂き目を見ることになるのだが。

　私の友人であり仕事上の盟友でもある国立成育医療センターの小児精神科医，奥山眞紀子氏が国際学会のために渡米した際，その学会のレセプションでテアと言葉を交わしたそうだ。話が本書のことに及び，私が翻訳中である旨を奥山氏から告げられたテアは，「あの本の翻訳はとても難しいと思うわ。うまく訳せるかしら？」と言われたそうである。どうでしょう，うまく訳せてますか，テア先生？

　「あとがき」の結びには編集者への感謝の念を述べることが業界の慣わしになっているらしい。通常は，大して世話になったとは思えないような編集者にも社交辞令的に感謝を述べるようである（幸いにも私にはそのような経験はない，ということをお断りしておく）。しかし，今回は，編集者に本当にお世話になった。本書の訳出にあたってはさまざまな文学作品や芸術作品に当たらねばならなかったことは先述の通りであるが，その作業の大半を担ってくれたのが，本書を担当してくれた金剛出版の石井みゆき氏である。石井氏の献身的な作業がなければ，本書はいまだ日の目を見ていなかったろう。これは，社交辞令ではなく事実である。ここに心よりの感謝の念を申し上げる次第である。

2006年7月11日

訳　　者

人名索引

アーヴィング，ジョン　270
ウィニコット（Donald Winnicott）　353
ウィルバー，コーネリア（Cornelia Wilbur）　117, 118
ウェルダー，ロバート（Robert Waelder）　354
ウォートン，イーディス　67, 173-175, 327, 394
ウルフ，ヴァージニア　41, 260, 270-275, 327, 328, 382
エステル　117
エリクソン，エリク（Erik Erikson）　81, 354, 355
エンジェル，リチャード（Richard Angell）　232
長田新　104
カーディナー（Kardiner）　251
ガルシア＝マルケス，ガブリエル　196
キング，スティーヴン　53, 67, 98, 130, 134, 149, 150, 171, 172, 195, 203, 263, 299, 300-308, 328, 331, 332, 382, 391-393
キング，マーチン・ルーサー　270
キンジー，デイヴィッド（David Kinzie）　232
クライス，アーンスト（Ernst Kris）　17
クライン，メラニー（Melanie Klein）　354, 365
クラフト，リチャード（Richard Kluft）　118
グリーンエイカー，フィリス（Phyllis Greenacre）　24, 25
クレッカリー，ハービー（Hervey Cleckley）　117, 118
ケネディ，ハンジ（Hansi Kennedy）　25
ゲンズバウアー，テッド（Ted Gaensbauer）　354
サック，ウィリアム（William Sack）　232
シェイクスピア　97, 196, 307
シグペン，コーベット（Corbett Thigpen）　117, 118
シャピーロ，スタンレー（Stanley Shapiro）　354
スピッツ，レネ（René Spitz）　81, 109
バーリンガム，ドロシー（Dorothy Burlingham）　283, 355
ナイポール，V・S　52-54, 65, 138
ニューマン，ジャネット（Janet Newman）　26
バーンズ，マリオン（Marion Barnes）　25, 127
ピアジェ（Jean Piaget）　178, 215, 216, 248, 310, 312
ヒチコック，アルフレッド　22, 67-69, 101, 117, 257, 328-330, 332, 380, 390, 392
ヒルガード，メアリー・ベス　45, 46, 53, 58, 60, 217, 296, 318
ファースト，シドニー（Sydney Furst）　49
ファーマン，エルナ（Erna Furman）　25, 127, 359
ブアマン，ジョン　207, 208, 256
フェニケル（Fenichel）　251
フライバーグ，セルマ（Selma Fraiberg）　248-251, 261, 331, 354, 367
フロイト，アンナ（Anna Freud）　23, 49, 283, 354, 355, 366
フロイト，ジグムント（Sigmund Freud）　22, 23, 179, 180, 186, 189, 229, 230, 233, 238, 251, 256, 267, 269, 270, 310, 311, 393
ベルイマン，イングマール　41, 199-201, 326, 382
ポー，エドガー・アラン　29, 41, 67, 123-126, 130, 132, 134, 135, 173, 224, 327, 380

ホーソン，ナザニエル 149, 150, 171, 172, 192, 306
ボナパルト，マリー（Marie Bonaparte） 24, 25, 327
ホロウィッツ，マージ（Mardi Horowitz） 231
マクダーモット，ジャック（Jack McDermott） 249-251
マクリーン，ジョージ（George MacLean） 354
マグリット，ルネ 222-226, 328, 380
マッソン，ジェフリー（Jeffrey Masson） 23
マル，ルイ 197, 208, 256
マンチェスター，ウィリアム 251, 256, 257
ラド，サンドア（Sandor Rado） 55
リーヴィー，デイヴィッド（David Levy） 24, 251, 283, 353, 354
リフトン，ロバート・ジェイ 104, 120, 121
レイシー，ゲイナー（Gaynor Lacey） 25, 26, 283

事項索引

【あ】

悪魔的な儀式　39, 105, 164, 211, 282, 284, 292, 339
悪夢　15, 17, 37, 41, 54, 113, 213, 250, 253, 256-259, 263, 267, 275, 340
　　　記憶されていない——　251, 260, 261
　　　繰り返す——　16, 132, 133, 252, 360, 395
　　　——の結末の修正　352
アナトミカリィ・コレクト・ドル　165-167, 281
アルコール依存症　85, 132, 314, 327, 396
暗示　165-167, 214, 323
　　　自己——　219
　　　——と催眠療法　353
安全の保障　351, 352
怒り　213
　　　——に満ちた人格　109, 118, 119, 339
　　　——のファンタジー　82, 241
　　　——の二つの表現　82
偽りのトラウマ性記憶　211, 214
イブ　117, 118
イミプラミン　349
インセスト　210-212, 271, 285, 327, 351, 364
打ち消し　346
エディプス期　236, 238, 311, 324, 325
エリニュス　87-89
オーメン　188, 193-195, 201, 213, 356
　　　ポストトラウマ性の——　196
置き換え　48, 75, 77, 94-97, 140, 141, 145, 170, 241, 242, 263, 285, 346, 356, 386
恐ろしき2歳　236

【か】

外傷後ストレス障害　258, 376
解除療法　353
回避性人格　109
乖離　219, 318, 346
解離　116, 117, 211, 219, 273, 275, 318, 410
　　　——性同一性障害　117, 242
　　　——性遁走　116
学習された無力状態　160
過剰な一般化　94, 97, 346, 356
過食　321
家族療法　350, 351, 357, 363
カルバマザピン（テグレトール）　85
感覚剥奪　160
カンボジア難民　128, 232
記憶
　　　位置——　389
　　　言語的——　216-221, 237, 305
　　　行動的——　217
　　　視覚的——　161, 214-217, 223, 225, 348
　　　知覚的——　161, 170
　　　トラウマの——　202-226
　　　——の三つの働き　205
気分障害　222
希望的幻覚　159
境界性人格　82, 109, 118, 339
強制収容所　232
恐怖　51, 53, 213
　　　ありきたりなものへの——　65, 66
　　　去勢への——　316, 317
　　　セックスへの——　16
　　　代理性の——　372, 374
　　　トラウマ性の——　53, 63, 128
　　　——の二つのタイプ　64
　　　——症に対するトラウマ　56

――に対する恐怖　51, 54-57
　　　――反応　37, 59, 65
グループ療法（セラピー）　349, 350, 351, 363
クロニジン　349
ケアワーカー　110, 357, 358, 364
言語中枢　217
幻視　154, 158-160, 163, 200, 201, 274
　　　希望的――　159
原爆　5, 103-105
抗うつ剤　160, 349
攻撃者との同一化　84, 318, 346
口唇期　236, 237
抗精神病薬　348
構造化面接　385
行動修正法　67
行動療法　352, 353, 363
抗不安薬　348, 352
肛門期　236, 237
黒死病　201, 380, 381
国立精神保健研究所（NIMH）　23
固着　127
ごっこ遊び　284, 286, 291, 292, 340
子どものポルノ　39, 46, 57, 197, 295, 296, 318, 326, 339
子ども保護機関　115, 165, 166
誤認　153-176, 194, 212, 325, 335, 356, 383
コンテクスト　351, 355, 361, 367, 394, 396-398
コントロールの喪失　51, 66, 135, 139, 141, 239, 267, 268, 297, 372, 394

【さ】

罪悪感　47, 48, 141-145, 193, 213, 244, 271, 311, 314, 365, 366
再現　84, 87, 93, 98, 128, 132, 162, 171, 217, 218, 230, 292, 340, 344, 391, 392
　　　遊びと――　287, 290, 298
　　　行動上の――　222, 224, 294, 314, 315, 323, 357, 358, 387, 400
　　　心理生理学的な――　303, 320-323, 327, 328
　　　直接的な――　239
　　　ポストトラウマ性の――　288, 310-332
　　　夢と――　252, 255, 256, 265
再構成　16, 17, 25, 297
再体験　133, 231, 265
里親　110, 112, 173, 322, 339, 343, 357
時間的展望　188, 197, 198
刺激に対する障壁の断裂　23
刺激に対する保護膜の断裂　179
自己愛性人格　109, 112, 118
自己催眠　113-117, 118, 259, 318, 353, 364
自己破壊的な行動　84
シビル　117, 118
受動から能動へ　84
受動的攻撃性　346
順序の歪曲　194
情緒的鈍麻　105
人格の多重性　118
人格変化　82, 317, 319, 337, 339, 340
神経伝達物質　81, 161
　　　――放出仮説　160
親権の喪失　112, 351
身体的虐待　40, 83, 84, 109, 110, 120, 232, 351, 358
人物画の技法　26
睡眠剥奪　160
スクール・ソーシャルワーカー　83
『スタンド・バイ・ミー』　61, 171, 298-300, 304, 305, 391
ストックホルム症候群　145, 146, 148
ストリート・ドラッグ　85, 303
スペースシャトル・チャレンジャー　189, 383, 386, 387
精神的外傷　21
精神的逃避　114
精神分析　23, 25, 56, 179, 251, 304, 353, 354, 364
　　　子どもの――　354, 355
　　　――医　25, 223, 304
　　　――的個人療法　363
　　　――的プレイセラピー　354, 363
精神力動的精神療法　353, 364
性的虐待　40, 41, 60, 106, 110, 111, 120, 165, 166, 212, 232, 236, 318, 320, 322, 351,

352
性的攻撃行動　319
性的暴力　48, 53, 61
性的誘惑　17, 22
セルフ・ヘルプ　87, 89
潜在期　238, 239, 384
戦闘消耗症　55

【た】

代理性のトラウマ体験　376
竜巻被害　23
誰に対しても愛想よく振舞うタイプ　109-112, 121
男根期　236-238
知覚
　　子どもの——　154, 155
　　——と保持・再生　205, 206
　　——－行動記憶　218
　　——の歪み　101, 172, 357, 377
恥辱感　139-149, 213, 266, 271, 272, 355
注意集中困難　231
長期にわたる虐待　242, 260, 319, 339, 340
長期にわたるトラウマ　82, 134, 220, 318, 390
チョウチラ　27, 38-42, 50-57, 62-67, 70-76, 79, 82, 87-101, 136-140, 145, 153-155, 159, 161, 168, 173, 188, 191, 193-195, 198, 202-208, 211, 216, 218, 231, 232, 240-242, 251, 253, 254, 258, 260, 267, 275, 282, 285-293, 317, 320-326, 335-344, 368-373, 377-380, 384, 385, 397, 398
　　——スクールバス誘拐事件の概要　28-37
治療施設　357, 358
罪の意識　140, 141
デブリーフィング　363
テロリズム　56, 121, 392
トイレット・トレーニング　58, 60
統合失調症　117, 128, 392, 396
逃走か闘争か　56
トラウマ性の喪失　128
トラウマ性不安　201, 250, 254, 256, 307, 348, 380, 393, 394

【な】

ネグレクト　109, 110, 112, 121, 131, 322
脳下垂体　322

【は】

白昼夢　26, 127, 128, 130, 168, 169, 231, 235, 241, 252, 387, 388
曝露　352, 376
　　間接的な——　375, 376
　　直接的な——　375
恥の感覚　138-143
バッファロー河川ダムの決壊　26
パペット　143, 280
ハムステッド　23
バリウム系列の薬剤　67
反社会性人格　109, 112
反復性のトラウマ　82, 101, 107-110, 134, 211, 219, 220, 274, 318, 390
反復夢（繰り返す夢）　248-275, 294
被暗示性　353
悲嘆　26, 125-132, 349, 388
　　長期の——　210, 213, 220, 349
　　——の作業　127
　　——のプロセス　126
否認　126, 127, 130, 138, 139, 164, 207, 211, 219, 230, 260, 304, 331, 350-353, 359
　　——とフラッシュバック　231
　　ファンタジーによる——　127
　　無意識の——　138
　　——と麻痺　99-122
ヒルガード保育園　48, 58-60, 217, 295, 297, 322, 339
ヒロシマ　5, 6, 103, 104, 108, 120, 121, 128
ファンタジー　22, 25, 82, 127, 128, 167, 233-236, 243, 246, 255, 258, 340, 351, 356, 365, 387
　　エディプス・コンプレックスと——　234, 235, 238
　　思春期性の——　239, 240
　　トラウマ性の——　235, 237, 239, 242-245
　　発達段階に特有の——　234-236,

　　　　　238
　　　ヒロイズムの—— 241
　　　復讐の—— 240, 241
　　　補償—— 239, 240, 242, 245
　　　学校の成績と——の仕事 227-247
夫婦間の暴力 85
不眠 231, 302, 304
フューリー 88, 89
フラッシュバック 168, 200, 230, 231
分離 242, 244, 245
ベータ・ブロック剤 349, 352
ヘルメス 97
防衛（機制） 48, 75, 101, 104, 139, 140, 143, 170, 211, 219, 245, 284, 342, 346, 356, 357, 389
　　　原始的—— 318
保護膜 179, 388
ポストトラウマ性
　　　——のイメージ 175
　　　——の恐怖 61, 62, 354
　　　——の誤認 163
　　　——の視覚像 170, 188
　　　——の症状 175, 210, 215, 322, 375-377, 383, 388, 392, 395
　　　——の性格変化 357
　　　——の成長障害 322
　　　——の防衛 245
　　　——の夢 251-261, 267, 270, 273, 275, 352
　　　——の歪曲 188, 200, 377
ポストトラウマティック・プレイ 218, 279-309, 324, 350, 353, 355, 372, 373, 380, 388
ポルポト政権 128, 232
ホロコースト 103, 128, 308

【ま】

マステリー 283

　　　トラウマの—— 128
麻痺 50, 55, 57, 67, 271, 320, 322, 339
　　　感情—— 49, 112, 113, 259
　　　行動の—— 49
　　　自己—— 164, 346
　　　情緒の—— 273, 275, 320, 327, 328
　　　身体感覚の—— 274
　　　精神的—— 213, 275
　　　性的な感覚の—— 85, 320, 322, 327
「三つの願い」の技法 26
無感覚状態 320
無力感 21, 56, 65, 66, 137, 139, 143, 145, 192, 194, 230, 256, 273, 355-357, 373, 378, 394
　　　激しい—— 23
メタファー 225, 234, 306, 307, 354-357
メディアによる治療 363
面接交渉権 212, 213, 221

【や】

薬物療法 349, 352, 363
養子縁組 111, 112, 127
抑圧 342, 346
（抑）うつ
　　　——状態 108, 109, 128, 129, 134, 199, 222, 232, 349
　　　——の動物モデル 160

【ら】

ラップセッション 87, 88
離人症 117, 118
リタリン 72
ロンドン大空襲 23, 207, 252, 355

＊

DIS 376

● 著者紹介 ●

Lenore Terr（レノア・テア）
　医学博士。臨床精神科医。サンフランシスコのカリフォルニア大学において，精神医学の臨床教授も務める。もっとも早期から子どものトラウマに着目した臨床家の一人であり，子どもの頃のトラウマに関する研究でBlanche Ittleson賞を受賞。

● 訳者紹介 ●

西澤　哲（にしざわ・さとる）
　サンフランシスコ州立大学教育学部カウンセリング学科修了。大阪大学大学院人間科学研究科助教授。著書に『トラウマの臨床心理学』（金剛出版），『子どもの虐待』（誠信書房），『子どものトラウマ』（講談社現代新書），訳書に『虐待を受けた子どものプレイセラピー』『トラウマをかかえた子どもたち』『トラウマティック・ストレス』（以上，誠信書房）などがある。

恐怖に凍てつく叫び
トラウマが子どもに与える影響

2006年9月1日　印刷
2006年9月10日　発行

著　者　レノア・テア
訳　者　西　澤　　　哲
発行者　田　中　春　夫

印刷・平河工業社　　製本・河上製本

発行所　株式会社　金剛出版
〒112-0005　東京都文京区水道1-5-16
電話03-3815-6661　振替00120-6-34848

ISBN4-7724-0930-0　C3011　　©2006, Printed in Japan

トラウマの臨床心理学

大阪大学大学院助教授　西澤　哲著
A5判　240頁　定価3,360円

　「トラウマ」という概念を曖昧にしたまま適用が拡大されていった結果，心の傷はすべてトラウマであるといった発想がもたれる結果を招いている。本書では「トラウマとは何か」という本質的な問いにさまざまな角度から接近し，再現性を核としたそのメカニズムの解明を試みる。さらにトラウマの心理療法の一般的原則を整理し，トラウマを受けた子どもへの心理療法的なアプローチを，プレイセラピーと環境療法を軸に展開している。

　トラウマという壮大なテーマに果敢に取り組んだ本書は，心理療法の実践にあたるすべての者にとって，トラウマを理解し，その概念を臨床的に活かす上でのひとつのメルクマールとなろう。

児童虐待へのブリーフセラピー
宮田敬一編　福祉領域の最前線で活躍する執筆陣が，虐待の発見，相談，防止に，また虐待体験の対処にブリーフセラピーがいかに役立つのかを詳述。　3,570円

子ども虐待の解決
I・K・バーグ，S・ケリー著　桐田弘江他訳　虐待への効果的な対応と援助方法，面接技法の提示のみならず関係諸機関への多面的な提言がなされる。　4,410円

被虐待児のアートセラピー
マルキオディ著　角山富雄，田中勝博監訳　虐待や暴力にさらされ傷ついた子どもたちに対する，アートセラピーによる援助治療プログラムを詳述。　3,990円

緊急事態ストレス・PTSD対応マニュアル
ミッチェル，エヴァリー著　高橋祥友訳　世界で最も広く活用されているグループ危機介入手法CISMを理解し実行するための実践的マニュアル。　4,620円

心的外傷の危機介入
H・J・パラド，L・G・パラド編／河野貴代美訳　多様な危機場面からの報告が集積された，最前線の精神保健専門家のための実践的ガイドライン。　3,990円

虐待サバイバーの心理療法
クルーズ，エッセン著　倭文真智子監訳　虐待サバイバーへの援助技法として各種アプローチを幅広く取り入れ，理論と事例の両面から平易に解説。　2,940円

DVにさらされる子どもたち
L・バンクロフト，J・G・シルバーマン著／幾島幸子訳　加害者としての親が子どもたち，さらには家族機能に及ぼす影響を分析する。　2,940円

サイコロジカル・トラウマ
ヴァンダーコーク編著　飛鳥井望・他監訳　トラウマに関する臨床的研究の原点であり，現在に至るさまざまな問題提起を含んだ基本的文献。　3,570円

PTSD治療ガイドライン
E・B・フォア他編／飛鳥井望他訳　治療効果において臨床的エビデンスの蓄積されたさまざまな治療技法を解説した専門職必携のハンドブック。　4,725円

安全のサインを求めて
ターネル，エドワーズ著　白木孝二，井上薫，井上直美監訳　サインズ・オブ・セイフティ・アプローチの進め方を，詳細な実例に基づいて詳述する。　3,570円

価格は消費税込み（5％）です